唐宋金元名医全书大成

总主编◎胡国臣

主编◎张年顺 等

李东垣

医学全书

『十五』国家古籍整理重点图书

本书出版得到国家古籍整理出版专项经费资助

中国中医药出版社

图书在版编目（CIP）数据

李东垣医学全书 / 张年顺主编 . —2 版 . —北京：中国中医药出版社，2015.2
（2024.4 重印）
（唐宋金元名医全书大成）
ISBN 978-7-5132-2297-6

Ⅰ . ①李… Ⅱ . ①张… Ⅲ . ①中国医药学—古籍—中国—金代
Ⅳ . ① R2-52

中国版本图书馆 CIP 数据核字（2015）第 013823 号

中国中医药出版社出版

北京经济技术开发区科创十三街 31 号院二区 8 号楼
邮政编码 100176
传真 010-64405721
山东临沂新华印刷物流集团有限责任公司印刷
各地新华书店经销

开本 787×1092 1/16 印张 23.5 字数 510 千字
2015 年 2 月第 2 版 2024 年 4 月第 7 次印刷
书号 ISBN 978-7-5132-2297-6

定价 99.00 元
网址 www.cptcm.com

服 务 热 线 010-64405510
购 书 热 线 010-89535836
维 权 打 假 010-64405753

微信服务号 zgzyycbs
微商城网址 https://kdt.im/LIdUGr
官 方 微 博 http://e.weibo.com/cptcm
天猫旗舰店网址 https://zgzyycbs.tmall.com

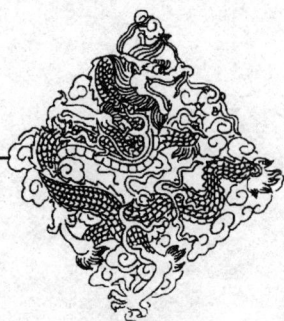

前　言

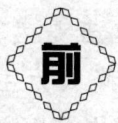

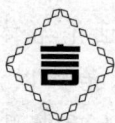

　　《唐宋金元名医全书大成》是集唐宋金元4个朝代22位著名医学家医学著作而成的丛书。唐宋金元时期是中国封建社会发展中的鼎盛时期,国家统一,经济繁荣,科学文化发展迅猛,中医药学也同时得到巨大的发展。在继承古代医学成就的基础上,学术争鸣,新的学派不断涌现,使中医药学特别是在方剂学及临床各科都有长足的发展,为后世中医药学的发展奠定了坚实的基础,并做出了巨大贡献。

　　唐宋金元时期是继承与发扬中医药学的最佳时期,呈现出一派继承不泥古、发扬不离宗的空前学术繁荣景象。学术的争鸣,学派的创立,有力地推动了中医药学的迅猛发展。一是伤寒学派:以研究张仲景的《伤寒论》为指归,各自从不同角度用不同方法进行研究和发挥。如唐代医家孙思邈创制了"方证同条,比类相附"的研究方法,以揭示六经辨证的规律,更重视太阳病桂枝、麻黄、青龙三法的运用;朱肱重视经络的作用,著《南阳活人书》,称曰:"治伤寒须先识经络,不识经络,触途冥行,不知邪气之所在。"其又重视病与证的鉴别诊断,同时强调脉与证合参以辨阴阳表里;庞安时曾著《伤寒总病论》,强调冬伤于寒杀厉之气,即发病为伤寒,春发为温病,夏发为暑病,长夏发为湿病,于八节可为中风,又强调人的体质强弱、宿病之寒热、地域之高低南北、气候季节等对伤寒发病与转归的影响;许叔微对《伤寒论》的八纲辨证最有研究,著有《伤寒百证歌》《伤寒发微论》《伤寒九十论》等;成无己是注解《伤寒论》的第一家,著有《注解伤寒论》《伤寒明理论》,其注释以经释论,重视对伤寒症状的鉴别,其于定体、分形、析证、明理,颇有独到见解。综上诸家对伤寒学的研究,对外感热病的辨证论治体系的发展,具有深远的影响。二是寒凉学派:以刘完素为代表强调"六气皆能化火",治病善用寒凉,促进了病机学说的发展,著有《素问玄机原病式》《医方精要宣明论》《三消论》等,为攻邪派及养阴派学说的形成奠定了基础。三是补土学派:是以李东垣为代表,师承了张元素的脏腑辨证学说,专注脾胃的研究,创立了著名的"脾胃内伤,百病由生"的理论,提出了升阳泻火、甘温除热之法,创立了补中益气汤、升阳益胃汤等名方;其弟子王好古在其学术思想的基础上又提出了阴证学说,罗天益又揭示了脾胃与其他四脏以及营卫津液的关系,并重视三焦分治。这都丰富了中医学的脏腑学说,推动了脏腑病机、辨证治疗的发展。四是攻邪学派:以张子和为代表,强调邪留则正伤,邪去则正安之理,治病以攻击病邪为首任,提出了汗、吐、下三法,充实和发展了中医辨证论治体系。五是滋阴学派:以朱丹溪为代表,强调"阳常有余,阴常不足"论,治疗以滋阴降火为主,强调保存阴气对人体健康的重要意义,其"相火论"成为后来温补学派诸家论命门之火的理论依据。

方剂学在唐宋金元时期得到了空前的发展,官修民著纷纷面世,是方剂学发展史上内容最为丰富,观点最为新颖,理论最为系统的时期。尤其是唐代著名医学家孙思邈的巨著——《备急千金要方》凡三十卷,计233门,收载方剂约5300首,广泛搜集和保存了前代医家的大量方剂及当时流传于民间的许多有效良方;而其后的《千金翼方》中又有不少补充,使许多名方得以流传后世。宋代林亿赞之为:"上极文字之初,下迄有隋之世,或经或方,无不采撷,集诸家之秘要,去众说之所未至……厚德过于千金,遗法传于百代。"还有唐代王焘所著的《外台秘要》,凡四十卷,计1104门,其资料丰富,条理分明,方法严谨,体例统一,对所引用理论,以及6000余首医方等都一一注明原始出处和来源等,并注明校勘正误,唐以前医方赖《外台秘要》得以保存者甚多。宋代则出现了国家官修的大型方书,有《太平圣惠方》,全书为一百卷,1670门,收方16834首,为现存的第一部国家官修的方书。还有《圣济总录》《太平惠民和剂局方》。同时这一时期医家方书辈出,有陈无择的《三因极一病证方论》,载方1500余首,按"三因"和病证归类,强调了审证求因而施治。钱乙在《小儿药证直诀》一书中化裁和创制了许多治疗小儿疾病的新方。严用和强调不能概以古方治今病,结合自己30余年的临床经验将古人有效方剂总结而著成《济生方》《济生续方》,载方450首。许叔微的《普济本事方》选方300余首。金元四大家的学术思想更丰富了方剂学的内容,如刘完素创制具寒凉派特色的代表方剂桂苓甘露饮、益元散等;张子和创制的具有攻下特点的代表方剂三圣散、禹功散等;李东垣创制的具有补土派特点的代表方剂补中益气汤、升阳益胃汤等;朱丹溪创制的具有滋阴派特色的代表方剂大补阴丸、虎潜丸等,至今仍是临床医生常用的治疗方剂。总之,这一时期的方书为后世方剂学的发展作出了巨大的贡献。

妇科学在唐代得到了长足的发展,特别是孙思邈所著《备急千金要方》,把妇产一门列入卷首,并强调妇科必须另立一科的必要性,其曰:"妇人之别有方者,以其胎妊、生产、崩伤之异故也,是以妇人之病,比之男子十倍难疗……所以别立方也。"并以540余首方药对求子、妊娠、产难、胞衣不出、月经、带下、杂病等证候予以治疗。同时对难产、产后护理也作了精辟论述。宋代产科已发展为在太医局设置的九科中的独立专科,同时妇产科专著不断面世,尤其是陈自明的《妇人大全良方》,为当时妇产科的代表作。全书分8门,总260余论,系统论述了调经、众疾、求嗣、胎教、妊娠、坐月、难产、产后等病证的病因与治疗。对妇产科的发展影响颇大。金元四大家对妇产科各有独到之处，如刘河间对女子"不月"之治疗，提出"先泻心火，血自下也"。其还十分重视女性不同年龄阶段的生理特点，并强调肾、肝、脾三脏的作用，对当今研究女性青春、育龄、更年期都具有十分重要的意义。张子和对妇人精血不足，认为"当补之以食，大忌有毒之药，偏盛而成天阅"。李东垣治妇科经、带疾病，以补脾益气、升阳摄血、升阳除湿等法，收效卓著。朱丹溪对妇科病强调"滋阴降火"，反对滥用辛热，对胎前病提出"清热养血"法，以黄芩、白术为安胎圣药，至今对临床仍具有指导意义。

儿科学的独立发展，始于晋唐而盛于宋。唐宋时期儿科已为独立之科，称为少小科或小方脉科。唐·孙思邈在《备急千金要方》中载有儿科用方320首，并强调胎教、胎养。王焘的《外台秘要》中，"小儿诸疾"专卷，分86门，着重论述了小儿初生调护、喂养、保育以及惊悸、夜啼、中风、咳嗽、天行、伤寒等，载方400首。宋时专著日益增多，特别是北宋儿科专家钱乙，在《小儿药证直诀》中，明析儿科生理病理特点，发展了儿科诊断方法，确立儿科五脏辨证纲领。南宋刘昉的《幼幼新书》是现存的宋代儿科巨著，全书40卷，包括病源形色、禀受诸病、惊风急慢、斑疹麻痘以及眼目耳鼻、口唇、齿诸条，对痈疽、外伤尤为重视。金元四大家对儿科亦有不同创见，丰富了儿科内容。

外科学在唐宋金元时期有了很大发展，有多家专著或方论，但主要是陈自明的《外科精要》，强调外疡的整体疗法，创托里排脓诸方至今仍为医家所宗。及朱丹溪的《外科精要发挥》，特别是危亦林的《世医得效方》中，有关外科方面的内容非常丰富，其中有关正骨的篇章，可谓当代比较成熟的创伤外科学。

骨伤科学在唐宋金元时期的发展，集中反映在唐·蔺道人的《理伤续断方》中，特别是元代危亦林的《世医得效方》，其在《正骨兼金镞》里，充分反映了元代骨伤科的治疗水平，其对治疗损伤骨关节，要用草乌散使之"麻倒不识痛，或用刀割开，或用剪剪去骨锋者，以手整顿骨节归原……或用凿凿开取出，后用盐汤或盐水与服立醒。"并强调"服后麻不倒，可加曼陀罗花……若其人如酒醉，即不可加药。"在骨折的诊断技术和闭合复位手法上，其对关节脱白的复位方面，除一般关节复位外，特别对髋关节脱白创造性地提出了悬吊复位法。其最为突出的贡献为脊柱骨折悬吊复位法，这一创见在世界骨伤科学史上也是罕见的。

在这一时期，其他临床各科也都有所发展，特别是在养生学方面，有很多论述，尤其是孙思邈，不但在其著作中有很多有关养生的论述及养生方法，而且自己就活到了百岁以上。

唐宋金元时期是中医药学发展的昌盛时期，是中医药学派创立的关键时期，为后世中医药学发展奠定了坚实基础。为了让后人了解唐宋金元名医的成长过程，以及各位医家的学术思想，特编撰了《唐宋金元名医全书大成》。

　　全书共收录了22位医家，集成20册医学全书（钱乙、刘昉两位医家为一册，庞安时、朱肱两位医家为一册），其中唐代3位医家，两宋时期9位医家，金元时期10位医家。收录原则：收入医家的全部存世著作；对该医家有争议的著作，当考镜源流，分辨正伪，尽量做到正本清源；在正本清源的基础上，对其弟子收集其遗论整理而成又确能反映其学术思想的亦可收入。

　　本书为国家新闻出版总署"十五"重点规划图书之一，在编写和论证过程中得到了国家中医药管理局李振吉副局长、洪净副司长，中国中医研究院医史文献研究所马继兴教授、余瀛鳌教授、李经纬教授，上海中医药大学严世芸教授，北京中医药大学鲁兆麟教授的指导帮助，在此表示衷心感谢。

　　本书由于作者较多，工程量较大，不足之处在所难免，望各位专家及读者多多指教。

《唐宋金元名医全书大成》编委会

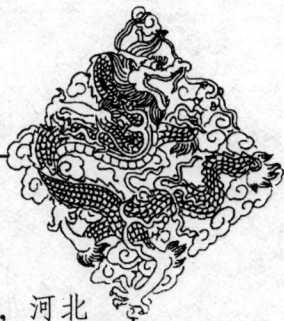

　　李东垣，名杲，字明之，晚号东垣(老人)，以号行世，河北正定人。金元四大著名医学家之一，"补土派"的代表人物。

　　金元时期是中医学术争鸣异常活跃的时代，金元四大家在医学上都有着重大的贡献，并各具特色。李杲所创立的"补土派"为金元四大学派之一。他在中医理论方面提出的创造性论点主要有：内外伤辨惑论、内伤脾胃论和与之相关的阴火学说等等。这些论点的提出都对中医学发展产生了较大影响，在中医理论中占据一定的位置。

　　李杲的著作情况比较复杂，从历代文献来看，有本来是李杲书的却署名为他人，如《医学发明》《活法机要》《脉诀指掌》，也有不是李杲的书却署名为李杲，如《此事难知》《珍珠囊指掌补遗药性赋》。查最新的《全国中医图书联合目录》，署名为李杲的有 10 本书，即《内外伤辨惑论》《脾胃论》《兰室秘藏》《东垣试效方》《医学发明》《食物本草》《医方便儒》《(太医院补遗)本草歌诀雷公炮制》《珠珍囊指掌补遗药性赋》《东垣十书》。但据现代著名中医学家任应秋先生在《中医各家学说》中考证，确为李杲的著作为《内外伤辨惑论》《脾胃论》《兰室秘藏》《活法机要》《医学发明》《东垣试效方》和《脉诀指掌》七种，故本"全书"遵从任应秋老的意见进行收集整理。

　　此次校勘整理，《内外伤辨惑论》以明嘉靖八年(1529)刻《东垣十书》本为底本，以明万历二十九年辛丑(1601)新安吴勉学校刻《古今医统正脉全书》为校本，以1959年人民卫生出版社铅印本为参校本。《脾胃论》以明万历二十九年辛丑(1601)新安吴勉学校刻《古今医统正脉全书》为底本，以明嘉靖八年己丑(1529)刻《东垣十书》本为校本，以上海涵芬楼影印元延佑二年(1315)刻《济生拔萃》本为参校本。《兰室秘藏》以明万历二十九年辛丑(1601)新安吴勉学校刻《古今医统正脉全书》为底本，以上海涵芬楼影印元延祐二年(1315)刻《济生拔萃》为校本，以1957年人民卫生出版社影印本为参校本。《活法机要》以明万历

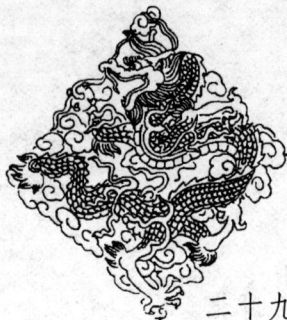

二十九年辛丑(1601)新安吴勉学校刻《古今医统正脉全书》为底本，以上海涵芬楼影印元延祐二年(1315)刻《济生拔萃》本为校本，以1959年上海科学技术出版社铅印本《丹溪心法附余》为参校本。《医学发明》以明万历二十九年(1601)新安吴勉学校刻《古今医统正脉全书》(节本)和北京图书馆善本室所藏九卷系统残本为共同底本，以1959年人民卫生出版社整理的《医学发明》综合残本和节本为校本。《东垣试效方》是以明刊倪维德校本为底本，以《兰室秘藏》为主校本，以《内外伤辨惑论》《脾胃论》为参校本。《脉诀指掌》旧题《丹溪脉诀指掌》，为元·朱丹溪所撰。今以《三三医书》中清·刘吉人辑录校正本为底本，以明万历二十九年辛丑(1601)吴勉学校刻《古今医统正脉全书》为校本，以1959年上海科学技术出版社铅印本《丹溪心法附余》为参校本。在选好底本的基础上，通过对校、本校、他校、理校，以文通理顺为整理目标，不求繁琐出注。对明显的讹误字、通假字、异体字径予改正。由于版式的变更，原方位词"右"、"左"也径改为"上"、"下"。

根据丛书的体例要求，在原著后附有《李东垣医学学术思想研究》一篇，论文从时代背景、生活环境等方面探讨了李杲学术思想形成的客观因素，对其学术思想从"内外伤辨惑论"、"内伤脾胃论"和"阴火学说"三个大的方面进行了阐述，力图从宏观上把握一代宗师李东垣先生的学术主张。

为了方便读者对李东垣学术思想和临床经验的学习、研究及应用，在最后附有《李东垣医学研究论文题录》和《李东垣方剂索引》。

编　者
2005 年 12 月

总 目 录

总目录

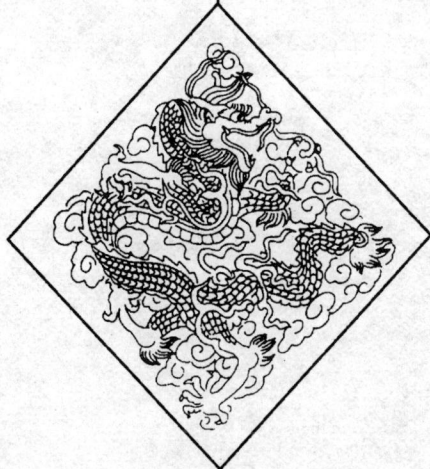

内外伤辨惑论

金·李东垣 著

内外伤辨惑论目录

序

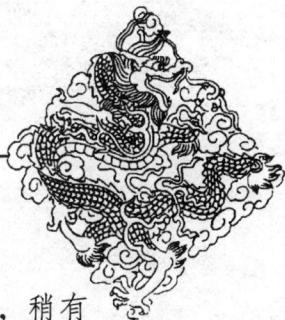

　　仆幼自受《难》《素》于易水张元素先生，讲诵既久，稍有所得。中年以来，更事颇多，诸所诊治，坦然不惑，曾撰《内外伤辨惑论》一篇，以证世人用药之误。陵谷变迁，忽成老境，神志既惰，懒于语言，此论束之高阁十六年矣。昆仑范尊师曲相奖借，屡以活人为言，谓此书果行，使天下之人不致夭折，是亦仁人君子济人利物之事，就令著述不已，精力衰耗，书成而死，不愈于无益而生乎！予敬受其言，仅力疾成之，虽未完备，聊答尊师慈悯之志。师，宋文正公之后也。

　　　　　　　　　　丁未岁重九日东垣老人
　　　　　　　　　　李杲明之题

卷 上

辨阴证阳证

曰甚哉！阴阳之证，不可不详也。遍观《内经》中所说，变化百病，其源皆由喜怒过度，饮食失节，寒温不适，劳役所伤而然。夫元气、谷气、荣气、清气、卫气、生发诸阳上升之气，此六者，皆饮食入胃，谷气上行，胃气之异名，其实一也。既脾胃有伤，则中气不足，中气不足，则六腑阳气皆绝于外，故《经》言五脏之气已绝于外者，是六腑之元气病也。气伤脏乃病，脏病则形乃应，是五脏六腑真气皆不足也。惟阴火独旺，上乘阳分，故荣卫失守，诸病生焉。其中变化，皆由中气不足，乃能生发耳。后有脾胃以受劳役之疾，饮食又复失节，耽病日久，事息心安，饮食太甚，病乃大作。概其外伤风寒，六淫客邪，皆有余之病，当泻不当补；饮食失节，中气不足之病，当补不当泻。举世医者，皆以饮食失节，劳役所伤，中气不足，当补之证，认作外感风寒，有余客邪之病，重泻其表，使荣卫之气外绝，其死只在旬日之间。所谓差之毫厘，谬以千里，可不详辨乎？

按《阴阳应象论》云：天之邪气，感则害人五脏。是八益之邪，乃风邪伤人筋骨。风从上受之，风伤筋，寒伤骨，盖有形质之物受病也，系在下焦，肝肾是也。肝肾者，地之气。《难经》解云：肝肾之气，已绝于内，以其肝主筋，肾主骨，故风邪感则筋骨疼痛，筋骨之绝，则肝肾之本亦绝矣，乃有余之证也。又云：水谷之寒热，感则害人六腑。是七损之病，乃内伤饮食也。《黄帝针经》解云：适饮食不节，劳役所伤，湿从下受之。谓脾胃之气不足，而反下行，极则冲脉之火逆而上，是无形质之元气受病也，系在上焦，心肺是也。心肺者，天之气。故《难经》解云：心肺之气已绝于外，以其心主荣，肺主卫。荣者血也，脉者血之府，神之所居也；卫者，元气七神之别名，卫护周身，在于皮毛之间也。肺绝则皮毛先绝，神无所依，故内伤饮食，则亦恶风寒，是荣卫失守，皮肤间无阳以滋养，不能任风寒也。皮毛之绝，则心肺之本亦绝矣。盖胃气不升，元气不生，无滋养心肺，乃不足之证。计受病之人，饮食失节，劳役所伤，因而饮食内伤者极多，外伤者间而有之，世俗不知，往往将元气不足之证，便作外伤风寒表实之证，而反泻心肺，是重绝其表也，安得不死乎？古人所谓实实虚虚，医杀之耳！若曰不然，请以众人之耳闻目见者证之。

向者壬辰改元，京师戒严，迨三月下旬，受敌者凡半月，解围之后，都人之不受病者，万无一二，既病而死者，继踵而不绝。都门十有二所，每日各门所送，多者二千，少者不下一千，似此者几三月，此百万人岂俱感风寒外伤者耶？大抵人在围城中，饮食不节，及劳役所伤，不待言而知。由其朝饥暮饱，起居不时，寒温失所，动经三两月，胃气亏之久矣，一旦饱食太过，感而伤人，而又调治失宜，其死也无疑矣。非惟大梁为然，远在贞祐、兴定间，如东平，如太原，如凤翔，解围之后，病伤而死，无不然者。余在大梁，凡所亲见，有表发者，有以巴豆推之者，有以承气汤下之者，俄而变结胸、发黄，又以陷胸汤、丸及茵陈汤下之，无不死者。盖初非伤寒，以调治差误，变而似真伤寒之证，皆药之罪也。往者不可追，来者犹可及，辄以平生已试之效，著《内外伤辨惑论》一篇，推明前哲之余论，历举近世之变故，庶几同志者，审其或中，触类而长之，免后人之横夭耳！僭易之罪，将何所逃乎？

辨 脉

古人以脉上辨内外伤于人迎气口，人迎脉大于气口为外伤，气口脉大于人迎为内伤。此辨固是，但其说有所未尽耳。外感风寒，皆有余之证，是从前客邪来也，其病必见于左手，左手主表，乃行阳二十五度。内伤饮食及饮食不节，劳役所伤，皆不足之病，必见于右手，右手主里，乃行阴二十五度。故外感寒邪，则独左寸人迎脉浮紧，按之洪大，紧者急甚于弦，是足太阳寒水之脉，按之洪大而有力，中见手少阴心火之脉，丁与壬合，内显洪大，乃伤寒脉也。若外感风邪，则人迎脉缓，而大于气口一倍，或二倍、三倍。内伤饮食，则右寸气口脉大于人迎一倍，伤之重者，过在少阴则两倍，太阴则三倍，此内伤饮食之脉。若饮食不节，劳役过甚，则心脉变见于气口，是心火刑肺，其肝木挟心火之势亦来薄肺，经云：侮所不胜，寡于畏者是也。故气口脉急大而涩数，时一代而涩也。涩者，肺之本脉；代者，元气不相接，脾胃不及之脉。洪大而数者，心脉刑肺也；急者，肝木挟心火而反克肺金也。若不甚劳役，惟右关脾脉大而数，谓独大于五脉，数中显缓，时一代也。如饮食不节，寒温失所，则先右关胃脉损弱，甚则隐而不见，惟内显脾脉之大数微缓，时一代也。宿食不消，则独右关脉沉而滑。经云：脉滑者，有宿食也。以此辨之，岂不明白易见乎。但恐山野间卒无医者，何以诊候，故复说病证以辨之。

辨 寒 热

外伤寒邪之证，与饮食失节、劳役形质之病，及内伤饮食，俱有寒热，举世尽将内伤饮食失节、劳役不足之病，作外伤寒邪、表实有余之证，反泻其表，枉死者岂胜言哉！皆由不别其寒热耳。今细为分解之。

外伤寒邪，发热恶寒，寒热并作。其热也翕翕发热，又为之拂拂发热，发于皮毛之上，如羽毛之拂，明其热在表也，是寒邪犯高之高者也。皮肤毛腠者，阳之分也，是卫之元气所滋养之分也。以寒邪乘之，郁遏阳分，阳不得伸，故发热也。其面赤，鼻气壅塞不通，心中烦闷，稍似袒裸，露其皮肤，已不能禁其寒矣。其表上虚热，止此而已。其恶寒也，虽重衣下幕，逼近烈火，终不能御其寒，一时一日，增加愈甚，必待传入里作下证乃罢。其寒热齐作，无有间断也。

其内伤饮食不节，或劳役所伤，亦有头痛、项痛、腰痛，与太阳表证微有相似，余皆不同，论中辨之矣。内伤不足之病，表上无阳，不能禁风寒也，此则常常有之；其躁热发于肾间者，间而有之，与外中寒邪，略不相似。其恶风寒也，盖脾胃不足，荣气下流，而乘肾肝，此痿厥气逆之渐也。若胃气平常，饮食入胃，其荣气上行，以舒于心肺，以滋养上焦之皮肤腠理之元气也；既下流，其心肺无有禀受，皮肤间无阳，失其荣卫之外护，故阳分皮毛之间虚弱，但见风见寒，或居阴寒处、无日阳处，便恶之也，此常常有之，无间断者也。但避风寒，及温暖处，或添衣盖，温养其皮肤，所恶风寒便不见矣。是热也，非表伤寒邪，皮毛间发热也，乃肾间受脾胃下流之湿气，闭塞其下，致阴火上冲，作蒸蒸而躁热，上彻头顶，傍彻皮毛，浑身躁热，作须待袒衣露居，近寒凉处即已，或热极而汗出而亦解。彼外伤恶寒发热，岂有汗出者乎？若得汗，则病愈矣。以此辨之，岂不如黑白之易见乎！

当内虚而伤之者，躁热也，或因口吸风寒之气，郁其阴火，使咽膈不通，其吸入之气欲入，为膈上冲脉之火所拒，使阴气不得入，其胸中①之气为外风寒所遏而不得伸，令人口开目瞪，极则声发于外，气不能上下，塞于咽中而气欲绝。又或因哕、因呕、因吐，而躁热发必有所因，方有此证，其表虚恶风寒之证复见矣。表虚之弱，为阴火所乘，躁发须臾而过，其表虚无阳，不任风寒复见矣。是表虚无阳，常常有之，其躁热则间而有之，此二者不齐，躁作寒已，寒作躁已，非如外伤之寒热齐作，无有间断也。百病俱有身热，又谓之肌热，又谓之皮肤间热，以手扪之方知者是也，乃肌体有形之热也，亦须皆待阴阳既和，汗出则愈矣，慎不可于此上辨之，以其虚实内外病皆有之，故难辨耳。只依先说，病人自觉发热恶寒之热及躁作之热上辨之，为准则矣。

辨外感八风之邪

或有饮食劳役所伤之重者，三二日间特与外伤者相似，其余证有特异名者，若不将两证重别分解，犹恐将内伤不足之证，误作有余外感风邪，虽辞理有所重复处，但欲病者易辨，医者易治耳。

外感八风之邪，乃有余证也。内伤饮食不节，劳役所伤，皆不足之病也。其内伤亦恶风自汗，若在温暖无风处，则不恶矣，与外伤鼻流清涕，头痛自汗颇相似，细分之则异耳。外感风邪，其恶风、自汗、头痛、鼻流清涕，常常有之，一日一时，增加愈甚，直至传入里，作下证乃罢。语声重浊，高厉有力，鼻息壅塞而不通，能食，腹中和，口知味，大小便如常，筋骨疼痛，不能动摇，便著床枕，非扶不起。其内伤与饮食不节、劳役所伤，然亦恶风，居露地中，遇大漫风起，却不恶也，惟门窗隙中些小贼风来，必大恶也，与伤风、伤寒俱不同矣。况鼻流清涕，头痛自汗，间而有之。鼻中气短，少气不足以息，语则气短而怯弱，妨食，或食不下，或不饮食，三者互有之。腹中不和，或腹中急而不能伸，口不知五谷之味，小便频数而不渴。初劳役得病，食少，小便赤黄，大便常难，或涩或结，或虚坐只见些小白脓，时有下气，或泄黄如糜，或溏泄色白，或结而不通。若心下痞，或胸中闭塞，如刀矿之痛，二者亦互作，不并出也。有时胃脘当心而痛，上支两胁，痛必脐下相火之势，如巨川之水不可遏而上行，使阳明之经逆行，乱于胸中，其气无止息，甚则高喘，热伤元气，令四肢不收，无气以动，而懒倦嗜卧。以其外感风寒俱无此证，故易为分辨耳！

辨手心手背

内伤及劳役饮食不节，病手心热，手背不热；外伤风寒，则手背热，手心不热。此辨至甚皎然。

---

① 中：原作"以"，据校本改。

辨口鼻

若饮食劳役所伤，其外证必显在口，必口失谷味，必腹中不和，必不欲言，纵勉强对答，声必怯弱，口沃沫多唾，鼻中清涕或有或无，即阴证也。外伤风寒，则其外证必显在鼻，鼻气不利，声重浊不清利，其言壅塞，气盛有力，而口中必和。伤寒则面赤，鼻壅塞而干，伤风则鼻流清涕而已。《内经》云：鼻者肺之候，肺气通于天。外伤风寒，则鼻为之不利。口者坤土也，脾气通于口。饮食失节，劳役所伤，口不知谷味，亦不知五味。又云：伤食恶食，伤食明矣。

辨气少气盛

外伤风寒者，故其气壅盛而有余。内伤饮食劳役者，其口鼻中皆气短促，不足以息。何以分之？盖外伤风寒者，心肺元气初无减损，又添邪气助之，使鼻气壅塞不利，面赤不通，其鼻中气不能出，并从口出，但发一言，必前轻后重，其言高，其声壮厉而有力。是伤寒则鼻干无涕，面壅色赤，其言前轻后重，其声壮厉而有力者，乃有余之验也。伤风则决然鼻流清涕，其声嗄，其言响如从瓮中出，亦前轻而后重，高揭而有力，皆气盛有余之验也。

内伤饮食劳役者，心肺之气先损，为热所伤，热既伤气，四肢无力以动，故口鼻中皆短气少气，上喘懒语，人有所问，十不欲对其一，纵勉强答之，其气亦怯，其声亦低，是其气短少不足之验也。明白如此，虽妇人女子亦能辨之，岂有医者反不能辨之乎？

辨头痛

内证头痛，有时而作，有时而止；外证头痛，常常有之，直须传入里实方罢。此又内外证之不同者也。

辨筋骨四肢

内伤等病，是心肺之气已绝于外，必怠惰嗜卧，四肢沉困不收，此乃热伤元气。脾主四肢，既为热所乘，无气以动。经云：热伤气。又云：热则骨消筋缓。此之谓也。若外伤风寒，是肾肝之气已绝于内。肾主骨，为寒；肝主筋，为风。自古肾肝之病同一治，以其递相维持也，故经言胆主筋，膀胱主骨是也。或中风，或伤寒，得病之日，便著床枕，非扶不起，筋骨为之疼痛，不能动摇，乃形质之伤。经云：寒伤形。又云：寒则筋挛骨痛。此之谓也。

辨外伤不恶食

若劳役饮食失节，寒温不适，此三者皆恶食。仲景《伤寒论》云，中风能食，伤寒不能食，二者皆口中和而不恶食。若劳役所伤及饮食失节、寒温不适三者，俱恶食，口不知五味，亦不知五谷之味。只此一辨，足以分内外有余不足二证也。伤寒证虽不能食，而不恶食，口中和，知五味，亦知谷味，盖无内证，则心气和，脾气通，知五谷之味矣。

辨渴与不渴

外感风寒之邪，三日已外，谷消水去，邪气传里，始有渴也。内伤饮食失节，劳役久病者，必不渴，是邪气在血脉中有余故也。初劳役形质，饮食失节，伤之重者，必有渴，以其心火炽，上克于肺金，故渴也。又当以此辨之。虽渴欲饮冷水者，当徐徐少与之，不可纵意而饮，恐水多峻下，则胃气愈弱，轻则为胀，重则传变诸疾，必反复闷乱，百脉不安，夜加增剧，不得安卧，不可不预度也。

辨劳役受病表虚不作表实治之

或因劳役动作，肾间阴火沸腾，事闲之际，或于阴凉处解脱衣裳，更有新沐浴，于背阴处坐卧，其阴火下行，还归肾间，皮肤腠理极虚无阳，但风来为寒凉所遏，表虚不任其风寒，自认外感风寒，求医解表，以重绝元气，取祸如反掌。苟幸而免者，致虚劳，气血皆弱，不能完复。且表虚之人，为风寒所遏，亦是虚邪犯表，始病一二日之间，特与外中贼邪有余之证颇相似处，故致疑惑，请医者只于气少气盛上辨之。其外伤贼邪，必语声前轻后重，高厉而有力。若是劳役所伤，饮食不节，表虚不足之病，必短气气促，上气高喘、懒语，其声困弱而无力，至易见也。若毫厘之误，则千里之谬。以上者辨证，别有治法用药正论，故作此说，分解于后。

辨证与中热颇相似

复有一等，乘天气大热之时，在于路途中劳役得之，或在田野间劳形得之；更或有身体薄弱，食少劳役过甚；又有修善常斋之人，胃气久虚，而因劳役得之者。皆与阳明中热白虎汤证相似，必肌体扪摸之壮热，必躁热闷乱，大恶热，渴而饮水，以劳役过甚之故，亦身疼痛。始受病之时，特与中热外得有余之证相似，若误与白虎汤，旬日必死。此证脾胃大虚，元气不足，口鼻中气皆短促而上喘，至日转以后，是阳明得时之际，病必少减。若是外中热之病，必到日晡之际，大作谵语，其热增加，大渴饮水，烦闷不止，其劳役不足者，皆无此证，尤易为分解。若有难决疑似之证，必当待一二日而求医治疗，必不至错误矣。

卷 中

饮食劳倦论

古之至人，穷于阴阳之化，究乎生死之际，所著《内经》，悉言人以胃气为本。盖人受水谷之气以生，所谓清气、荣气、卫气、春升之气，皆胃气之别称也。夫胃为水谷之海，饮食入胃，游溢精气，上输于脾；脾气散精，上归于肺；通调水道，下输膀胱。水精四布，五经并行，合于四时五脏阴阳，揆度以为常也。

苟饮食失节，寒温不适，则脾胃乃伤；喜怒忧恐，劳役过度，而损耗元气。既脾胃虚衰，元气不足，而心火独盛。心火者，阴火也，起于下焦，其系系于心，心不主令，相火代之。相火，下焦胞络之火，元气之贼也。火与元气不能两立，一胜则一负。脾胃气虚，则下流于肾肝，阴火得以乘其土位。故脾胃之证，始得之则气高而喘，身热而烦，其脉洪大而头痛，或渴不止，皮肤不任风寒而生寒热。盖阴火上冲，则气高而喘，身烦热，为头痛，为渴，而脉洪大。脾胃之气下流，使谷气不得升浮，是生长之令不行，则无阳以护其荣卫，不任风寒，乃生寒热，皆脾胃之气不足所致也。

然而与外感风寒所得之证颇同而理异。内伤脾胃，乃伤其气；外感风寒，乃伤其形。伤外为有余，有余者泻之；伤内为不足，不足者补之。汗之、下之、吐之、克之，皆泻也；温之、和之、调之、养之，皆补也。内伤不足之病，苟误作外感有余之病而反泻之，则虚其虚也。《难经》云：实实虚虚，损不足而益有余，如此死者，医杀之耳！然则奈何？曰：惟当以甘温之剂，补其中，升其阳，甘寒以泻其火则愈。《内经》曰：劳者温之，损者温之。盖温能除大热，大忌苦寒之药泻胃土耳。今立补中益气汤。

补中益气汤

黄芪劳役病热甚者一钱　甘草炙，以上各五分　人参去芦　升麻　柴胡　橘皮　当归身酒洗　白术以上各三分

上件㕮咀，都作一服，水二盏，煎至一盏，去渣，早饭后温服。如伤之重者，二服而愈，量轻重治之。

立方本旨

夫脾胃虚者，因饮食劳倦，心火亢甚，而乘其土位，其次肺气受邪，须用黄芪最多，人参、甘草次之。脾胃一虚，肺气先绝，故用黄芪以益皮毛而闭腠理，不令自汗，损其元气。上喘气短，人参以补之。心火乘脾，须炙甘草之甘温以泻火热，而补脾胃中元气；若脾胃急痛并太虚，腹中急缩者，宜多用之。经云：急者缓之。白术苦甘温，除胃中热，利腰脐间血。胃中清气在下，必加升麻、柴胡以引之，引黄芪、甘草甘温之气味上升，能补卫气之散解，而实其表也；又缓带脉之缩急。二味苦平，味之薄者，阴中之阳，引清气上升也。气乱于胸中，为清浊相干，用去白陈皮以理之，又能助阳气上升，以散滞气，助诸甘辛为用。口干嗌干加干葛。脾胃气虚，不能升浮，为阴火伤其生发之气，荣血大亏，荣气不营，阴火炽盛，是血中伏火日渐煎熬，血气日减，心

包与心主血，血减则心无所养，致使心乱而烦，病名曰悗。悗者，心惑而烦闷不安也，故加辛甘微温之剂生阳气，阳生则阴长。或曰：甘温何能生血？曰：仲景之法，血虚以人参补之，阳旺则能生阴血，更以当归和之。少加黄柏以救肾水，能泻阴中之伏火。如烦犹不止，少加生地黄补肾水，水旺而心火自降。如气浮心乱，以朱砂安神丸镇固之则愈。

朱砂安神丸

朱砂五钱，另研水飞为衣 甘草五钱五分 黄连去须净，酒洗，六钱 当归去芦，二钱五分 生地黄一钱五分

《内经》曰：热淫所胜，治以甘寒，以苦泻之。以黄连之苦寒，去心烦，除湿热为君。以甘草、生地黄之甘寒，泻火补气，滋生阴血为臣。以当归补其血不足。朱砂纳浮溜之火，而安神明也。

上件除朱砂外，四味共为细末，汤浸蒸饼为丸，如黍米大，以朱砂为衣，每服十五丸或二十丸，津唾咽下，食后，或温水、凉水少许送下亦得。此近而奇偶，制之缓也。

四时用药加减法

《内经》曰：胃为水谷之海。又云：肠胃为市，无物不包，无物不入，寒热温凉皆有之。其为病也不一，故随时证于补中益气汤中，权立四时加减法于后。

以手扪之而肌表热者，表证也。只服补中益气汤一二服，得微汗则已。非正发汗，乃阴阳气和，自然汗出也。

若更烦乱，如腹中或周身有刺痛，皆血涩不足，加当归身五分或一钱。

如精神短少，加人参五分，五味子二十个。

头痛加蔓荆子三分，痛甚加川芎五分。

顶痛脑痛，加藁本五分，细辛三分。诸头痛，并用此四味足矣。

如头痛有痰，沉重懒倦者，乃太阴痰厥头痛，加半夏五分，生姜三分。

耳鸣，目黄，颊颔肿，颈肩臑肘臂外后廉痛，面赤，脉洪大者，以羌活一钱，防风、藁本以上各七分，甘草五分，通其经血；加黄芩、黄连以上各三分消其肿；人参五分、黄芪七分，益元气而泻火邪。另作一服与之。

嗌痛颔肿，脉洪大，面赤者，加黄芩、甘草以上各三分，桔梗七分。

口干嗌干者，加葛根五分，升引胃气上行以润之。

如夏月咳嗽者，加五味子二十五个，麦门冬去心，五分。

如冬月咳嗽，加不去根节麻黄五分。

如秋凉亦加。

如春月天温，只加佛耳草、款冬花以上各五分。

若久病痰嗽，肺中伏火，去人参，以防痰嗽增益耳。

食不下，乃胸中胃上有寒，或气涩滞，加青皮、木香以上各三分，陈皮五分①。此三味为定法。

如冬月，加益智仁、草豆蔻仁以上各五分。

如夏月，少加黄芩、黄连以上各五分。

如秋月，加槟榔、草豆蔻、白豆蔻、缩砂以上各五分。

如春初犹寒，少加辛热之剂，以补春气之不足，为风药之佐，益智、草豆蔻可也。

心下痞，夯闷者，加芍药、黄连以上各一钱。

---

① 五分：原作"白术"，据校本与文义改。

如痞腹胀，加枳实、木香、缩砂仁以上各三分，厚朴七分。如天寒，少加干姜或中桂桂心也。

心下痞，觉中寒，加附子、黄连以上各一钱。不能食而心下痞，加生姜、陈皮以上各一钱。能食而心下痞，加黄连五分，枳实三分。脉缓有痰而痞，加半夏、黄连以上各一钱。脉弦，四肢满，便难而心下痞，加黄连五分，柴胡七分，甘草三分。

腹中痛者，加白芍药五分，甘草三分。如恶寒觉冷痛，加中桂五分。

如夏月腹中痛，不恶寒，不恶热者，加黄芩、甘草以上各五分，芍药一钱，以治时热也。

腹痛在寒凉时，加半夏、益智、草豆蔻之类。

如腹中痛，恶寒而脉弦者，是木来克土也，小建中汤主之；盖芍药味酸，于土中泻木为君。如脉沉细，腹中痛，是水来侮土，以理中汤主之；干姜辛热，于土中泻水，以为主也。如脉缓，体重节痛，腹胀自利，米谷不化，是湿胜，以平胃散主之；苍术苦辛温，泻湿为主也。

胁下痛，或胁下缩急，俱加柴胡三分，甚则五分，甘草三分。

脐下痛者，加真熟地黄五分；如不已者，乃大寒也，加肉桂五分。遍阅《内经》中悉言小腹痛皆寒，非伤寒厥阴之证也，乃下焦血结膀胱，仲景以抵当汤并抵当丸主之。

小便遗失，肺金虚也，宜安卧养气，以黄芪、人参之类补之。不愈，则是有热也，黄柏、生地黄以上各五分，切禁劳役。如卧而多惊，小便淋溲者，邪在少阳厥阴，宜太阳经所加之药，更添柴胡五分；如淋，加泽泻五分。此下焦风寒合病也。经云，肾肝之病同一治，为俱在下焦，非风药行经则不可，乃受客邪之湿热也，宜升举发散以除之。

大便秘涩，加当归一钱，大黄酒洗煨，五分或一钱。如有不大便者，煎成正药，先用清者一口，调玄明粉五分或一钱，如大便行则止。此病不宜大下之，必变凶证也。

脚膝痿软，行步乏力，或痛，乃肾肝伏热，少加黄柏五分，空心服；不已，更加汉防己五分。脉缓，显沉困怠惰无力者，加苍术、泽泻、人参、白术、茯苓、五味子以上各五分。

如风湿相搏，一身尽痛，以除风湿羌活汤主之。

除风湿羌活汤

羌活七分　防风　升麻　柴胡以上各五分　藁本　苍术以上各一钱

上件锉如麻豆大，都作一服，水二盏，煎至一盏，去渣，大温服之，空心，食前。

所以然者，为风药已能胜湿，故另作一服与之。

肩背痛，汗出，小便数而少，风热乘肺，肺气郁甚也，当泻风热则愈，通气防风汤主之。

通气防风汤

防风　羌活　陈皮　人参　甘草以上各五分　藁本　青皮以上各三分　白豆蔻　黄柏以上各二分　升麻　柴胡　黄芪以上各一钱

上㕮咀，都作一服，水二盏，煎至一盏，去渣，温服，食后。

如面白脱色，气短者，不可服。

肩背痛不可回顾者，此手太阳气郁而不行，以风药散之。脊痛项强，腰似折，项似拔，此足太阳经不通行，以羌活胜湿汤主之。

羌活胜湿汤

羌活　独活以上各一钱　藁本　防风

甘草炙　川芎以上各五分　蔓荆子三分

上㕮咀，都作一服，水二盏，煎至一盏，去渣，大温服，空心食前。

如身重，腰沉沉然，经中有寒湿也，加酒洗汉防己五分，轻者附子五分，重者川乌五分。

升阳顺气汤　治因饮食不节，劳役所伤，腹胁满闷，短气。遇春则口淡无味，遇夏虽热，犹有恶寒，饮则常如饱，不喜食冷物。

黄芪一两　半夏三钱，汤洗七次　草豆蔻二钱　神曲一钱五分，炒　升麻　柴胡　当归身　陈皮以上各一钱　甘草炙　黄柏以上各五分　人参去芦，三分

脾胃不足之证，须用升麻、柴胡苦平，味之薄者，阴中之阳，引脾胃中清气行于阳道及诸经，生发阴阳之气，以滋春气之和也；又引黄芪、人参、甘草甘温之气味上行，充实腠理，使阳气得卫外而为固也。凡治脾胃之药，多以升阳补气名之者此也。

上件㕮咀，每服三钱，水二盏，生姜三片，煎至一盏，去渣，温服，食前。

升阳补气汤　治饮食不时，饥饱劳役，胃气不足，脾气下溜，气短无力，不耐寒热，早饭后转增昏闷，须要眠睡，怠惰，四肢不收，懒倦动作，及五心烦热。

厚朴姜制，五分　升麻　羌活　白芍药　独活　防风　甘草炙　泽泻以上各一钱　生地黄一钱五分　柴胡二钱五分

上件为粗末，每服五钱，水二盏，生姜三片，枣二枚，煎至一盏，去渣，大温服，食前。

如腹胀及窄狭，加厚朴。

如腹中似硬，加砂仁三分。

暑伤胃气论

《刺志论》云：气虚身热，得之伤暑。热伤气故也。《痿论》云：有所远行劳倦，逢大热而渴，则阳气内伐，内伐则热舍于肾；肾者水脏也，今水不能胜火，则骨枯而髓虚，足不任身，发为骨痿。故《下经》曰：骨痿者，生于大热也。此湿热成痿，令人骨乏无力，故治痿独取阳明。时当长夏，湿热大胜，蒸蒸而炽。人感之多四肢困倦，精神短少，懒于动作，胸满气促，肢节沉疼；或气高而喘，身热而烦，心下膨痞，小便黄而少，大便溏而频；或痢出黄糜，或如泔色；或渴或不渴，不思饮食，自汗体重；或汗少者，血先病而气不病也。其脉中得洪缓，若湿气相搏，必加之以迟，迟病虽互换少差，其天暑湿令则一也。宜以清燥之剂治之，名之曰清暑益气汤主之。

清暑益气汤

黄芪汗少者减五分　苍术泔浸去皮，以上各一钱五分　升麻一钱　人参去芦　白术　橘皮　神曲炒　泽泻以上各五分　甘草炙　黄柏酒浸　当归身　麦门冬去心　青皮去白　葛根以上各三分　五味子九个

《内经》云：阳气者，卫外而为固也。炅则气泄。今暑邪干卫，故身热自汗。以黄芪、人参、甘草补中益气为君；甘草、橘皮、当归身甘辛微温养胃气，和血脉为臣。苍术、白术、泽泻渗利除湿。升麻、葛根苦甘平，善解肌热，又以风胜湿也。湿胜则食不消而作痞满，故炒曲甘辛，青皮辛温，消食快气。肾恶燥，急食辛以润之，故以黄柏苦辛寒，借甘味泻热补水虚者，滋其化源。以五味子，麦门冬酸甘微寒，救天暑之伤庚金为佐也。

上㕮咀，作一服，水二盏，煎至一

盏，去渣，稍热服，食远。

此病皆因饮食失节，劳倦所伤，日渐因循，损其脾胃，乘暑天而作病也。

如汗大泄者，津脱也，急止之。加五味子十枚，炒黄柏五分，知母三分。此按而收之也。

如湿热乘其肾肝，行步不正，脚膝痿弱，两足欹侧，已中痿邪，加酒洗黄柏、知母以上各五分，令两足涌出气力矣。

如大便涩滞，隔一二日不见者，致食少，乃血中伏火而不得润也。加当归身、生地黄以上各五分，桃仁泥、麻仁泥以上各一钱，以润之。

夫脾胃虚弱之人，遇六七月霖雨，诸物皆润，人汗沾衣，身重短气，更逢湿旺，助热为邪，西北二方寒清绝矣。人重感之，则骨乏无力，其形如梦寐间，朦朦如烟雾中，不知身所有也。圣人立法，夏月宜补者，补天真元气，非补热火也，夏食寒者是也，故以人参之甘补气，麦门冬苦寒，泻热补水之源，五味子之酸，清肃燥金，名曰生脉散。孙真人云：五月常服五味子以补五脏之气，亦此意也。

参术调中汤 泻热补气，止嗽定喘，和脾胃，进饮食。

白术五分 黄芪四分 桑白皮 甘草炙 人参以上各三分 麦门冬去心 青皮去白 陈皮去白 地骨皮 白茯苓以上各二分 五味子二十个

《内经》云：火位之主，其泻以甘。以黄芪甘温，泻热补气；桑白皮苦微寒，泻肺火定喘，故以为君。肺欲收，急食酸以收之。以五味子之酸，收耗散之气，止咳嗽。脾胃不足，以甘补之，故用白术、人参、炙甘草，苦甘温补脾缓中为臣。地骨皮苦微寒，善解肌热；茯苓甘平，降肺火；麦门冬甘微寒，保肺气为佐。青皮、陈皮去白，苦辛温散胸中滞气为使也。

上件㕮咀，如麻豆大，都作一服，水二盏，煎至一盏，去渣，大温服，早饭后。忌多语言劳役。

升阳散火汤 治男子妇人四肢发困热，肌热，筋骨间热，表热如火燎于肌肤，扪之烙手。夫四肢属脾，脾者土也，热伏地中，此病多因血虚而得之也。又有胃虚，过食冷物，郁遏阳气于脾土之中，并宜服之。

升麻 葛根 独活 羌活 白芍药 人参以上各五钱 甘草炙 柴胡以上各三钱 防风二钱五分 甘草生，二钱

上件㕮咀，如麻豆大，每服称五钱，水二盏，煎至一盏，去渣，大温服，无时，忌寒凉之物。

当归补血汤 治肌热，燥热，困渴引饮，目赤面红，昼夜不息。其脉洪大而虚，重按全无。《内经》曰：脉虚血虚。又云：血虚发热，证象白虎，惟脉不长实为辨耳，误服白虎汤必死。此病得之于饥困劳役。

黄芪一两 当归酒洗，二钱

上件㕮咀，都作一服，水二盏，煎至一盏，去渣，温服，空心食前。

朱砂凉膈丸 治上焦虚热，肺脘咽膈有气，如烟抢上。

黄连 山栀子以上各一两 人参 茯苓以上各五钱 朱砂三钱，别研 脑子五分，别研

上为细末，研匀，炼蜜为丸，如梧桐子大，朱砂为衣，熟水送下五七丸，日进三服，食后。

黄连清膈丸 治心肺间有热，及经中热。

麦门冬去心，一两 黄连去须，五钱 鼠尾黄芩净刮，三钱

上为细末，炼蜜为丸，如绿豆大，每服三十丸，温水送下，食后。

门冬清肺饮 治脾胃虚弱，气促气弱，精神短少，衄血吐血。

紫菀茸①一钱五分 黄芪 白芍药 甘草以上各一钱 人参去芦 麦门冬以上各五分 当归身三分 五味子三个

上㕮咀，分作二服，每服水二盏，煎至一盏，去渣，温服，食后。

《局方》中大阿胶丸亦宜用。

人参清镇丸 治热止嗽，消痰定喘。

柴胡 人参以上各一两五钱 生黄芩 半夏 甘草炙，以上各七钱五分 青黛六钱 天门冬去心，三钱 陈皮去白 五味子去核，二钱

上件为细末，水糊为丸，如梧桐子大，每服三十丸至九十丸，温白汤送下，食后。

《局方》中人参清肺汤亦宜用。

皂角化痰丸 治劳风，心脾壅滞，痰涎盛多，喉中不利，涕唾稠粘，嗌塞吐逆，不思饮食，或时昏愦。

皂角木白皮酥炙 白附子炮 半夏汤洗七次 天南星炮 白矾枯 赤茯苓去皮 人参以上各一两 枳壳炒，二两

上为细末，生姜汁面糊为丸，如梧桐子大，每服三十丸，温水送下，食后。

白术和胃丸 治病久厌厌不能食，而脏腑或结或溏，此胃气虚弱也。常服则和中理气，消痰去湿，和脾胃，行饮食。

白术一两二钱 半夏汤洗七次 厚朴姜制，以上各一两 陈皮去白，八钱 人参七钱 甘草炙，三钱 枳实麸炒 槟榔以上各二钱五分 木香一钱

上件为细末，生姜汁浸蒸饼为丸，如梧桐子大，每服三十丸，温水送下，食远。

肺之脾胃虚方

脾胃虚则怠惰嗜卧，四肢不收，时值秋燥令行，湿热少退，体重节痛，口干舌干，饮食无味，大便不调，小便频数，不欲食，食不消；兼见肺病，洒淅恶寒，惨惨不乐，面色恶而不和，乃阳气不伸故也。当升阳益气，名之曰升阳益胃汤。

升阳益胃汤

黄芪二两 半夏洗，此一味脉涩者用 人参去芦 甘草炙，以上各一两 独活 防风以秋旺，故以辛温泻之 白芍药何故秋旺用人参、白术、芍药之类反补肺，为脾胃虚则肺最受邪，故因时而补，易为力也 羌活以上各五钱 橘皮四钱 茯苓小便利不渴者勿用 柴胡 泽泻不淋勿用 白术以上各三钱 黄连一钱

上㕮咀，每服称三钱，水三盏，生姜五片，枣二枚，煎至一盏，去渣，温服，早饭后。或加至五钱。

服药后如小便罢而病加增剧，是不宜利小便，当少去茯苓、泽泻。

若喜食，一二日不可饱食，恐胃再伤，以药力尚少，胃气不得转运升发也，须薄味之食或美食助其药力，益升浮之气而滋其胃气，慎不可淡食以损药力，而助邪气之降沉也。

可以小役形体，使胃与药得转运升发；慎勿太劳役，使气复伤，若脾胃得安静尤佳。若胃气稍强，少食果以助谷药之力。经云：五谷为养，五果为助者也。

双和散 补血益气，治虚劳少力。

白芍药二两五钱 黄芪 熟地黄 川芎 当归以上各一两 甘草炙 官桂以上各七钱五分

上为粗末，每服四钱，水一盏半，生姜三片，枣二枚，煎至七分，去渣，温服。

大病之后，虚劳气乏者，以此调治，

---

① 紫菀茸：即菊科的紫菀。

不热不冷，温而有补。

宽中进食丸 滋形气，喜饮食。

大麦蘖一两 半夏 猪苓去黑皮，以上各七钱 草豆蔻仁 神曲炒，以上各五钱 枳实麸炒，四钱 橘皮 白术 白茯苓 泽泻以上各二钱 缩砂仁一钱五分 干生姜 甘草炙 人参 青皮以上各一钱 木香五分

上为细末，汤浸蒸饼为丸，如梧桐子大，每服三十丸，温米饮送下，食后。

厚朴温中汤 治脾胃虚寒，心腹胀满，及秋冬客寒犯胃，时作疼痛。

厚朴姜制 橘皮去白，以上各一两 甘草炙 草豆蔻仁 茯苓去皮 木香以上各五钱 干姜七分

戊火已衰，不能运化，又加客寒，聚为满痛，散以辛热，佐以苦甘，以淡泄之，气温胃和，痛自止矣。

上为粗散，每服五钱，水二盏，生姜三片，煎至一盏，去渣，温服，食前。忌一切冷物。

肾之脾胃虚方

沉香温胃丸 治中焦气弱，脾胃受寒，饮食不美，气不调和。脏腑积冷，心腹疼痛，大便滑泄，腹中雷鸣，霍乱吐泻，手足厥逆，便利无度。又治下焦阳虚，脐腹冷痛，及疗伤寒阴湿，形气沉困，自汗。

附子炮，去皮脐 巴戟酒浸，去心 干姜炮 茴香炮，以上各一两 官桂七钱 沉香 甘草炙 当归 吴茱萸洗，炒去苦 人参 白术 白芍药 白茯苓去皮 良姜 木香以上各五钱 丁香三钱

上为细末，用好醋打面糊为丸，如梧桐子大，每服五七十丸，热米饮送下，空心，食前，日进三服，忌一切生冷物。

凡脾胃之证，调治差误，或妄下之，末传寒中，复遇时寒，则四肢厥逆，而心胃绞痛，冷汗出。《举痛论》云：寒气客于五脏，厥逆上泄，阴气竭，阳气未入，故卒然痛死不知人，气复则生矣。夫六气之胜，皆能为病，惟寒毒最重，阴主杀故也。圣人以辛热散之，复其阳气，故曰寒邪客之，得炅则痛立止，此之谓也。

神圣复气汤 治复气乘冬，足太阳寒水、足少阴肾水之旺。子能令母实，手太阴肺实，反来侮土，火木受邪。腰背胸膈闭塞，疼痛，善嚏，口中涎，目中泣，鼻流浊涕不止，或息肉不闻香臭，咳嗽痰沫。上热如火，下寒如冰。头作阵痛，目中流火，视物䀮䀮，耳鸣耳聋，头并口鼻或恶风寒，喜日阳，夜卧不安，常觉痰塞，膈咽不通，口失味，两胁缩急而痛。牙齿动摇，不能嚼物，阴汗出，前阴冷。行步欹侧，起居艰难，掌中热，风痹麻木，小便数而昼多夜频，而欠，气短喘喝，少气不足以息，卒遗失无度。妇人白带，阴户中大痛，牵心而痛，面如赭色。食少，大便不调，心烦霍乱，逆气里急而腹痛，皮色白，后出余气，复不能努，或肠鸣，膝下筋急，肩胛大痛。此寒水来复火土之仇也。

干姜炮为末，一钱三分 柴胡锉如豆大 羌活锉，以上各一钱 甘草锉 藁本以上各八分 升麻锉 半夏汤洗，以上各七分 当归身酒浸，锉，六分 防风锉如豆大 郁李仁汤浸去皮，研如泥，入药同煎 人参以上各五分 附子炮，去皮脐，二分 白葵花五朵，去心，细剪入

上件药都作一服，水五盏，煎至二盏，入草豆蔻仁面裹烧，面熟去皮，干黄芪以上各一钱，橘皮五分在内，再煎至一盏，再入下项药：

枳壳五分 黄柏酒浸 黄连酒洗，以上

各三分　生地黄汤洗，二分　以上四味，预一日另用新水浸，又以：

川芎细末　蔓荆子以上各三分　华细辛二分　预一日，用新水半大盏，化作二处浸此三味，并黄柏等煎正药，作一大盏，不去渣，入此浸者药，再上火煎至一大盏，去渣，稍热服，空心。

又能治啮颊、啮唇、啮舌、舌根强硬等证，如神。宜食羊肉及厚滋味。大抵肾并膀胱经中有寒，元气不足者，皆宜服之，神验。于月生月满时隔三五日一服，如病急，不拘时分服。

治法已试验者，学者当以意求其的，触类而长之，则不可胜用矣。予病脾胃久衰，视听半失，此阴乘阳，而上气短，精神不足，且脉弦，皆阳气衰弱，伏匿于阴中故耳。癸卯岁六七月间，霖雨阴寒，逾月不止，时人多病泻痢，乃湿多成五泄故也。一日，体重肢节疼痛，大便泄并下者三，而小便闭塞，默思《内经》有云：在下者，引而竭之，是先利小便也。又治诸泻而小便不利者，先分利之。又云：治湿不利小便，非其治也。法当利其小便，必用淡渗之剂以利之，是其法也。噫！圣人之法，虽布在方策，其不尽者，可以意求。今客邪寒湿之胜，自外入里而甚暴，若以淡渗之剂利之，病虽即已，是降之又降，复益其阴而重竭其阳也，则阳气愈削，而精神愈短矣，阴重强而阳重衰也。兹以升阳之药，是为宜耳。羌活、独活、升麻各一钱，防风半钱，炙甘草半钱。同㕮咀，水四盏，煎至一盏，去渣，热服，一服乃愈。大法云：寒湿之胜，助风以平之。又曰：下者举之。此得阳气升腾故愈，是因曲而为之直也。夫圣人之法，可以类推，举一则可以知百矣。

卷 下

辨内伤饮食用药所宜所禁

内伤饮食，付药者，受药者，皆以为琐末细事，是以所当重者为轻，利害非细。殊不思胃气者，荣气也、卫气也、谷气也、清气也、资少阳生发之气也。人之真气衰旺，皆在饮食入胃，胃和则谷气上升。谷气者，升腾之气也，乃足少阳胆、手少阳元气始发生长，万化之别名也。饮食一伤，若消导药的对其所伤之物，则胃气愈旺，五谷之精华上腾，乃清气为天者也，精气、神气皆强盛，七神卫护，生气不乏，增益大旺，气血周流，则百病不能侵，虽有大风苛毒，弗能害也。此一药之用，其利溥哉。

易水张先生，尝戒不可用峻利食药，食药下咽，未至药丸施化，其标皮之力始开，便言空快也，所伤之物已去；若更待一两时辰许，药尽化开，其峻利药必有情性，病去之后，脾胃安得不损乎？脾胃既损，是真气元气败坏，促人之寿。当时说下一药，枳实一两，麸炒黄色为度，白术二两，只此二味，荷叶裹烧饭为丸。以白术苦甘温，其甘温补脾胃之元气，其苦味除胃中之湿热，利腰脐间血，故先补脾胃之弱，过于枳实克化之药一倍。枳实味苦寒，泄心下痞闷，消化胃中所伤。此一药下胃，其所伤不能即去，须待一两时辰许，食则消化，是先补其虚，而后化其所伤，则不峻利矣。当是之时，未悟用荷叶烧饭为丸之理，老年味之始得，可谓神奇矣。荷叶之一物，中央空虚，象震卦之体。震者，动也，人感之生足少阳甲胆也；甲胆者风也，生化万物之根蒂也。《左传》云：履端于始，序则不愆。人之饮食入胃，营气上行，即少阳甲胆之气也；其手少阳三焦经，人之元气也，手足经同法，便是少阳元气生发也。胃气、谷气、元气，甲胆上升之气，一也，异名虽多，止是胃气上升者也。荷叶之体，生于水土之下，出于秽污之中，而不为秽污所染，挺然独立。其色青，形乃空，青而象风木者也，食药感此气之化，胃气何由不上升乎？其主意用此一味为引用，可谓远识深虑，合于道者也。更以烧饭和药，与白术协力，滋养谷气而补令胃厚，再不至内伤，其利广矣大矣！

若内伤脾胃，以辛热之物，酒肉之类，自觉不快，觅药于医者，此风习以为常，医者亦不问所伤，即付之以集香丸、巴豆大热药之类下之，大便下则物去，遗留食之热性、药之热性，重伤元气，七神不炽。经云：热伤气。正谓此也。其人必无气以动而热困，四肢不举，传变诸疾，不可胜数，使人真气自此衰矣。若伤生冷硬物，世医或用大黄、牵牛二味大寒药投之，物随药下，所伤去矣。遗留食之寒性、药之寒性，重泻其阳，阳去则皮肤筋骨肉血脉无所依倚，便为虚损之证。论言及此，令人寒心。

夫辛辣气薄之药，无故不可乱服，非止牵牛而已。《至真要大论》云：五味入胃，各先逐其所喜攻。攻者，克伐泻也。辛味下咽，先攻泻肺之五气。气者，真气、元气也。其牵牛之辛辣猛烈，夺人尤甚，饮食所伤，肠胃受邪，当以苦味泄其肠胃可也，肺与元气何罪之有？夫牵牛不可用者有五，此其一也。况胃主血，为物所伤，物者，有形之物也，皆是血病，血病泻气，此其二也。且饮食伤于中焦，止合克化，消导其食，重泻上焦肺中已虚之气，此其三也。食伤肠胃，当塞因塞用，又寒因寒用，枳实、大黄苦寒之物，以泄有形是也，反以辛辣牵牛散泻真气，犯大禁四也。殊不知《针经》第一卷第一篇有云，外来客邪，风寒伤人五脏，若误泻胃气，必死，误补亦死。其死也，无气以动，故静；若内伤肠胃，而反泻五脏，必死，误补亦死。其死也，阴气有余，故躁。今内伤肠胃，是谓六腑不足之病，反泻上焦虚无肺气；肺者，五脏之一数也，为牵牛之类朝损暮损，其元气消耗，此乃暗里折人寿数，犯大禁五也。良可哀叹！故特著此论并方，庶令四海闻而行之，不至夭横耳！此老夫之用心也。

　　胃气岂可不养，复明养胃之理，故经曰：安谷则昌，绝谷则亡。水去则荣散，谷消则卫亡，荣散卫亡，神无所依。仲景云：水入于经，其血乃成；谷入于胃，脉道乃行。故血不可不养，胃不可不温，血温胃和，荣卫将行，常有天命。谷者，身之大柄也。《书》与《周礼》皆云：金木水火土谷，惟修以奉养五脏者也。内伤饮食，固非细事，苟妄服食药而轻生损命，其可乎哉！《黄帝针经》有说：胃恶热而喜清冷，大肠恶清冷而喜热，两者不和，何以调之？岐伯曰：调此者，饮食衣服，亦欲适寒温，寒无凄怆，暑无出汗；饮者，热无灼灼，寒无沧沧，寒温中适，故气将持，乃不致邪僻也详说见于本经条下。是必有因用，岂可用俱寒俱热之食药，致损者与?!

　　《内经》云：内伤者，其气口脉反大

于人迎，一倍二倍三倍，分经用药。又曰：上部有脉，下部无脉，其人当吐，不吐者死。如但食不纳，恶心欲吐者，不问一倍二倍，不当正与瓜蒂散吐之，但以指或以物探去之。若所伤之物去不尽者，更诊其脉，问其所伤，以食药去之，以应塞因塞用，又谓之寒因寒用，泄而下降，乃应太阴之用，其中更加升发之药，令其元气上升，塞因塞用，因曲而为之直。何为曲？乃伤胃气是也。何为直？而升发胃气是也。因治其饮食之内伤，而使生气增益，胃气完复，此乃因曲而为之直也。

　　若依分经用药，其所伤之物，寒热温凉，生硬柔软，所伤不一，难立定法，只随所伤之物不同，各立治法，临时加减用之。其用药又当问病人从来禀气盛衰，所伤寒物热物，是喜食而食之耶，不可服破气药；若乘饥困而食之耶，当益胃气；或为人所勉劝强食之，宜损血而益气也。诊其脉候，伤在何脏，方可与对病之药，岂可妄泄天真生气，以轻丧身宝乎？且如先食热物而不伤，继之以寒物，因后食致前食亦不消化而伤者，当问热食寒食孰多孰少，斟酌与药，无不当矣。喻如伤热物二分，寒物一分，则当用寒药二分，热药一分，相合而与之，则荣卫之气必得周流。更有或先饮酒，而后伤寒冷之食，及伤热食，冷水与冰，如此不等，皆当验其节次所伤之物，约量寒热之剂分数，各各对证而与之，无不取验。自忖所定方药，未敢便为能尽药性之理，姑用指迷辨惑耳，随证立方，备陈于后。

　　易水张先生**枳术丸** 治痞，消食，强胃。

　　白术二两　枳实麸炒黄色，去穰，一两

　　上同为极细末，荷叶裹烧饭为丸，如梧桐子大，每服五十丸，多用白汤下，无时。白术者，本意不取其食速化，但久令人胃气强实，不复伤也。

橘皮枳术丸 治老幼元气虚弱，饮食不消，或脏腑不调，心下痞闷。

橘皮 枳实麸炒去穰，以上各一两 白术二两

上件为细末，荷叶烧饭为丸，如梧桐子大，每服五十丸，熟水送下，食远。

夫内伤用药之大法，所贵服之强人胃气，令胃气益厚，虽猛食、多食、重食而不伤，此能用食药者也。此药久久益胃气，令人不复致伤也。

曲蘗枳术丸 治为人所勉劝强食之，致心腹满闷不快。

枳实麸炒，去穰 大麦蘗面炒 神曲炒，以上各一两 白术二两

上为细末，荷叶烧饭为丸，如梧桐子大，每服五十丸，用温水下，食远。

木香枳术丸 破滞气，消饮食，开胃进食。

木香 枳实麸炒，去穰，以上各一两 白术二两

上为细末，荷叶烧饭为丸，如梧桐子大，每服五十丸，温水送下，食远。

木香化滞汤 治因忧气，食湿面，结于中脘，腹皮底微痛，心下痞满，不思饮食，食之不散，常常痞气。

半夏一两 草豆蔻仁 甘草炙，以上各五钱 柴胡四钱 木香 橘皮以上各二钱 枳实麸炒，去穰 当归梢 以上各二钱 红花五分

上件锉如麻豆大，每服五钱，水二大盏，生姜五片，煎至一盏，去渣，稍热服，食远。忌酒、湿面。

半夏枳术丸 治因冷食内伤。

半夏汤洗七次，焙干 枳实麸炒，以上各一两 白术二两

上同为极细末，荷叶烧饭为丸，如绿豆大，每服五十丸，温水送下，添服不

妨。热汤浸蒸饼为丸亦可。

如食伤寒热不调，每服加上二黄丸十丸，白汤送下。

更作一方，加泽泻一两为丸，有小便淋者用。

丁香烂饭丸 治饮食所伤。

丁香 京三棱 广茂炮 木香以上各一钱 甘草炙 甘松去土 缩砂仁 丁香皮 益智仁以上各三钱 香附子五钱

上为细末，汤浸蒸饼为丸，如绿豆大，每服三十丸，白汤送下，或细嚼亦可，不拘时候。治卒心胃痛甚效。

草豆蔻丸 治秋冬伤寒冷物，胃脘当心而痛，上支两胁，膈咽不通。

草豆蔻面裹煨 去皮取仁 枳实麸炒黄色 白术以上各一两 大麦蘗面炒黄色 半夏汤洗七次，日干 黄芩刮去皮，生 神曲炒黄色，以上各五钱 干生姜 橘皮 青皮以上各二钱 炒盐五分

上为极细末，汤浸蒸饼为丸。如绿豆大，每服五十丸，白汤下，量所伤多少，加减服之。

如冬月用，别作一药，不用黄芩，岁火不及，又伤冷物，加以温剂，是其治也。然有热物伤者，从权以寒药治之，随时之宜，不可不知也。

三黄枳术丸 治伤肉食湿面辛辣厚味之物，填塞闷乱不快。

黄芩二两 黄连酒洗 大黄湿纸裹煨 神曲炒 橘皮 白术以上各一两 枳实麸炒，五钱

上为细末，汤浸蒸饼为丸，如绿豆大一倍，每服五十丸，白汤送下，量所伤服之。

除湿益气丸 治伤湿面，心腹满闷，肢体沉重。

枳实麸炒黄色 神曲炒黄色 黄芩生用 白术以上各一两 萝卜子炒熟去秽气，五

钱 红花三分

上同为极细末，荷叶裹烧饭为丸，如绿豆大，每服五十丸，白汤送下，量所伤多少服之。

上二黄丸 治伤热食痞闷，兀兀欲吐，烦乱不安。

黄芩二两 黄连去须酒浸，一两 升麻 柴胡以上各三钱 甘草二钱 一方加枳实麸炒，去穰，五钱

上为极细末，汤浸蒸饼为丸，如绿豆大，每服五七十丸，白汤送下，量所伤服之。

枳实导滞丸 治伤湿热之物，不得施化，而作痞满，闷乱不安。

大黄一两 枳实麸炒，去穰 神曲炒，以上各五钱 茯苓去皮 黄芩去腐 黄连拣净 白术以上各三钱 泽泻二钱

上件为细末，汤浸蒸饼为丸，如梧桐子大，每服五十丸至七十丸，温水送下，食远，量虚实加减服之。

枳实栀子大黄汤 治大病差后，伤食劳复。

枳实一个，麸炒，去穰 栀子三枚半，肥者 豆豉一两二钱五分，绵裹

上以清浆水二盏，空煮退八分，内枳实、栀子，煮取八分，下豉，再煮五六沸，去渣，温服，覆令汗出。

若有宿食，内大黄如薄棋子五六枚，同煎。

食高粱之物过多，烦热闷乱者，亦宜服之。

白术丸 治伤豆粉湿面油腻之物。

枳实麸炒黄，一两一钱 白术 半夏汤浸 神曲炒黄，以上各一两 橘皮去穰，七钱 黄芩七钱 白矾枯三分

上为极细末，汤浸蒸饼为丸，如绿豆一倍大，每服五十丸，白汤送下，量所伤加减服。素食多用干姜，故加黄芩以泻

之。

木香见睍丸 治伤生冷硬物，心腹满闷疼痛。

神曲炒黄色 京三棱煨，以上各一两 石三棱去皮煨 草豆蔻面裹煨熟取仁 香附子炒香，以上各五钱 升麻 柴胡以上各三钱 木香二钱 巴豆霜五分

上为细末，汤浸蒸饼为丸，如绿豆一倍大，每服三十丸，温白汤下。量所伤多少服之。

三棱消积丸 治伤生冷硬物，不能消化，心腹满闷。

京三棱炮 广莪炒 炒曲以上各七钱 青橘皮 巴豆和皮米炒黑焦，去米 茴香炒 陈橘皮以上各五钱 丁皮 益智仁以上各三钱

上件为细末，醋打面糊为丸，如梧桐子大，每服十丸，加至二十丸，温生姜汤送下，食前。量虚实加减，如更衣，止后服。

备急大黄丸 疗心腹诸卒暴百病。

大黄 巴豆去皮 干姜以上各一两

上须要精新好药，捣罗蜜和，更捣一千杵，丸如小豆大，每服三丸，老少量之。

若中恶客忤，心腹胀满卒痛，如锥刀刺痛，气急口噤，停尸卒死者，以暖水苦酒服之。或不下，捧头起，令下咽，须臾差；未差，更与三丸，以腹中鸣转，即吐下便愈。若口已噤，亦须撬齿灌之令入，尤妙。忌芦笋、猪肉、冷水、肥腻之物。易水张先生又名独行丸，盖急剂也。

神应丸 治因一切冷物冷水及潼乳酪水，腹痛肠鸣，水谷不化。

黄蜡二两 巴豆 杏仁 百草霜 干姜以上各五钱 丁香 木香以上各二钱

上先将黄蜡用好醋煮去渣秽，将巴豆、杏仁同炒黑，烟尽，研如泥，将黄蜡

再上火，入小油半两，溶开，入在杏仁、巴豆泥子内，同搅，旋下丁香、木香等药末，研匀，搓作挺子，油纸裹了旋丸用，每服三五十丸，温米饮送下，食前。日进三服。

如脉缓体重自利，乃湿气胜也，以五苓散、平胃散加炒曲相合而服之，名之曰对金饮子。

益胃散 治服寒药过多，或脾胃虚弱，胃脘痛。

陈皮 黄芪以上各七钱 益智仁六钱 白豆蔻仁 泽泻 干生姜 姜黄以上各三钱 缩砂仁 甘草 厚朴 人参以上各二钱

上为细末，每服三钱，水一盏，煎至七分温服，食前。

如脉弦，恶寒腹痛，乃中气弱也。以仲景小建中汤加黄芪，钱氏异功散加芍药，选而用之。

如渴甚者，以白术散加葛根倍之。

饮食自倍肠胃乃伤分而治之

《痹论》云：阴气者，静则神藏，躁则消亡。饮食自倍，肠胃乃伤。此混言之也。分之为二：饮也，食也。又经云：因而大饮则气逆。因而饱食，筋脉横解，则肠澼为痔。饮者，无形之气，伤之则宜发汗、利小便，使上下分消其湿，解酲汤、五苓散之类主之。食者，有形之物，伤之则宜损其谷；其次莫若消导，丁香烂饭丸、枳术丸之类主之。稍重则攻化，三棱消积丸、木香见睨丸之类主之；尤重者，则或吐或下，瓜蒂散、备急丸之类主之；以平为期。盖脾已伤，又以药伤，使营运之气减削，食愈难消。故《五常政论》云：大毒治病，十去其六；常毒治病，十去其七；小毒治病，十去其八；无毒治病，十去其九；谷肉果菜，食养尽之。无使过之，伤其正也。不尽，行复如法。圣人垂此严戒，是为万世福也。如能慎言语、节饮食，所谓治未病也。

论酒客病

夫酒者，大热有毒，气味俱阳，乃无形之物也。若伤之，止当发散，汗出则愈矣，此最妙法也；其次莫如利小便。二者乃上下分消其湿，何酒病之有？今之酒病者，往往服酒癥丸大热之药下之，又有用牵牛、大黄下之者，是无形元气受病，反下有形阴血，乖误甚矣！酒性大热，已伤元气，而复重泻之，况亦损肾水，真阴及有形阴血俱为不足，如此则阴血愈虚，真水愈弱，阳毒之热大旺，反增其阴火，是谓元气消亡，七神何依，折人长命；不然，则虚损之病成矣。《金匮要略》云：酒疸下之，久久为黑疸。慎不可犯此戒！不若令上下分消其湿，葛花解酲汤主之。

葛花解酲汤

白豆蔻仁 缩砂仁 葛花以上各五钱 干生姜 神曲炒黄 泽泻 白术以上各二钱 橘皮去白 猪苓去皮 人参去芦 白茯苓以上各一钱五分 木香五分 莲花青皮[①]去穰，三分

上为极细末，称和匀，每服三钱匕，白汤调下，但得微汗，酒病去矣。此盖不得已而用之，岂可恃赖日日饮酒。此药气味辛辣，偶因酒病服之，则不损元气，何者？敌酒病故也，若频服之，损人天年。

除湿散 治伤马乳并牛羊酪水，一切冷物。

----

① 莲花青皮：即四花青皮，因将个大青皮切成四片，状如莲花而得名。

神曲炒黄，一两　茯苓七钱　车前子炒香　泽泻以上各五钱　半夏汤洗　干生姜以上各三钱　甘草炙　红花以上各二钱

上同为极细末，每服三钱匕，白汤调下，食前。

五苓散　治伤寒温热病，表里未解，头痛发热，口燥咽干，烦渴饮水，或水入即吐，或小便不利，及汗出表解，烦渴不止者，宜服之。又治霍乱吐利，烦渴引饮之证。

泽泻二两五钱　猪苓　茯苓　白术以上各一两五钱　桂一两

上为细末，每服二钱，热汤调服，不计时候，服讫，多饮热汤，有汗出即愈。又治瘀热在里，身热，黄疸，浓煎茵陈蒿汤调下，食前服之。

如疸发渴，及中暑引饮，亦可用水调服之。

临病制方

《至真要大论》云：湿淫所胜，治以苦温，佐以甘辛，以汗为度而止。以淡泄之。得其法者，分轻重而制方。《金匮要略》云：腰以上肿者发汗乃愈；腰以下肿者，当利小便。由是大病差后，腰以下有水气者，牡蛎泽泻散主之。又云：治湿不利小便，非其治也，制五苓散以利之。孙真人疗肤革肿，以五皮散，乃述类象形之故也。《水热穴论》云：上为喘呼，下为肿满，不得卧者，标本俱病，制神秘汤以去之。《活人书》云：均是水气，干呕微利，发热而咳，为表有水，小青龙汤加芫花主之。身体凉，表证罢，咳而胁下痛，为里有水，十枣汤主之。亦是仲景方也。易水张先生云：仲景药为万世法，号群方之祖，治杂病若神，后之医家，宗《内经》法，学仲景心，可以为师矣。

随时用药

治伤冷饮者，以五苓散，每服三钱或四钱匕，加生姜煎服之。

治伤食兼伤冷饮者，煎五苓散送下半夏枳术丸服之。

治伤冷饮不恶寒者，腹中亦不觉寒，惟觉夯闷身重，饮食不化者，或小便不利，煎去桂五苓散依前斟酌服之。

假令所伤前后不同，以三分为率，伤热物二分，伤生冷硬物一分，用寒药三黄丸二停，用热药木香见睨丸一停，合而服之。又如伤生冷物二分，伤热物一分，用热药木香见睨丸二停，用寒药三黄丸一停，合而服之。

假令夏月大热之时，伤生冷硬物，当用热药木香见睨丸治之，须少加三黄丸，谓天时不可伐，故加寒药以顺时令；若伤热物，只用三黄丸。何谓？此三黄丸时药也。

假令冬天大寒之时，伤羊肉湿面等热物，当用三黄丸治之，须加热药少许，草豆蔻丸之类是也，为引用，又为时药。经云：必先岁气，无伐天和。此之谓也，余皆仿此。

吐法宜用辨上部有脉下部无脉

上部有脉，下部无脉，其人当吐，不吐者死，何谓也？下部无脉，此所谓木郁也。饮食过饱，填塞胸中，胸中者，太阴之分野。经云：气口反大于人迎三倍，食伤太阴，故曰木郁则达之，吐者是也。

瓜蒂散
瓜蒂　赤小豆
上二味，为极细末，每服一钱匕，温浆水调下，取吐为度。若不至两手尺脉绝

无，不宜便用此药，恐损元气，令人胃气不复。若止是胸中窒塞，闷乱不通，以指探去之；如不得吐者，以物探去之，得吐则已。如食不去，用此药去之。

解云：盛食填塞于胸中，为之窒塞，两手寸脉当主事，两尺脉不见，其理安在？胸中有食，故以吐出之。食者，物也。物者，坤土也，是足太阴之号也。胸中者，肺也，为物所填。肺者，手太阴金也，金主杀伐也，与坤土俱在于上，而旺于天。金能克木，故肝木生发之气伏于地下，非木郁而何？吐去下焦阴土之物，木得舒畅，则郁结去矣。

食塞于上，脉绝于下，若不明天地之道，无由达此至理。水火者，阴阳之征兆，天地之别名也，故曰独阳不生，独阴不长。天之用在于地下，则万物生长矣；地之用在于天上，则万物收藏矣。此乃天地交而万物通也，此天地相根之道也。故阳火之根本于地下，阴火之源本于天上，故曰水出高源。故人五脏主有形之物，物者阴也，阴者水也，右三部脉主之，偏见于寸口，食塞其上，是绝五脏之源，源绝则水不下流，两尺竭绝，此其理也，何疑之有？

重明木郁则达之之理

或曰：食盛填塞于胸中，为之窒塞也，令吐以去其所伤之物，物去则安。胸中者，太阴肺之分野；木郁者，遏于厥阴肝木于下，故以吐伸之，以舒畅阳和风木之气也，此吐乃泻出太阴之塞。何谓木郁？请闻其说。答曰：此大神灵之问，非演说大道，不能及于此。

天地之间，六合之内，惟水与火耳！火者阳也，升浮之象也，在天为体，在地为用；水者阴土也，降沉之象也，在地为

体，在天为殒杀收藏之用也。其气上下交，则以成八卦矣。以医书言之，则是升浮降沉，温凉寒热四时也，以应八卦。若天火在上，地水在下，则是天地不交，阴阳不相辅也，是万物之道，大《易》之理绝灭矣，故《经》言独阳不生，独阴不长，天地阴阳何交会矣？故曰阳本根于阴，阴本根于阳，若不明根源，是不明道。

故六阳之气生于地，则曰阳本根于阴。以人身言之，是六腑之气，生长发散于胃土之中也。既阳气鼓舞万象有形质之物于天，为浮散者也；物极必反，阳极变阴，既六阳升浮之力在天，其力尽，是阳道终矣，所以鼓舞六阴有形之阴水在天，在外也。上六无位，必归于下，此老阳变阴之象也，是五脏之源在于天者也。天者，人之肺以应之，故曰阴本源于阳，水出高源者是也。人之五脏，其源在肺，肺者背也，背在天也，故足太阳膀胱寒生长，其源在申，故阴寒自此而降，以成秋收气寒之渐也。降至于地下，以成冬藏，伏诸六阳在九泉之下者也。故五脏之气生于天，以人身，是五脏之气，收降藏沉之源出于肺气之上，其流下行，既阴气下行沉坠，万化有形质之物皆收藏于地，为降沉者也；物极必反，阴极变阳，既六阴降沉之力在地，其力既尽，是阴道终矣，是老阴变阳，乃初九无位，是一岁四时之气，终而复始，为上下者也，莫知其纪，如环无端。

且太阴者，肺金收降之气，当居下体，今反在于上，抑遏厥阴风木反居于下，是不得上升也，故曰木郁，故令其吐出窒塞有形土化之物，使太阴秋肺收于下体，复其本以衰之，始上升手足厥阴之木，元气以伸，其舒畅上升之志得其所矣。又况金能克木，以吐伐之，则金衰

矣。金者，其道当降，是塞因塞用，归其本矣。居于上则遏其木，故以吐伸之，乃泻金以助木也。遍考《内经》中所说木郁则达之之义，止是食伤太阴有形之物，窒塞于胸中，克制厥阴木气伏潜于下，不得舒伸于上，止此耳，别无异说，以六淫有余运气中论之。仲景《伤寒论》云：懊侬烦躁不得眠，不经汗下，谓之实烦，瓜蒂散主之；曾经妄汗、妄吐、妄下，谓之虚烦者，栀子豉汤主之。

说形气有余不足当补当泻之理

老夫欲令医者治阴阳之证，补泻不至错误，病家虽不知医，明晓所得之病，当补当泻之法，将《黄帝针经》第一卷第五篇说形气有余不足当补当泻之理，录之于前，予自注者附之。

黄帝曰，形气之逆顺奈何？岐伯答曰：形气不足，病气有余，是邪胜也，急当泻之；形气有余，病气不足，急当补之。形气不足，病气不足，此阴阳俱不足也，不可刺之；刺之重不足，重不足则阴阳俱竭，血气皆尽，五脏空虚，筋骨髓枯，老者绝灭，壮者不复矣。形气有余，病气有余，此谓阴阳俱有余也。急泻其邪，调其虚实。故曰：有余者泻之，不足者补之。此之谓也。

故曰：刺不知逆顺，真邪相搏，满者补之，则阴阳四溢，肠胃充廓，肝肺内填，阴阳相错；虚而泻之，则经脉空虚，血气枯竭，肠胃偄辟，皮肤薄著，毛腠夭焦，予之死期。故曰：用针之要，在于知调阴与阳；调阴之阳，精气乃光，合形与气，使神内藏。故曰：上工平气，中工乱脉，下工绝气危生。故曰：下工不可不慎也，必审五脏变化之病，五脉之应，经络

之实虚，皮肤之柔脆，而后取之也。

圣人垂慈之心已详矣，不合立言。老夫诚恐市井庄农山野间人，不知文理，故以俚语开解之云。但病来潮作之时，病气精神增添者，是为病气有余，乃邪气胜也，急泻之以寒凉酸苦之剂；若病来潮作之时，神气困弱者，为病气不足，乃真气不足也，急补之以辛甘温热之剂。不问形气有余并形气不足，只取病气有余不足也，不足者补之，有余者泻之。假令病气有余者，当急泻之以寒凉之剂，为邪气胜也；病气不足者，急当补之以辛甘温热之剂，此真气不足也。

夫形气者，气，谓口鼻中气息也；形，谓皮肤筋骨血脉也。形胜者为有余，清瘦者为不足。其气者，审口鼻中气，劳役如故，为气有余也；若喘息气促气短，或不足以息者，为不足也。故曰形气也，乃人之身形中气血也，当补当泻，全不在于此，只在病势潮作之时。病气增加者，是邪气胜也，急当泻之；如潮作之时，精神困弱，语言无力，及懒语者，是真气不足也，急当补之。若病人形气不足，病来潮作之时，病气亦不足，此乃阴阳俱不足也。禁用针，宜补之以甘药，不可以尽剂；不灸弗已，脐下一寸五分，气海穴是也。

凡用药，若不本四时，以顺为逆。四时者，是春升，夏浮，秋降，冬沉，乃天地之升浮化降沉化者，脾土中造化也。是为四时之宜也。但言补之以辛甘温热之剂，及味之薄者，诸风药是也，此助春夏之升浮者也，此便是泻秋收冬藏之药也，在人之身，乃肝心也；但言泻之以酸苦寒凉之剂，并淡味渗泄之药，此助秋冬之降沉者也，在人之身，是肺肾也。用药者，宜用此法度，慎毋忽焉！

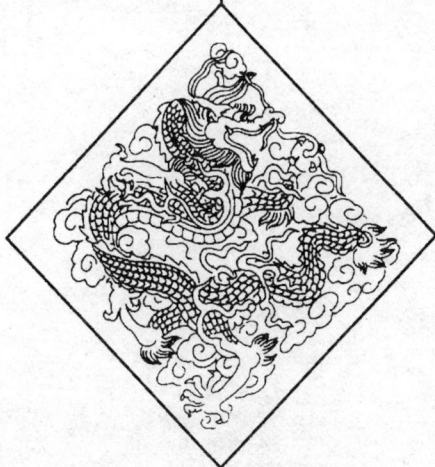

脾胃论

金·李东垣 著

脾胃论目录

序

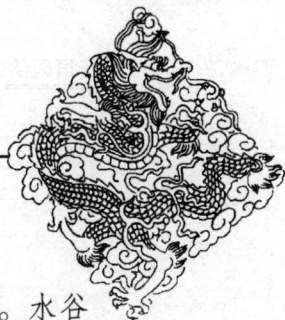

　　天之邪气，感则害人五脏，八风之邪，中人之高者也。水谷之寒热，感则害人六腑，谓水谷入胃，其精气上注于肺，浊溜于肠胃，饮食不节而病者也。地之湿气，感则害人皮肤筋脉，必从足始者也。《内经》说百病皆由上中下三者，及论形气两虚，即不及天地之邪，乃知脾胃不足为百病之始。有余不足，世医不能辨之者，盖已久矣。往者遭壬辰之变，五六十日之间，为饮食劳倦所伤而殁者，将百万人，皆谓由伤寒而殁。后见明之"辨内外伤"及"饮食劳倦伤"一论，而后知世医之误。学术不明，误人乃如此，可不大哀耶? 明之既著论矣，且惧俗蔽不可以猝悟也，故又著《脾胃论》叮咛之。上发二书之微，下祛千载之惑，此书果行，壬辰药祸，当无从而作。仁人之言，其意博哉!

　　己酉七月望日遗山元好问序。

卷 上

脾胃虚实传变论

《五脏别论》云：胃、大肠、小肠、三焦、膀胱，此五者，天气之所生也，其气象天，故泻而不藏。此受五脏浊气，名曰传化之腑，此不能久留，输泻者也。所谓五脏者，藏精气而不泻也，故满而不能实；六腑者，传化物而不藏，故实而不能满。所以然者，水谷入口，则胃实而肠虚；食下，则肠实而胃虚。故曰实而不满，满而不实也。

《阴阳应象大论》云：谷气通于脾，六经为川，肠胃为海，九窍为水注之气。九窍者，五脏主之，五脏皆得胃气，乃能通利。

《通评虚实论》云：头痛耳鸣，九窍不利，肠胃之所生也。胃气一虚，耳、目、口、鼻，俱为之病。

《经脉别论》云：食气入胃，散精于肝，淫气于筋。食气入胃，浊气归心，淫精于脉。脉气流经，经气归于肺，肺朝百脉，输精于皮毛。毛脉合精，行气于腑。腑精神明，留于四脏，气归于权衡，权衡以平，气口成寸，以决死生。

饮入于胃，游溢精气，上输于脾，脾气散精，上归于肺，通调水道，下输膀胱。水精四布，五经并行，合于四时五脏阴阳，揆度以为常也。

又云：阴之所生，本在五味，阴之五宫，伤在五味。至于五味，口嗜而欲食之，必自裁制，勿使过焉，过则伤其正也。谨和五味，骨正筋柔，气血以流，腠理以密，如是则骨气以精，谨道如法，长有天命。

《平人气象论》云：人以水谷为本，故人绝水谷则死，脉无胃气亦死。所谓无胃气者，非肝不弦、肾不石也。

历观诸篇而参考之，则元气之充足，皆由脾胃之气无所伤，而后能滋养元气。若胃气之本弱，饮食自倍，则脾胃之气既伤，而元气亦不能充，而诸病之所由生也。

《内经》之旨，皎如日星，犹恐后人有所未达，故《灵枢经》中复申其说。《经》云：水谷入口，其味有五，各注其海，津液各走其道。胃者水谷之海，其输上在气街，下至三里。水谷之海有余则腹满，水谷之海不足则饥不受谷食。人之所受气者谷也，谷之所注者胃也。胃者，水谷气血之海也。海之所行云气者，天下也。胃之所出气血者，经隧也。经隧者，五脏六腑之大络也。

又云：五谷入于胃也，其糟粕、津液、宗气分为三隧，故宗气积于胸中，出于喉咙，以贯心肺而行呼吸焉。荣气者，泌其津液注之于脉，化而为血，以荣四末，内注五脏六腑，以应刻数焉。卫者出其悍气之慓疾，而行于四末分肉皮肤之间，而不休者也。

又云：中焦之所出，亦并胃中，出上焦之后。此所受气者，泌糟粕，蒸津液，化为精微，上注于肺脉，乃化而为血，以奉生身，莫贵于此。

圣人谆复其辞而不惮其烦者，仁天下后世之心亦惓惓矣。故夫饮食失节，寒温不适，脾胃乃伤。此因喜、怒、忧、恐，损耗元气，资助心火。火与元气不两立，火胜则乘其土位，此所以病也。

《调经篇》云：病生阴者，得之饮食居处、阴阳喜怒。又云：阴虚则内热，有所劳倦，形气衰少，谷气不盛，上焦不行，下脘不通，胃气热，热气熏胸中，故为内热。脾胃一伤，五乱互作，其始病遍身壮热，头痛目眩，肢体沉重，四肢不收，怠惰嗜卧，为热所伤，元气不能运用，故四肢困怠如此。

圣人著之于经，谓人以胃土为本，成文演义，互相发明，不一而止。粗工不解，妄意施用，本以活人，反以害人。今举经中言病从脾胃所生，及养生当实元气者，条陈之。

《生气通天论》云：苍天之气，清净则志意治，顺之则阳气固，虽有贼邪，弗能害也，此因时之序。故圣人传精神，服天气，而通神明。失之内闭九窍，外壅肌肉，卫气散解，此谓自伤，气之削也。阳气者，烦劳则张，精绝，辟积于夏，使人煎厥。目盲耳闭，溃溃乎若坏都。故苍天之气贵清净，阳气恶烦劳，病从脾胃生者一也。

《五常政大论》云：阴精所奉其人寿，阳精所降其人夭。阴精所奉，谓脾胃既和，谷气上升，春夏令行，故其人寿。阳精所降，谓脾胃不和，谷气下流，收藏令行，故其人夭。病从脾胃生者二也。

《六节藏象论》云：脾、胃、大肠、小肠、三焦、膀胱者，仓廪之本，荣之居也，名曰器，能化糟粕转味而入出者也。其华在唇四白，其充在肌，其味甘，其色黄，此至阴之类，通于土气。凡十一脏皆取决于胆也。胆者，少阳春升之气，春气升则万化安。故胆气春升，则余脏从之。胆气不升，则飧泄、肠澼不一而起矣。病从脾胃生者三也。

《经》云：天食人以五气，地食人以五味。五气入鼻，藏于心肺，上使五色修明，音声能彰；五味入口，藏于肠胃，味有所藏，以养五气，气和而生，津液相成，神乃自生。此谓之气者，上焦开发，宣五谷味，熏肤、充身、泽毛，若雾露之溉。气或乖错，人何以生？病从脾胃生者四也。

岂特四者，至于经论天地之邪气，感则害人五脏六腑，及形气俱虚，乃受外邪。不因虚邪，贼邪不能独伤人。诸病从脾胃而生明矣。

圣人旨意，重见叠出，详尽如此，且垂戒云：法于阴阳，和于术数，食饮有节，起居有常，不妄作劳，故能形与神俱，而尽终其天年，度百岁乃去。由是言之，饮食起居之际，可不慎哉！

脏气法时升降浮沉补泻之图

五行相生，木火土金水，循环无端，惟脾无正行，于四季之末各旺一十八日，以生四脏。四季者，辰、戌、丑、未是也。人身形以应九野，左足主立春，丑位是也；左手主立夏，辰位是也；右手主立秋，未位是也；右足主立冬，戌位是也。戌土其本气平，其兼气温、凉、寒、热，在人以胃应之。己土其本味咸，其兼味辛、甘、酸、苦，在人以脾应之。脾胃兼化，其病治之各从其宜，不可定体，肝肺之病，在水火之间，顺逆传变不同，温凉　　不定，当求责耳。

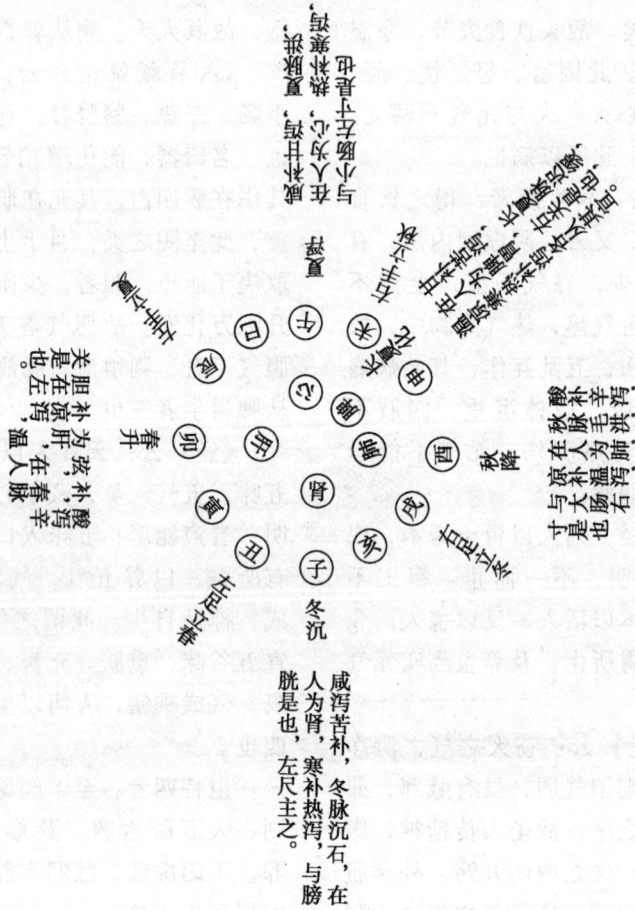

脾胃胜衰论

胃中元气盛，则能食而不伤，过时而不饥。脾胃俱旺，则能食而肥。脾胃俱虚，则不能食而瘦。或少食而肥，虽肥而四肢不举，盖脾实而邪气盛也。又有善食而瘦者，胃伏火邪于气分则能食。脾虚则肌肉削，即食㑊也。叔和云：多食亦肌虚，此之谓也。

夫饮食不节则胃病，胃病则气短，精神少而生大热，有时而显火上行，独燎其面。《黄帝针经》云：面热者足阳明病。胃既病，则脾无所禀受。脾为死阴，不主

时也，故亦从而病焉。

形体劳役则脾病，病脾则怠惰嗜卧，四肢不收，大便泄泻。脾既病，则其胃不能独行津液，故亦从而病焉。

大抵脾胃虚弱，阳气不能生长，是春夏之令不行，五脏之气不生。脾病则下流乘肾，土克水则骨之无力，是为骨痿。令人骨髓空虚，足不能履地，是阴气重叠，此阴盛阳虚之证。大法云：汗之则愈，下之则死。若用辛甘之药滋胃，当升当浮，使生长之气旺。言其汗者，非正发汗也，

为助阳也。

夫胃病其脉缓，脾病其脉迟，且其人当脐有动气，按之牢若痛。若火乘土位，其脉洪缓，更有身热、心中不便之证。此阳气衰弱不能生发，不当于五脏中用药法治之，当从《藏气法时论》中升降浮沉补泻法用药耳。

如脉缓，病急惰嗜卧，四肢不收，或大便泄泻，此湿胜，从平胃散。若脉弦，气弱自汗，四肢发热，或大便泄泻，或皮毛枯槁、发脱落，从黄芪建中汤。脉虚而血弱，于四物汤中摘一味或二味，以本显证中加之。或真气虚弱，及气短脉弱，从四君子汤。或渴，或小便闭涩，赤黄多少，从五苓散去桂，摘一二味加正药中。以上五药，当于本证中随所兼见证加减。

假令表虚自汗，春夏加黄芪，秋冬加桂。如腹中急缩，或脉弦，加防风；急甚加甘草；腹中窄狭，或气短者亦加之；腹满、气不转者勿加；虽气不转，而脾胃中气不和者勿去，但加厚朴以破滞气，然亦不可多用，于甘草五分中加一分可也。腹中夯闷，此非腹胀，乃散而不收，可加芍药收之。如肺气短促，或不足者，加人参、白芍药。中焦用白芍药，则脾中升阳，使肝胆之邪不敢犯也。腹中窄狭及缩急者去之，及诸酸涩药亦不可用。腹中痛者加甘草、白芍药，稼穑作甘，甘者己也。曲直作酸，酸者甲也。甲己化土，此仲景妙法也。腹痛兼发热加黄芩，恶寒或腹中觉寒加桂。急惰嗜卧有湿，胃虚不能食，或沉困，或泄泻，加苍术。自汗加白术。小便不利加茯苓，渴亦加之。气弱者加白茯苓、人参。气盛者加赤茯苓、缩砂仁。气复不能转运有热者，微加黄连，心烦乱亦加之。小便少者加猪苓、泽泻。汗多、津液竭于上，勿加之，是津液还入胃中，欲自行也。不渴而小便闭塞不通，加炒黄柏、知母。小便涩者加炒滑石，小便淋涩者加泽泻。且五苓散治渴而小便不利，无恶寒者不得用桂。不渴而小便自利，妄见妄闻，乃瘀血证，用炒黄柏、知母，以除肾中燥热。窍不利而淋，加泽泻、炒滑石。只治窍不利者，六一散中加木通亦可。心脏热者，用钱氏方中导赤散。中满或但腹胀者，加厚朴，气不顺加橘皮，气滞加青皮一、橘皮三。气短、小便利者，四君子汤中去茯苓，加黄芪以补之。如腹中气不转者，更加甘草一半。腹中刺痛，或周身刺痛者，或里急者，腹中不宽快是也。或虚坐而大便不得者，皆血虚也。血虚则里急，或血气虚弱而目睛痛者，皆加当归身。头痛者加川芎，苦头痛加细辛，此少阴头痛也。发脱落及脐下痛，加熟地黄。

予平昔调理脾胃虚弱，于此五药中加减，如五脏证中互显一二证，各对证加药无不验。然终不能使人完复，后或有因而再至者，亦由督、任、冲三脉为邪，皆胃气虚弱之所致也。法虽依证加减，执方疗病，不依《素问》法度耳。

是以检讨《素问》《难经》及《黄帝针经》中说脾胃不足之源，乃阳气不足，阴气有余，当从六气不足、升降浮沉法，随证用药治之。盖脾胃不足，不同余脏，无定体故也。其治肝心肺肾有余不足，或补或泻，惟益脾胃之药为切。

《经》言：至而不至，是为不及，所胜妄行，所生受病，所不胜乘之也。

至而不至者，谓从后来者为虚邪，心与小肠来乘脾胃也。脾胃脉中见浮大而弦，其病或烦躁闷乱，或四肢发热，或口苦、舌干、咽干。盖心主火，小肠主热，火热来乘土位，乃湿热相合，故烦躁闷乱也。四肢者，脾胃也。火乘之，故四肢发热也①。饮食不节，劳役所伤，以致脾胃虚弱，乃血所生病。主口中津液不行，故口干、咽干也。病人自以为渴，医者治以五苓散，谓止渴燥，而反加渴燥，乃重竭津液以至危亡。《经》云：虚则补其母。当于心与小肠中，以补脾胃之根蒂也。甘温之药为之主，以苦寒之药为之使，以酸味为之臣佐，以其心苦缓，急食酸以收之。心火旺则肺金受邪，金虚则以酸补之，次以甘温及甘寒之剂，于脾胃中泻心火之亢盛，是治其本也。

所胜妄行者，言心火旺，能令母实。母者，肝木也。肝木旺，则挟火热无所畏惧而妄行也。故脾胃先受之，或身体沉重，走疰疼痛。盖湿热相搏，而风热郁而不得伸，附著于有形也。或多怒者，风热下陷于地中也。或目病而生内障者，脾裹血，胃主血，心主脉，脉者血之府也。或云心主血，又云肝主血，肝之窍开于目也。或妄见妄闻，起妄心，夜梦亡人，四肢满闭转筋，皆肝木太盛而为邪也。或生痿，或生痹，或生厥，或中风，或生恶疮，或作肾痿，或为上热下寒，为邪不一，皆风热不得升长，而木火遏于有形中也。

所生受病者，言肺受土、火、木之邪，而清肃之气伤，或胸满、少气、短气者，肺主诸气，五脏之气皆不足，而阳道不行也。或咳嗽寒热者，湿热乘其内也。

所不胜乘之者，水乘木之妄行，而反来侮土。故肾入心为汗，入肝为泣，入脾为涎，入肺为痰、为嗽、为涕、为嚏、为水出鼻也。一说下元土盛克水，致督、任、冲三脉盛，火旺煎熬，令水沸腾而乘脾肺，故痰涎唾出于口也。下行为阴汗，为外肾冷，为足不任身，为脚下隐痛，或水附木势而上，为眼涩，为眵，为冷泪，此皆由肺金之虚而寡于畏也。

夫脾胃不足，皆为血病。是阳气不足，阴气有余，故九窍不通。诸阳气根于阴血中，阴血受火邪则阴盛，阴盛则上乘阳分，而阳道不行，无生发升腾之气也。夫阳气走空窍者也，阴气附形质者也。如阴气附于上，阳气升于天，则各安其分也。

今所立方中，有辛甘温药者，非独用也。复有甘苦大寒之剂，亦非独用也。以火酒二制为之使，引苦甘寒药至顶，而复入于肾肝之下，此所谓升降浮沉之道，自偶而奇、奇而至偶者也。阳分奇，阴分偶。泻阴火，以诸风药，升发阳气，以滋肝胆之用，是令阳气生，上出于阴分，末用辛甘温药接其升药，使火发散于阳分，而令走九窍也。《经》云：食入于胃，散精于肝，淫气于筋；食入于胃，浊气归心，淫精于脉；脉气流经，经气归于肺；肺朝百脉，输精于皮毛；毛脉合精，行气于腑。且饮食入胃，先行阳道，而阳气升浮也。浮者阳气散满皮毛，升者充塞头顶，则九窍通利也。

若饮食不节，损其胃气，不能克化，散于肝，归于心，溢于肺，食入则昏冒欲睡，得卧则食在一边，气暂得舒，是知升发之气不行者此也。《经》云：饮入于胃，游溢精气，上输于脾，脾气散精，上归于肺。病人饮入胃，遽觉至脐下，便欲小便。由精气不输于脾，不归于肺，则心火上攻，使口燥咽干，是阴气大盛，其理甚易知也。况脾胃病则当脐有动气，按之牢若痛，有是者乃脾胃虚，无是则非也，亦可作明辨矣。

脾胃不足，是火不能生土，而反抗拒，此至而不至，是为不及也。

---

① 盖心主火……故四肢发热也：此四十字据校本补。

白术君　人参臣　甘草佐　芍药佐　黄连使　黄芪臣　桑白皮使

诸风药皆是风能胜湿也，及诸甘温药亦可。

心火亢盛，乘于脾胃之位，亦至而不至，是为不及也。

黄连君　黄柏臣　生地黄臣　芍药佐　石膏佐　知母佐　黄芩佐　甘草使

肝木妄行，胸胁痛，口苦舌干，往来寒热而呕，多怒，四肢满闭，淋溲，便难，转筋，腹中急痛，此所不胜乘之也。

羌活佐　防风臣　升麻使　柴胡君　独活佐　芍药臣　甘草臣　白术佐　茯苓佐①　猪苓　泽泻佐　肉桂臣　藁本　川芎　细辛　蔓荆子　白芷　石膏　黄柏佐　知母　滑石

肺金受邪，由脾胃虚弱不能生肺，乃所生受病也。故咳嗽气短，气上，皮毛不能御寒，精神少而渴，情惨惨而不乐，皆阳气不足，阴气不余，是体有余而用不足也。

人参君　白术佐　白芍药佐　橘皮臣　青皮以破滞气　黄芪臣　桂枝佐　桔梗引用　桑白皮佐　甘草诸酸之药皆可　木香佐　槟榔　五味子佐，此三味除客气

肾水反来侮土，所胜者妄行也。作涎及清涕，唾多，溺多而恶寒者是也。土火复之，及二脉为邪，则足不任身，足下痛，不能践地，骨乏无力，喜睡，两丸冷，腹阴阴而痛，妄闻妄见，腰脊背胛皆痛。

干姜君　白术臣　苍术佐　附子佐，炮，少许　肉桂去皮，少许　川乌头臣　茯苓佐　泽泻使　猪苓佐

夫饮食入胃，阳气上行，津液与气入于心，贯于肺，充实皮毛，散于百脉。脾禀气于胃，而浇灌四旁，荣养气血者也。今饮食损胃，劳倦伤脾，脾胃虚则火邪乘之而生大热，当先于心分补脾之源。盖土生于火，兼于脾胃中泻火②之亢甚，是先治其标，后治其本也。

且湿热相合，阳气日以虚，阳气虚则不能上升，而脾胃之气下流，并于肾肝，是有秋冬而无春夏。春主升，夏主浮，在人则肝心应之，弱则阴气盛，故阳气不得营经。《经》云：阳本根于阴。惟泻阴中之火，味薄风药升发，以伸阳气，则阴气不病，阳气生矣。《传》云：履端于始，序则不愆。正谓此也。

《四气调神大论》云：天明则日月不明，邪害空窍，阳气者闭塞，地气者冒明，云雾不精，则上应白露不下。在人则缘胃虚，以火乘之。脾为劳倦所伤，劳则气耗，而心火炽动，血脉沸腾，则血病而阳气不治，阴火乃独炎上而走于空窍，以至燎于周身，反用热药以燥脾胃，则谬之谬也。

胃乃脾之刚，脾乃胃之柔，表里之谓也。饮食不节，则胃先病，脾无所禀而后病。劳倦则脾先病，不能为胃行气而后病。其所生病之先后虽异，所受邪则一也。

胃为十二经之海，十二经皆禀血气，滋养于身。脾受胃之禀，行其气血也。脾胃既虚，十二经之邪不一而出。

假令不能食而肌肉削，乃本病也。其右关脉缓而弱，本脉也。而本部本证脉中兼见弦脉，或见四肢满闭淋溲、便难、转筋一二证，此肝之脾胃病也，当于本经药中加风药以泻之。

本部本证脉中兼见洪大，或见肌热、烦热、面赤而不能食、肌肉消一二证，此

①　甘草臣、白术佐、茯苓佐：此九字据校本补。
②　"泻火"后675字至"主生化之源"原脱，据《东垣十书》本补。

心之脾胃病也，当于本经药中加泻心火之药。

本部本证脉中兼见浮涩，或见气短、气上、喘咳、痰盛、皮涩一二证，此肺之脾胃病也，当于本经药中兼泻肺之体及补气之药。

本部本证脉中兼见沉细，或见善恐、欠之证，此肾之脾胃病也，当于本经药中加泻肾水之浮，及泻阴火伏炽之药。

《经》云：病有逆从，治有反正。除四反治法，不须论之。其下云：惟有阳明、厥阴不从标本，从乎中。其注者以阳明在上，中见太阴；厥阴在上，中见少阳为说。予独谓不然，此中非中外之中也，亦非上中之中也，乃不定之辞。盖欲人临病，消息酌中用药耳。以手足阳明、厥阴者，中气也。在卯酉之分，天地之门户也。春分、秋分以分阴分阳也，中有水火之异者也。况手厥阴为十二经之领袖，主生化之源，足阳明为十二经之海，主经营之气，诸经皆裹之。言阳明、厥阴与何经相并而为病，酌中以用药，如权之在衡，在两则有在两之中，在斤则有在斤之中也。

所以言此者，发明脾胃之病，不可一例而推之，不可一途而取之，欲人知百病皆由脾胃衰而生也。毫厘之失，则灾害立生。假如时在长夏，于长夏之令中立方，谓正当主气衰而客气旺之时也。后之处方者，当从此法加时令药，名曰补脾胃泻阴火升阳汤。

补脾胃泻阴火升阳汤

柴胡一两五钱　甘草炙　黄芪臣　苍术泔浸，去黑皮，切作片子，日曝干，锉碎，炒　羌活以上各一两　升麻八钱　人参臣　黄芩以上各七钱　黄连去须，酒制，五钱，炒，为臣，为佐　石膏少许，长夏微用，过时去之，从权

上件吹咀，每服三钱，水二盏，煎至一盏，去渣，大温服，早饭后、午饭前，间日服。服药之时，宜减食，宜美食。服药讫，忌语话一二时辰许，及酒、湿面、大料物之类，恐大湿热之物，复助火邪而愈损元气也。亦忌冷水及寒凉、淡渗之物及诸果，恐阳气不能生旺也。宜温食及薄滋味以助阳气。大抵此法此药，欲令阳气升浮耳。若渗泄淡味皆为滋阴之味，为大禁也。虽然亦有从权而用之者，如见肾火旺及督、任、冲三脉盛，则用黄柏、知母酒洗讫，火炒制加之，若分两则临病斟酌，不可久服，恐助阴气而为害也。小便赤或涩当利之，大便涩当行之，此亦从权也，得利则勿再服。此虽立食禁法，若可食之物一切禁之，则胃气失所养也，亦当从权而食之，以滋胃也。

肺之脾胃虚论

脾胃之虚，怠惰嗜卧，四肢不收。时值秋燥令行，湿热少退。体重节痛，口苦舌干，食无味，大便不调，小便频数，不嗜食，食不消，兼见肺病，洒淅恶寒，惨惨不乐，面色恶而不和，乃阳气不伸故也。当升阳益胃，名之曰升阳益胃汤。

升阳益胃汤

黄芪二两　半夏汤洗，此一味脉涩者宜用　人参去芦　甘草炙，以上各一两　白芍药　防风以其秋旺，故以辛温泻之　羌活　独活以上各五钱　橘皮不去穰，四钱　茯苓小便利、不渴者勿用　泽泻不淋勿用　柴胡　白术以上各三钱　黄连二钱

何故秋旺用人参、白术、芍药之类反补肺？为脾胃虚，则肺最受病，故因时而补，易为力也。

上㕮咀，每服三钱，生姜五片，枣二枚去核，水三盏，同煎至一盏，去渣，温服。早饭午饭之间服之。禁忌如前。其药渐加至五钱止。服药后，如小便罢而病加增剧，是不宜利小便，当少去茯苓、泽泻。若喜食，初一二日不可饱食，恐胃再伤，以药力尚少，胃气不得转运升发也。须薄滋味之食，或美食，助其药力，益升浮之气而滋其胃气也。慎不可淡食以损药力，而助邪气之降沉也。可以小役形体，使胃与药得转运升发，慎勿大劳役使复伤。若脾胃得安静尤佳。若胃气少觉强壮，少食果以助谷药之力。《经》云：五谷为养，五果为助者也。

君臣佐使法

《至真要大论》云：有毒无毒，所治为主。主病者为君，佐君者为臣，应臣者为使。一法，力大者为君。

凡药之所用，皆以气味为主，补泻在味，随时换气。气薄者为阳中之阴，气厚者为阳中之阳。味薄者为阴中之阳，味厚者为阴中之阴。辛、甘、淡中热者为阳中之阳，辛、甘、淡中寒者为阳中之阴，酸、苦、咸之寒者为阴中之阴，酸、苦、咸之热者为阴中之阳。夫辛、甘、淡、酸、苦、咸，乃味之阴阳，又为地之阴阳也。温、凉、寒、热，乃气之阴阳，又为天之阴阳也。气味生成，而阴阳造化之机存焉。一物之内，气味兼有，一药之中，理性具焉。主对治疗，由是而出。

假令治表实，麻黄、葛根；表虚，桂枝、黄芪；里实，枳实、大黄；里虚，人参、芍药；热者，黄芩、黄连；寒者，干姜、附子之类为君。君药分两最多，臣药次之，使药又次之，不可令臣过于君，君臣有序，相与宣摄，则可以御邪除病矣。如《伤寒论》云：阳脉涩，阴脉弦，法当腹中急痛。以芍药之酸于土中泻木为君，饴糖、炙甘草甘温补脾养胃为臣，水挟木势亦来侮土，故脉弦而腹痛，肉桂大辛热佐芍药以退寒水，姜、枣甘辛温发散阳气，行于经脉皮毛为使，建中之名，于此见焉。有缓、急、收、散、升、降、浮、沉、涩、滑之类非一，从权立法于后。

如皮毛、肌肉之不伸，无大热，不能食而渴者，加葛根五钱；燥热及胃气上冲，为冲脉所逆，或作逆气而里急者，加炒黄柏、知母；觉胸中热而不渴，加炒黄芩；如胸中结滞气涩，或有热病者，亦各加之。如食少而小便少者，津液不足也，勿利之，益气补胃自行矣。

如气弱气短者，加人参。只升阳之剂助阳，尤胜加人参。恶热、发热而燥渴，脉洪大，白虎汤主之；或喘者，加人参；如渴不止，寒水石、石膏各等分，少少与之，即钱氏方中甘露散，主身大热而小便数，或上饮下溲，此燥热也；气燥加白葵花，血燥加赤葵花。

如脉弦，只加风药，不可用五苓散；如小便行病增者，此内燥津液不能停，当致津液，加炒黄柏、赤葵花。

如心下痞闷者，加黄连一、黄芩三，减诸甘药。不能食，心下软而痞者，甘草泻心汤则愈。痞有九种，治有仲景五方泻心汤。

如喘满者，加炙厚朴。

如胃虚弱而痞者，加甘草。

如喘而小便不利者，加苦葶苈。小便不利者加之，小便利为禁药也。

如气短、气弱而腹微满者，不去人参去甘草，加厚朴，然不若苦味泄之，而不令大便行。

如腹微满而气不转，加之中满者，去甘草倍黄连加黄柏，更加三味五苓散少许；此病虽宜升宜汗，如汗多亡阳，加黄芪[①]；四肢烦热肌热，与羌活、柴胡、升麻、葛根、甘草则愈。

如鼻流清涕、恶风，或项、背、脊、膂强痛，羌活、防风、甘草等分，黄芪加倍，临卧服之。

如有大热、脉洪大，加苦寒剂而热不退者加石膏。如脾胃中热，加炒黄连、甘草。凡治此病脉数者，当用黄柏，或少加黄连，以柴胡、苍术、黄芪、甘草，更加升麻，得汗出则脉必下，乃火郁则发之也。

如证退而脉数不退，不洪大而疾有力者，多减苦药加石膏。如大便软或泄者，加桔梗，食后服之。此药若误用，则其害非细，用者当斟酌，旋旋加之。如食少者，不可用石膏，石膏善能去脉数疾；病退脉数不退者，不可治也；如不大渴，亦不可用。如脉弦而数者，此阴气也。风药升阳以发火郁，则脉数峻退矣。以上五法加减未尽，特以明大概耳。

分经随病制方

《脉经》云：风寒汗出，肩背痛，中风，小便数而欠者，风热乘其肺，使肺气郁甚也。

当泻风热，以通气防风汤主之。

通气防风汤

柴胡　升麻　黄芪以上各一钱　羌活　防风　橘皮　人参　甘草以上各五分　藁本三分　青皮　白豆蔻仁　黄柏以上各二分

上㕮咀，都作一服，水二大盏，煎至一盏，去渣，温服，食后。气盛者宜服；面白脱色，气短者勿服。

如小便遗失者，肺气虚也，宜安卧养气，禁劳役，以黄芪、人参之类补之。不愈，当责有热，加黄柏、生地黄。

如肩背痛不可回顾，此手太阳气郁而不行，以风药散之。

如脊痛项强，腰似折，项似拔，上冲头痛者，乃足太阳经之不行也，以羌活胜湿汤主之。

羌活胜湿汤

羌活　独活以上各一钱　甘草炙　藁本　防风以上各五分　蔓荆子三分　川芎二分

上件㕮咀，都作一服，水二盏，煎至一盏，去渣，温服，食后。如身重，腰沉沉然，乃经中有湿热也，更加黄柏一钱，附子半钱，苍术二钱。

如腿脚沉重无力者，加酒洗汉防己半钱，轻则附子，重则川乌头少许，以为引用而行经也。

如卧而多惊，小便淋溲者，邪在少阳、厥阴，亦用太阳经药，更加柴胡半钱；如淋加泽泻半钱，此下焦风寒二经合病也。经云：肾肝之病同一治，为俱在下焦，非风药行经不可也。

如大便后有白脓，或只便白脓者，因劳役气虚，伤大肠也，以黄芪人参汤补之；如里急频见者，血虚也，更加当归。

---

① 黄芪：原作"黄芩"，据校本改。

如肺胀膨膨而喘咳，胸高气满，壅盛而上奔者，多加五味子，人参次之，麦门冬又次之，黄连少许。

如甚则交两手而瞀者，真气大虚也。若气短加黄芪、五味子、人参；气盛加五味子、人参、黄芩、荆芥穗，冬月去荆芥穗，加草豆蔻仁。

如嗌痛颔肿，脉洪大面赤者，加黄芩、桔梗、甘草各五分。如耳鸣，目黄，颊颔肿，颈、肩、臑、肘、臂外后肿痛，面赤，脉洪大者，以羌活、防风、甘草、藁本通其经血，加黄芩、黄连消其肿，以人参、黄芪益其元气而泻其火邪。如脉紧者寒也，或面白善嚏，或面色恶，皆寒也，亦加羌活等四味，当泻足太阳，不用连、芩，少加附子以通其脉，面色恶，多悲恐者，更加桂、附。

如便白脓少有滑，频见污衣者，气脱，加附子皮，甚则加米壳。如气涩者，只以甘药补气，安卧不语，以养其气。

用药宜禁论

凡治病服药，必知时禁、经禁、病禁、药禁。

夫时禁者，必本四时升降之理，汗、下、吐、利之宜。大法：春宜吐，象万物之发生，耕、耨、科、斫，使阳气之郁者易达也。夏宜汗，象万物之浮而有余也。秋宜下，象万物之收成，推陈致新，而使阳气易收也。冬周密，象万物之闭藏，使阳气不动。夫四时阴阳者，与万物浮沉于生长之门，逆其根，伐其本，坏其真矣。又云：用温远温，用热远热，用凉远凉，用寒远寒，无翼其胜也。故冬不用白虎，夏不用青龙，春夏不服桂枝，秋冬不服麻黄，不失气宜。如春夏而下，秋冬而汗，是失天信，伐天和也。有病则从权，过则更之。

经禁者，足太阳膀胱经为诸阳之首，行于背，表之表，风寒所伤则宜汗，传入本则宜利小便。若下之太早，必变证百出，此一禁也。足阳明胃经行身之前，主腹满胀，大便难，宜下之。盖阳明化燥火，津液不能停，禁发汗、利小便，为重损津液，此二禁也。足少阳胆经行身之侧，在太阳、阳明之间，病则往来寒热、口苦、胸胁痛，只宜和解。且胆者无出无入，又主生发之气，下则犯太阳，汗则犯阳明，利小便则使生发之气反陷入阴中，此三禁也。三阴非胃实不当下，为三阴无传本，须胃实得下也。分经用药，有所据焉。

病禁者，如阳气不足、阴气有余之病，则凡饮食及药忌助阴泻阳，诸淡食及淡味之药，泻升发以助收敛。诸苦药皆沉，泻阳气之散浮，诸姜、附、官桂辛热之药，及湿面、酒、大料物之类，助火而泻元气，生冷、硬物损阳气，皆所当禁也。如阴火欲衰而退，以三焦元气未盛，必口淡，如咸物亦所当禁。

药禁者，如胃气不行，内亡津液而干涸，求汤饮以自救，非渴也，乃口干也；非温胜也，乃血病也；当以辛酸益之，而淡渗五苓之类，则所当禁也。汗多禁利小便，小便多禁发汗，咽痛禁发汗、利小便。若大便快利，不得更利；大便秘涩，以当归、桃仁、麻子仁、郁李仁、皂角仁和血润肠，如燥药则所当禁者。吐多不得复吐，如吐而大便虚软者，此上气壅滞，以姜、橘之属宜之。吐而大便不通则利大便，上药则所当禁也。诸病恶疮及小儿癍后，大便实者，亦当下之，而姜、橘之类则所当禁也。又如脉弦而服平胃散，脉缓而服黄芪建中汤，乃实实虚虚，皆所当禁也。

人禀天之湿化而生胃也，胃之与湿，其名虽二，其实一也。湿能滋养于胃，胃湿有余，亦当泻湿之太过也。胃之不足，惟湿物能滋养。仲景云：胃胜思汤饼，而胃虚食汤饼者，往往增剧。湿能助火，火旺郁而不通，主大热，初病火旺，不可食以助火也。察其时，辨其经，审其病而后用药，四者不失其宜则善矣。

仲景引内经所说脾胃

著论处方已详矣，然恐或者不知其源，而无所考据，复以《黄帝内经》、仲景所说脾胃者列于下：

《太阴阳明论》云：太阴、阳明为表里，脾胃脉也。生病而异者何也？岐伯曰：阴阳异位，更虚更实，更逆更从，或从内，或从外，所从不同，故病异名也。帝曰：愿闻其异状也。岐伯曰：阳者天气也，主外；阴者地气也，主内。故阳道实，阴道虚。故犯贼风虚邪者阳受之，食饮不节、起居不时者阴受之。阳受之则入六腑，阴受之则入五脏。入六腑则身热不得卧，上为喘呼；入五脏则膜满闭塞，下为飧泄，久为肠澼。故喉主天气，咽主地气，故阳受风气，阴受湿气。阴气从足上行至头，而下行循臂至指端；阳气从手上行至头，而下行至足。故曰：阳病者，上行极而下；阴病者，下行极而上。故伤于风者，上先受之；伤于湿者，下先受之。

帝曰：脾病而四肢不用何也？岐伯曰：四肢皆禀气于胃，而不得至经，必因于脾乃得禀也。今脾病不能为胃行其津液，四肢不得禀水谷气，日以衰，脉道不利，筋骨肌肉皆无气以生，故不用焉。

帝曰：脾不主时何也？岐伯曰：脾者土也，治中央，常以四时长四脏，各十八日寄治，不得独主于时也。脾脏者常著胃土之精也，土者生万物而法天地，故上下至头足，不得主时也。

《阴阳应象论》曰：人有五脏化五气，以生喜、怒、悲、忧、恐。故喜怒伤气，寒暑伤形，暴怒伤阴，暴喜伤阳。厥气上行，满脉去形。喜怒不节，寒暑过度，生乃不固。

《玉机真藏论》曰：脾太过，则令人四肢不举；其不及，则令人九窍不通。名曰重强。

又《通评虚实论》曰：头痛耳鸣，九窍不利，肠胃之所生也。

《调经论》曰：形有余则腹胀，泾溲不利；不足，则四肢不用。

又《气交变论》曰：岁土太过，雨湿流行，肾水受邪，民病腹痛，清厥意不乐，体重烦冤，甚则肌肉痿，足痿不收，行善瘈，脚下痛，饮发，中满食减，四肢不举。

又云：岁土不及，风乃大行，霍乱、体重、腹痛、筋骨繇复，肌肉瞤酸，善怒。

又云：咸病寒中，复则收政严峻，胸胁暴痛，下引少腹，善太息，虫食甘黄，气客于脾，民食少失味。

又云：土不及，四维有埃云润泽之化，则春有鸣条鼓拆之政，四维发振拉飘腾之变，则秋有肃杀霖淫之复，其眚四维，其脏脾，其病内舍心腹，外在肌肉四肢。

《五常政大论》：土平曰备化，不及曰

卑监。

又云：其动疡涌分溃痈肿，其发濡滞，其病留满痞塞，从木化也。其病飧泄。

又云：土太过曰敦阜，其味甘、咸、酸，其象长夏，其经足太阴、阳明。又曰其病腹满，四肢不举，邪伤脾也。

《经脉别论》云：太阴藏搏者，用心省真，五脉气少，胃气不平，三阴也，宜治其下俞，补阳泻阴。

《脏气法时论》云：脾主长夏，足太阴阳明主治，其日戊己，脾苦湿，急食苦以燥之。

又云：病在脾，愈在秋，秋不愈，甚于春，春不死，持于夏，起于长夏，禁温食、饱食，湿地濡衣。脾病者，愈在庚辛，庚辛不愈，加于甲乙，甲乙不死，持于丙丁，起于戊己。脾病者，日昳慧，日出甚，下晡静。脾欲缓，急食甘以缓之，用苦泻之，甘补之。

又云：脾病者，身重、善饥、肉痿、足不收、行善瘛、脚下痛，虚则腹满肠鸣、飧泄、食不化，取其经太阴、阳明、少阴血者。

《经脉别论》：食气入胃，散精于肝，淫气于筋；食气入胃，浊气归心，淫精于脉；脉气流经，经气归于肺；肺朝百脉，输精于皮毛；毛脉合精，行气于腑，腑精神明，留于四脏，气归于权衡，权衡以平，气口成寸，以决死生。饮入于胃，游溢精气，上输于脾；脾气散精，上归于肺，通调水道，下输膀胱；水精四布，五经并行，合于四时、五脏、阴阳，揆度以为常也。

《五常政大论》：有太过、不及。太过者，薄所不胜，乘所胜也；不及者，至而不至，是为不及，所胜妄行，所生受病，所不胜者乘之也。

仲景云：人受气于水谷以养神，水谷尽而神去。故云：安谷则昌，绝谷则亡。水去则荣散，谷消则卫亡，荣散卫亡，神无所依。

又云：水入于经，其血乃成，谷入于胃，脉道乃行。故血不可不养，卫不可不温，血温卫和，得尽天年。

卷　中

气运衰旺图说

天地互为体用四说，察病神机。

湿、胃，化；热、小肠，长；风、胆，生。

皆陷下不足，先补，则：

黄芪　人参　甘草　当归身　柴胡　升麻　乃辛甘发散，以助春夏生长之用也。

土、脾，形；火、心，神；木、肝，血。

皆大盛，上乘生长之气，后泻，则：

甘草梢子之甘寒，泻火形于肺，逆于胸中，伤气者也。

黄芩之苦寒，以泻胸中之热，喘气上奔者也。

红花以破恶血，已用黄芩大补肾水，益肺之气，泻血中火燥者也。

寒、膀胱，藏气；燥、大肠，收气。

皆大旺，后泻，则：

黄芪之甘温，止自汗，实表虚，使不受寒邪。

当归之辛温，能润燥，更加桃仁以通幽门闭塞，利其阴路，除大便之难燥者也。

水、肾，精；金、肺，气。

皆虚衰不足，先补，则：

黄柏之苦寒，除湿热为痿，乘于肾，救足膝无力，亦除阴汗、阴痿而益精。

甘草梢子、黄芩补肺气，泄阴火之下行，肺苦气上逆，急食苦以泄之也。

此初受热中，常治之法也，非权也。权者，临病制宜之谓也。

常道，病则反常矣。

春、夏，乃天之用也，是地之体也。

秋、冬，乃天之体也，是地之用也。

此天地之常道，既病，反常也。

春、夏天之用，人亦应之。

食罢，四肢矫健，精、气、神皆出，九窍通利是也。口鼻气息自不闻其音，语声清响如钟。

春、夏地之体，人亦应之。

食罢，皮肉筋骨血脉皆滑利，屈伸柔和，而骨刚力盛，用力不乏。

饮食劳倦所伤始为热中论

古之至人，穷于阴阳之化，究乎生死之际，所著《内外经》悉言人以胃气为本。盖人受水谷之气以生，所谓清气、荣气、运气、卫气、春升之气，皆胃气之别称也。夫胃为水谷之海，饮食入胃，游溢精气，上输于脾；脾气散精，上归于肺；通调水道，下输膀胱；水精四布，五经并行，合于四时、五脏、阴阳，揆度以为常也。

若饮食失节，寒温不适，则脾胃乃伤；喜、怒、忧、恐，损耗元气。既脾胃气衰，元气不足，而心火独盛，心火者，阴火也，起于下焦，其系系于心，心不主令，相火代之；相火，下焦包络之火，元气之贼也。火与元气不两立，一胜则一负。脾胃气虚，则下流于肾，阴火得以乘其土位。

故脾证始得，则气高而喘，身热而烦，其脉洪大而头痛，或渴不止，其皮肤不任风寒而生寒热，盖阴火上冲则气高，喘而烦热，为头痛，为渴，而脉洪。脾胃之气下流，使谷气不得升浮，是春生之令不行，则无阳以护其荣卫，则不任风寒，乃生寒热，此皆脾胃之气不足所致也。

然而与外感风寒所得之证颇同而实异。内伤脾胃，乃伤其气；外感风寒，乃伤其形。伤其外为有余，有余者泻之；伤其内为不足，不足者补之。内伤不足之病，苟误认作外感有余之病而反泻之，则虚其虚也。实实虚虚，如此死者，医杀之耳！

然则奈何？惟当以辛甘温之剂，补其中而升其阳，甘寒以泻其火则愈矣。《经》曰：劳者温之，损者温之。又云：温能除大热，大忌苦寒之药损其脾胃。脾胃之证，始得则热中，今立治始得之证。

补中益气汤

黄芪病甚劳役，热甚者，一钱 甘草以上各五分，炙 人参去芦，三分，有嗽去之。以上三味，除湿热、烦热之圣药也 当归身二分，酒焙干，或日干，以和血脉 橘皮不去白，二分或三分，以导气，又能益元气，得诸甘药乃可，若独用泻脾胃 升麻二分或三分，引胃气上腾而复其本位，便是行春升之令 柴胡二分或三分，引清气行少阳之气上升 白术三分，除胃中热，利腰脊间血

上件药㕮咀，都作一服，水二盏，煎至一盏，量气弱、气盛临病斟酌水盏大小，去渣，食远稍热服。如伤之重者，不过二服而愈。若病日久者，以权立加减法治之。

如腹中痛者，加白芍药五分、炙甘草三分。

如恶寒冷痛者，加去皮中桂一分或三分，桂心是也。

如恶热喜寒而腹痛者，于已加白芍药二味中，更加生黄芩三分或二分。

如夏月腹痛而不恶热者亦然，治时热也。

如天凉时，恶热而痛，于已加白芍药、甘草、黄芩中，更少加桂。

如天寒时腹痛，去芍药，味酸而寒故也。加益智三分或二分，或加半夏五分、生姜三片。

如头痛，加蔓荆子二分或三分。

如痛甚者，加川芎二分。

如顶痛脑痛，加藁本三分或五分。

如苦痛者，加细辛二分，华阴者。

诸头痛者，并用此四味足矣。

如头上有热，则此不能治，别以清空膏主之。

如脐下痛者，加真熟地黄五分，其痛立止。如不已者，乃大寒也，更加肉桂去皮，二分或三分。《内经》所说少腹痛皆寒证，从复法相报中来也。《经》云：大胜必大复，从热病中变而作也。非伤寒厥阴之证也。仲景以抵当汤并丸主之，乃血结下焦膀胱也。

如胸中气壅滞，加青皮二分，如气促、少气者去之。

如身有疼痛者，湿；若身重者，亦湿。加去桂五苓散一钱。

如风湿相搏，一身尽痛，加羌活、防风、藁本根以上各五分，升麻、苍术以上各一钱，勿用五苓。所以然者，为风药已能胜湿，故别作一服与之。如病去勿再服，以诸风之药，损人元气而益其病故也。

如大便秘涩，加当归梢一钱，闭涩不

行者，煎成正药，先用一口，调玄明粉五分或一钱，得行则止。此痛不宜下，下之恐变凶证也。

如久病痰嗽者去人参，初病者勿去之。冬月或春寒，或秋凉时，各宜加去根节麻黄五分。

如春令大温，只加佛耳草三分，款冬花一分。

如夏月病嗽，加五味子三十二枚，麦门冬去心，二分或三分。

如舌上白滑苔者，是胸中有寒，勿用之。

如夏月不嗽，亦加人参三分或二分，并五味子、麦门冬各等分，救肺受火邪也。

如病人能食而心下痞，加黄连一分或二分，如不能食，心下痞，勿加黄连。

如胁下痛，或胁下急缩，俱加柴胡三分，甚则五分。

上一方加减，是饮食、劳倦、喜怒不节，始病热中，则可用之。若末传为寒中，则不可用也。盖甘酸适足益其病尔，如黄芪、人参、甘草、芍药、五味子之类也。今详《内经》《针经》热中寒中证，列于下：

《调经论》云：血并于阳，气并于阴，乃为炅中。血并于上，气并于下，心烦善怒。又云：其生于阴者，得之饮食居处，阴阳喜怒。又云：有所劳倦，形气衰少，谷气不盛，上焦不行，下脘不通，胃气热，热气熏胸中，故曰内热。阴盛生内寒，厥气上逆，寒气积于胸中而不泻，不泻则温气去，寒独留，寒独留则血凝泣，血凝泣则脉不通，其脉盛大以涩，故曰寒中。

先病热中证者，冲脉之火附二阴之里，传之督脉。督脉者，第二十一椎下长强穴是也，与足太阳膀胱寒气为附经。督脉其盛也，如巨川之水，疾如奔马，其势不可遏。太阳寒气细细如线，逆太阳，寒气上行，冲顶入额，下鼻尖，入手太阳于胸中。手太阳者，丙，热气也。足膀胱者，壬，寒气也。壬能克丙，寒热逆于胸中，故脉盛大。其手太阳小肠热气不能交入膀胱经者，故十二经之盛气积于胸中，故其脉盛大。其膀胱逆行，盛之极，子能令母实。手阳明大肠经，金，即其母也，故燥旺。其燥气挟子之势，故脉涩而大便不通。以此言脉盛大以涩者，手阳明大肠脉也。

《黄帝针经》：胃病者，腹胀，胃脘当心而痛，上支两胁，膈咽不通，饮食不下，取三里以补之。

若见此病中一证，皆大寒，禁用诸甘、酸药，上已明之矣。

脾胃虚弱随时为病随病制方

夫脾胃虚弱，必上焦之气不足，遇夏天气热盛，损伤元气，怠惰嗜卧，四肢不收，精神不足，两脚痿软，遇早晚寒厥，日高之后，阳气将旺，复热如火。乃阴阳气血俱不足，故或热厥而阴虚，或寒厥而气虚，口不知味，目中溜火，而视物䀮䀮无所见，小便频数，大便难而结秘，胃脘当心而痛，两胁痛或急缩，脐下周围如绳束之急，甚则如刀刺，腹难舒伸，胸中闭塞，时显呕哕，或有痰嗽，口沃白沫，舌强，腰、背、胛、眼皆痛，头痛时作，食不下，或食入即饱，全不思食，自汗甚，若阴气覆在皮毛之上，皆天气之热助本病也，乃庚大肠、辛肺金为热所乘而作。当先助元气，理治庚辛之不足，黄芪人参汤主之。

黄芪人参汤

黄芪一钱，如自汗过多，更加一钱　升麻六分　人参去芦　橘皮不去白　麦门冬去心　苍术无汗更加五分　白术以上各五分　黄柏酒洗，以救水之源　炒曲以上各三分　当归身酒洗　炙甘草以上各二分　五味子九个

上件同㕮咀，都作一服，水二盏，煎至一盏，去渣，稍热服，食远或空心服之。忌酒、湿面、大料物之类及过食冷物。

如心下痞闷，加黄连二分或三分。

如胃脘当心痛，减大寒药，加草豆蔻仁五分。

如胁下痛，或缩急，加柴胡二分或三分。

如头痛，目中溜火，加黄连二分或三分，川芎三分。

如头痛，目不清利，上壅上热，加蔓荆子、川芎以上各三分，藁本、生地黄以上各二分，细辛一分。

如气短，精神如梦寐之间，困乏无力，加五味子九个。

如大便涩滞，隔一二日不见一者，致食少，食不下，血少，血中伏火而不得润也。加当归身、生地黄、麻子仁泥以上各五分，桃仁三枚，汤泡去皮尖，别研。

如大便通行，所加之药勿再服。

如大便又不快利，勿用别药，少加大黄煨五分。

如不利者，非血结，血秘而不通也。是热则生风，其病人必显风证，单血药不可复加之，只常服黄芪人参汤，药只用羌活、防风以上各五钱，二味㕮咀，以水四盏，煎至一盏，去渣，空心服之，其大便必大走也，一服便止。

如胸中气滞加青皮皮薄清香可爱者，一分或二分，并去白橘皮倍之，去其邪气。此病本元气不足，惟当补元气，不当泻之。

如气滞太甚，或补药太过，病人心下有忧滞郁结之事，更加木香、缩砂仁以上各二分或三分，白豆蔻仁二分，与正药同煎。

如腹痛不恶寒者，加白芍药五分，黄芩二分，却减五味子。

夫脾胃虚弱，遇六七月间河涨霖雨，诸物皆润，人汗沾衣，身重短气，甚则四肢痿软，行步不正，脚欹，眼黑欲倒，此肾水与膀胱俱竭之状也，当急救之。滋肺气，以补水之上源；又使庚大肠不受邪热，不令汗大泄也。汗泄甚则亡津液，亡津液则七神无所依。《经》云：津液相成，神乃自生。津者，庚大肠所主，三伏之义，为庚金受囚也。若亡津液，汗大泄，湿令亢甚，则清肃之气甚，燥金受囚，风木无可以制。故风湿相搏，骨节烦疼，一身尽痛，亢则害承乃制是也。

孙思邈云：五月常服五味子，是泻内火，补庚大肠，益五脏之元气。壬膀胱之寒已绝于巳，癸肾水已绝于午，今更逢湿旺，助热为邪，西方、北方之寒清绝矣。圣人立法，夏月宜补者，补天元之真气，非补热火也，令人夏食寒是也。为热伤元气，以人参、麦门冬、五味子生脉。脉者，元气也；人参之甘，补元气、泻热火也；麦门冬之苦寒，补水之源而清肃燥金也；五味子之酸以泻火，补庚大肠与肺金也。

当此之时，无病之人，亦或有二证：

或避暑热，纳凉于深堂大厦得之者，名曰中暑。其病必头痛恶寒，身形拘急，肢节疼痛而烦心，肌肤大热无汗，为房屋之阴寒所遏，使周身阳气不得伸越，世多

以大顺散主之是也。

若行人或农夫，于日中劳役得之者，名曰中热。其病必苦头痛，发燥热，恶热，扪之肌肤大热，必大渴引饮，汗大泄，无气以动，乃为天热外伤肺气，苍术白虎汤主之。

洁古云：动而得之为中热，静而得之为中暑。中暑者阴证，当发散也；中热者阳证，为热伤元气，非形体受病也。

若虚损脾胃，有宿疾之人，遇此天暑，将理失所，违时伐化，必困乏无力，懒语气短，气弱气促，似喘非喘，骨乏无力，其形如梦寐，朦朦如烟雾中，不知身所有也，必大汗泄。

若风犯汗眼、皮肤，必搐项筋，皮枯毛焦，身体皆重，肢节时有烦疼，或一身尽痛，或渴或不渴，或小便黄涩，此风湿相搏也。

头痛或头重，上热壅盛，口鼻气短，气促，身心烦乱，有不乐生之意，情思惨凄，此阴盛阳之极也。

病甚则传肾肝为痿厥。厥者，四肢如在火中为热厥，四肢寒冷者为寒厥。寒厥则腹中有寒，热厥则腹中有热，为脾主四肢故也。

若肌肉濡渍，痹而不仁，传为肉痿证。证中皆有肺疾，用药之人当以此调之。

气上冲胸，皆厥证也。痿者，四肢痿软而无力也，其心烦冤不止。厥者，气逆也，甚则大逆，故曰厥逆。其厥、痿多相须也。

于前已立黄芪人参五味子麦门冬汤中，每服加白茯苓二分，泽泻四分，猪苓、白术以上各一分。

如小便快利不黄涩者，只加泽泻二分，与二术上下分消其湿。

如行步不正，脚膝痿弱，两足欹侧

者，已中痿邪，加酒洗黄柏、知母三分或五分，令二足涌出气力矣。

如汗大泄者，津脱也，急止之，加五味子六枚，炒黄柏五分，炒知母三分，不令妨其食，当以意斟酌。若妨食则止，候食进，则再服。三里、气街，以三棱针出血。若汗不减不止者，于三里穴下三寸上廉穴出血。禁酒、湿面。

夫痿者，湿热乘肾肝也，当急去之。不然，则下焦元气竭尽而成软瘫，必腰下不能动，心烦冤而不止也。若身重减，气不短，小便如常，及湿热之令退时，或所增之病气退者，不用五味子、泽泻、茯苓、猪苓、黄柏、知母、苍术、白术之药，只依本病中证候加减；常服药亦须用酒黄柏二分或三分。如更时令，清燥之气大行，却加辛温泻之。若湿气胜，风证不退，眩运、麻木不已，除风湿羌活汤主之。

除风湿羌活汤

羌活一两　防风去芦　苍术酒浸，去皮
黄芪以上各一钱　升麻七分　炙甘草　独活　柴胡以上各五分　川芎去头痛　黄柏　橘皮　藁本以上各三分　泽泻去须，一分
猪苓去黑皮　茯苓以上各二分　黄连去须，一分

上咬咀，每服称三钱或五钱，水二盏，煎至一盏，去渣，稍热服，量虚实施用。如有不尽证候，依加减法用之。

夫脉弦、洪、缓，而沉按之中、之下得时一涩，其证四肢满闭，肢节烦疼，难以屈伸，身体沉重，烦心不安，忽肥忽瘦，四肢懒倦，口失滋味，腹难舒伸，大小便清利而数，或上饮下便，或大便涩滞不行，一二日一见，夏月飧泄，米谷不化，或便后见血、见白脓，胸满短气，膈咽不通，或痰嗽稠粘，口中沃沫，食入反出，耳鸣耳聋，目中流火，视物昏花，努

肉红丝，热壅头目，不得安卧，嗜卧无力，不思饮食，调中益气汤主之。

调中益气汤

黄芪一钱　人参去芦头，有嗽者去之　甘草　苍术以上各五分　柴胡一味为上气不足，胃气与脾气下溜，乃补上气，从阴引阳也　橘皮如腹中气不得运转，更加一分　升麻以上各二分　木香一分或二分

上件锉麻豆大，都作一服，水二大盏，煎至一盏，去渣，带热，宿食消尽服之。宁心绝思，药必神效。盖病在四肢、血脉，空腹在旦是也。

如时显热躁，是下元阴火蒸蒸发也，加真生地黄二分，黄柏三分，无此证则去之。

如大便虚坐不得，或大便了而不了，腹中常逼迫，血虚血涩也，加当归身三分。

如身体沉重，虽小便数多，亦加茯苓二分，苍术一钱，泽泻五分，黄柏三分，暂时从权而祛湿也，不可常用，兼足太阴已病，其脉亦络于心中，故显湿热相合而烦乱。

如胃气不和，加汤洗半夏五分，生姜三片，有嗽加生姜、生地黄二分，以制半夏之毒。

如痰厥头痛，非半夏不能除，此足太阴脾所作也。

如兼躁热，加黄柏、生地黄以上各二分。

如无以上证，只服前药。

上件锉如麻豆，都作一服，水一大盏，去渣，带热食远服之。

如夏月，须加白芍药三分。

如春月，腹中痛，尤宜加。

如恶热而渴，或腹痛者，更加芍药五分，生黄芩二分。

如恶寒，腹中痛，加中桂三分，去黄芩，谓之桂枝芍药汤，亦于前药中加之同煎。

如冬月腹痛，不可用芍药，盖大寒之药也，只加干姜二分，或加半夏五七分，以生姜少许制。

如秋冬之月，胃脉四道为冲脉所逆，并胁下少阳脉二道而反上行，病名曰厥逆。《内经》曰：逆气上行，满脉去形。明七神昏绝，离去其形而死矣。其证气上冲咽不得息，而喘息有音不得卧，加吴茱萸五分或一钱五分，汤洗去苦，观厥气多少而用之。

如夏月有此证，为大热也。盖此病随四时为寒、热、温、凉也，宜以酒黄连、酒黄柏、酒知母各等分，为细末，熟汤为丸，梧桐子大，每服二百丸，白汤送下，空心服。仍多饮热汤，服毕少时，便以美饮食压之，使不令胃中留停，直至下元，以泻冲脉之邪也。大抵治饮食、劳倦所得之病，乃虚劳七损证也，当用温平，甘多辛少之药治之，是其本法也。

如时上见寒热，病四时也，又或将理不如法，或酒食过多，或辛热之食作病，或寒冷之食作病，或居大寒大热之处，盖有病，当临时制宜，暂用大寒大热治法而取效，此从权也。不可以得效之故而久用之，必致难治矣。

《黄帝针经》云：从下上者，引而去之。上气不足，推而扬之。盖上气者，心肺上焦之气。阳病在阴，从阴引阳，宜以入肾肝下焦之药，引甘多辛少之药，使升发脾胃之气，又从而去其邪气于腠理皮毛也。又云：视前痛者，常先取之。是先以缪刺泻其经络之壅者，为血凝而不流，故先去之，而后治他病。

长夏湿热胃困尤甚用清暑益气汤论

《刺志论》云：气虚身热，得之伤暑，热伤气故也。《痿论》云：有所远行劳倦，逢大热而渴，渴则阳气内伐，内伐则热舍于肾。肾者水脏也，今水不能胜火，则骨枯而髓虚，足不任身，发为骨痿。故《下经》曰，骨痿者，生于大热。此湿热成痿，令人骨乏无力，故治痿独取于阳明。

时当长夏，湿热大胜，蒸蒸而炽，人感之多四肢困倦，精神短少，懒于动作，胸满气促，肢节沉疼，或气高而喘，身热而烦，心下膨痞，小便黄而数，大便溏而频，或痢出黄如糜，或如泔色，或渴或不渴，不思饮食，自汗体重。或汗少者，血先病而气不病也，其脉中得洪缓。若血气相搏，必加之以迟。迟，病虽互换少差，其天暑湿令则一也。宜以清燥之剂治之。

《内经》曰：阳气者，卫外而为固也。炅则气泄。今暑邪干卫，故身热自汗，以黄芪甘温补之为君；人参、橘皮、当归、甘草甘微温，补中益气为臣；苍术、白术、泽泻渗利而除湿；升麻、葛根甘苦平，善解肌热，又以风胜湿也。湿胜则食不消而作痞满，故炒曲甘辛，青皮辛温，消食快气。肾恶燥，急食辛以润之，故以黄柏苦辛寒，借甘味泻热补水，虚者滋其化源，以人参、五味子、麦门冬酸甘微寒，救天暑之伤于庚金为佐，名曰清暑益气汤。

清暑益气汤

黄芪汗少减五分　苍术泔浸，去皮　升麻以上各一钱　人参去芦　泽泻　神曲炒黄　橘皮　白术以上各五分　麦门冬去心　当归身　炙甘草以上各三分　青皮去白，二分半　黄柏酒洗，去皮，二分或三分　葛根二分　五味子九枚

上件同㕮咀，都作一服，水二大盏，煎至一盏，去渣大温服，食远。剂之多少，临病斟酌。

此病皆由饮食劳倦，损其脾胃，乘天暑而病作也。但药中犯泽泻、猪苓、茯苓、灯心、通草、木通淡渗利小便之类，皆从时令之旺气，以泻脾胃之客邪，而补金水之不及也。此正方已是从权而立之。若于无时病湿热脾旺之证，或小便已数，肾肝不受邪者误用之，必大泻真阴，竭绝肾水，先损其两目也。复立变证加减法于后。

心火乘脾，乃血受火邪，而不能升发，阳气伏于地中，地者人之脾也，必用当归和血，少用黄柏以益真阴。

脾胃不足之证，须少用升麻，乃足阳明太阴引经之药也。使行阳道，自脾胃中右迁，少阳行春令，生万化之根蒂也。更少加柴胡，使诸经右迁，生发阴阳之气，以滋春之和气也。

脾虚，缘心火亢甚而乘其土也。其次，肺气受邪，为热所伤，必须用黄芪最多，甘草次之，人参又次之，三者皆甘温之阳药也。脾始虚，肺气先绝，故用黄芪之甘温，以益皮毛之气而闭腠理，不令自汗而损其元气也；上喘、气短、懒语，须用人参以补之；心火乘脾，须用炙甘草以泻火热，而补脾胃中元气，甘草最少，恐资满也。若脾胃之急痛，并脾胃太虚，腹中急缩，腹皮急缩者，却宜多用之。《经》云：急者缓之。若从权，必加升麻以引之，恐左迁之邪坚盛，卒不肯退，反致项上及臀尻肉消而反行阴道，故使引之以行阳道，使清气之出地，右迁而上行，以和阴阳之气也。若中满者，去甘草；咳甚

者，去人参；如口干、嗌干者，加干葛。

脾胃既虚，不能升浮，为阴火伤其生发之气，荣血大亏，荣气伏于地中，阴火炽盛，日渐煎熬，血气亏少，且心包与心主血，血减则心无所养，致使心乱而烦，病名曰悗。悗者，心惑而烦闷不安也。是清气不升，浊气不降，清浊相干，乱于胸中，使周身气血逆行而乱。《内经》云：从下上者，引而去之。故当加辛温、甘温之剂生阳，阳生则阴长，已有甘温三味之论。或曰：甘温何能生血，又非血药也。曰：仲景之法，血虚以人参补之，阳旺则能生阴血也，更加当归和血，又宜少加黄柏以救肾水。盖甘寒泻热火，火减则心气得平而安也。如烦乱犹不能止，少加生地黄补肾水，盖将补肾水，使肾水旺而心火自降，扶持地中阳气矣。

如气浮心乱，则以朱砂安神丸镇固之，得烦减，勿再服，以防泻阳气之反陷也。如心下痞，亦少加黄连。气乱于胸，为清浊相干，故以橘皮理之，又能助阳气之升而散滞气，又助诸甘辛为用也。

长夏湿土客邪大旺，可从权加苍术、白术、泽泻，上下分消其湿热之气也。湿气大胜，主食不消化，故食减，不知谷味，加炒曲以消之。复加五味子、麦门冬、人参泻火，益肺气，助秋损也。此三伏中长夏正旺之时药也。

随时加减用药法

浊气在阳，乱于胸中，则䐜满闭塞，大便不通。夏月宜少加酒洗黄柏大苦寒之味，冬月宜加吴茱萸大辛苦热之药以从权，乃随时用药，以泄浊气之下降也。借用大寒之气于甘味中，故曰甘寒泻热火也，亦须用发散寒气辛温之剂多，黄柏少也。

清气在阴者，乃人之脾胃气衰，不能升发阳气，故用升麻、柴胡助辛甘之味，以引元气上升，不令飧泄也。

堵塞咽喉，阳气不得出者曰塞；阴气不得下降者曰噎。夫噎塞，迎逆于咽喉胸膈之间，令诸经不行，则口开、目瞪、气欲绝，当先用辛甘气味俱阳之药，引胃气以治其本，加堵塞之药以泻其标也。寒月阴气大助阴邪于外，于正药内加吴茱萸大热大辛苦之味，以泻阴寒之气。暑月阳盛，则于正药中加青皮、陈皮、益智、黄柏，散寒气，泄阴火之上逆；或以消痞丸合滋肾丸，滋肾丸者，黄柏、知母，微加肉桂，三味是也；或更以黄连别作丸；二药七八十丸，空心约宿食消尽服之。待少时，以美食压之，不令胃中停留也。

如食少不饥，加炒曲。

如食已心下痞，别服橘皮枳术丸。

如脉弦，四肢满闭，便难而心下痞，加甘草、黄连、柴胡。如腹中气上逆者，是冲脉逆也，加黄柏三分，黄连一分半以泄之。

如大便秘燥，心下痞，加黄连、桃仁，少加大黄、当归身。

如心下痞夯闷者，加白芍药、黄连。

如心下痞腹胀，加五味子、白芍药、缩砂仁。

如天寒，少加干姜或中桂。

如心下痞中寒者，加附子、黄连。

如心下痞呕逆者，加黄连、生姜、橘皮。

如冬月不加黄连，少入丁香、藿香叶。

如口干、嗌干，加五味子、干葛。

如胁下急或痛甚，俱加柴胡、甘草。

如胸中满闷郁郁然，加橘红、青皮、木香少许。

如头痛有痰，沉重懒倦者，乃太阴痰厥头痛，加半夏五分，生姜二分或三分。

如腹中或周身间有刺痛，皆血涩不足，加当归身。

如哕，加五味子多，益智少。

如食不下，乃胸中胃上有寒，或气涩滞，加青皮、陈皮、木香，此三味为定法。

如冬天，加益智仁、草豆蔻仁。

如夏月少用，更加黄连。

如秋月气涩滞，食不下，更加槟榔、草豆蔻仁、缩砂仁，或少加白豆蔻仁。

如三春之月食不下，亦用青皮少、陈皮多，更加风药以退其寒覆其上。

如初春犹寒，更少加辛热，以补春气之不足，以为风药之佐，益智、草豆蔻皆可也。

如脉弦者，见风动之证，以风药通之。

如脉涩觉气涩滞者，加当归身、天门冬、木香、青皮、陈皮；有寒者，加桂枝、黄芪。

如胸中窒塞，或气闭闷乱者，肺气涩滞而不行，宜破滞气，青皮、陈皮，少加木香、槟榔。

如冬月，加吴茱萸、人参。或胸中窒塞、闭闷不通者，为外寒所遏，使呼出之气不得伸故也。必寸口脉弦，或微紧，乃胸中大寒也，若加之以舌上有白苔滑者，乃丹田有热，胸中有寒明矣。丹田有热者，必尻臀冷，前阴间冷汗，两丸冷，是邪气乘其本而正气走于经脉中也，遇寒则必作阴阴而痛，以此辨丹田中伏火也，加黄柏、生地黄，勿误作寒证治之。

如秋冬天气寒凉而腹痛者，加半夏、或益智、或草豆蔻之类。

如发热，或扪之而肌表热者，此表证也，只服补中益气汤一二服，亦能得微汗，则凉矣。

如脚膝痿软，行步乏力，或疼痛，乃肾肝中伏湿热，少加黄柏，空心服之；不愈，更增黄柏，加汉防己五分，则脚膝中气力如故也。

如多唾，或唾白沫者，胃口上停寒也，加益智仁。

如少气不足以息者，服正药二三服，气犹短促者，为膈上及表间有寒所遏，当引阳气上伸，加羌活、独活，藁本最少，升麻多，柴胡次之，黄芪加倍。

肠澼下血论

《太阴阳明论》云：食饮不节，起居不时者阴受之，阴受之则入五脏，入五脏则䐜满闭塞，下为飧泄，久为肠澼。夫肠澼者，为水谷与血另作一派，如圊桶涌出也。今时值长夏，湿热大盛，正当客气胜而主气弱也，故肠澼之病甚，以凉血地黄汤主之。

凉血地黄汤

黄柏去皮，锉，炒　知母锉，炒，以上各一钱　青皮不去皮穰　槐子炒　熟地黄　当归以上各五分

上件㕮咀，都作一服，用水一盏，煎至七分，去渣，温服。

如小便涩，脐下闷，或大便则后重，调木香、槟榔细末各五分，稍热服，空心或食前。

如里急后重，又不去者，当下之。

如有传变，随证加减。

如腹中动摇有水声，而小便不调者，停饮也，诊显何脏之脉，以去水饮药泻之。假令脉洪大，用泻火利小便药之类是也。

如胃虚不能食，而大渴不止者，不可用淡渗之药止之，乃胃中元气少故也，与七味白术散补之。

如发热、恶热、烦躁、大渴不止，肌热不欲近衣，其脉洪大，按之无力者，或兼目痛、鼻干者，非白虎汤证也。此血虚发躁，当以黄芪一两，当归身二钱，㕮咀，水煎服。

如大便闭塞，或里急后重，数至圊而不能便，或少有白脓，或少有血，慎勿利之，利之则必至病重，反郁结而不通也。以升阳除湿防风汤，举其阳则阴气自降矣。

升阳除湿防风汤

苍术泔浸，去皮，净，四两　防风二钱　白术　白茯苓　白芍药以上各一钱

上件㕮咀，除苍术另作片子，水一碗半，煮至二大盏，内诸药，同煎至一大盏，去渣，稍热服，空心食前。

如此证飧泄不禁，以此药导其湿。如飧泄及泄不止，以风药升阳。苍术益胃去湿，脉实、膜胀、闭塞不通，从权以苦多甘少药泄之。如得通，复以升阳汤助其阳，或便以升阳汤中加下泄药。

脾胃虚不可妄用吐药论

《六元正纪论》云，木郁则达之者，盖本性当动荡轩举，是其本体。今乃郁于地中无所施为，即是风失其性。人身有木郁之证者，当开通之，乃可用吐法以助风木，是木郁则达之之义也。

又说，木郁达之者，盖谓木初失其性郁于地中，今既开发行于天上，是发而不郁也，是木复其性也，有余也，有余则兼其所胜，脾土受邪，见之于木郁达之条下，不止此一验也。又厥阴司天，亦风木旺也，厥阴之胜，亦风木旺也。俱是脾胃受邪，见于上条，其说一同。

或者不悟"木郁达之"四字之义，反作"木郁治之"，重实其实，脾胃又受木制，又复其木，正谓补有余而损不足也。既脾胃之气先已有足，岂不因此而重绝乎？

再明胸中窒塞当吐，气口三倍大于人迎，是食伤太阴。上部有脉，下部无脉，其人当吐，不吐则死。以其下部无脉，知其木郁在下也。塞道不行，而肝气下绝矣。兼肺金主塞而不降，为物所隔，金能克木，肝木受邪，食塞胸咽，故曰：在上者因而越之。

仲景云：实烦以瓜蒂散吐之。如经汗下，谓之虚烦，又名懊憹，烦躁不得眠，知其木郁也，以栀子豉汤吐之。昧者，将膈咽不通，上支两胁，腹胀胃虚不足，乃浊气在上，则生膜胀之病吐之。况胃虚必怒，风木已来乘陵胃中，《内经》以铁落镇坠之，岂可反吐，助其风木之邪？不宜吐而吐，其差舛如天地之悬隔。大抵胸中窒息烦闷不止者，宜吐之耳。

安养心神调治脾胃论

《灵兰秘典论》云：心者君主之官，神明出焉。凡怒、忿、悲、思、恐惧，皆

损元气。夫阴火之炽盛，由心生凝滞，七情不安故也。心脉者神之舍，心君不宁，化而为火，火者七神之贼也。故曰阴火太盛，经营之气不能颐养于神，乃脉病也。神无所养，津液不行，不能生血脉也。心之神，真气之别名也。得血则生，血生则脉旺。脉者神之舍，若心生凝滞，七神离形，而脉中唯有火矣。

善治斯疾者，惟在调和脾胃，使心无凝滞，或生欢欣，或逢喜事，或天气喧和，居温和之处，或食滋味，或眼前见欲爱事，则慧然如无病矣。盖胃中元气得舒伸故也。

凡治病当问其所便

《黄帝针经》云：中热消瘅则便寒，寒中之属则便热。胃中热则消谷，令人悬心善饥，脐以上皮热。肠中热则出黄如糜，脐以下皮寒。胃中寒则腹胀，肠中寒则肠鸣飧泄。

一说，肠中寒则食已窘迫，肠鸣切痛，大便色白。肠中寒，胃中热，则疾饥，小腹痛胀。肠中热，胃中寒，则胀而且泄。非独肠中热则泄，胃中寒传化亦泄。

胃欲热饮，肠欲寒饮，虽好恶不同，春夏先治标，秋冬先治本。衣服寒无凄怆，暑无出汗，热无灼灼，寒无凄凄，寒温中适，故气将持，乃不致邪僻也。

此规矩法度，乃常道也，正理也，揆度也，当临事制宜，以反常合变也。

胃气下溜五脏气皆乱其为病互相出见论

黄帝曰：何谓逆而乱？岐伯曰：清气在阴，浊气在阳，荣气顺脉，卫气逆行，清浊相干，乱于胸中，是为大悗。故气乱于心，则烦心密嘿，俯首静伏；乱于肺，则俯仰喘喝，按手以呼；乱于肠胃，则为霍乱；乱于臂胫，则为四厥；乱于头，则为厥逆，头重眩仆。

大法云：从下上者引而去之。又法云：在经者宜发之。

黄帝曰：五乱者，刺之有道乎？岐伯曰：有道以来，有道以去，审知其道，是为身宝。黄帝曰：愿闻其道。岐伯曰：气在于心者，取之手少阴心主之输神门、大陵。

滋以化源，补以甘温，泻以甘寒，以酸收之，以小苦通之，以微苦辛甘轻剂，同精导气，使复其本位。

气在于肺者，取之手太阴荣、足少阴输鱼际并太渊输。

太阴以苦甘寒，乃乱于胸中之气，以分化之味去之。若成痿者，以导湿热。若善多涕，从权治之辛热，仍引胃气前出阳道，不令湿土克肾，其穴在太溪。

气在于肠胃者，取之足太阴、阳明，不下者取之三里章门、中脘、三里。

因足太阴虚者，于募穴中导引之于血中。有一说，腑输，去腑病也。胃虚而致太阴无所禀者，于足阳明胃之募穴中引导之。如气逆上而霍乱者，取三里，气下乃止，不下复始。

气在于头，取之天柱、大杼，不知，取足太阳荣、输通谷深、束谷深。

先取天柱、大杼，不补不泻，以导气而已。取足太阳膀胱经中，不补不泻，深取通谷、束骨。丁心火，己脾土，穴中以引导去之。如用药于太阳引经药中，少加苦寒甘寒以导去之，清凉为之辅佐及使。

气在于臂足，取之先去血脉，后取其阳明、少阳之荥、输二间、三间深取之，内庭、陷谷深取之。

视其足、臂之血络尽取之，后治其痿厥，皆不补不泻，从阴深取，引而上之。上之者，出也，去也。皆阴火有余，阳气不足，伏匿于地中者。血，荣也，当从阴引阳，先于地中升举阳气，次泻阴火，乃导气同精之法。

黄帝曰：补泻奈何？岐伯曰：徐入徐出谓之导气，补泻无形谓之同精，是非有余不足也，乱气之相逆也。帝曰：允乎哉道，明乎哉论，请著之玉版，命曰治乱也。

阴病治阳阳病治阴

《阴阳应象论》云：审其阴阳，以别柔刚，阳病治阴，阴病治阳，定其血气，各守其乡。血实宜决之，气虚宜掣引之。

夫阴病在阳者，是天外风寒之邪乘中而外入，在人之背上腑腧、脏腧。是人受天外客邪，亦有二说：

中于阳则流于经，此病始于外寒，终归外热。故以治风寒之邪，治其各脏之腧，非止风寒而已。六淫湿、暑、燥、火，皆五脏所受，乃筋、骨、血、脉受邪，各有背上五脏腧以除之。伤寒一说从仲景。

中风者，有风论；中暑者，治在背上小肠腧；中湿者，治在胃腧；中燥者，治在大肠腧；此皆六淫客邪有余之病，皆泻在背之腑腧。若病久传变，有虚有实，各随病之传变，补泻不定，只治在背腑腧。

另有上热下寒。经曰：阴病在阳，当从阳引阴，必须先去络脉经隧之血。若阴中火旺，上腾于天，致六阳反不衰而上充者，先去五脏之血络，引而下行。天气降下，则下寒之病自去矣，慎勿独泻其六阳。此病阳亢，乃阴火之邪滋之，只去阴火，只损血络经隧之邪，勿误也。

阳病在阴者，病从阴引阳，是水谷之寒热，感则害人六腑。又曰：饮食失节，及劳役形质，阴火乘于坤土之中，致谷气、荣气、清气、胃气、元气不得上升滋于六腑之阳气，是五阳之气先绝于外，外者天也，下流伏于坤土阴火之中，皆先由喜、怒、悲、忧、恐为五贼所伤，而后胃气不行，劳役、饮食不节继之，则元气乃伤。当从胃合三里穴中推而扬之，以伸元气。故曰从阴引阳。

若元气愈不足，治在腹上诸腑之募穴。若传在五脏，为九窍不通，随各窍之病治其各脏之募穴于腹。故曰五脏不平，乃六腑元气闭塞之所生也。又曰，五脏不和，九窍不通，皆阳气不足，阴气有余，故曰阳不胜其阴。凡治腹之募，皆为元气不足，从阴引阳勿误也。

若错补四末之腧，错泻四末之余，错泻者，差尤甚矣。按岐伯所说，况取穴于天上，天上者，人之背上五脏六腑之腧，岂有生者乎？兴言及此，寒心彻骨。若六淫客邪及上热下寒，筋、骨、皮、肉、血、脉之病，错取穴于胃之合及诸腹之募者必危。亦岐伯之言，下工岂可不慎哉？

三焦元气衰旺

　　《黄帝针经》云：上气不足，脑为之不满，耳为之苦鸣，头为之倾，目为之瞑。中气不足，溲便为之变，肠为之苦鸣。下气不足，则为痿厥心悗。补足外踝下留之。

　　此三元真气衰惫，皆由脾胃先虚，而气不上行之所致也。加之喜、怒、悲、忧、恐，危亡速矣。

卷 下

大肠小肠五脏皆属于胃胃虚则俱病论

《黄帝针经》云：手阳明大肠、手太阳小肠，皆属足阳明胃。小肠之穴在巨虚下廉，大肠之穴在巨虚上廉，此二穴皆在足阳明胃三里穴下也。大肠主津，小肠主液，大肠、小肠受胃之荣气，乃能行津液于上焦，灌溉皮毛，充实腠理，若饮食不节，胃气不及，大肠、小肠无所禀受，故津液涸竭焉。《内经》云：耳鸣、耳聋、九窍不利，肠胃之所生也。此胃弱不能滋养手太阳小肠、手阳明大肠，故有此证。然亦只从胃弱而得之，故圣人混言肠胃之所生也。

或曰，子谓混言肠胃所生亦有据乎？予应之曰：《玉机真脏论》云：脾不及，令人九窍不通，谓脾为死阴，受胃之阳气，能上升水谷之气于肺，上充皮毛，散入四脏。今脾无所禀，不能行气于脏腑，故有此证。此则脾虚九窍不通之谓也。虽言脾虚，亦胃之不足所致耳。此不言脾，不言肠胃，而言五脏者又何也？予谓，此说与上二说无以异也。盖谓脾不受胃之禀命，致五脏所主九窍不能上通天气，皆闭塞不利也，故以五脏言之。此三者，只是胃虚所致耳。然亦何止于此，胃虚则五脏、六腑、十二经、十五络、四肢皆不得营运之气，而百病生焉，岂一端能尽之乎？

脾胃虚则九窍不通论

真气又名元气，乃先身生之精气也，非胃气不能滋之。胃气者，谷气也，荣气也，运气也，生气也，清气也，卫气也，阳气也；又天气、人气、地气，乃三焦之气，分而言之则异，其实一也，不当作异名异论而观之。

饮食劳役所伤，自汗小便数，阴火乘土位，清气不生，阳道不行，乃阴血伏火，况阳明胃土右燥左热，故化燥火而津液不能停，且小便与汗皆亡津液，津液至中宫变化为血也。脉者血之腑也，血亡则七神何依？百脉皆从此中变来也。人之百病莫大于中风，有汗则风邪客之，无汗则阳气固密，腠理闭拒，诸邪不能伤也。

或曰：《经》言阳不胜其阴，则五脏气争，九窍不通。又脾不及，则令人九窍不通，名曰重强。又五脏不和，则九窍不通。又头痛、耳鸣，九窍不通利，肠胃之所生也。请析而解之。答曰：夫脾者阴土也，至阴之气主静而不动；胃者阳土也，主动而不息。阳气在于地下，乃能生化万物。故五运在上，六气在下，其脾长一尺掩太仓，太仓者胃之上口也。脾受胃禀，乃能熏蒸腐熟五谷者也。胃者十二经之源，水谷之海也，平则万化安，病则万化危。五脏之气上通九窍，五脏禀受气于六腑，六腑受气于胃。六腑者，在天为风、寒、暑、湿、燥、火，此无形之气也。胃气和平，荣气上升，始生温热。温热者，春夏也，行阳二十五度。六阳升散之极，下而生阴，阴降则下行为秋冬，行阴道为寒凉也。胃既受病不能滋养，故六腑之气已绝，致肠道不行，阴火上行，五脏之气各受一腑之化，乃能滋养皮肤、血脉、筋骨。故言五脏之气已绝于外，是六腑生气先绝，五脏无所禀受而气后绝矣。

肺本收下，又主五气，气绝则下流，与脾土叠于下焦，故曰重强。胃气既病则下溜，《经》云湿从下受之，脾为至阴，本乎地也。有形之土，下填九窍之源，使不能上通于天，故曰五脏不和，则九窍不通。胃者行清气而上，即地之阳气也。积阳成天，曰清阳出上窍；曰清阳实四肢；曰清阳发腠理者也。脾胃既为阴火所乘，谷气闭塞而下流，即清气不升，九窍为之不利，胃之一腑病，则十二经元气皆不足也。气少则津液不行，津液不行则血亏，故筋、骨、皮、肉、血、脉皆弱，是气血俱羸弱矣。劳役动作，饮食饥饱，可不慎乎？凡有此病者，虽不变易他疾，已损其天年，更加之针灸用药差误，欲不夭枉得乎？

胃虚脏腑经络皆无所受气而俱病论

夫脾胃虚，则湿土之气溜于脐下，肾与膀胱受邪，膀胱主寒，肾为阴火，二者俱弱，润泽之气不行。大肠者庚也，燥气也，主津；小肠者丙也，热气也，主液。此皆属胃，胃虚则无所受气而亦虚，津液不濡，睡觉口燥、咽干而皮毛不泽也。甲胆风也，温也，主生化周身之血气；丙小肠热也，主长养周身之阳气，亦皆禀气于胃，则能浮散也，升发也。胃虚则胆及小肠温热生长之气俱不足，伏留于有形血脉之中，为热病，为中风，其为病不可胜纪。青、赤、黄、白、黑五腑皆滞。三焦者乃下焦元气生发之根蒂，为火乘之，是六腑之气俱衰也。

腑者府库之府，包舍五脏，及形质之物而藏焉。且六腑之气外无所主，内有所受，感天之风气而生甲胆，感暑气而生丙小肠，感湿化而生戊胃，感燥气而生庚大肠，感寒气而生壬膀胱，感天一之气而生三焦，此实父气无形也。风、寒、暑、湿、燥、火，乃温、热、寒、凉之别称也，行阳二十五度，右迁而升浮降沉之化也，其虚也，皆由脾胃之弱。

以五脏论之，心火亢甚，乘其脾土曰热中，脉洪大而烦闷。《难经》云：脾病当脐有动气，按之牢若痛，动气筑筑然坚牢，如有积而硬，若似痛也，甚则亦大痛，有是则脾虚病也，无则非也。更有一辨，食入则困倦，精神昏冒而欲睡者，脾亏弱也。且心火大盛，左迁入于肝木之分，风湿相搏，一身尽痛，其脉洪大而弦，时缓，或为眩运战摇，或为麻木不仁，此皆风也。脾病体重节痛，为痛痹，为寒痹，为诸湿痹，为痿软失力，为大疽大痈，若以辛热助邪，则为热病，为中风，其变不可胜纪。

木旺运行北越，左迁入地，助其肾水，水得子助，入脾为痰涎，自入为唾，入肝为泪，入肺为涕，乘肝木而反克脾土明矣。当先于阴分补其阳气升腾，行其阳道而走空窍，次加寒水之药降其阴火，黄柏、黄连之类是也。先补其阳，后泻其阴，脾胃俱旺而复于中焦之本位，则阴阳气平矣。

火曰炎上，水曰润下，今言肾主五液，上至头出于空窍，俱作泣、涕、汗、涎、唾者何也？曰病痫者涎沫出于口，冷汗出于身，清涕出于鼻，皆阳跷、阴跷、督、冲四脉之邪上行，肾水不任煎熬，沸腾上行为之也。此奇邪为病，不系五行阴阳十二经所拘，当从督、冲、二跷、四穴中奇邪之法治之。

无禀受则四脏及经络皆病焉。盖脾土无阳乃死，于经脉皮毛为使，建中之名于此见焉。病有缓急、收散、升降、浮沉、涩滑之类非一，从权立法于后。如皮毛肌肉之不伸，无大热，不能食而渴者，加葛根五钱；燥热及胃气上冲，为冲脉所逆，或作逆气而里急者，加炒黄柏、知母；如觉胸中热而不渴，加炒黄芩；如胸中结滞气涩或有热者，亦各加之；如食少而小便少者，津液不足也，勿利之，益气补胃自行矣。气弱气短者，加人参，只升阳之剂助阳，尤胜加人参；如恶热发热而躁渴，脉洪大，白虎汤主之，或喘者加人参；如渴不止，寒水石、石膏各等分，少少与之，即钱氏方中甘露饮，主身大热而小便数，或上饮下溲，此燥热也，气燥加白葵花，血燥加赤葵花；如脉弦只加风药，不可用五苓散；如小便行病增者，此内燥津液不能停，当致津液，加炒黄柏、赤葵花；如心下痞闷者，加黄连一、黄芩三，减诸甘药；如不能食心下软而痞者，甘草泻心汤则愈。

五脏外有所主，内无所受，谓外主皮毛、血脉、肌肉、筋骨及各空窍是也。若胃气一虚无所禀受，则四脏经络皆病，况脾全借胃土平和，则有所受而生荣，周身四脏皆旺，十二神守职，皮毛固密，筋骨柔和，九窍通利，外邪不能侮也。

胃虚元气不足诸病所生论

夫饮食劳役皆自汗，乃足阳明化燥火，津液不能停，故汗出小便数也。邪之大者莫若中风，风者百病之长，善行而数变，虽然，无虚邪，则风雨寒不能独伤人，必先中虚邪，然后贼邪得入矣。至于痿、厥逆，皆由汗出而得之也。且冬阳气伏藏于水土之下，如非常泄精，阳气已竭，则春令从何而得，万化俱失所矣。在人则饮食劳役，汗下时出，诸病遂生，予所以谆谆如此者，盖亦欲人知所慎也。

忽肥忽瘦论

《黄帝针经》云：寒热少气，血上下行。夫气虚不能寒，血虚不能热，血气俱虚不能寒热。而胃虚不能上行，则肺气无所养，故少气，卫气既虚不能寒也；下行乘肾肝助火为毒，则阴分气衰血亏，故寒热少气。血上下行者，足阳明胃之脉衰，则冲脉并阳明之脉上行于阳分，逆行七十二度，脉之火大旺，逆阳明脉中，血上行，其血冲满于上，若火时退伏于下则血下行，故言血上下行，俗谓之忽肥忽瘦者是也。

《经》曰：热伤气，又曰壮火食气，故脾胃虚而火胜，则必少气，不能卫护皮毛，通贯上焦之气而短少也。阴分血亏，阳分气削，阴阳之分，周身血气俱少，不能寒热，故言寒热也。《灵枢经》云：上焦开发，宣五谷味，熏肤充身泽毛，若雾露之溉。此则胃气平而上行也。

天地阴阳生杀之理在升降浮沉之间论

《阴阳应象论》云：天以阳生阴长，地以阳杀阴藏。然岁以春为首，正，正也；寅，引也。少阳之气始于泉下，引阴升而在天地人之上。即天之分，百谷草木皆甲坼于此时也。至立夏少阴之火炽于太虚，则草木盛茂，垂枝布叶，乃阳之用，阴之体，此所谓天以阳生阴长。经言岁半以前天气主之，在乎升浮也。至秋而太阴之运，初自天而下逐，阴降而彻地，则金振燥令，风厉霜飞，品物咸殒，其枝独在，若乎毫毛。至冬则少阴之气复伏于泉下，水冰地坼，万类周密，阴之用，阳之体也，此所谓地以阳杀阴藏。经言岁半以后地气主之，在乎降沉也。

至于春气温和，夏气暑热，秋气清凉，冬气冷冽，此则正气之序也。故曰履端于始，序则不愆，升已而降，降已而升，如环无端，运化万物，其实一气也。设或阴阳错综、胜复之变，自此而起，万物之中，人一也。呼吸升降，效象天地，准绳阴阳。盖胃为水谷之海，饮食入胃，而精气先输脾归肺，上行春夏之令，以滋养周身，乃清气为天者也。升已而下输膀胱，行秋冬之令，为传化糟粕转味而出，乃浊阴为地者也。

若夫顺四时之气，起居有时，以避寒暑，饮食有节，及不暴喜怒以颐神志，常欲四时均平而无偏胜则安。不然损伤脾胃，真气下溜，或下泄而久不能升，是有秋冬而无春夏，乃生长之用，陷于殒杀之气，而百病皆起，或久升而不降亦病焉。于此求之，则知履端之义矣。

阴阳寿夭论

《五常政大论》云：阴精所奉其人寿，阳精所降其人夭。夫阴精所奉者，上奉于阳，谓春夏生长之气也；阳精所降者，下降于阴，谓秋冬收藏之气也。且如地之伏阴，其精遇春而变动，升腾于上，即曰生发之气；升极而浮，即曰蕃莠之气。此六气右迁于天，乃天之清阳也，阳主生，故寿。天之元阳，其精遇秋而退，降坠于下，乃为收敛殒杀之气；降极而沉，是为闭藏之气，此五运左迁入地，乃地之浊阴也，阴主杀，故夭。

根于外者名曰气立，气止则化绝；根于内者名曰神机，神去则机息。皆不升而降也。地气者人之脾胃也，脾主五脏之气，肾主五脏之精，皆上奉于天，二者俱主生化以奉升浮，是知春生夏长皆从胃中出也。故动止饮食各得其所，必清必净，不令损胃之元气，下乘肾肝，及行秋冬殒杀之令，则亦合于天数耳。

五脏之气交变论

《五脏别论》云：五气入鼻，藏于心肺。《难经》云：肺主鼻，鼻和则知香臭。洁古云：视听明而清凉，香臭辨而温暖。此内受天之气而外利于九窍也。夫三焦之窍开于喉，出于鼻，鼻乃肺之窍，此体也，其闻香臭者用也。心主五臭舍于鼻，盖九窍之用皆禀长生，为近心，长生于酉，酉者肺，故知鼻为心之所用，而闻香臭也。耳者上通天气，肾之窍也，乃肾之体而为肺之用，盖肺长生于子，子乃肾之舍而肺居其中，而能听音声也。

一说声者天之阳，音者天之阴，在地为五律，在人为喉之窍，在口乃三焦之用。肺与心合而为言，出于口也，此口心之窍开于舌为体，三焦于肺为用，又不可不知也。

肝之窍通于目，离为火，能耀光而见物，故分别五色也，肝为之舍，肾主五精，鼻藏气于心肺，故曰主百脉而行阳道。《经》云：脱气者目盲，脱精者耳聋。心肺有病而鼻为之不利，此明耳、目、口、鼻为清气所奉于天，而心劳胃损则受邪也。

阴阳升降论

《易》曰：两仪生四象，乃天地气交，八卦是也。在人则清浊之气皆从脾胃出，荣气荣养周身，乃水谷之气味化之也。清阳为天清阳成天。地气上为云，天气下为雨，水谷之精气也，气海也，七神也，元气也，父也。清中清者，清肺以助天真。清阳出上窍耳目鼻口之七窍是也。清中浊者，荣华腠理。清阳为腠理毛窍，清阳实四肢。真气充实四肢。浊阴为地，坌阴成地。云出天气，雨出地气，五谷五味之精是五味之化也，血荣也，维持神明也，血之府会也，母也。浊中清者，荣养于神，降至中脘而为血，故曰心主血，心藏神。浊阴出下窍，前阴膀胱之窍也。浊中浊者，坚强骨髓。浊阴走五脏，散于五脏之血也，养血脉，润皮肤，肌肥肉筋者是也，血生肉者此也。浊阴归六腑，谓毛脉合精，经气归于腑者是也。

天气清静光明者也，藏德不止，故不下也。天明则日月不明，邪害空窍，阳气者闭塞，地气者冒明，云雾不精，则上应白露不下。交通不表，万物命故不施，不施则名木多死，恶气不发，风雨不节，白露不下，则菀藁不荣。贼风数至，暴雨数起，天地四时不相保，与道相失，则未央绝灭。唯圣人从之，故身无苛病，万物不失，生气不竭。

此说人之不避大寒伤形，大热伤气，四时节候变更之异气，及饮食失节，妄作劳役，心生好恶，皆令元气不行，气化为火，乃失生夭折之由耳。

调理脾胃治验
治法用药若不明升降浮沉差互反损论

予病脾胃久衰，视听半失，此阴盛乘阳，加之气短精神不足，此由弦脉令虚，多言之过，皆阳气衰弱，不得舒伸，伏匿于阴中耳。

癸卯岁六七月间，淫雨阴寒逾月不止，时人多病泄利，湿多成五泄故也。一日予体重肢节疼痛，大便泄并下者三，而小便闭塞。思其治法，按《内经·标本论》：大小便不利，无问标本，先利大小便。又云：在下者引而竭之。亦是先利小便也。又云：诸泄利，小便不利先分别之。又云：治湿不利小便，非其治也。皆当利其小便，必用淡味渗泻之剂以利之，是其法也。噫！圣人之法，虽布在方册，其不尽者，可以求责耳。

今客邪寒湿之淫，从外而入里，以暴加之，若从以上法度，用淡渗之剂以除之，病虽即已，是降之又降，是复益其阴而重竭其阳气矣，是阳气愈削而精神愈短矣，是阴重强而阳重衰矣，反助其邪之谓也，故必用升阳风药即差。以羌活、独活、柴胡、升麻各一钱，防风根截半钱，炙甘草根截半钱，同㕮咀，水四中盏，煎至一盏，去渣，稍热服。大法云：湿寒之胜，助风以平之。又曰：下者举之。得阳气升腾而去矣。又法云：客者除之，是因曲而为之直也。夫圣人之法，可以类推，举一而知百病者也。若不达升降浮沉之理，而一概施治，其愈者幸也。

戊申六月初，枢判白文举年六十二，素有脾胃虚损病，目疾时作，身面目睛俱黄，小便或黄或白，大便不调，饮食减少，气短上气，怠惰嗜卧，四肢不收。至六月中，目疾复作，医以泻肝散下数行，而前疾增剧。予谓大黄、牵牛虽除湿热，而不能走经络，下咽不入肝经，先入胃中，大黄苦寒重虚其胃，牵牛其味至辛能泻气，重虚肺本，嗽大作，盖标实不去，本虚愈甚，加之适当暑雨之际，素有黄证之人，所以增剧也。此当于脾胃肺之本脏，泻外经中之湿热，制清神益气汤主之而愈。

清神益气汤

茯苓　升麻以上各二分　泽泻　苍术
防风以上各三分　生姜五分

此药能走经，除湿热而不守，故不泻本脏，补肺与脾胃本中气之虚弱。

青皮一分　橘皮　生甘草　白芍药
白术以上各二分　人参五分

此药皆能守本而不走经，不走经者不

滋经络中邪，守者能补脏之元气。

黄柏一分　麦门冬　人参以上各二分，
五味子三分

此药去时令浮热湿蒸。

上件锉如麻豆大，都作一服，水二盏，煎至一盏，去渣，稍热空心服。

火炽之极，金伏之际，而寒水绝体，于此时也，故急救之以生脉散，除其湿热，以恶其太甚。肺欲收，心苦缓，皆酸以收之，心火盛则甘以泻之，故人参之甘，佐以五味子之酸。孙思邈云：夏月常服五味子，以补五脏气是也。麦门冬之微苦寒，能滋水之源于金之位，而清肃肺气，又能除火刑金之嗽，而敛其痰邪，复微加黄柏之苦寒，以为守位滋水之流，以镇坠其浮气，而除两足之痿弱也。

范天骙之内，素有脾胃之证，时显烦躁，胸中不利，大便不通。初冬出外而晚归，为寒气怫郁，闷乱大作，火不得伸故也。医疑有热，治以疏风丸，大便行而病不减。又疑药力小，复加七八十丸，下两行，前证仍不减，复添吐逆。食不能停，痰唾稠粘，涌出不止，眼黑头旋，恶心烦闷，气短促上喘，无力，不欲言，心神颠倒，兀兀不止，目不敢开，如在风云中，头苦痛如裂，身重如山，四肢厥冷，不得安卧，余谓前证乃胃气已损，复下两次，则重虚其胃，而痰厥头痛作矣。制半夏白术天麻汤主之而愈。

半夏白术天麻汤

黄柏二分　干姜三分　天麻　苍术
白茯苓　黄芪　泽泻　人参以上各五分
白术　炒曲以上各一钱　半夏汤洗七次　大
麦蘖面　橘皮以上各一钱五分

上件㕮咀，每服半两，水二盏，煎至一盏，去渣，带热服，食前。此头痛苦甚，谓之足太阴痰厥头痛，非半夏不能疗，眼黑头旋，风虚内作，非天麻不能除。其苗为定风草，独不为风所动也。黄芪甘温泻火补元气，人参甘温泻火补中益气，二术俱甘苦温，除湿补中益气，泽、苓利小便导湿，橘皮苦温益气调中升阳，曲消实，荡胃中滞气，大麦蘖面宽中助胃气，干姜辛热以涤中寒，黄柏苦大寒，酒洗以主冬天少火在泉发躁也。

戊申有一贫士，七月中脾胃虚弱，气促憔悴，因与人参芍药汤

人参芍药汤

麦门冬二分　当归身　人参以上各三分　炙甘草　白芍药　黄芪以上各一钱　五味子五个

上件㕮咀，分作二服，每服用水二盏，煎至一盏，去渣，稍热服。既愈，继而冬居旷室，卧热炕而吐血数次。予谓此人久虚弱，附脐有形，而有大热在内，上气不足，阳气外虚，当补表之阳气，泻里之虚热。

冬居旷室，衣服复单薄，是重虚其阳，表有大寒，壅遏里热，火邪不得舒伸，故血出于口。因思仲景太阳伤寒，当以麻黄汤发汗，而不与之，遂成衄血，却与之立愈，与此甚同。因与麻黄人参芍药汤。

麻黄人参芍药汤

人参益三焦元气不足而实其表也　麦门冬以上各三分　桂枝以补表虚　当归身和血养血，各五分　麻黄去其外寒　炙甘草补其脾　白芍药　黄芪以上各一钱　五味子二个，安其肺气

上件㕮咀，都作一服，水三盏，煮麻黄一味，令沸去沫，至二盏，入余药同煎至一盏，去渣，热服，临卧。

升阳散火汤　治男子妇人四肢发热，肌热，筋痹热，骨髓中热，发困，热如燎，扪之烙手，此病多因血虚而得之，或胃虚过食冷物，抑遏阳气于脾土，火郁则发之。

生甘草二钱　防风二钱五分　炙甘草三钱　升麻　葛根　独活　白芍药　羌活　人参以上各五钱　柴胡八钱

上㕮咀，每服称半两，水三大盏，煎至一盏，去渣，稍热服。忌寒凉之物及冷水月余。

安胃汤　治因饮食汗出，日久心中虚，风虚邪，令人半身不遂，见偏风痿痹之证，当先除其汗，慓悍之气按而收之。

黄连拣净去须　五味子去子　乌梅去核　生甘草以上各五分　熟甘草三分　升麻梢二分

上㕮咀，分作二服，每服水二盏，煎至一盏，去渣，温服，食远，忌湿面、酒、五辛、大料物之类。

清胃散　治因服补胃热药而致上下牙痛不可忍，牵引头脑满热，发大痛，此足阳明别络入脑也。喜寒恶热，此阳明经中热盛而作也。

真生地黄　当归身以上各三分　牡丹皮半钱　黄连拣净，六分，如黄连不好更加二分，如夏月倍之，大抵黄连临时增减无定　升麻一钱

上为细末，都作一服，水一盏半，煎至七分，去渣，放冷服之。

清阳汤　治口喎颊腮急紧，胃中火盛，必汗不止而小便数也。

红花　酒黄柏　桂枝以上各一分　生甘草　苏木以上各五分　炙甘草一钱　葛根一钱五分　当归身　升麻　黄芪以上各二钱

上件㕮咀，都作一服，酒三大盏，煎至一盏二分，去渣，稍热服，食前，服讫以火熨摩紧结处而愈。夫口喎筋急者，是筋脉血络中大寒，此药以代燔针劫刺。破血以去其凝结，内则泄冲脉之火炽。

胃风汤　治虚风证，能食，麻木，牙关急搐，目内蠕瞤，胃中有风，独面肿。

蔓荆子一分　干生姜二分　草豆蔻
黄柏　羌活　柴胡　藁本以上各三分　麻
黄五分，不去节　当归身　苍术　葛根以上
各一钱　香白芷一钱二分　炙甘草一钱五分

升麻二钱　枣四枚

　　上件锉如麻豆大，分二服，每服水二
盏，煎至一盏，去渣，热服，食后。

阳明病湿胜自汗论

　　或曰：湿之与汗，阴乎阳乎？曰：西
南坤土地，脾胃也。人之汗犹天地之雨
也，阴滋其湿，则为雾露为雨也，阴湿寒
下行之地气也，汗多则亡阳，阳去则阴胜
也，甚为寒中。湿胜则音声如从瓮中出，
湿若中水也，相家有说土音如居深瓮中，
言其壅也，远也，不出也，其为湿审矣。
又知此二者，一为阴寒也。《内经》曰：
气虚则外寒，虽见热中蒸蒸为汗，终传大
寒，知始为热中表虚亡阳，不任外寒，终
传寒中，多成痹寒矣。色以候天，脉以候
地，形者乃候地之阴阳也。故以脉气候

之，皆有形无形可见者也。

　　调卫汤　治湿胜自汗，补卫气虚弱，
表虚不任外寒。

　　苏木　红花以上各一分　猪苓二分　麦
门冬　生地黄以上各三分　半夏汤洗七次
生黄芩　生甘草　当归梢以上各五分　羌
活七分　麻黄根　黄芪以上各一钱　五味子
七枚

　　上㕮咀，如麻豆大，作一服，水二
盏，煎至一盏，去渣，稍热服。中风证必
自汗，汗多不得重发汗，故禁麻黄而用根
节也。

湿热成痿肺金受邪论

　　六七月之间，湿令大行，子能令母实
而热旺，湿热相合而刑庚大肠，故寒凉以
救之。燥金受湿热之邪，绝寒水生化之
源，源绝则肾亏，痿厥之病大作，腰以下
痿软瘫痪不能动，行走不正，两足欹侧，
以清燥汤主之。

　　清燥汤

　　黄连去须　酒黄柏　柴胡以上各一分
麦门冬　当归身　生地黄　炙甘草　猪苓
曲以上各二分　人参　白茯苓　升麻以上
各三分　橘皮　白术　泽泻已上各五分　苍
术一钱　黄芪一钱五分　五味子九枚

　　上㕮咀，如麻豆大，每服半两，水二
盏半，煎至一盏，去渣，稍热空心服。

　　助阳和血补气汤　治眼发后，上热
壅，白眼红，多眵泪，无疼痛而瘾涩难

开，此服苦寒药太过，而真气不能通九窍
也。故眼昏花不明，宜助阳和血补气。

　　香白芷二分　蔓荆子三分　炙甘草
当归身酒洗　柴胡以上各五分　升麻　防风
以上各七分　黄芪一钱

　　上㕮咀，都作一服，水一盏半，煎至
一盏，去渣，热服，临卧，避风处睡，忌
风寒及食冷物。

　　升阳汤　治大便一日三四次，溏而不
多，有时泄泻，腹中鸣，小便黄。

　　柴胡　益智仁　当归身　橘皮以上各
三分　升麻六分　甘草二钱　黄芪三钱　红
花少许

　　上㕮咀，分作二服，每服水二大盏，
煎至一盏，去渣，稍热服。

　　升阳除湿汤　治脾胃虚弱，不思饮

食，肠鸣腹痛，泄泻无度，小便黄，四肢困弱。

甘草　大麦蘖面如胃寒腹鸣者加　陈皮　猪苓以上各三分　泽泻　益智仁　半夏　防风　神曲　升麻　柴胡　羌活以上各五分　苍术一钱

上㕮咀，作一服，水三大盏，生姜三片，枣二枚，同煎至一盏，去渣，空心服。

益胃汤　治头闷，劳动则微痛，不喜饮食，四肢怠惰，躁热短气，口不知味，肠鸣，大便微溏、黄色，身体昏闷，口干不喜食冷。

黄芪　甘草　半夏以上各二分　黄芩　柴胡　人参　益智仁　白术以上各三分　当归梢　陈皮　升麻以上各五分　苍术一钱五分

上㕮咀，作一服，水二大盏，煎至一盏，去渣，稍热服，食前，忌饮食失节，生冷硬物、酒、湿面。

生姜和中汤　治食不下，口干虚渴，四肢困倦。

生甘草　炙甘草以上各一分　酒黄芩　柴胡　橘皮以上各二分　升麻三分　人参　葛根　藁本　白术以上各五分　羌活七分　苍术一钱　生黄芩二钱

上㕮咀，作一服，水二盏，生姜五片，枣三枚，擘开，同煎至一盏，去渣，稍热服之，食前。

强胃汤　治因饮食劳役所伤，腹胁满闷，短气，遇春口淡无味，遇夏虽热而恶寒，常如饱，不喜食冷物。

黄柏　甘草以上各五分　升麻　柴胡　当归身　陈皮以上各一钱　生姜　曲以上各一钱五分　草豆蔻二钱　半夏　人参以上各三钱　黄芪一两

上㕮咀，每服三钱，水二大盏，煎至一盏，去渣，温服，食前。

温胃汤　专治服寒药多，致脾胃虚弱，胃脘痛。

人参　甘草　益智仁　缩砂仁　厚朴以上各二分　白豆蔻　干生姜　泽泻　姜黄以上各三分　黄芪　陈皮以上各七分

上件为极细末，每服三钱，水一盏，煎至半盏，温服，食前。

和中丸　补胃进食。

人参　干生姜　橘红以上各一钱　干木瓜二钱　炙甘草三钱

上为细末，蒸饼为丸，如梧桐子大，每服三五十丸，温水送下，食前服。

藿香安胃散　治脾胃虚弱，不进饮食，呕吐不待腐熟。

藿香　丁香　人参以上各二钱五分　橘红五钱

上件四味为细末，每服二钱，水一大盏，生姜一片，同煎至七分，和渣冷服，食前。

异功散　治脾胃虚冷，腹鸣，腹痛，自利，不思饮食。

人参　茯苓　白术　甘草　橘皮以上各五分

上为粗散，每服五钱，水二大盏，生姜三片，枣二枚，同煎至一盏，去渣温服，食前。先用数服，以正其气。

饮食伤脾论

《四十九难》曰：饮食劳倦则伤脾。又云：饮食自倍，肠胃及伤。肠澼为痔。夫脾者行胃津液，磨胃中之谷，主五味也。胃既伤则饮食不化，口不知味，四肢倦困，心腹痞满，兀兀欲吐而恶食，或为飧泄，或为肠澼，此胃伤脾亦伤明矣。大抵伤饮、伤食，其治不同，伤饮者无形之气也，宜发汗、利小便以导其湿；伤食者有形之物也，轻则消化，或损其谷，此最为妙也，重则方可吐下。今立数方，区分类析，以列于后。

五苓散 治烦渴饮水过多，或水入即吐，心中淡淡，停湿在内，小便不利。

桂一两 茯苓 猪苓 白术以上各一两

五钱 泽泻二两五钱

上为细末，每服二钱，热汤调服，不拘时候，服讫多饮热汤，有汗出即愈。

如瘀热在里，身发黄疸，浓煎茵陈汤调下，食前服之。

如疸发渴，及中暑引饮，亦可用水调服。

论饮酒过伤

夫酒者大热有毒，气味俱阳，乃无形之物也。若伤之，止当发散，汗出则愈矣。其次莫如利小便。二者乃上下分消其湿。今之酒病者，往往服酒癥丸大热之药下之，又用牵牛、大黄下之者，是无形元气受病，反下有形阴血，乖误甚矣。酒性大热以伤元气，而复重泻之，况亦损肾水。真阴及有形阴血俱为不足，如此则阴血愈虚，真水愈弱，阳毒之热大旺，反增其阴火，是以元气消耗，折人长命，不然则虚损之病成矣。酒疸下之，久久为黑疸，慎不可犯，以葛花解酲汤主之。

葛花解酲汤 治饮酒太过，呕吐痰逆，心神烦乱，胸膈痞塞，手足战摇，饮食减少，小便不利。

莲花青皮去穰，三分 木香五分 橘皮去白 人参去芦 猪苓去黑皮 白茯苓以上各一钱五分 神曲炒黄 泽泻 干生姜 白术以上各二钱 白豆蔻仁 葛花 砂仁以上各五钱

上为极细末，称和匀，每服三钱匕，白汤调下，但得微汗，酒病去矣，此盖不得已用之，岂可恃赖日日饮酒？此方气味辛辣，偶因酒病服之，则不损元气，何者，敌酒病也。

枳术丸 治痞消食，强胃。

枳实麸炒黄色，去穰，一两 白术二两

上同为极细末，荷叶裹烧饭为丸，如梧桐子大，每服五十丸，多用白汤下，无时。白术者，本意不取其食速化，又令人胃气强，不复伤也。

橘皮枳术丸 治老幼元气虚弱，饮食不消，脏腑不调，心下痞闷。

枳实麸炒去穰 橘皮以上各一两 白术二两

上件为细末，荷叶烧饭为丸，如梧桐子大，每服五十丸，温水送下，食远。夫内伤用药之大法，所贵服之强人胃气，令胃气益厚，虽猛食、多食、重食而不伤，此能用食药者也。此药久久益胃气，令不复致伤也。

半夏枳术丸 治因冷食内伤。

半夏汤洗七次，焙干 枳实麸炒黄色 白术以上各二两

上同为极细末，荷叶裹烧饭为丸，如梧桐子大，每服五十丸，添服不妨，无定法。如热汤浸蒸饼为丸亦可。

如食伤，寒热不调，每服加上二黄丸十丸，白汤下。更作一方加泽泻一两为丸，有小便淋者用。

木香干姜枳术丸 破除寒滞气，消寒饮食。

木香三钱 干姜五钱，炮 枳实一两，炒 白术一两五钱

上为极细末，荷叶烧饭为丸，如梧桐子大，每服三五十丸，温水送下，食前。

木香人参生姜枳术丸 开胃进食。

干生姜二钱五分 木香三钱 人参三钱五分 陈皮四钱 枳实一两，炒黄 白术一两五钱

上为极细末，荷叶烧饭为丸，如梧桐子大。每服三五十丸，温水送下，食前，忌饱食。

和中丸 治病久虚弱，厌厌不能食，而脏腑或秘或溏，此胃气虚弱也。常服则和中理气，消痰去湿，厚肠胃，进饮食。

木香二钱五分 枳实麸炒 炙甘草以上各三钱半 槟榔四钱五分 陈皮去白，八钱 半夏汤洗七次 厚朴姜制，以上各一两 白术一两二钱

上为细末，生姜自然汁浸蒸饼为丸，如梧桐子大，每服三五十丸，温水送下，食前或食远。

交泰丸 升阳气，泻阴火，调荣气，进饮食，助精神，宽腹中，除急惰嗜卧，四肢不收，沉困懒倦。

干姜炮制，三分 巴豆霜五分 人参去芦 肉桂去皮，以上各一钱 柴胡去苗 小椒炒去汗并闭目，去子 白术以上各一钱五分 厚朴去皮锉炒，秋冬加七钱 酒煮苦楝 白茯苓 砂仁以上各三钱 川乌头炮去皮脐，四钱五分 知母四钱，一半炒一半酒洗，此一味春夏所宜，秋冬去之 吴茱萸汤洗七次，五钱 黄连去须，秋冬减一钱半 皂角水洗，煨去皮弦 紫菀去苗，以上各六钱

上除巴豆霜另入外，同为极细末，炼蜜为丸，如梧桐子大，每服十丸，温水送下，虚实加减。

三棱消积丸 治伤生冷硬物，不能消化，心腹满闷。

丁皮 益智以上各三钱 巴豆炒，和粳米炒焦，去米 茴香炒 陈皮 青橘皮①以上各五钱 京三棱炮 广茂炮 炒曲以上各七钱

上件为细末，醋打面糊为丸，如梧桐子大，每服十丸至二十丸，温生姜汤送下，食前。量虚实加减，得更衣止后服。

备急丸 治心腹百病卒痛如锥刺，及胀满不快气急，并治之。

锦纹川大黄为末 干姜炮为末 巴豆先去皮、膜、心，研如泥霜，出油，用霜

上件三味等分，同一处研匀，炼蜜成剂。白内杵千百下，丸如大豌豆大，夜卧温水下一丸，如气实者加一丸。如卒病不计时候服。妇人有孕不可服。如所伤饮食在胸膈间，兀兀欲吐，反覆闷乱，以物探吐去之。

神保丸 治心膈痛，腹痛，血痛，肾气痛，胁下痛，大便不通，气噎，宿食不消。

木香 胡椒以上各二钱五分 巴豆十枚，去皮、油、心、膜，研 干蝎七枚

上件四味为末，汤浸蒸饼为丸，麻子大，朱砂三钱为衣，每服五丸。

如心膈痛，柿蒂、灯心汤下。

如腹痛，柿蒂、煨姜煎汤下。

如血痛，炒姜醋汤下。

如肾气痛、胁下痛，茴香酒下。

如大便不通，蜜调槟榔末一钱下。

如气噎，木香汤下。

如宿食不消，茶、酒、浆、饮任下。

雄黄圣饼子 治一切酒食所伤。心腹满不快。

雄黄五钱 巴豆一百个，去油、心、膜 白面十两，重罗过

上件三味内除白面八九两，余药同为细末，共面和匀，用新水和作饼子如手大，以浆水煮，煮至浮于水上，漉出，控，旋看硬软捣作剂，丸如梧桐子大，捻

---

① 青橘皮：即青皮。

作饼子，每服五七饼子，加至十饼、十五饼，嚼破一饼利一行，二饼利二行，茶、酒任下，食前。

蠲饮枳实丸 逐饮清痰，导滞清膈。

枳实麸炒去瓤 半夏汤洗 陈皮去白，以上各二两 黑牵牛八两，内取头末三两

上为细末，水煮面糊为丸，如梧桐子大，每服五十丸，食后，生姜汤下。

感应丸 治虚中积冷，气弱有伤，停积胃脘，不能传化；或因气伤冷，因饥饱食，饮酒过多，心下坚满，两胁胀痛，心腹大疼，霍乱吐泻，大便频，后重迟涩，久痢赤白，脓血相杂，米谷不消，愈而复发。又治中酒呕吐痰逆，恶心喜唾，头旋，胸膈痞闷，四肢倦怠，不欲饮食。又治妊娠伤冷，新产有伤，若久有积寒，吃热药不效者，并悉治之。又治久病形羸，荏苒岁月，渐致虚弱，面黄肌瘦，饮食或进或退，大便或秘或泄，不拘久新积冷，并皆治之。

干姜炮制，一两 南木香①去芦 丁香以上各一两五钱 百草霜二两 肉豆蔻去皮，三十个 巴豆去皮、心、膜、油，研，七十个 杏仁一百四十个，汤浸去皮尖，研膏

上七味，除巴豆粉、百草霜、杏仁三味外，余四味捣为细末，却与三味同拌，研令细，用好蜡匦和，先将蜡六两溶化作汁，以重绵滤去渣，更以好酒一升于银、石器内煮蜡溶，滚数沸倾出，候酒冷，其蜡自浮于上，取蜡称用丸。春夏修合用清油一两于铫内熬令沫散香熟，次下酒煮蜡四两同化作汁，就锅内乘热拌和前项药末。秋冬修合用清油一两五钱，同煎煮熟作汁和匦药末成剂，分作小铤子，以油单纸裹之，旋丸服耳。

神应丸 治因一切冷物冷水及潼乳、酪水，腹痛肠鸣，米谷不化。

丁香 木香以上各二钱 巴豆 杏仁

百草霜 干姜以上各五钱 黄蜡二两

上先将黄蜡，用好醋煮去渣秽，将巴豆、杏仁同炒黑烟尽，研如泥，将黄蜡再上火，春夏入小油五钱，秋冬入小油八钱，溶开入在杏仁、巴豆泥子内同搅，旋下丁香、木香等药末，研匀搓作铤子，油纸裹了，旋丸用，每服三五十丸，温米饮送下，食前，日三服，大有神效。

白术安胃散 治一切泻痢，无问脓血相杂，里急窘痛，日夜无度。又治男子小肠气痛，及妇人脐下虚冷，并产后儿枕块痛，亦治产后虚弱，寒热不止者。

五味子 乌梅取肉炒干，以上各五钱 车前子 茯苓 白术以上各二两 米壳三两，去顶蒂穰，醋炒一宿，炒干

上为末，每服五钱，水一盏半，煎至一盏，去渣，空心温服。

圣饼子 治泻痢赤白，脐腹撮痛，久不愈者。

黄丹二钱 定粉 舶上硫黄 陀僧以上各三钱 轻粉少许

上细锉为末，入白面四钱匕，滴水和如指尖大，捻作饼子，阴干，食前温浆水磨服之，大便黑色为效。

当归和血散 治肠澼下血，湿毒下血。

川芎四分 青皮 槐花 荆芥穗 熟地黄 白术以上各六分 当归身 升麻以上各一钱

上件为细末，每服二三钱，清米饮汤调下，食前。

诃梨勒丸 治休息痢，昼夜无度，腥臭不可近，脐腹撮痛，诸药不效。

诃子五钱，去核研 椿根白皮一两 母丁香三十个

上为细末，醋面糊丸，如梧桐子大，

---

① 南木香：即木香。

每服五十丸，陈米饭汤，入醋少许送下，五更，三日三服效。

脾胃损在调饮食适寒温

《十四难》曰：损其脾者，调其饮食，适其寒温。夫脾、胃、大肠、小肠、三焦、膀胱，仓廪之本，营之所居，名曰器，能化糟粕转味而出入者也。若饮食热无灼灼，寒无凄凄，寒温中适，故气将持，乃不致邪僻。或饮食失节，寒温不适，所生之病，或溏泄无度，或心下痞闷，腹胁膜胀，口失滋味，四肢困倦，皆伤于脾胃所致而然也。肠胃为市，无物不受，无物不入。若风、寒、暑、湿、燥一气偏胜，亦能伤脾损胃，观证用药者，宜详审焉。

脾胃右关所主其脉缓如得：

弦脉　风邪所伤，甘草芍药汤、黄芪建中汤之类，或甘酸之剂皆可用之。

洪脉　热邪所伤，三黄丸、泻黄散、调胃承气汤，或甘寒之剂皆可用之。

迟脉　本经太过，湿邪所伤，平胃散加白术、茯苓，五苓散，或除湿淡渗之剂皆可用之。

涩脉　燥热所伤，异功散加当归，四君子汤加熟地黄，或甘温甘润之剂皆可用之。

沉细脉　寒邪所伤，益黄散、养胃丸、理中丸、理中汤，如寒甚加附子，甘热之剂皆可用之。

前项所定方药，乃常道也，如变则更之。

胃风汤　治大人小儿风冷乘虚入客肠胃，水谷不化，泄泻注下，腹胁虚满，肠鸣疗痛，及肠胃湿毒，下如豆汁，或下瘀血，日夜无度，并宜服之。

人参去芦　白茯苓去皮　芎䓖　桂去粗皮　当归去苗　白芍药　白术以上各等分

上为粗散，每服二钱，以水一大盏，入粟米数百余粒，同煎至七分，去渣，稍热服，空心食前，小儿量力减之。

三黄丸　治丈夫妇人三焦积热，上焦有热，攻冲眼目赤肿，头项肿痛，口舌生疮；中焦有热，心膈烦躁，不美饮食；下焦有热，小便赤涩，大便秘结。五脏俱热，即生痈疖疮痍。及治五般痔疾，粪门肿痛，或下鲜血。

黄连去芦　黄芩去芦　大黄以上各一两

上为细末，炼蜜为丸，如梧桐子大，每服三十丸，用熟水吞下，如脏腑壅实，加服丸数，小儿积热亦宜服之。

白术散　治虚热而渴。

人参去芦　白术　丁香　白茯苓去皮　藿香叶去土　甘草以上各一两　十葛二两

上件为粗末，每服三钱至五钱，水一盏，煎至五分，温服。如饮水者多煎与之，无时服；如不能食而渴，洁古先师倍加葛根；如能食而渴，白虎汤加人参服之。

加减平胃散　治脾胃不和，不思饮食，心腹、胁肋胀满刺痛，口苦无味，胸满气短，呕哕恶心，噫气吞酸，面色萎黄，肌体瘦弱，怠惰嗜卧，体重节痛，常多自利，或发霍乱，及五噎八痞，膈气反胃。

甘草锉炒，二两　厚朴去粗皮，姜制炒香　陈皮去白，以上各三两二钱　苍术去粗皮，米泔浸，五两

上为细末，每服二钱，水一盏，入生姜三片，干枣二枚，同煎至七分，去渣温服；或去姜、枣，带热服，空心食前，入盐一捻，沸汤点服亦得。常服调气暖胃，化宿食，消痰饮，辟风寒冷湿四时非节之气。

如小便赤涩，加白茯苓、泽泻。

如米谷不化，食饮多伤，加枳实。

如胸中气不快，心下痞气，加枳壳、

木香。

如脾胃困弱，不思饮食，加黄芪、人参。

如心下痞闷腹胀者，加厚朴，甘草减半。

如遇夏，则加炒黄芩。

如遇雨水湿润时，加茯苓、泽泻。

如遇有痰涎，加半夏、陈皮。

凡加时，除苍术、厚朴外，依例加之，如一服五钱，有痰用半夏五分。

如嗽，饮食减少，脉弦细，加当归、黄芪。

如脉洪大缓，加黄芩、黄连。

如大便硬，加大黄三钱，芒硝二钱，先嚼麸炒桃仁烂，以药送下。

散滞气汤　治因郁气结中脘，腹皮底微痛，心下痞满，不思饮食，虽食不散，常常有痞气。

当归身二分　陈皮三分　柴胡四分　炙甘草一钱　半夏一钱五分　生姜五片　红花少许

上件锉如麻豆大，都作一服，水二盏，煎至一盏，去渣，稍热服，食前，忌湿面、酒。

通幽汤　治幽门不通上冲，吸门不开噎塞，气不得上下，治在幽门闭，大便难，此脾胃初受热中，多有此证，名之曰下脘不通。

桃仁泥　红花以上各一分　生地黄　熟地黄以上各五分　当归身　炙甘草　升麻以上各一钱

上㕮咀，都作一服，水二大盏，煎至一盏，去渣，稍热服之。食前。

润肠丸　治饮食劳倦，大便秘涩，或干燥闭塞不通，全不思食，乃风结、血结，皆能闭塞也，润燥、和血、疏风，自然通利也。

大黄去皮　当归梢　羌活以上各五钱　桃仁汤浸，去皮尖，一两　麻子仁去皮取仁，

一两二钱五分

上除麻仁另研如泥外，捣罗为细末，炼蜜为丸，如梧桐子大，每服五十丸，空心用白汤送下。

导气除燥汤　治饮食劳倦，而小便闭塞不通，乃血涩致气不通而窍涩也。

滑石炒黄　茯苓去皮，以上各二钱　知母细锉酒洗　泽泻以上各三钱　黄柏去皮，四钱，酒洗

上㕮咀，每服半两，水二盏，煎至一盏，去渣，稍热服，空心。如急，不拘时候。

丁香茱萸汤　治胃虚呕哕吐逆，膈咽不通。

干生姜　黄柏以上各二分　丁香　炙甘草　柴胡　橘皮　半夏以上各五分　升麻七分　吴茱萸　草豆蔻　黄芪　人参以上各一钱　当归身一钱五分　苍术二钱

上件锉如麻豆大，每服半两，水二盏，煎至一盏，去渣，稍热服，食前，忌冷物。

草豆蔻丸　治脾胃虚而心火乘之，不能滋荣上焦元气，遇冬肾与膀胱之寒水旺时，子能令母实，致肺金大肠相辅而来克心乘脾胃，此大复其仇也。《经》云：大胜必大复，故皮毛、血脉、分肉之间，元气已绝于外，又大寒、大燥二气并乘之，则苦恶风寒，耳鸣，及腰背相引胸中而痛，鼻息不通，不闻香臭，额寒脑痛，目时眩，目不欲开，腹中为寒水反乘，痰唾沃沫，食入反出，常痛，及心胃痛，胁下急缩，有时而痛，腹不能努，大便多泻而少秘，下气不绝或肠鸣，此脾胃虚之极也。胸中气乱，心烦不安，而为霍乱之渐。膈咽不通，噎塞，极则有声，喘喝闭塞。或日阳中，或暖房内稍缓，口吸风寒则复作。四肢厥逆，身体沉重，不能转侧，头不可以回顾，小便溲而时躁，此药

主秋冬寒凉，大复气之药也。

泽泻一分，小便数减半　柴胡二分或四分，须详胁痛多少用　神曲　姜黄以上各四分　当归身　生甘草　熟甘草　青皮以上各六分　桃仁汤洗，去皮尖，七分　白僵蚕

吴茱萸汤洗去苦烈味，焙干　益智仁　黄芪　陈皮　人参以上各八分　半夏一钱，汤洗七次　草豆蔻仁一钱四分，面裹烧，面熟为度，去皮用仁　麦蘖面炒黄，一钱五分

上件一十八味，同为细末，桃仁另研如泥，再同细末一处研均，汤浸蒸饼为丸，如梧桐子大，每服三五十丸，熟白汤送下，旋斟酌多少。

神圣复气汤　治复气，乘冬足太阳寒气，足少阴肾水之旺，子能令母实，手太阴肺实反来侮土，火木受邪，腰背胸膈闭塞，疼痛善嚏，口中涎，目中泣，鼻中流浊涕不止，或如息肉，不闻香臭，咳嗽痰沫，上热如火，下寒如冰，头作阵痛，目中流火，视物䀮䀮，耳鸣耳聋，头并口鼻或恶风寒，喜日阳，夜卧不安，常觉痰塞，膈咽不通，口失味，两胁缩急而痛，牙齿动摇不能嚼物，阴汗，前阴冷，行步剌侧，起居艰难，掌中寒，风痹麻木，小便数而昼多，夜频而欠，气短喘喝，少气不足以息，卒遗失无度。妇人白带，阴户中大痛，牵心而痛，黧黑失色，男子控睾牵心腹阴阴而痛，面如赭色，食少，大小便不调，烦心霍乱，逆气里急而腹皮色白，后出余气，腹不能努，或肠鸣，膝下筋急，肩胛大痛，此皆寒水来复火土之仇也。

黑附子炮去皮脐　干姜炮，为末，以上各三分　防风锉如豆大　郁李仁汤浸去皮尖，另研如泥　人参以上各五分　当归身酒洗，锉，六分　半夏汤泡七次　升麻锉，以上各七分　甘草锉　藁本以上各八分　柴胡锉如豆大　羌活锉如豆大，以上各一钱　白葵花三朵，去心，细剪入

上件药都一服，水五盏，煎至二盏，入：

橘皮五分　草豆蔻仁面裹烧熟，去皮　黄芪以上各一钱

上件入在内，再煎至一盏，再入下项药：

生地黄二分酒洗　黄柏酒浸　黄连酒浸　枳壳以上各三分

以上四味，预一日另用新水浸，又以：

细辛二分　川芎细末　蔓荆子以上各三分

预一日用新水半大盏，分作二处浸此三味，并黄柏等煎正药作一大盏，不去渣，入此三浸者药，再上火煎至一大盏，去渣稍热服，空心。又能治嗌颊、嗌唇、嗌舌、舌根强硬等证如神。忌肉汤，宜食肉，不助经络中火邪也。大抵肾并膀胱经中有寒，元气不足者，皆宜服之。

脾胃将理法

白粥、粳米、绿豆、小豆、盐豉之类，皆淡渗利小便，且小便数不可更利，况大泻阳气，反得行阴道，切禁湿面，如食之觉快勿禁。

药中不可服泽泻、猪苓、茯苓、灯心、琥珀、通草、木通、滑石之类，皆行阴道而泻阳道也，如渴，如小便不利，或闭塞不通则服，得利勿再服。

忌大咸，助火邪而泻肾水真阴，及大辛味，蒜、韭、五辣、醋、大料物、官桂、干姜之类，皆伤元气。

若服升沉之药，先一日将理，次日腹

空服，服毕更宜将理十日，先三日尤甚，不然则反害也。

夫诸病四时用药之法，不问所病，或温或凉，或热或寒，如春时有疾，于所用药内加清凉风药，夏月有疾加大寒之药，秋月有疾加温气药，冬月有疾加大热药，是不绝生化之源也。钱仲阳医小儿深得此理。《内经》必先岁气，毋伐天和，是为至治。又曰：无违时，无伐化。又曰：无伐生生之气。皆此常道也。用药之法，若反其常道，而变生异证，则当从权施治。假令病人饮酒或过食寒，或过食热，皆可以增病，如此则以权衡应变治之。权变之药，岂可常用之。

摄　养

忌浴当风，汗当风。须以手摩汗孔合，方许见风，必无中风、中寒之疾。

遇卒风暴寒，衣服不能御者，则宜争努周身之气以当之，气弱不能御者病。

如衣薄而气短，则添衣，于无风处居止。气尚短，则以沸汤一碗熏其口鼻，即不短也。

如衣厚于不通风处居止，而气短，则宜减衣，摩汗孔合，于漫风处居止。

如久居高屋，或天寒阴湿所遏，令气短者，亦如前法熏之。

如居周密小室，或大热而处寒凉，气短，则出就风日。凡气短皆宜食滋味汤饮，令胃调和。

或大热能食而渴，喜寒饮，当从权以饮之，然不可耽嗜。如冬寒喜热物，亦依时暂食。

夜不安寝，衾厚热壅故也，当急去之，仍拭汗。或薄而不安，即加之，睡自稳也。饥而睡不安，则宜少食，饱而睡不安，则少行坐。

遇天气变更，风寒阴晦，宜预避之。大抵宜温暖，避风寒，省语，少劳役为上。

远　欲

名与身孰亲，身与货孰多？以隋侯之珠，弹千仞之雀，世必笑之，何取之轻而弃之重耶？残躯六十有五，耳目半失于视听，百脉沸腾而烦心，身如众脉漂流，瞑目则魂如浪去，神气衰于前日，饮食减于曩时，但应人事，病皆弥甚，以己之所有，岂止隋侯之珠哉？安于淡薄，少思寡欲，省语以养气，不妄作劳以养形，虚心以维神，寿夭得失安之于数，得丧既轻，血气自然谐和，邪无所容，病安增剧？苟能持此，亦庶几于道，可谓得其真趣矣。

省　言　箴

气乃神之祖，精乃气之子，气者精神之根蒂也。大矣哉！积气以成精，积精以全神，必清必静，御之以道，可以为天人矣。有道者能之，予何人哉，切宜省言而已。

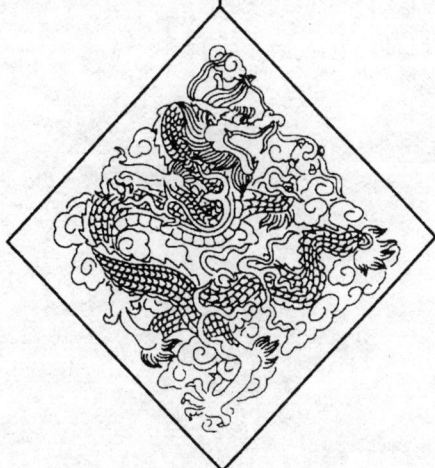

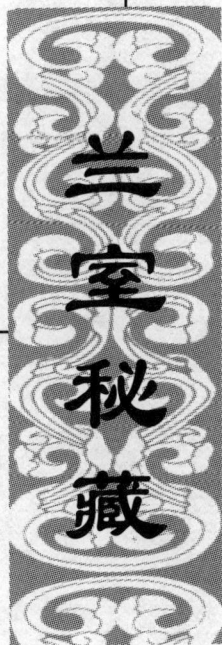

兰室秘藏

金·李东垣 著

兰室秘藏目录

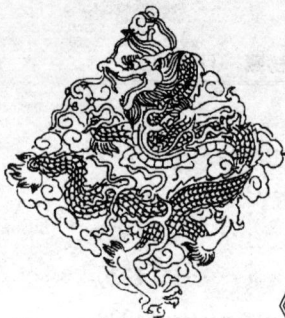

　　《兰室秘藏》六卷，吾师李东垣先生所辑也。不肖读之而
曰：至矣哉！吾师之学术贯天人，洞微奥也。其论饮食劳倦，人所
日用而不知者，故首及之。次中满腹胀，胃脘酒渴，至于眼耳鼻
舌齿喉，血分腰痛，大小便，痔瘘泻痢，疮疡，妇儿科，皆穷其
旨要。而论脉法尤详悉而切当，言病证变换万状皆形见于脉，按
其弦长、滞缩、清浊，伸引无尽。吾师尝云：至微者，理也；至
著者，象也。体用一源，显微无间，得其理则象可得而推矣。是
吾师有不言，言辄应，与是编相符合，非口所辩说，纸上陈言，
不能施用者欤！然则人之欲自颐真精，顺时却病，与医家溯流穷
源，不拘执古方而收功者，舍是奚观焉？夫吾师合生气之和，道五
常之性，使疾疢不作而无妖祲短折，起死扶伤，令六合咸宁，万
世攸赖，非古圣王亨嘉之致治乎？圣王之世，即喙息蠕动之细，莫
不禀仰太和，沐浴玄泽。若吾师殚厥心思以较雠是编，濯瘅煦
寒，如《洪范》所谓：身其康强，子孙逢吉，曰寿、曰康宁、曰
考终者，是编之效也。吾师弗自私藏，以公诸人。不止一身行
之，欲人人行之，又欲天下万世行之；不止一方蒙泽，欲举世蒙
泽，又欲千世亿世蒙泽也。吾师嘉鱼无穷者，吾师心思之所流而
精神之所聚也。不肖何敢序，但忝衣钵之传，若太史公云：岩穴
之人，欲砥行立名，非附青云之士，恶能声施后世，则序之之鄙
意云尔。

至元丙子三月上巳门人罗天益百拜书

卷 上

饮食劳倦门

饮食所伤论

《阴阳应象论》云：水谷之寒热，感则害人六腑。《痹论》云：阴气者，静则神藏，躁则消亡，饮食自倍，肠胃乃伤。此乃混言之也。分之为二：饮也、食也。饮者，水也，无形之气也。因而大饮则气逆，形寒饮冷则伤肺，病则为喘咳，为肿满，为水泻。轻则当发汗，利小便，使上下分消其湿。解酲汤、五苓散、生姜、半夏、枳实、白术之类是也。如重而蓄积为满者，芫花、大戟、甘遂、牵牛之属利下之，此其治也。食者，物也，有形之血也。如《生气通天论》云：因而饱食，筋脉横解，肠澼为痔。又云：食伤太阴、厥阴，寸口大于人迎两倍三倍者，或呕吐、或痞满，或下痢肠澼，当分寒热轻重而治之。轻则内消，重则除下。如伤寒物者，半夏、神曲、干姜、三棱、广术①、巴豆之类主之；如伤热物者，枳实、白术、青皮、陈皮、麦蘖、黄连、大黄之类主之。亦有宜吐者。《阴阳应象论》云：在上者，因而越之。瓜蒂散之属主之。然而不可过剂，过剂则反伤肠胃。盖先因饮食自伤，又加之以药过，故肠胃复伤而气不能化，食愈难消矣，渐至羸困。故《五常政大论》云：大毒治病，十去其六，小毒治病，十去其七，凡毒治病，不可过之。此圣人之深戒也。

劳倦所伤论

《调经篇》云：阴虚生内热奈何？岐伯曰：有所劳倦，形气衰少，谷气不盛，上焦不行，下脘不通，而胃气热，热气熏胸中，故内热。《举痛论》云：劳则气耗。劳则喘且汗出，内外皆越，故气耗矣。夫喜怒不节，起居不时，有所劳伤，皆损其气。气衰则火旺，火旺则乘其脾土，脾主四肢，故困热无气以动，懒于语言，动作喘乏，表热自汗，心烦不安。当病之时，宜安心静坐，以养其气，以甘寒泻其热火，以酸味收其散气，以甘温补其中气。《经》言劳者温之，损者温之者是也。《金匮要略》云：平人脉大为劳，脉极虚亦为劳矣。夫劳之为病，其脉浮大，手足烦热，春夏剧，秋冬差，脉大者，热邪也。极虚者，气损也。春夏剧者，时助邪也。秋冬差者，时胜邪也。以黄芪建中汤治之，此亦温之之意也。夫上古圣人，饮食有节，起居有常，不妄作劳，形与神俱，百岁乃去，此谓治未病也。今时之人，去圣人久远则不然，饮食失节，起居失宜，妄作劳役，形气俱伤，故病而后药之，是治其已病也。推其百病之源，皆因饮食劳倦而胃气、元气散解，不能滋荣百脉，灌溉脏腑，卫护周身之所致也。故苍天之气贵清

① 广术：即莪术。

静，阳气恶烦劳。噫！饮食喜怒之间，寒暑起居之际，可不慎欤！

调中益气汤　治因饥饱劳役，损伤脾胃，元气不足，其脉弦洪缓而沉，按之中之下得，时一涩。其证四肢满闷，肢节疼痛，难以屈伸。身体沉重，烦心不安，忽肥忽瘦，四肢懒倦，口失滋味，腹难舒伸，大小便清利而数，或上饮下便，或大便涩滞，或夏月飧泄，米谷不化，或便后见血，或便见白脓，胸满短气，咽膈不通，痰唾稠粘，口中沃沫，食入反出，耳鸣耳聋，目中流火，视物昏花，胬肉红丝，热壅头目，不得安卧，不思饮食，并皆治之。

橘皮如腹中气不转运，加木香一分，如无此证不加　黄柏酒洗，以上各二分　升麻此一味为上气不足，胃气与脾气下流，乃补上气，从阴引阳　柴胡以上各三分　人参有嗽者去之　炙甘草　苍术以上各五分　黄芪一钱

如时显热躁，是下元阴火蒸蒸然发也，加生地黄二分，黄柏三分。

如大便虚坐不得，或大便了而不了，腹中常常逼迫，皆是血虚血涩，加当归身三分，无此证则去之。

如身体沉重，虽小便数多，亦加茯苓二分，黄柏三分，泽泻五分，苍术一钱，时暂从权而去湿也，不可常用。兼足太阴已病，其脉亦络于心中，故显湿热相合而生烦乱。

如胃气不和，加汤洗半夏五分，生姜三片。有嗽者加生姜、生地黄二分，以制半夏之毒。

如痰厥头痛，非半夏不能除，此足太阴脾邪所作也。

如兼躁热，加黄柏、生地黄各二分。

如无以上证，只服前药。

上件锉如麻豆大，都作一服，水二盏，煎去渣，稍热，食远服之。宁心绝虑，静坐少语，药必为效耳。

如夏月须加白芍药三分。

如春月腹中痛尤宜加。

如恶热而渴，或腹痛者，更加芍药五分，生黄芩二分。

如恶寒腹痛，加中桂三分，去黄芩，谓之桂枝芍药汤。亦于前药中加之。

如冬月腹痛，不可用芍药，盖大寒之药也。只加干姜二分，或加半夏五七分，以生姜少许制之。

如秋冬之月，胃脉四道为冲脉所逆，胁下少阳脉二道而反上行，名曰厥逆。其证气上冲咽不得息，而喘息有音不得卧，加吴茱萸五分至一钱，汤洗去苦，观厥气多少而用之，亦于前药中作一服服之。

如夏月有此证，为大热也。此病随四时为寒热温凉也，宜以黄连酒洗，黄柏酒浸，知母酒浸，以上各等分。

上为细末，熟汤为丸，如梧桐子大，每服一百丸至二百丸，白汤送下，空心服。仍多饮热汤，服毕少时，便以美食压之，使不令胃中停留，直至下元以泻冲脉之邪也。大抵治饮食劳倦所得之病，乃虚劳七损证也，常宜以甘温平之，甘多辛少，是其治也。

宽中喜食无厌丸—名宽中进食丸　资形气，喜饮食。

木香五分　青皮　人参　干生姜以上各一钱　炙甘草一钱五分　白茯苓　泽泻　槟榔　橘皮　白术以上各二钱　缩砂仁　猪苓以上各二钱五分　枳实四钱　草豆蔻仁五钱　神曲五钱五分，炒　半夏七钱　大麦蘖面一两，炒

上为细末，汤浸蒸饼为丸，如梧桐子大，每服三五十丸，米汤下，食远。

交泰丸　升阳气，泻阴火，调荣气，进饮食，助精神，宽腹胁，除急惰嗜卧，四肢沉困不收。

干姜炮制，三分　巴豆霜五分　人参去芦　肉桂去皮，以上各一钱　柴胡去苗　小椒炒去汗，并闭目及子　白术以上各一钱五分

厚朴去皮，炒，三钱，秋冬加七钱　白茯苓　苦楝酒煮　缩砂仁以上各三钱　知母四钱，一半酒炒，一半酒洗，春夏用，秋冬去　川乌炮制，去皮脐，四钱五分　吴茱萸汤洗七次，五钱　皂角水洗，煨去皮弦　紫菀去苗，以上各六钱　黄连去须，七钱，秋冬减一钱五分

上除巴豆霜别研外，同为极细末，炼蜜为丸，如梧桐子大，每服十丸，温水送下，食远，虚实加减。

木香人参生姜枳术丸　开胃进饮食。

干生姜二钱五分　木香三钱　人参三钱五分　陈皮四钱　枳实一两，炒　白术一两五钱

上为细末，荷叶裹，烧饭为丸，如梧桐子大，每服三五十丸，温水下，食前。

木香干姜枳术丸　破除寒滞气，消寒饮食。

木香三钱　干姜五钱，炮　枳实一两，炒　白术一两五钱

上为细末，荷叶裹，烧饭为丸，如梧桐子大，每服三五十丸，温水送下，食前。

扶脾丸　治脾胃虚寒，腹中痛，溏泻无度，饮食不化。

干生姜　肉桂以上各五分　干姜　藿香　红豆以上各一钱　白术　茯苓　橘皮　半夏　诃子皮　炙甘草　乌梅肉以上各二钱　大麦蘖炒　神曲炒，以上各四钱

上为细末，荷叶裹，烧饭为丸，如梧桐子大，每服五十丸，白汤送下，食前。

和中丸　补胃进食。

人参　干生姜　陈皮以上各一钱　干木瓜二钱　炙甘草三钱

上为细末，汤浸蒸饼为丸，如梧桐子大，每服五十丸，白汤送下，食前。

槟榔丸　破滞气，消饮食。

炙甘草一钱　木香　人参　槟榔以上各二钱　陈皮五钱

上为细末，汤浸蒸饼为丸，如梧桐子大，每服五十丸，白汤下，食前。

消积滞集香丸　治伤生冷硬物不消。

京三棱　广茂①　青皮　陈皮　丁香皮　益智　川楝子　茴香以上各一两　巴豆和粳米炒焦，五钱

上为细末，醋糊为丸，如绿豆大，每服五七丸，温水、生姜汤任下，食前服。

黄芪汤　补胃除湿，和血益血，滋养元气。

木香气通去之　藿香叶以上各一钱　当归酒洗　陈皮以上各二钱　人参　泽泻以上各五钱　黄芪一两

上㕮咀，每服五钱，水二大盏，煎至一盏，如欲汗，加生姜煎，食远，热服之。

黄芪当归汤　治热上攻头目，沿身胸背发热。

当归身一钱，酒洗　黄芪五钱

上㕮咀，作一服，水二大盏，煎至一盏，食前热服。

参术汤　治脾胃虚弱，元气不足，四肢沉重，食后昏闷。

黄柏酒浸　当归以上各二分　柴胡　升麻以上各三分　人参　陈皮　青皮以上各五分　神曲末七分　炙甘草　苍术以上各一钱　黄芪二钱

上㕮咀，都作一服，水二大盏，煎至一盏，食远服。

益智和中丸季秋合

木香　黄连　生地黄以上各二分　黄芪　人参　麦门冬　神曲末　当归身　干生姜　陈皮　姜黄以上各五分　缩砂仁七分

———
① 广茂：即莪术。

桂花①一钱　桂枝一钱五分　益智仁二钱二分　炙甘草二钱五分　麦蘖面三钱　草豆蔻仁四钱

上为细末，汤浸蒸饼为丸，如梧桐子大，每服五十丸，白汤下，细嚼亦当。

益胃散　治因服寒药过多，以致脾胃虚损，胃脘疼痛。

人参　甘草　缩砂仁　厚朴以上各二钱　白豆蔻　姜黄　干生姜　泽泻以上各三钱　益智仁六钱　黄芪　陈皮以上各七钱

上为粗末，每服三钱，水二盏，生姜五片，煎至一盏，去渣，食前温服。

脾胃虚损论

易水张先生常戒不可峻利，食药下咽，未至药丸施化，其标皮之力始开，便言快也，所伤之物已去。若更待一两时辰许，药尽化开，其药峻利，必有情性，病去之后，脾胃既损，是真气、元气败坏，促人之寿。当时设下一药，枳实一两，麸炒黄色为度，白术二两，只此二味，荷叶裹，烧饭为丸。以白术甘温，甘温补脾胃之元气，其苦味除胃中之湿热，利腰脐间血，故先补脾胃之弱，过于枳实克化之药一倍。枳实味苦寒，泄心下之痞闷，消化胃中所伤，此一药下胃，其所伤不能即去，须待一两时辰许，食则消化，是先补其虚而后化其所伤，则不峻利矣。当是之时，未悟用荷叶烧饭为丸之理，老年味之始得，可谓奇矣。荷叶之物，中央空，象震卦之体。震者，动也，人感之生。足少阳甲胆者，风也，生化万物之根蒂也。《内经》云：履端于始，序则不愆。人之饮食入胃，营气上行，即少阳甲胆之气也。其手少阳三焦经，人之元气也。手足经同法，便是少阳元气生发也。胃气、谷气、元气、甲胆上升之气一也，异名虽

多，只是胃气上升者也。荷叶之体，生于水土之下，出于污秽之中，非污所染，挺然独立，其色青，形乃空，青而象风木者也。食药感此气之化，胃气何由不上升乎？其主意用此一味为引用，可谓远识深虑，合于道者也。更以烧饭和药，与白术协力，滋养谷而补令胃厚，再不至内伤，其利广矣、大矣。若内伤脾胃辛热之物、酒肉之类，自觉不快，觅药于医，医者亦不问所伤，付之集香丸、小丁香丸、巴豆大热药之类下之，大便下则物去，遗留食之热性、药之热性，重伤元气，则七神不炽。《经》云热伤气，正谓此也。其人必无气以动而热困，四肢不举，传变诸疾不可胜数，使人真气自此衰矣。若伤生冷硬物，世医或用大黄、牵牛二味大寒药投之，随药下所伤去矣，遗留食之寒性、药之寒性重泻其阳，阳去则皮肤筋肉血脉无所依倚，便为虚损之证，论言及此，令人寒心。夫辛辣薄味之药，无故不可乱服，非止牵牛而已。《至真要大论》云：五味入口，各先逐其所喜攻。攻者，克伐泻也。辛味下咽，先攻泻肺之五气。气者，真气、元气也。其牵牛之辛辣猛烈，伤人尤甚。饮食所伤肠胃，当以苦泄其肠胃可也。肺与元气何罪之有？用牵牛大罪有五，此其一也；况胃主血所生病，为所伤物者，有形之物也，皆是血病泻其气，其罪二也；且饮食伤之于中焦，只合克化消导其食，重泻上焦肺中已虚之气，其罪三也；食伤肠胃，当塞因塞用，又曰寒因寒用，枳实、大黄苦寒之物以泄有形是也，反以辛辣牵牛散泄真气，大禁四也；殊不知《针经》有云：外来客邪风寒伤人五脏，若误泻胃气必死，误补亦死。其死

---

① 桂花：为木犀科植物木犀的花，非樟科植物桂的花。

也，无气以动，故静。若内伤肠胃，而反泻五脏，必死，误补亦死。其死也，阴气有余，故躁。今内伤肠胃，是谓六腑不足之病，反泻上焦虚无肺气。肺者，五脏之一数也。虽不即死，若更旬日之间，必暗损人寿数。谓如人寿应百岁，为牵牛之类朝损暮损，其元气消耗，不得终其天年，但人不觉耳，将为天年已尽，此乃暗里折人寿数。故特著此论并方，庶今四海闻而行之，不至夭横耳，此老夫之用心也。

胃气不可不养，复明养胃之理。《内经》云：安谷者昌，绝谷者亡。水去则荣散，谷消则卫亡，荣散卫亡，神无所倚。仲景云：水入于经，其血乃成，谷入于胃，脉道乃行。故血不可不养，胃不可不温，血养胃温，荣卫将行，常有天命。谷者，身之大柄也。《书》与《周礼》皆云：金、木、水、火、土，谷惟修以奉养五脏者也。内伤饮食，固非细事，苟妄服食药，而轻生殒命，其可乎哉？《黄帝针经》有说：胃恶热而喜清冷，大肠恶清冷而喜热，两者不和，何以调之？岐伯曰：调此者，食饮衣服亦欲适寒温，寒无凄泄，暑无汗。饮食者，热无灼灼，寒无凄凄，寒温中适，故气将持，乃不致邪僻也。是必有因用，岂可用俱寒俱热之药仓卒致损，与以刃杀人者何异？《内经》说：内伤者，其气口脉反大于人迎一倍、二倍、三倍，分经用药。又曰：上部有脉，下部无脉，其人当吐不吐者死。如但食不纳，恶心欲吐者，不问一倍、二倍，不当正与瓜蒂散吐之，但以指或以物探去之。若所伤之物去不尽者，更诊其脉，问其所伤，以食药去之，以应塞因塞用，又谓之寒因寒用。泄而下降，乃应太阴之用。其中更加升发之药，令其元气上升，塞因通用，因曲而为直。何为曲？内伤胃气是也。何为直？因而升发胃气是也。因其饮食之内伤，而

使生气增益，胃气完复，此乃因曲而为之直也。若分经用药，其所伤之物，寒热温凉，生硬柔软，所伤不一，难立定一法，只随所伤之物不同，各立治法，临时加减用之。其用药，又当问病人从来禀气盛衰，所伤寒物热物，是喜食之邪，不可服破气药。若乘饥困而伤之邪，当益胃气。或为人所勉劝强食之，宜损血而益气也。诊其脉候伤在何脏，可与对病之药，岂可妄泻天真元气，以轻丧身宝乎？且如先食热物而不伤，继之以寒物，因后食致前食亦不消化而伤者，当问热食、寒食孰多孰少，斟酌与药，无不当矣。喻如伤热物二分，寒物一分，则当用寒药二分，热药一分，相合而与之，则荣卫之气必得周流。更有或先饮酒而后伤寒冷之食，及伤热食、冷水与冰，如此不等，皆当验其节次所伤之物，酌量寒热之剂分数，各各对证与之，无不取效。自忖所定药方，未敢便谓服之以能尽药性之理，姑用指迷辨惑耳。

三黄枳术丸 治伤肉湿面、辛辣味厚之物，填塞闷乱不快。

枳实麸炒，五钱 黄连去须，酒洗 大黄湿纸裹煨 神曲炒 橘皮 白术以上各一两 黄芩二两

上为极细末，汤浸蒸饼为丸，如绿豆一倍大，每服五十丸，白汤下，临时量所伤多少，加减服之。

巴豆三棱丸 一名木香见睍丸 治伤生冷硬物，心腹满闷疼痛。

巴豆霜五分 木香二钱 升麻 柴胡以上各三钱 草豆蔻面裹煨熟，用仁 香附子炒，以上各五钱 神曲炒黄色 石三棱[①]去皮煨 京三棱煨，以上各一两

---

① 石三棱：莎草科植物荆三棱，商品名带皮三棱。

上为细末，汤浸蒸饼为丸，如绿豆一倍大，每服一二十丸，温白汤下，量所伤多少，加减服之。

白术丸　治伤豆粉、湿面、油腻之物。

白矾枯，三钱　黄芩五钱　橘皮七钱　神曲炒黄色　半夏汤洗七次　白术以上各一两　枳实麸炒黄色，一两一钱

上为极细末，汤浸蒸饼为丸，如绿豆大，每服三五十丸，白汤下。素食多用干姜，故加黄芩以泻之。

草豆蔻丸　治秋冬伤寒冷物，胃脘当心而痛，上支两胁，咽膈不通。

炒盐五分　干生姜　青皮　橘皮以上各二钱　麦糵面炒黄色　生黄芩冬月不用　半夏汤洗七次　神曲炒，以上各五钱　草豆蔻面裹煨，去皮取仁　白术以上各一两　枳实麸炒，二两

上为极细末，汤浸蒸饼为丸，如绿豆大，每服五十丸，白汤下。

中满腹胀门

中满腹胀论

《六元正纪论》云：太阴所至为中满，太阴所至为蓄满。诸湿肿满，皆属脾土。《论》云：脾乃阴中之太阴，同湿土之化。脾湿有余，腹满食不化。天为阳、为热，主运化也；地为阴、为湿，主长养也。无阳则阴不能生化，故云脏寒生满病。《调经篇》云：因饮食劳倦，损伤脾胃，始受热中，末传寒中，皆由脾胃之气虚弱，不能运化精微而制水谷，聚而不散，而成胀满。《经》云：腹满䐜胀，支膈胠胁，下厥上冒，过在太阴阳明，乃寒湿郁遏也。《脉经》所谓胃中寒则胀满者是也。《针经》三卷杂病第八：腹满大便不利，上走胸嗌，喘息喝喝然，取足少阴。又云：胀取三阳。三阳者，足太阳寒水为胀，与《通评虚实论》说"腹暴满，按之不下，取太阳经络，胃之募也"正同。取者，泻也，《经》云"中满者，泻之于内"者是也。宜以辛热散之，以苦泻之，淡渗利之，使上下分消其湿。正如开鬼门，洁净府，温衣缪刺其处，是先泻其血络，后调其真经，气血平，阳布神清，此治之正也。或曰：诸腹胀大皆属于热者何也？此乃病机总辞。假令外伤风寒有余之邪，自表传里，寒变为热，而作胃实腹满，仲景以大承气汤治之。亦有膏粱之人，湿热郁于内，而成胀满者，此热胀之谓也。大抵寒胀多而热胀少，治之者宜详辨之。

诸腹胀大皆属于热论

诸腹胀大，皆属于热。此乃八益之邪，有余之证，自天外而入，是感风寒之邪传里，寒变为热，作胃实日晡潮热，大渴引饮，谵语，是太阳阳明并大实大满者，大承气下之。少阳阳明微满实者，小承气下之。泄之则胀已，此之谓也。假令痎疟为胀满，亦有寒胀、热胀，是天之邪气，伤暑而得之，不即时发，至秋暑气衰绝，而疟病作矣，知其寒也，《局方》用交解饮子者是也。

内虚不足，寒湿令人中满，及五脏六腑俱有胀满，更以脉家寒热多少较之，胃中寒则胀满，浊气在上则生䐜胀，取三阳。三阳者，足太阳膀胱寒水为胀，腹暴满，按之不下，取太阳经络者，胃之募也正同。腹满䐜胀，支膈胠胁，下厥上冒，

过在太阴阳明，胃中寒湿郁遏也。太阴膜胀，复不利，不欲食，食则呕，不得卧，按所说寒胀之多如此。

中满治法，当开鬼门，洁净府。开鬼门者，谓发汗也；洁净府者，利小便也。中满者，泻之于内。谓脾胃有病，当令上下分消其湿，下焦如渎，气血自然分化，不待泄津秽。如或大实大满，大小便不利，从权以寒热药下之。或伤酒湿面及味厚之物，膏粱之人，或食已便卧，使湿热之气不得施化，致令腹胀满，此胀亦是热胀。治热胀，分消丸主之。

如或多食寒凉，及脾胃久虚之人，胃中寒则胀满，或脏寒生满病，以治寒胀，中满分消汤主之。

中满分消丸 治中满热胀、鼓胀、气胀、水胀，此非寒胀类。

白术 人参 炙甘草 猪苓去黑皮 姜黄以上各一钱 白茯苓去皮 干生姜① 砂仁以上各二钱 泽泻 橘皮以上各三钱 知母炒，四钱 黄芩去腐炒，夏用一两二钱

黄连净炒 半夏汤洗七次 枳实炒，以上各五钱 厚朴姜制，一两

上除茯苓、泽泻、生姜外，共为极细末，入上三味和匀，汤浸蒸饼为丸，如梧桐子大，每服一百丸，焙热，白汤下，食远服，量病人大小加减。

中满分消汤 治中满寒胀，寒疝，大小便不通，阴躁，足不收，四肢厥逆，食入反出，下虚中满，腹中寒，心下痞，下焦躁寒沉厥，奔豚不收。

川乌 泽泻 黄连 人参 青皮 当归 生姜 麻黄 柴胡 干姜 荜澄茄以上各二分 益智仁 半夏 茯苓 木香 升麻以上各三分 黄芪 吴茱萸 厚朴 草豆蔻仁 黄柏以上各五分

上锉如麻豆大，都作一服，水二大盏，煎至一盏，食前热服。忌房室、酒、湿面、生冷及油腻等物。

广茂溃坚汤 治中满腹胀，内有积聚，坚硬如石，其形如盘，令人不能坐卧，大小便涩滞，上喘气促，面色萎黄，通身虚肿。

广茂 红花 升麻 吴茱萸以上各二分 生甘草 柴胡 泽泻 神曲 青皮 陈皮以上各三分 厚朴生用 黄芩 黄连 益智仁 草豆蔻仁 当归梢以上各五分 半夏七分 如渴加葛根四分

上锉如麻豆大 水二大盏，煎至一盏，稍热服，食远。忌酒醋湿面。服二服之后，中满减半，止有积不消，再服后药。

半夏厚朴汤

红花 苏木以上各半分 吴茱萸 干生姜 黄连以上各一分 木香 青皮以上各二分 肉桂 苍术 白茯苓 泽泻 柴胡 陈皮 生黄芩 草豆蔻仁 生甘草以上各三分 京三棱 当归梢 猪苓 升麻以上各四分 神曲六分 厚朴八分 半夏一钱 桃仁七个 昆布少许 如渴加葛根三分

上㕮咀，作一服，水三盏，煎至一盏，去渣，稍热服。此药二服之后，前证又减一半，却于前药中加减服之。

破滞气汤一名木香化滞散 破滞气，治心腹满闷。

炙甘草四分 白檀 藿香 陈皮 大腹子② 白豆蔻仁 白茯苓 桔梗以上各五分 砂仁 人参 青皮 槟榔 木香 姜黄 白术以上各二钱

上㕮咀，每服三钱，水二盏，煎至一盏，去渣，温服，不拘时。

草豆蔻汤 治腹中虚胀。

---

① 干生姜：即生姜。

② 大腹子：疑为"大腹皮"之误，因方中已有槟榔（大腹子）。

泽泻一分　木香三分　神曲四分　半夏制　枳实　草豆蔻仁　黄芪春夏去之　益智　甘草以上各五分　青皮　陈皮以上各六分　茯苓　当归以上各七分

上为粗末，都作一服，水二大盏，生姜三片，煎至一盏，去渣，温服。冬月加黄芪五七分，春夏只服正药，食远。

心腹痞门

消痞丸　治心下痞闷，一切所伤，及积年不愈者。

干生姜　神曲炒　炙甘草以上各二分　猪苓二钱五分　泽泻　厚朴　砂仁以上各三钱　半夏汤洗七次　陈皮　人参以上各四钱　枳实五钱，炒　黄连净炒　黄芩以上各六钱　姜黄　白术以上各一两

上为细末，汤浸蒸饼为丸，如梧桐子大，每服五七十丸至百丸，白汤送下，食远服。

失笑丸一名枳实消痞丸　治右关脉弦，心下虚痞，恶食懒倦，开胃进饮食。

干生姜一钱　炙甘草　麦蘖面　白茯苓　白术以上各二钱　半夏曲　人参以上各三钱　厚朴四钱，炙　枳实　黄连以上各五钱

上为细末，汤浸蒸饼为丸，梧桐子大，每服五七十丸，白汤下，食远服。

黄连消痞丸　治心下痞满，壅滞不散，烦热喘促不安。

泽泻　姜黄以上各一钱　干生姜二钱　炙甘草　茯苓　白术以上各三钱　陈皮五钱　猪苓五钱　枳实七钱，炒　半夏九钱　黄连一两　黄芩二两，炒

上为细末，汤浸蒸饼为丸，如梧桐子大，每服五十丸，温汤下，食远。

消痞汤一名木香化滞汤　治因忧气郁结中脘，腹皮里微痛，心下痞满，不思饮食。

枳实炒　当归梢以上各二分　陈皮　生姜　木香以上各三分　柴胡四分　草豆蔻　炙甘草以上各五分　半夏一钱　红花少许

上为粗末，作一服，水二盏，生姜三片，煎至一盏，食远服，忌酒湿面。

葶苈丸一名人参顺气饮子　治心下痞，胸中不利。

半夏洗　厚朴炙　石膏　青皮以上各五分　当归身七分　白豆蔻仁　缩砂　茵陈酒制　干葛以上各一钱　炙甘草　羌活　黄芩一半酒洗，一半炒　苦葶苈酒洗，炒　人参　柴胡　独活以上各三钱

上为细末，汤浸蒸饼和匀，筛子内擦如米大，每服二钱，临卧用一口汤下。

胃脘痛门

草豆蔻丸　治脾胃虚弱，而心火乘之，不能滋荣上焦元气，遇冬肾与膀胱寒水旺时，子能令母实，以致肺金大肠相辅而来克心乘脾胃，此大复仇也。《经》云：大胜必大复，理之常也。故皮毛血脉分肉之间，元气已绝于外，又大寒大燥二气并乘之，则苦恶风寒，耳鸣及腰背相引而痛，鼻息不通，不闻香臭，额寒脑痛，大恶风寒，目时眩，不欲开。腹中为寒水反乘，痰唾沃沫，食则反出，腹中常痛，心胃作痛，胁下缩急，有时而痛，腹不能努，大便多泻而少秘，下气不绝，或腹中

鸣，此脾胃虚之至极也。胸中气乱，心烦不安，而为霍乱之渐，咽膈不通，极则噎塞有声，喘喝闭塞，或于日阳处，或于暖室中少缓，口吸风寒之气则复作。四肢厥逆，身体沉重，不能转侧，头不可以回顾；小便溲而时躁，此药主之。秋冬寒凉大复气之药也。

神曲末　柴胡详胁下痛多少用之　姜黄以上各四分　当归身　青皮以上各六分　黄芪　人参　益智仁　吴茱萸汤洗，焙干　陈皮　白僵蚕以上各八分　泽泻小便数减半　半夏以上各一钱，洗　甘草生六分，熟六分　麦蘗面一钱五分，炒　草豆蔻仁面裹烧熟为度，一钱四分　桃仁七个，汤浸去皮尖

上除桃仁别研如泥，余为细末，同研匀，汤浸蒸饼为丸，如梧桐子大，每服五七十丸，白汤下，食远服。

神圣复气汤　治复气乘冬足太阳寒水、足少阴肾水之旺，子能令母实，手太阴肺实，反来克土，火木受邪。腰背胸膈闭塞疼痛；善嚏，口中涎，目中泣，鼻中流浊涕不止，或如息肉，不闻香臭，咳嗽痰沫。上热如火，下寒如冰。头作阵痛，目中溜火，视物䀮䀮，耳聋耳鸣；头并口鼻大恶风寒，喜日晴暖，夜卧不安，常觉痰塞咽膈不通，口不知味，两胁缩急而痛，牙齿动摇不能嚼物，脐腹之间及尻臀足膝不时寒冷，前阴冷而多汗，行步欹侧，起居艰难，麻木风痹，小便数，气短喘喝，少气不足以息，遗失无度，及妇人白带，阴户中大痛牵心，面色黧黑，男子控睾，痛牵心腹，或面色如赭，食少，大小便不调，烦心霍乱，逆气里急，腹不能努，或肠鸣，膝下筋急，肩胛大痛，此皆寒水来复火土之仇也。

干姜炮　黑附子炮，以上各三分　防风　人参　郁李仁另研，以上各五分　当归身六分，酒洗　半夏汤洗　升麻以上各七分

藁本　甘草以上各八分　柴胡　羌活以上各一钱　白葵花五朵，去心剪碎

上件都作一服，水五大盏，煎至二盏，入黄芪一钱，橘红五分，草豆蔻仁一钱，面裹煨熟去皮一钱，同煎至一盏，再入下项药：黄柏三分，酒浸；黄连三分，酒浸；枳壳三分；生地黄三分，酒洗。此四味，预一日另用新水浸，又以华细辛二分，川芎细末三分，蔓荆子三分，作一处浸。此三味并黄柏等，煎正药作一大盏，不去渣，入此所浸之药，再上火同煎至一大盏，去渣，热服，空心。又能治嗌颊、嗌唇舌、舌根强硬等证如神。忌肉汤，宜食肉，不助经络中火邪也。大抵肾元与膀胱经中有寒，气不足者，并宜服之。于月生月满时食，隔三五日一服，如病急不拘时候。

麻黄豆蔻丸　治客寒犯胃，心胃大痛不可忍。

木香　青皮　红花　厚朴以上各二分　苏木三分　荜澄茄四分　升麻　半夏汤洗　麦蘗面　缩砂仁　黄芪　白术　陈皮去白　柴胡　炙甘草　吴茱萸　当归身以上各五分　益智仁八分　神曲末二钱，炒　麻黄不去节，三钱　草豆蔻仁五钱

上为细末，汤浸蒸饼为丸，如梧桐子大，每服五十丸，白汤下，或细嚼汤下亦可。

酒客病论

论酒大热有毒，气味俱阳，乃无形之物也。若伤之则止当发散，汗出则愈矣，此最妙法也。其次莫如利小便，二者乃上下分消其湿，何酒病之有？今之酒病者，往往服酒癥丸，大热之药下之，又有牵牛、大黄下之，是无形元气受病，反下有形阴血，乖误甚矣。酒性大热，已伤元

气，而复重泻之，况亦损肾水真阴，及有形阴血俱为不足，如此则阴血愈虚，真水愈弱，阳毒之热大旺，反增其阴火，是谓元气消亡，七神何依？折人长命，虽不即死，而虚损之病成矣。《金匮要略》云：酒疸下之，久久为黑疸，慎不可犯此戒。不若令上下分消其湿，当以葛花解酲汤主之。

葛花解酲汤

木香五分　人参去芦　猪苓去黑皮　白茯苓　橘皮以上各一钱五分　白术　干生姜　神曲炒　泽泻以上各二钱　莲花青皮三钱　缩砂仁　白豆蔻仁　葛花以上各五钱

上为极细末，和匀，每服三钱匕，白汤调下，但得微汗，酒病去矣。

此盖不得已而用，岂可恃赖日日饮酒？此药气味辛辣，偶因酒病服之，则不损元气，何者？敌酒病故也，若频服之，损人天命。

枳术丸　治痞，消食强胃。

枳实麸炒黄色，一两　白术二两

上为极细末，荷叶裹，烧饭为丸，如绿豆一倍大，每服五十丸，白汤下，不拘时候，量所伤多少，加减服之。

半夏枳术丸　治因冷物内伤。

半夏汤洗七次，一两　枳实麸炒黄色　白术以上各二两

上三味为极细末，荷叶裹，烧炊饭为丸，如绿豆一倍大，每服五十丸，白汤下，量所伤加减服之。

橘皮枳术丸　治元气虚弱，饮食不消，或脏腑不调，心下痞闷。

橘皮　枳实麸炒黄色，各一两　白术二两

上为极细末，荷叶裹，烧饭为丸，如绿豆一倍大，每服五十丸，白汤下，量所伤加减服之。

除湿益气丸　治伤湿面，心腹满闷，肢体沉重。

红花三分　萝卜子炒熟，五钱　枳实麸炒黄色　黄芩生用　神曲炒黄色　白术以上各一两

上同为细末，荷叶裹，烧饭为丸，如绿豆一倍大，每服五十丸，白汤下，量所伤加减服之。

除湿散　治伤马奶子并牛羊酪水，一切冷物。

甘草炙　红花以上各二钱　半夏汤洗七次　干生姜以上各三钱　车前子　泽泻以上各五钱　茯苓七钱　神曲炒黄色，一两

上为极细末，每服三钱匕，白汤调下，食前。

升麻黄连丸　治多食肉，口臭，不欲闻其秽恶气，使左右不得近。

白檀二钱　生甘草三钱　生姜取自然汁　莲花青皮　升麻以上各五钱　黄连去须，一两　黄芩去腐，酒洗，二两

上为极细末，汤浸蒸饼为丸，如弹子大，每服一丸，细嚼，白汤下，食后。

上二黄丸　治伤热食，痞闷，兀兀欲吐，烦乱不安。

甘草二钱　升麻　柴胡以上各三钱　黄连酒洗，一两　黄芩二两　一方加枳实五钱

上为细末，汤浸蒸饼为丸，如绿豆大，每服五十丸，白汤下，食远。

治伤冷饮者，以五苓散，每服二钱，三钱匕，加生姜煎服之。

治伤食兼伤冷饮者，煎五苓散送半夏枳术丸。

治伤冷饮不恶寒者，腹中亦不觉寒，惟觉闷，身重食不化者，或小便不利，煎去桂五苓散，依前斟酌服之。

瓜蒂散　上部有脉，下部无脉，其人当吐不吐者死。何谓下部无脉？此谓木郁也。饮食过饱，填塞胸中。胸中者，太阴之分野。《经》曰：气口反大于人迎三倍，

食伤太阴。故曰木郁则达之，吐者是也。

瓜蒂　赤小豆以上各等分

上二味为极细末，每服二钱匕，温浆水调下，取吐为度。

若不至两手尺脉绝无，不宜便用此药，恐损元气，令人胃气不复。若只是胸中窒塞，闷乱不通，以指探去之。如不得吐者，以物探去之，得吐则已，如食不去，用此药吐之。

解云：盛食填塞于胸中，为之窒塞，两寸脉当主事，两尺脉不见，其理安在？胸中有食，故以吐出之。食者，物也，物者，坤土也，是足太阴之号也。胸中者，肺也，为物所填。肺者，手太阴金也。金主杀伐也，与坤土俱在于上，而旺于天，金能克木，故肝木生发之气伏于地下，非木郁而何？吐去上焦阴土之物，木得舒畅，则郁结去矣。

食塞于上，脉绝于下，若不明天地之道，无由达此全理。水火者，阴阳之征兆，天地之别名也。故曰：独阳不生，独阴不长。天之用在于地下，则万物生长矣；地之用在于天上，则万物收藏矣。此乃天地交而万物通也，此天地相根之道也。故阳火之根本于地下，阴水之源本于天上，故曰：水出高源。故人五脏主有形之物，物者，阴也。阴者，水也。右三部脉主之，偏见于寸口。食塞其上，是绝五脏之源，源绝则水不下流，两尺竭绝，此其理也，何疑之有？

假令所伤前后不同，以分为率，伤热物二分，伤生冷硬物一分，用寒药三黄丸二停，热药巴豆三棱丸一停，合而服之。如热物伤少而寒物伤多，则寒药少而热药多也。假令夏月大热之时，伤生冷硬物，当用热药巴豆三棱丸治之，须加三黄丸，谓天时不可伐，故加寒药以顺时令。若热物只用三黄丸何谓？此三黄丸，时药也，假令冬天大寒之时，伤羊肉湿面等热物，当用三黄丸治之，须加热药少许，草豆蔻丸之类是也，为引用，又为时药。《经》云：必先岁气，无伐天和，此之谓也。余皆仿此。

消渴门

消渴论

《阴阳别论》云：二阳结谓之消。《脉要精微论》云：瘅成为消中。夫二阳者，阳明也。手阳明大肠主津，病消则目黄口干，是津不足也；足阳明胃主血，热则消谷善饥，血中伏火，乃血不足也。结者，津液不足，结而不润，皆燥热为病也。此因数食甘美而多肥，故其气上溢，转为消渴，治之以兰，除陈气也，不可服膏粱芳草石药，其气慓悍，能助燥热也。越人云：邪在六腑，则阳脉不和，阳脉不和，则气留之，气留之则阳脉盛矣，阳脉大盛，则阴气不得营也，故皮肤肌肉消削是也。《经》云：凡治消瘅、仆击、偏枯、痿厥、气满发逆，肥贵人则膏粱之疾也。岐伯曰：脉实病久可治，脉弦小病久不可治。后分为三消。高消者，舌上赤裂，大渴引饮，《逆调论》云心移热于肺，传为膈消者是也，以白虎加人参汤治之；中消者，善食而瘦，自汗，大便硬，小便数，叔和云口干饶饮水，多食亦饥，虚瘅成消中者是也，以调胃承气、三黄丸治之；下消者，烦躁引饮，耳轮焦干，小便如膏，叔和云焦烦水易亏，此肾消也，以六味地黄丸治之。《总录》所谓末传能食者，必发脑疽背疮，不能食者，必传中满鼓胀，皆谓不治之证。洁古老人分而治之，能食而渴者，白虎加人参汤；不能食而渴者，钱氏方白术散倍加葛根治之。上中既平，不复传下消矣。前人用药厥有旨哉！或曰：末传疮疽者何也？此火邪胜也，其疮痛甚而不溃，或赤水者是也。《经》云：有形而不痛，阳之类也，急攻其阳，无攻其阴，治在下焦，元气得强者生，失强者死。末传中满者何也？以寒治热，虽方士不能废其绳墨而更其道也。然脏腑有远近，心肺位近，宜制小其服；肾肝位远，宜制大其服，皆适其至所为故。如过与不及，皆诛罚无过之地也。如高消、中消，制之太急，速过病所，久而成中满之病，正谓上热未除，中寒复生者也。非药之罪，失其缓急之制也，处方之制，宜加意焉。

和血益气汤 治口干、舌干，小便数，舌上赤脉，此药生津液，除干燥，生肌肉。

柴胡 炙甘草 生甘草此味治口干、舌干也 麻黄根以上各三分 酒当归梢四分 酒知母 酒汉防己 羌活以上各五分 石膏六分，治小便赤色 酒生地黄七分 酒黄连八分，治舌上赤脉也 酒黄柏 升麻以上各一钱 杏仁 桃仁以上各六个 红花少许

上咬咀，都作一服，水二大盏，煎至一盏，去渣，温服，忌热湿面酒醋等物。

当归润燥汤 治消渴大便闭涩，干燥结硬，兼喜温饮，阴头退缩，舌燥口干，眼涩难开，及于黑处见浮云。

细辛一分 生甘草 炙甘草 熟地黄以上各三分 柴胡七分 黄柏 知母 石膏 桃仁泥子 当归身 麻子仁 防风 荆芥穗以上各一钱 升麻一钱五分 红花少许 杏仁六个 小椒三个

上咬咀，都作一服，水二大盏，煎至一盏，去渣，热服，食远，忌辛热物。

生津甘露汤一名清凉饮子 治消中能食而瘦，口舌干，自汗，大便结燥，小便频数。

升麻四分 防风 生甘草 汉防己 生地黄以上各五分 当归身六分 柴胡 羌活 炙甘草 黄芪 酒知母 酒黄芩以上各一钱 酒龙胆草 石膏 黄柏以上各一钱五分 红花少许 桃仁五个 杏仁十个

上咬咀，都作一服，水二盏，酒一匙，煎至一盏，稍热服，食远。

辛润缓肌汤一名清神补气汤 前消渴证才愈，只有口干，腹不能努，此药主之。

生地黄 细辛以上各一分 熟地黄三分 石膏四分 黄柏酒制 黄连酒制 生甘草 知母以上各五分 柴胡七分 当归身 荆芥穗 桃仁 防风以上各一钱 升麻一钱五分 红花少许 杏仁六个 小椒二个

上咬咀，都作一服，水二大盏，煎至一盏，食远，稍热服之。

甘草石膏汤 渴病久愈，又添舌白滑微肿，咽喉咽津觉痛，嗌肿，时时有渴，喜冷饮，口中白沫如胶。

生地黄 细辛以上各一分 熟地黄 黄连以上各三分 甘草五分 石膏六分 柴胡七分 黄柏 知母 当归身 桃仁炒，去皮尖 荆芥穗 防风以上各一钱 升麻一钱五分 红花少许 杏仁六个 小椒二个

上为麻豆大，都作一服，水二盏，煎至一盏，食后温服。

甘露膏一名兰香饮子 治消渴饮水极甚，善食而瘦，自汗，大便结燥，小便频数。

半夏二分，汤洗 熟甘草 白豆蔻仁 人参 兰香 升麻 连翘 桔梗以上各五分 生甘草 防风以上各一钱 酒知母一

钱五分　石膏三钱

上为极细末，汤浸蒸饼，和匀成剂，捻作薄片子，日中晒半干，擦碎如米大，每服二钱，淡生姜汤送下，食后。

生津甘露饮子　治消渴上下齿皆麻，舌根强硬肿痛，食不能下，时有腹胀，或泻黄如糜，名曰飧泄。浑身色黄，目睛黄甚，四肢痿弱，前阴如冰，尻臀腰背寒，面生黧色，胁下急痛，善嚏，喜怒健忘。

藿香二分　柴胡　黄连　木香以上各三分　白葵花　麦门冬　当归身　兰香以上各五分　荜澄茄　生甘草　山栀子　白豆蔻仁　白芷　连翘　姜黄以上各一钱　石膏一钱二分　杏仁去皮　酒黄柏以上各一钱五分　炙甘草　酒知母　升麻　人参以上各二钱　桔梗三钱　全蝎二个，去毒

上为细末，汤浸蒸饼和匀成剂，捻作片子，日中晒半天，擦碎如黄米大，每服二钱，津唾下，或白汤送下，食远服。

眼耳鼻门

诸脉者皆属于目论

《阴阳应象论》云：诸脉者皆属于目，目得血而能视，五脏六腑精气，皆上注于目而为之精。精之窠为眼，骨之精为瞳子，筋之精为黑眼，血之精为络，其窠气之精为白眼，肌肉之精则为约束，裹撷筋骨血气之精，而与脉并为系，上属于脑，后出于项中。故邪中于项，因逢其身之虚，其入深则即随眼系于脑，则脑转，脑转则引目系急，目系急则目眩以转矣。邪中其精，其精所中，不相比也则精散，精散则视歧，故见两物。目者，五脏六腑之精，荣卫魂魄之所常营也，神气之所主也，故神劳则魂魄散，志意乱，是故瞳子黑眼法于阴，白眼赤脉发于阳，故阴阳合传而为精明也。目者，心之使也，心者，神之舍也，故神精乱而不转，卒然见非常之处，精神魂魄散不相得，故曰惑也。夫十二经脉、三百六十五络，其血气皆上走于面而走空窍，其清阳气上散于目而为精，其气走于耳而为听。因心事烦冗，饮食失节，劳役过度，致脾胃虚弱，心火大盛，则百脉沸腾，血脉逆行，邪害空窍，天明则日月不明矣。夫五脏六腑之精气，皆禀受于脾，上贯于目。脾者，诸阴之首也；目者，血脉之宗也。故脾虚则五脏之精气皆失所司，不能归明于目矣。心者，君火也，主人之神，宜静而安，相火化行其令。相火者，包络也，主百脉皆荣于目，既劳役运动，势乃妄行，又因邪气所并而损血脉，故诸病生焉。凡医者不理脾胃及养血安神，治标不治本，是不明正理也。

内障眼论

凡心包络之脉出于心中，以代心君之行事也，与少阳为表里。瞳子散大者，少阴心之脉挟目系，厥阴肝之脉连目系，心主火，肝主木，此木火之势盛也。其味则宜苦、宜酸、宜凉，大忌辛辣热物，以助木火之邪也，饮食中常知此理可也。夫辛主散，热则助火，故不可食。诸酸主收心气，泻木火也；诸苦泻火热，则益水也。尤忌食冷水大寒之物，此则能损胃气不行，则元气不生，元气不行，胃气下流，胸中三焦之火及心火乘于肺，上入脑灼髓。火主散溢，瞳子开大，大热之物又助

火邪，此盖不可食验也。药中云：芜蔚子一味辛及主益睛，辛者，是助火也，故去之。乃加黄芩、黄连，泻中焦之火，芩能泻上焦肺中之火，以酒洗之，乃寒因热用也。又去青葙子，为助阳火也，加五味子以收瞳人开大。且火之与气势不两立，故《内经》曰：壮火食气，气食少火，少火生气，壮火散气。诸酸之物能助元气，孙真人云：五月常服五味，助五脏气，以补西方肺金。法云以酸补之，以辛泻之，辛泻气则明矣。或曰药中有当归，其味亦辛而甘，其不去者何？此辛甘一味，以其和血之圣药，况有甘味，又欲以为向导，为诸药之使耳。

芎辛汤 治两眼昼夜隐涩难开，羞明恶日，视物昏暗，赤肿而痛。

细辛二分 芎䓖 蔓荆子以上各五分 甘草 白芷以上各一钱 防风一钱五分

上㕮咀，都作一服，水二盏，煎至一盏，临卧温服。

碧天丸一名井珠丸 治目疾累服寒凉药不愈，两眼蒸热，如火之熏，赤而不痛，满目红丝，血脉贯睛，瞀闷昏暗，羞明畏日，或上下睑赤烂，或冒风沙而内外眦皆破，洗之神效。

枯白矾二分 铜绿七分，研 瓦粉炒黑一两

上先研白矾、铜绿令细，旋旋入粉同研匀，熟水和之，共为一百丸。每用一丸，热汤半盏，浸一二个时辰，洗至觉微涩为度，合半时辰许，临卧洗之，瞑目便睡。一丸可洗十遍，再用，汤内坐令热，此药治其标，若里实者不宜用。

广大重明汤 治两目睑赤烂，热肿疼痛并稍赤，及眼睑痒痛，抓之至破，眼弦生疮，目多眵泪，隐涩难开。

龙胆草 防风 生甘草 细辛以上各一钱

上锉如咀，内甘草不锉，只作一锭，先以水一大碗半，煎龙胆一味，至一半再入余三味，煎至少半碗，滤去渣，用清带热洗，以重汤坐令热，日用五七次，但洗毕合眼一时，去胬肉泛长及痒亦验。

百点膏 张济氏眼病翳六年，以至遮瞳人，视物不明，有云气之状，因用此药而效。

蕤仁去皮尖，三分 当归身 甘草以上各六分 防风八分 黄连拣净，二钱，锉如麻豆大，水一大碗，煎至一半，入药

上件锉如麻豆大，蕤仁别研如泥，同熬，滴在水中不散，入去沫蜜少许，再熬少时为度。令病人心静点之，至目中微痛，日用五七次，临卧点尤疾效，名之曰百点膏。但欲多点，使药力相继也。

选奇汤 治眉骨痛不可忍。

炙甘草夏月生用 羌活 防风以上各三钱 酒黄芩一钱，冬月不用此一味，如能食，热痛倍加之

上㕮咀，每服五钱，水二盏，煎至一盏，去渣，食后服之。

神效明目汤 治眼楞紧急，致倒睫拳毛，及上下睑皆赤烂，睛疼昏暗，昼则冷泪常流，夜则眼涩难开。

细辛二分 蔓荆子五分 防风一钱 葛根一钱五分 甘草二钱 一方加黄芪一钱

上㕮咀，作一服，水二盏，煎至一盏，去渣，稍热，临卧服。

羌活退翳膏一名复明膏

治足太阳寒水，膜子遮睛，白翳在上，视物不明。

椒树[①]东南根二分，西北根二分 藁本 汉防己以上各二分 黄连 防风 麻黄去根节 柴胡 升麻 生地黄以上各三分 生甘草四分 当归身六分 羌活七分 蕤

---

① 椒树：芸香科花椒树。

仁六个

上用净水一大碗，先煎汉防己、黄连、生甘草、当归、生地黄，煎至一半下余药，再煎至一盏，去渣，入银石器中再熬之，有力为度。

明目细辛汤 治两目发赤微痛，羞明畏日，怯风寒，怕火，眼睫成纽，眵糊多，隐涩难开，眉攒肿闷，鼻塞，涕唾稠粘，大便微硬。

川芎五分 生地黄酒制 蔓荆子以上各六分 当归梢 白茯苓 藁本以上各一钱 荆芥一钱二分 防风二钱 麻黄根 羌活以上各三钱 细辛少许 红花少许 椒八个 桃仁二十个

上㕮咀，分作四服，每服水二盏，煎至一盏，去渣，稍热，临卧服之。忌酒醋湿面。

复明散 治内障。

青皮三分 橘皮 川芎 苍术以上各五分 炙甘草 生地黄 连翘 柴胡以上各一钱 黄芪一钱五分 当归身二钱

上锉如麻豆大，都作一服，水二大盏，煎至一盏，去渣，稍热服之，食后。忌酒、醋、湿面、辛热大料物之类。

助阳和血汤 治眼发之后，微有上热，白睛红，隐涩难开，睡多眵泪。

蔓荆子二分 香白芷三分 柴胡 黄芪 炙甘草 当归身酒洗 防风以上各五分 升麻七分

上㕮咀，都作一服，水一盏半，煎至八分，去渣，稍热服，临卧，避风寒处睡。

吹云膏 治目中泪及迎风寒泣，羞明畏日，常欲闭目，喜在暗室，塞其户牖，翳膜岁久遮睛，此药多点神验。

细辛一分 升麻 葳仁以上各三分 青皮 连翘 防风以上各四分 柴胡五分 生甘草 当归身以上各六分 荆芥穗一钱，微

取浓汁 生地黄一钱五分 拣黄连三钱

上㕮咀，除连翘外，用澄清净水二碗，先熬余药至半碗，入连翘同熬，至一大盏许，去渣，入银石器内，文武火熬，滴入水成珠，不散为度，入炼去沫熟蜜少许，熬匀用之。

防风饮子 治倒睫拳毛。

细辛 蔓荆子以上各三分 葛根 防风以上各五分 当归身七分半 炙甘草 黄连 人参以上各一钱

上锉如麻豆大，都作一服，水二盏，煎至一盏，食远服，避风寒。

拨云汤 戊申六月，徐总管患眼疾，于上眼皮下出黑白翳两个，隐涩难开，两目紧缩而无疼痛，两手寸脉细紧，按之洪大无力。知足太阳膀胱为命门相火煎熬，逆行作寒水翳及寒膜遮睛证，呵欠，善悲健忘，嚏喷眵泪，时自泪下，面赤而白，能食不大便，小便数而欠，气上而喘。

黄芪一分 细辛 生姜 葛根 川芎以上各五分 柴胡七分 荆芥穗 藁本 生甘草 升麻 当归身 知母以上各五钱 羌活 防风 黄柏以上各一钱五分

上㕮咀，如麻豆大，都作一服，水二盏，煎至一盏，去渣，热服，食后。

神效黄芪汤 治浑身麻木不仁，或头面、手足、肘背，或腿脚麻木不仁，并皆治之。如两目紧急缩小，及羞明畏日，隐涩难开，或视物无力，睛痛昏花，手不得近，或目少精光，或目中热如火，服五六次可效。

蔓荆子一钱 陈皮去白，五钱 人参八钱 炙甘草 白芍药以上各一两 黄芪二两

上㕮咀，每服五钱，水二盏，煎至一盏，去渣，临卧稍热服。

如小便淋涩，加泽泻五分，一服去则止。

如有大热证，每服加酒洗黄柏三分。

如麻木不仁，虽有热不用黄柏，只加黄芪一两，通三两也。

如眼缩急，去芍药。忌酒、醋、面、大料物、葱韭蒜辛物。

如麻木甚者，加芍药一两，通二两。

圆明内障升麻汤一名冲和养胃汤　治内障眼，得之脾胃元气衰弱，心火与三焦俱盛，饮食不节，体形劳役，心不得休息，故上为此疾。

干姜一钱　五味子二钱　白茯苓三钱　防风五钱　白芍药六钱　柴胡七钱　人参　炙甘草　当归身酒洗　白术　升麻　葛根以上各一两　黄芪　羌活以上各一两五钱

上㕮咀，每服五七钱，水三大盏，煎至二大盏，人黄芩、黄连二钱，同煎数沸，去渣，煎至一盏，热服，食远。

黄芩黄连汤

黄芩酒洗，炒　黄连酒洗，炒　草龙胆酒洗四次，炒四次　生地黄酒洗，以上各一两

上㕮咀，每服二钱，水二盏，煎至一盏，去渣，热服。

蔓荆子汤　治劳役饮食不节，内障眼病，此方如神效。

蔓荆子二钱五分　黄柏酒拌炒四遍　白芍药以上各三钱　炙甘草八钱　黄芪　人参以上各一两

上㕮咀，每服三钱或五钱，水二盏，煎至一盏，去渣，临卧温服。

归葵汤一名连翘饮子　治目中溜火，恶日与火，隐涩难开，小角紧，视物昏花，迎风有泪。

柴胡二分　生甘草　蔓荆子　连翘　生地黄　当归身　红葵花　人参以上各三分　黄芪　酒黄芩　防风　羌活以上各五分　升麻一钱

上㕮咀，每服五钱。水二盏，煎至一盏，去渣，食后温服。

救苦汤　治眼暴发赤肿，睑高苦疼不任者。

桔梗　连翘　红花　细辛以上各一分　当归身夏月减半　炙甘草以上各五分　苍术　草龙胆以上各七分　羌活太阳　升麻阳明　柴胡少阳　防风　藁本　黄连以上各一钱　川芎三钱

上㕮咀，每服一两。水二盏，煎至一盏，去渣，食后温服。

若苦疼则多用苦寒者兼治本经之药，再行加减，如睛昏，加知母、黄柏一倍。

熟干地黄丸　治血弱阴虚不能著心，致心火旺，阳火甚，瞳子散大，少阴为火，君主无为，不行其令，相火代之，兼心包络之脉出心系，分为三道，少阳相火之体无形，其用在其中矣。火盛则令母实，乙木肝旺是也。心之脉挟于目系，肝连目系，况手足少阳之脉同出耳中，至耳上角，斜起于目外眦，风热之盛，亦从此道而来，上攻头目，致偏头肿闷，瞳子散大，视物则花，此目血虚阴弱故也。法当养血、凉血、益血，收火之散大，除风之热则愈矣。

人参二钱　炙甘草　天门冬汤洗去心　地骨皮　五味子　枳壳炒　黄连以上各三钱　当归身酒洗，焙干　黄芩以上各五钱　生地黄酒洗，七钱五分　柴胡八钱　熟干地黄一两

上件同为细末，炼蜜为丸，如梧桐子大，每服一百丸，茶汤送下，食后，日进二服。

益阴肾气丸　此壮水之主，以镇阳光。

泽泻　茯苓以上各二钱五分　生地黄酒洗干　牡丹皮　山茱萸　当归梢酒洗　五味子　干山药　柴胡以上各五钱　熟地黄二两

上为细末，炼蜜为丸，如梧桐子大，朱砂为衣，每服五十丸，淡盐汤下，空心。

羌活退翳丸 治内障，右眼小眦青白翳，大眦微显白翳，脑痛，瞳子散大，上热恶热，大便秘涩，小便如常，遇天气暄热，头痛睛胀，可服此药。翳在大眦，加葛根、升麻；翳在小眦，加柴胡、羌活是也。

黑附子炮 寒水石以上各一钱 酒防己二钱 知母酒炒 牡丹皮 羌活 川芎以上各三钱 酒黄柏 生地黄酒洗，炒 丹参 茺蔚子 酒当归身 柴胡以上各五钱 熟地黄八钱 芍药一两三钱

上为细末，炼蜜为丸，如梧桐子大，每服五七十丸，白汤下，空心，宿食未消，待饥则服之，药后省语言，以食压之。

当归龙胆汤 治眼中白翳。

防风 石膏以上各一钱五分 柴胡 羌活 五味子 升麻以上各二钱 甘草 酒黄连 黄芪以上各三钱 酒黄芩炒 酒黄柏炒 当归身酒洗 草龙胆酒洗 芍药以上各五钱

上㕮咀，每服五钱，水二盏，煎至一盏，去渣，入酒少许，临卧热服，忌言语。

补阳汤 治阳不胜其阴，乃阴盛阳虚，则窍不通，令青白翳见于大眦，及足太阳、少阴经中郁遏，足厥阴肝经气不得上通于目，故青白翳内阻也。当于太阳、少阴经中，九原之下，以益肝中阳气，冲天上行，此乃先补其阳，后于足太阳、太阴标中者，头也。泻足厥阴肝经火，下伏于阳中，乃次治也。《内经》云：阴盛阳虚，则当先补其阳，后泻其阴，此治法是也。每日清晨以腹中无宿食，服补阳汤，临卧服泻阴丸。若天色变经大寒大风，并劳役，预日饮食不调，精神不足，或气弱俱不可服。待体气和平，天气如常服之。先补其阳，使阳气上升，通于肝经之末，利空窍于目矣。

肉桂一钱，去皮 知母炒 当归身酒洗 生地黄酒炒 白茯苓 泽泻 陈皮以上各三钱 白芍药 防风以上各五钱 黄芪 人参 白术 羌活 独活 熟地黄 甘草以上各一两 柴胡二两

上㕮咀，每服五钱，水二盏，煎至一大盏，去渣，空心服之。

泻阴火丸一名连柏益阴丸

石决明三钱，炒存性 羌活 独活 甘草 当归梢 五味子 防风以上各五钱 草决明 细黄芩 黄连酒炒 黄柏 知母以上各一两

上为细末，炼蜜为丸，如绿豆大，每服五十丸至一百丸，茶清下。常多服补阳汤，少服此药，多则妨饮食。

升阳柴胡汤

肉桂五分 柴胡去苗，一钱五分 知母酒炒，如大暑加作五钱 防风 白茯苓 泽泻 陈皮以上各一钱 生地黄酒炒 楮实酒炒微润 黄芪 人参 白术以上各五钱 甘草梢 当归身 羌活 熟地黄 独活 白芍药以上各一两

上锉，每服五钱，水二盏，煎至一盏，去渣，稍热，食远服。

别合一料，炼蜜为丸，如梧桐子大，每服五十丸，茶清下，每日与前药各一服，食远，不可饱服。

如天气热，加五味子三钱，天门冬去心、芍药、楮实以上各五钱。

温卫汤 治鼻不闻香臭，目中流火，气寒血热，冷泪多，脐下冷，阴汗，足痿弱。

陈皮 青皮 黄连 木香以上各三分 人参 甘草炙 白芷 防风 黄柏 泽

泻以上各五分　黄芪　苍术　升麻　知母　柴胡　羌活以上各一钱　当归身一钱五分

上都作一服，水二盏，煎至一盏，去渣，食远服之。

圆明膏　治劳心过度，饮食失节，乃生内障，及瞳子散大，此方收睛圆明。

诃子皮湿纸裹煨　甘草以上各二钱　当归身三钱　柴胡　生地黄　麻黄去节，捣开　黄连以上各五钱

上七味，先以水二碗，煎麻黄至一碗，掠去沫，外六味各㕮咀如豆大，筛去末，入在内同熬，滴水中不散为度，入熟蜜少许再熬，勤点眼。

嚞药麻黄散　治内外障眼。

麻黄一两　当归身一钱

上二味同为粗末，炒黑色，入麝香、乳香少许，共为细末，含水鼻内嚞之。

疗本滋肾丸

黄柏酒炒　知母酒炒，以上各等分

上为细末，滴水为丸，如梧桐子大，每服一百丸至一百五十丸，空心，盐白汤下。

加味滋肾丸

肉桂三分　黄连一钱　姜黄一钱五分　苦参三分　苦葶苈酒洗，炒　石膏觉肚冷勿用　黄柏酒炒　知母酒炒，以上各五钱

上为极细末，打薄面糊为丸，如梧桐子大，每服一百丸，空心服，白汤下，食压之。

退翳膏　治黑白翳。

蕤仁　升麻以上各三分　连翘　防风　青皮以上各四分　甘草　柴胡以上各五分　当归身六分　荆芥穗一钱，水半盏，别浸　生地黄一钱五分　黄连三钱

上用水一碗，入前药煎至半碗，去渣，更上火煎至半盏，入荆芥水两匙，入蜜少许，再上火熬匀点之。

龙胆饮子　治疳眼流脓生疳翳，湿热为病。

谷精草　川郁金　蛇退皮　炙甘草以上各五分　麻黄一钱五分　升麻二钱　青蛤粉　草龙胆　黄芩炒　羌活以上各三钱

上为细末，每服二钱，食后，温茶清调服之。

柴胡聪耳汤　治耳中干结，耳鸣耳聋。

连翘四钱　柴胡三钱　炙甘草　当归身　人参以上各一钱　水蛭五分，炒，别研　麝香少许，别研　虻虫三个，去翅足，炒，另研

上除三味别研外，生姜三片，水二大盏，煎至一盏，去渣，再下三味，上火煎一二沸，稍热服，食远。

羌活退翳汤　治太阳寒水翳膜遮睛，不能视物。

羌活一两五钱　防风一两　荆芥穗煎成药加之　薄荷叶　藁本以上各七钱　酒知母五钱　黄柏四钱　川芎　当归身以上各三钱　酒生地黄一钱　小椒五分　细辛少许　麻黄二钱，用根

上㕮咀，每服三钱，水二大盏，煎至一盏半，入荆芥穗再煎至一盏，去渣，稍热服，食远，忌酒湿面等物。

还睛紫金丹　治目眦岁久赤烂，俗呼为赤瞎是也。当以三棱针刺目眦外以泻湿热。如眼生倒睫拳毛，两目紧，盖内服火热而攻气，法当去其热内火邪，眼皮缓则毛立出，翳膜亦退，用手法攀出内睑向外，以针刺之出血。

白沙蜜二十两　甘石十两，烧七遍，碎，连水浸拌　黄丹六两，水飞　拣连三两，小便浸，碎为末　南乳香　当归以上各三钱　乌鱼骨二钱　硇砂小盏内放于瓶口上熏干　麝香以上各一钱　白丁香①直者五分　轻粉一字

---

① 白丁香：麻雀粪。

上将白沙蜜于沙石器内，慢火去沫，下甘石，次下丹，以柳枝搅，次下余药，以粘手为度。作丸如鸡头大，每用一丸，温水化开洗。

丽泽通气汤 治鼻不闻香臭。

黄芪四钱 苍术 羌活 独活 防风 升麻 葛根以上各三钱 炙甘草二钱 麻黄不去节，冬月加 川椒 白芷以上各一钱

上㕮咀，每服五钱，生姜三片，枣一枚，葱白三寸，同煎至一盏，去渣，温服，食远，忌一切冷物，及风寒冷处坐卧行立。

温肺汤 治鼻不闻香臭，眼多眵泪。

丁香二分 防风 炙甘草 葛根 羌活以上各一钱 升麻 黄芪以上各二钱 麻黄不去节，四钱

上为粗末，水二盏，葱白三根，煎至一盏，去渣，食后服。

御寒汤 治寒气风邪伤于皮毛，令鼻壅塞，咳嗽上喘之证。

黄连 黄柏 羌活以上各二分 炙甘草 佛耳草 款冬花 白芷 防风以上各三分 升麻 人参 陈皮以上各五分 苍术七分 黄芪一钱

上㕮咀，都作一服，水二盏，煎至一盏，去渣，食后热服。

卷 中

头 痛 门

头 痛 论

《金匮真言论》云：东风生于春，病在肝，俞在颈项，故春气者，病在头。又诸阳会于头面，如足太阳膀胱之脉起于目内眦，上额交巅，上入络脑，还出别下项，病冲头痛；又足少阳胆之脉起于目锐眦，上抵头角，病则头角额痛。夫风从上受之，风寒伤上，邪从外入，客于经络，令人振寒头痛，身重恶寒，治在风池、风府，调其阴阳，不足则补，有余则泻，汗之则愈，此伤寒头痛也。头痛耳鸣，九窍不利者，肠胃之所生，乃气虚头痛也。心烦头痛者，病在耳中，过在手巨阳少阴，乃湿热头痛也。如气上不下，头痛巅疾者，下虚上实也，过在足少阴巨阳，甚则入肾，寒湿头痛也。如头半边痛者，先取手少阳阳明，后取足少阳阳明，此偏头痛也。有真头痛者，所犯大寒，内至骨髓，髓者，以脑为主，脑逆故令头痛，齿亦痛。凡头痛皆以风药治之者，总其大体而言之也。高巅之上，惟风可到，故味之薄者，阴中之阳，乃自地升天者也，然亦有三阴三阳之异。故太阳头痛，恶风脉浮紧，川芎、羌活、独活、麻黄之类为主；少阳经头痛，脉弦细，往来寒热，柴胡为主；阳明头痛，自汗，发热，恶寒，脉浮缓长实者，升麻、葛根、石膏、白芷为主；太阴头痛，必有痰，体重，或腹痛，

为痰癖，其脉沉缓，苍术、半夏、南星为主；少阴经头痛，三阴、三阳经不流行，而足寒气逆，为寒厥，其脉沉细，麻黄、附子、细辛为主；厥阴头项痛，或吐痰沫厥冷，其脉浮缓，吴茱萸汤主之。血虚头痛，当归、川芎为主；气虚头痛，人参、黄芪为主；气血俱虚头痛，调中益气汤少加川芎、蔓荆子、细辛，其效如神。白术半夏天麻汤，治痰厥头痛药也；清空膏，乃风湿热头痛药也；羌活附子汤，治厥阴头痛药也。如湿气在头者，以苦吐之，不可执方而治。先师尝病头痛，发时两颊青黄，晕眩，目不欲开，懒言，身体沉重，兀兀欲吐。洁古曰此厥阴、太阴合病，名曰风痰，以《局方》玉壶丸治之，更灸侠溪穴即愈。是知方者体也，法者用也，徒执体而不知用者弊，体用不失，可谓上工矣。

清空膏 治偏正头痛年深不愈者，善疗风湿热上壅损目，及脑痛不止。

川芎五钱　柴胡七钱　黄连炒　防风去芦　羌活以上各一两　炙甘草一两五钱　细挺子黄芩三两，去皮，锉，一半酒制，一半炒

上为细末，每服二钱匕，于盏内入茶少许，汤调如膏，抹在口内，少用白汤送下，临卧。

如苦头痛，每服加细辛二分。

如太阴脉缓有痰，名曰痰厥头痛，减羌活、防风、川芎、甘草，加半夏一两五

钱。

如偏正头痛，服之不愈，减羌活、防风、川芎一半，加柴胡一倍。

如发热恶热而渴，此阳明头痛，只与白虎汤加好吴白芷。

彻清膏

蔓荆子　细辛以上各一分　薄荷叶　川芎以上各三分　生甘草　熟甘草以上各五分　藁本一钱

上为细末，每服二钱，食后茶清调下。

川芎散　治头目不清利。

川芎三分　柴胡七分　羌活　防风　藁本　生甘草　升麻以上各一钱　熟甘草　酒生地黄各二钱　酒黄连炒　酒黄芩以上各四钱五分

上为细末，每服一钱或二三钱，食后茶清调下，忌酒湿面。

白芷散一名郁金散　治头痛。

郁金一钱　香白芷　石膏以上各二钱　薄荷叶　芒硝以上各三钱

上为极细末，口含之，鼻内嗜之。

碧云散　治头痛。

细辛　郁金　芒硝以上各一钱　蔓荆子　川芎以上各一钱二分　石膏一钱三分　青黛一钱五分　薄荷叶二钱　红豆①一个

上为极细末，口噙水，鼻内嗜之。

羌活清空膏

蔓荆子一钱　黄连三钱　羌活　防风　甘草以上各四钱　黄芩一两

上为细末，每服一钱，茶清调下，食后临卧。

清上泻火汤　昔有人年少时气弱，常于气海、三里灸之，节次约五七十壮。至年老添热厥头痛，虽冬天大寒，犹喜寒风，其头痛则愈，微来暖处，或见烟火，其痛复作，五七年不愈，皆灸之过也。

荆芥穗　川芎以上各二分　蔓荆子

当归身　苍术以上各三分　酒黄连　生地黄　藁本　甘草以上各五分　升麻　防风以上各七分　酒黄柏　炙甘草　黄芪以上各一钱　酒黄芩　酒知母以上各一钱五分　羌活三钱　柴胡五钱　细辛少许　红花少许

上锉如麻豆大，分作二服，每服水二盏，煎至一盏，去渣，稍热服，食后。

补气汤　服前药之后服此药。

柴胡二分　升麻三分　黄芪八分　当归身二钱　炙甘草四钱　红花少许

上吹咀，作二服，水二盏，煎至一盏，去渣，稍热服，食后。

细辛散　治偏正头痛。

细辛　瓦粉以上各二分　生黄芩　芍药以上各五分　酒黄连　川芎以上各七分　炒黄芩　酒黄芩以上各一钱　炙甘草一钱五分　柴胡二钱

上为粗末，每服三钱，水大盏半，煎至一盏，取清，食后服之。

羌活汤　治风热壅盛上攻，头目昏眩。

炙甘草七分　泽泻三钱　酒洗瓜蒌根　白茯苓　酒黄柏以上各五钱　柴胡七钱　防风　细黄芩酒洗　酒黄连　羌活以上各一两

上为粗末，每服五钱重，水二盏，煎至一盏，取清，食后临卧，通口热服之。

养神汤　治精神短，不得睡，项筋肿急难伸。禁甘温，宜苦味。

木香　橘皮　柴胡以上各一分　酒黄芩二分　人参　黄柏　白术　川芎以上各三分　升麻四分　苍术　麦蘖面　当归身　黄连以上各五分　甘草　半夏以上各七分　黄芪一钱

上吹咀，每服五钱，水二大盏，煎至

———————————

① 红豆：即红豆蔻，为姜科植物，非豆科植物赤小豆。

一盏，去渣，稍热服，不拘时候。

安神汤 治头痛，头旋眼黑。

生甘草 炙甘草以上各二钱 防风二钱五分 柴胡 升麻 酒生地黄 酒知母以上各五钱 酒黄柏 羌活以上各一两 黄芪二两

上为粗末，每服五钱，水二大盏半，煎至一盏半，加蔓荆子五分，川芎三分，再煎至一盏，去渣，临卧热服。

半夏白术天麻汤 范天骔之内有脾胃证，时显烦躁，胸中不利，大便不通，而又为寒气怫郁，闷乱大作，火不伸故也。疑其有热，服疏风丸，大便行，其病不减。恐其药少，再服七八十丸，大便复见两行，原证不瘳，增以吐逆，食不能停，痰唾稠粘，涌出不止，眼黑头旋，恶心烦闷，气短促上喘，无力以言，心神颠倒，目不敢开，如在风云中，头苦痛如裂，身重如山，四肢厥冷，不得安卧。余料前证是胃气已损，复下两次，则重虚其胃，而痰厥头痛作矣，与此药而治之。

黄柏二分，酒洗 干姜三分 泽泻 白茯苓 天麻 黄芪 人参 苍术以上各五分 炒神曲 白术以上各一钱 麦蘗面 半夏汤洗 橘皮以上各一钱五分

上㕮咀，每服五钱，水二大盏，煎至一盏，去渣，热服，食前一服而愈。此头痛苦甚，谓之足太阴痰厥头痛，非半夏不能疗。眼黑头旋，风虚内作，非天麻不能除。黄芪甘温泻火，补元气，实表虚，止自汗；人参甘温泻火，补中益气；二术俱苦甘温除湿，补中益气；泽泻、茯苓利小便导湿；橘皮苦温，益气调中升阳；神曲消食，荡胃中滞气；大麦面宽中助胃气；干姜辛热以涤中寒；黄柏大苦寒，酒洗，以疗冬天少火在泉发躁也。

口齿咽喉门

口 齿 论

论曰：夫齿者，肾之标，口者，脾之窍。诸经多有会于口者，其牙齿是手足阳明之所过。上龈隶于坤土，乃足阳明胃之脉贯络也，止而不动；下龈嚼物，动而不休，手阳明大肠之脉所贯络也。手阳明恶寒饮而喜热，足阳明喜寒饮而恶热，其病不一。牙者，肾之标，亦喜寒，寒者坚牢，为病不同，热甚则齿动龈断袒脱，作痛不已，故所治疗不同也。有恶热而作痛者；有恶寒而作痛者；有恶寒恶热而作痛者；有恶寒饮少热饮多而作痛者；有恶热饮少寒饮多而作痛者；有牙齿动摇而作痛者；有齿龈肿起为痛者；有脾胃中有风邪，但觉风而作痛者；又有牙上多为虫所蚀，其齿缺少而色变，为虫牙痛者；有胃中气少，不能于寒，袒露其齿作痛者；有牙齿疼痛而秽臭之气不可近者。痛既不一，岂可一药而尽之哉？

羌活散 治客寒犯脑，风寒湿脑痛，项筋急，牙齿动摇，肉龈袒脱疼痛。

藁本 香白芷 桂枝以上各三分 苍术 升麻以上各五分 当归身六分 草豆蔻仁一钱 羌活一钱五分 羊胫骨灰二钱 麻黄去根节 防风以上各三钱 柴胡五钱 细辛少许

上为细末，先用温水漱口净，擦之，其痛立止也。

草豆蔻散 治寒多热少，牙齿疼痛。

细辛叶 防风以上各二分 羊胫骨灰 熟地黄以上各五分 当归六分 草豆蔻仁 黄连以上各一钱三分 升麻二钱五分

上为细末，同前牙痛处擦之。

麻黄散 治冬寒时分，寒温脑痛，项筋急，牙齿动摇疼痛。

防风 藁本以上各三分 羊胫骨灰 当归身 熟地黄以上各六分 草豆蔻仁 升麻 黄连以上各一钱 羌活一钱五分 麻黄不去节 草龙胆酒洗 生地黄以上各二钱 细辛少许

上为细末，依前药法擦之。

热牙散 一名麝香散 治大热，牙齿瘴露根肉，龈脱血出，齿动欲落，疼痛妨食物餐，及怔热多。

熟地黄二分 益智仁二分半 当归身 生地黄 麻黄根 酒汉防己 人参以上各三分 升麻一钱 草豆蔻 黄连以上各一钱五分 羊胫骨灰二钱 麝香少许

上为细末，如前药擦之。

治虫散 一名白芷散 治大寒犯脑，牙齿疼痛及虫痛，胃经湿热肿痛。

桂枝一分 熟地黄二分 藁本 白芷以上各三分 当归身 益智仁 黄连以上各四分 羌活五分 吴茱萸八分 草豆蔻 黄芪 升麻以上各一钱 羊胫骨灰二钱 麻黄不去节，二钱五分

上为细末，同前擦之。

益智木律散 治寒热牙痛。

木律[①]二分 当归 黄连以上各四分 羊胫骨灰 益智皮 熟地黄以上各五分 草豆蔻皮一钱二分 升麻一钱五分

上为细末，用度如前擦之。如寒牙痛不用木律。

蝎梢散 治大寒风犯脑牙痛。

白芷 当归身 柴胡以上各二分 桂枝 升麻 防风 藁本 黄芪以上各二分 羌活五分 草豆蔻皮一钱 麻黄去节，一钱五分 羊胫骨灰二钱五分 蝎梢少许

上为细末，如前法用之。

白牙散

白芷七分 升麻一钱 石膏一钱五分 羊胫骨灰二钱 麝香少许

上为细末，先用温水漱口，擦之妙。

刷牙药

麝香一分 生地黄 酒防己 熟地黄以上各二分 当归身 人参以上各三分 草豆蔻皮五分 升麻一钱 羊胫骨灰 黄连以上各二钱 白豆蔻 草豆蔻以上各三钱 没石子三个 五倍子一个

上为极细末，如前法擦之妙。

独圣散 治一切牙痛风疳。

北地蒺藜不以多少，阴干

上为细末，每用刷牙，以热浆水漱牙，外粗末熬浆水刷牙，大有神效，不可具述。

当归龙胆散 治寒热停牙痛。

香白芷 当归梢 羊胫骨灰 生地黄以上各五分 麻黄 草豆蔻皮 草龙胆 升麻 黄连以上各一钱

上为细末，如前法擦之神效。

牢牙地黄散 治脑寒痛及牙痛。

藁本二分 生地黄 熟地黄 羌活 防己 人参以上各三分 当归身 益智仁以上各四分 香白芷 黄芪以上各五分 羊胫骨灰 吴茱萸 黄连 麻黄以上各一钱 草豆蔻皮一钱二分 升麻一钱五分

上为细末，如前法擦之。

细辛散 治寒邪、风邪犯脑，牙齿痛。

柴胡 防风 升麻 白芷以上各二分 桂枝二分半 麻黄去节 藁本 苍术以上各三分 当归身四分 草豆蔻五分 羊胫骨灰 羌活以上各一钱五分 细辛少许

上为细末，先漱后擦之佳。

---

① 木律：又称"木泪"，即埋在地下年代较短的"胡桐泪"。

立效散 治牙齿痛不可忍，及头脑项背，微恶寒饮，大恶热饮，其脉上中下三部阳虚阴盛，是五脏内盛，六腑阳道脉微小，小便滑数。

细辛二分 炙甘草三分 升麻七分 防风一钱 草龙胆酒洗，四钱

上㕮咀，都作一服，水一盏，煎至七分，去渣，以匙抄在口中，煠痛处，待少时则止。

如多恶热饮，更加草龙胆一钱。此法不定，随寒热多少临时加减。

若更恶风作痛，加草豆蔻、黄连以上各五分，勿加草龙胆。

牢牙散 治牙龈肉绽有根，牙疳肿痛，牙动摇欲落，牙齿不长，牙黄口臭。

羌活一两 草龙胆酒洗，一两五钱 羊胫骨灰二两 升麻四两

上为细末，以纱罗子罗骨灰，作微尘末和匀，卧时贴在牙龈上。

清胃散 治因服补胃热药，致使上下牙疼痛不可忍，牵引头脑，满面发热大痛。足阳明之别络入脑，喜寒恶热，乃是手阳明经中热盛而作也，其齿喜冷恶热。

当归身 择细黄连如连不好，更加二分，夏月倍之 生地黄酒制，以上各三分 牡丹皮五分 升麻一钱

上为细末，都作一服，水一盏半，煎至一盏，去渣，带冷服之。

神功丸 治多食肉人口臭不可近，牙齿疳蚀，牙龈肉将脱，牙齿落，血不止。

兰香叶如无，藿香代之 当归身 藿香

用叶 木香以上各一钱 升麻二钱 生地黄酒洗 生甘草以上各三钱 黄连去须择净，酒洗，秤 缩砂仁以上各五钱

上同为细末，汤浸蒸饼为丸，如绿豆大，每服一百丸，或加至二百丸止，白汤下，食远服。兼治血痢及血崩，及血下不止，血下褐色或紫色、黑色，及肠澼下血。空心服，米汤下。其脉洪大而缓者，及治麻木，厥气上冲，逆气上行，妄闻妄见者。

桔梗汤 治咽肿，微觉痛，声破。

当归身 马勃以上各一分 白僵蚕 黄芩以上各三分 麻黄五分，不去节 桔梗 甘草以上各一钱 桂枝少许

上为粗末，作一服，水二大盏，煎至一盏，去渣，稍热服之，食后。

又方 治口疮久不愈者。

黄柏不计多少，真者蜜涂其上，炙黄色

上为细末，干糁疮上，临卧，忌醋酱盐。

神验法 治口疮无问久新。

夜间将二丸以勒紧，左右交手揉三五十次，但遇睡觉行之，如此三五度。因湿而生者，一夜愈，久病诸般口疮，三二夜愈，如鼻流清涕者，勒之二丸，揉之数夜可愈。

《内经》云，膀胱移热于小肠，膈肠不便，上口为糜，易老五苓散与导赤散合而饮之。

呕 吐 门

丁香茱萸汤 治呕吐哕，胃虚寒所致。

黄柏三分 炙甘草 丁香 柴胡 橘皮以上各五分 升麻七分 吴茱萸 苍术

人参以上各一钱 当归身一钱五分 草豆蔻仁 黄芪以上各二钱

上为粗末，每服五钱，水二大盏，煎至一盏，去渣，稍热服，食前。

白术汤一名茯苓半夏汤　治胃气虚弱，身重有痰，恶心欲吐，是风邪羁绊于脾胃之间，当先实其脾胃。

炒神曲二钱　陈皮　天麻以上各三钱　白术　白茯苓　麦蘖面炒黄色　半夏以上各五钱

上㕮咀，每服五钱，水二盏，入生姜五片，同煎至一盏，去渣，稍热服之。

补肝汤一名柴胡半夏汤　治素有风证，不敢见风，眼涩，头痛，眼黑，胸中有痰，恶心，兀兀欲吐，遇风但觉皮肉紧，手足难举重物。如居暖室，少出微汗，其证乃减，再或遇风，病即复。

柴胡　升麻　藁本以上各五分　白茯苓七分　炒神曲　苍术以上各一钱　半夏二钱　生姜十片

上为粗末，都作一服，水二大盏，煎至一大盏，去渣，稍热服。

吴茱萸丸一名木香利膈丸　治寒在膈上，噎塞咽膈不通。

木香　青皮以上各二分　白僵蚕　姜黄　泽泻　柴胡以上各四分　当归身　炙甘草以上各六分　益智仁　人参　橘皮　升麻　黄芪以上各八分　半夏一钱　草豆蔻仁　吴茱萸以上各一钱二分　麦蘖面一钱五分

上为细末，汤浸蒸饼为丸，如绿豆大，每服二三十丸，温水送下，勿多饮汤，恐速下，细嚼亦得。

衄血吐血门

麦门冬饮子　治吐血久不愈，以三棱针于气街出血立愈。

黄芪一钱　麦门冬　当归身　生地黄　人参以上各五分　五味子十个

上为粗末，都作一服，水二盏，煎至一盏，去渣，热服，不拘时。

人参饮子　治脾胃虚弱，气促气弱，精神短少，衄血吐血。

麦门冬二分　人参去芦　当归身以上各三分　黄芪　白芍药　甘草以上各一钱　五味子五个

上为粗末，都作一服，用水二盏，煎至一盏，去渣，稍热服。

一贫者有前证，以前药投之愈。继而至冬天，居旷室中，卧大热炕，而吐血数次，再来求治。料此病久虚弱，附脐有形，而有火热在内，上气不足，阳气外虚，当补表之阳气，泻其里之虚热，是其法也。冬天居旷室，衣盖单薄，是重虚其阳，表有大寒，壅遏里热，火邪不得舒伸，故血出于口。忆仲景《伤寒论》中一证，太阳伤寒，当以麻黄汤发汗，而不与之，遂成衄，却与麻黄汤立愈。此法相同，予遂用之。

三黄补血汤　治六脉俱大，按之空虚，面赤善惊上热，乃手少阴心脉也，此气盛多而亡血。以甘寒镇坠之剂大泻其气，以坠气浮，以甘辛微苦峻补其血。

牡丹皮　黄芪　升麻以上各一钱　当归　柴胡以上各一钱五分　熟地黄　川芎以上各二钱　生地黄三钱　白芍药五钱

上㕮咀，如麻豆大，每服五钱，水二大盏，煎至一大盏，去渣，稍热服，食前。

如两寸脉芤，血在上焦，或衄血，或呕血，与犀角地黄汤则愈。

救脉汤一名人参救肺散　治吐血。

甘草　苏木　陈皮以上各五分　升麻　柴胡　苍术以上各一钱　当归梢　熟地黄　白芍药　黄芪　人参以上各二钱

上为粗末，都作一服，水二大盏，煎至一盏，去渣，稍温，食前服。

麻黄桂枝汤 人参益上焦元气不足而实其表也 麦门冬保肺气，以上各三分 桂枝以补表虚 当归身和血养血，各五分 麻黄去根节 甘草补其脾胃之虚 黄芪实表益卫 白芍药以上各一钱 五味子五个，安其脉气

上以水三盏，先煮麻黄一味令沸，去沫，至二盏，入余药同煎至一盏，去渣，热服，临卧。只一服而愈，更不再作。

黄芪芍药汤 治鼻衄血多，面黄，眼涩多眵，手麻木。

葛根 羌活以上各五钱 白芍药 升麻以上各一两 炙甘草二两 黄芪三两

上㕮咀，每服五钱，水二盏，煎至一盏，食后。

六脉弦细而涩，按之空虚，其色必白而夭不泽者，脱血也。此大寒证，以辛温补血益血，以甘温、甘热、滑润之剂以佐之则愈。此亡血亦伤精气。

止衄血法 治鼻血久不止，素有热而暴作者，诸药无验。神法以大纸一张，作八折或十折，于水内湿，置顶中，以热熨斗熨至一重或二重纸干，立止。

腰 痛 门

川芎肉桂汤 丁未冬曹通甫自河南来，有役人小翟，露宿寒湿之地，腰痛不能转侧，两胁搐急作痛，已经月余不愈矣。《腰痛论》中说：皆为足太阳、足少阴血络中有凝血作痛，间有一二证属少阳胆经外络脉病，皆去血络之凝乃愈。其《内经》有云：冬三月，禁不得用针，只宜服药，通其经络，破其血络中败血，以此药主之。

酒汉防己 防风以上各三分 炒神曲 独活以上各五分 川芎 柴胡 肉桂 当归梢 炙甘草 苍术以上各一钱 羌活一钱五分 桃仁五个，去皮尖，研如泥

上㕮咀，都作一服，好酒三大盏，煎至一大盏，去渣，稍热，食远服。

独活汤 治因劳役，腰痛如折，沉重如山。

炙甘草三钱 羌活 防风 独活 大黄煨 泽泻 肉桂以上各三钱 当归梢 连翘以上各五钱 酒汉防己 酒黄柏以上各一两 桃仁三十个

上㕮咀，每服五钱，酒半盏，水一大盏半，煎至一盏，去渣，热服。

破血散疼汤 治乘马损伤，跌其脊骨，恶血流于胁下，其痛苦楚，不能转侧，妨于饮食。

羌活 防风 中桂以上各一钱 苏木一钱五分 连翘 当归梢 柴胡以上各二钱 水蛭三钱，炒去烟尽，别研 麝香少许，别研

上件分作二服，每服酒二大盏，水一大盏，除水蛭、麝香另研如泥，煎余药作一大盏，去渣，上火令稍热，调二味，空心服之，两服立愈。

地龙散 治腰脊痛，或打扑损伤，从高坠下，恶血在太阳经中，令人腰脊痛，或胫腨臀股中痛不可忍，鼻塞不通。

当归梢一分 中桂 地龙以上各四分 麻黄五分 苏木六分 独活 黄柏 甘草以上各一钱 羌活二钱 桃仁六个

上㕮咀，每服五钱，水二盏，煎至一盏，去渣，温服，食远。

苍术汤 治湿热腰腿疼痛。

防风风能胜湿 黄柏以上各一钱，始得

之时，寒也，久不愈，寒化为热，除湿止痛
柴胡二钱，行经　苍术三钱，去湿止痛

上都作一服，水二大盏，煎至一盏，
去渣，空心服。

麻黄复煎散　治阴室中汗出，懒语，
四肢困倦无力，走注疼痛。乃下焦伏火而
不得伸，浮而躁热汗出，一身尽痛，盖风
湿相搏也。以升阳发汗渐渐发之，火郁乃
湿在经者，亦宜发汗，况正值季春之月，
脉缓而迟，尤宜发汗，令风湿去而阳升，
以此困倦乃退，气血俱得生旺也。

白术　人参　生地黄　柴胡　防风以
上各五分　羌活　黄柏以上各一钱　麻黄去
节微捣，不令作末，水五大盏，煎令沸，去沫，
煎至二盏，入下项药再煎　黄芪以上各二钱
甘草三钱　杏仁三个，去皮

上㕮咀，都作一服，入麻黄汤煎至一
盏，临卧服之，勿令食饮，取渐次有汗则
效。

缓筋汤一名羌活汤　治两目如火肿痛，
两足及伏兔筋骨痛，膝少力，身重腰痛，
夜恶寒，痰嗽，颈项皆急痛，目外眦，目
丝急，食不下。

熟地黄一分　生甘草　柴胡　红花
炙甘草　苏木　独活以上各二分　藁本
升麻　黄芩　草豆蔻仁　酒黄柏　生地黄
当归身　麻黄以上各三分　羌活三钱　苍
术五分

上为粗末，都作一服，水二大盏，煎
至一盏，去渣，食远服之。

拈痛汤　治湿热为病，肩背沉重，肢
节疼痛，胸膈不利。

白术一钱五分　人参去芦　苦参酒炒
升麻去芦　葛根　苍术以上各二钱　防风去
芦　知母酒洗　泽泻　黄芩炒　猪苓　当
归身以上各三钱　炙甘草　黄芩酒洗　茵陈
酒炒　羌活以上各五钱

上㕮咀，每服一两，水二大盏，煎至
一盏，去渣，食远服。

苍术复煎散　治寒湿相合，脑痛恶
寒，项筋脊骨强，肩背胛眼痛，膝膑痛无
力，行步沉重。

红花一分　黄柏三分　柴胡　藁
本　泽泻　白术　升麻以上各五分　羌活一钱
苍术四两，水二碗，煎二盏，去渣入药

上㕮咀，先煎苍术汤二大盏，复煎前
项药至一大盏，稍热，空心服，取微汗为
效，忌酒湿面。

羌活苍术汤　治脚膝无力沉重。

炙甘草　黄柏　草豆蔻　生甘草　葛
根以上各五分　橘皮六分　柴胡七分半　升
麻　独活　缩砂仁　苍术以上各一钱　防
风一钱五分　黄芪二钱　知母二钱五分　羌
活三钱

上㕮咀，分作二服，水二大盏，煎至
一盏，去渣，空心服。

妇　人　门

经闭不行有三论

《阴阳别论》云：二阳之病发心脾，
有不得隐曲，女子不月，其传为风消，为
息贲者，死不治。妇人脾胃久虚，或形
羸，气血俱衰，而致经水断绝不行，或病

中消胃热，善食渐瘦，津液不生。夫经
者，血脉津液所化，津液既绝，为热所
烁，肌肉消瘦，时见渴燥，血海枯竭，病
名曰血枯经绝。宜泻胃之燥热，补益气
血，经自行矣。此证或经适行而有子，子
不安为胎病者有矣。或心包脉洪数躁作，
时见大便秘涩，小便虽清不利，而经水闭

绝不行，此乃血海干枯。宜调血脉，除包络中火邪，而经自行矣。《内经》所谓小肠移热于大肠，为癥瘕，为沉，脉涩不利，则月事沉滞而不利，故云为癥瘕，为沉也。或因劳心，心火上行，月事不来，安心和血泻火，经自行矣。故《内经》云：月事不来者，胞脉闭也。胞脉者，属心而络于胞中，令气上迫肺心，气不得下，故月事不来也。

经漏不止有三论

《阴阳别论》云：阴虚阳搏谓之崩。妇人脾胃虚损，致命门脉沉细而数疾，或沉弦而洪大有力，寸关脉亦然。皆由脾胃有亏，下陷于肾，与相火相合，湿热下迫，经漏不止，其色紫黑，如夏月腐肉之臭。中有白带者，脉必弦细，寒作于中。中有赤带者，其脉洪数疾，热明矣，必腰痛或脐下痛，临经欲行，先见寒热往来，两胁急缩，兼脾胃证出见，或四肢困热，心烦不得眠卧，心下急，宜大补脾胃而升举血气，可一服而愈。或人故贵脱势，人事疏少，或先富后贫，心气不足，其火大炽，旺于血脉之中，又致脾胃饮食失节，火乘其中，形质肌肉容颜似不病者，此心病者，不形于诊，故脾胃饮食不调，其证显矣。而经水不时而下，或适来适断，暴下不止，治当先说恶死之言劝谕，令拒死而心不动，以大补气血之药举养脾胃，微加镇坠心火之药治其心，补阴泻阳，经自止矣。《痿论》云：悲哀大甚，则胞络绝也。阳气内动，发则心下崩，数溲血也。故本病曰大经空虚，发则肌痹，传为脉痿，此之谓也。

升阳除湿汤一名调经升麻除湿汤　治女子漏下恶血，月事不调，或暴崩不止，多下水浆之物。皆由饮食不节，或劳伤形体，或素有心气不足，因饮食劳倦，致令心火乘脾。其人必怠惰嗜卧，四肢不收，困倦乏力，无气以动，气短上气，逆急上冲，其脉缓而弦急，按之洪大，皆中之下，得之脾土受邪也。脾主滋荣周身者也，心主血，血主脉，二者受邪，病皆在脉。脉者，血之府也；脉者，人之神也。心不主令，包络代之，故曰心之脉主属心系，心系者，包络命门之脉也，主月事。因脾胃虚而心包乘之，故漏下，月事不调也。况脾胃为血气阴阳之根蒂也，当除湿去热，益风气上伸，以胜其湿，又云火郁则发之。

当归酒洗　独活以上各五分　蔓荆子七分　防风　炙甘草　升麻　藁本以上各一钱　柴胡　羌活　苍术　黄芪以上各一钱五分

上锉如麻豆大，勿令作末，都作一服，以洁净新汲水三大盏，煎至一大盏，去渣，空心热服。待少时以早饭压之，可一服而已。如灸足太阴脾经中血海穴二七壮亦已。

此药乃从权之法，用风胜湿，为胃下陷而气迫于下，以救其血之暴崩也。并血恶之物住后，必须黄芪、人参、炙甘草、当归之类数服以补之，于补气升阳汤中加以和血药便是也。若经血恶物下之不绝，尤宜究其根源，治其本经，只益脾胃，退心火之亢，乃治其根蒂也。若遇夏月白带下，脱漏不止，宜用此汤，一服立止。

凉血地黄汤　治妇人血崩，是肾水阴虚，不能镇守包络相火，故血走而崩也。

黄芩　荆芥穗　蔓荆子以上各一分　黄柏　知母　藁本　细辛　川芎以上各二分　黄连　羌活　柴胡　升麻　防风以上各三分　生地黄　当归以上各五分　甘草一钱　红花少许

上㕮咀，都作一服，水三大盏，煎至

一盏，去渣，稍热，空心服之。

足太阴脾之经中血海二穴，在膝膑上内廉白肉际二寸中。治女子漏下恶血，月事不调，逆气腹胀，其脉缓者是也，灸三壮。

足少阴肾之经中阴谷二穴，在膝内辅骨后大筋下、小筋上，按之应手，屈膝取之。治膝如锥，不得屈伸，舌纵涎下，烦逆溺难，少腹急，引阴痛，股内廉痛，妇人漏血不止，腹胀满不得息，小便黄如蛊，女子如妊身，可灸二壮。

酒煮当归丸 治癞疝，白带下注，脚气，腰以下如在冰雪中，以火焙炕，重重厚绵衣盖其上，犹寒冷，不任寒之极也。面白如枯鱼之象，肌肉如刀割削瘦峻之速也。小便不止，与白带长流而不禁固，自不知觉。面白，目青蓝如菜色，目眈眈无所见，身重如山，行步敧侧，不能安地，腿膝枯细，大便难秘，口不能言，无力之极，食不下，心下痞烦，心懊憹不任其苦。面停垢，背恶寒，小便遗而不知。此上中下三阳真气俱虚欲竭，哕呕不止，胃虚之极也。脉沉厥紧而涩，按之空虚。若脉洪大而涩，按之无力，犹为中寒之证，况按之空虚者乎？按之不鼓，是为阴寒，乃气血俱虚之极也。

茴香五钱 黑附子炮制，去皮脐 良姜以上各七钱 当归一两

上四味锉如麻豆大，以上等好酒一升半，同煮至酒尽，焙干。

炙甘草 苦楝生用 丁香以上各五钱 木香 升麻以上各一钱 柴胡二钱 炒黄盐 全蝎以上各三钱 延胡索四钱

上与前四味药同为细末，酒煮面糊为丸，如梧桐子大，每服五七十丸，空心淡醋汤下，忌油腻冷物、酒湿面。

固真丸 治白带久下不止，脐腹冷痛，阴中亦然。目中溜火，视物昏昏然无

所见。齿皆恶热饮痛，须得黄连细末擦之乃止。惟喜干食，大恶汤饮，此病皆寒湿乘其胞内，故喜干而恶湿。肝经阴火上溢走于标，故上壅而目中溜火。肾水侵肝而上溢，致目眈眈而无所见。齿恶热饮者，是阳明经中伏火也。治法当大泻寒湿，以丸药治之。故曰寒在下焦治宜缓，大忌汤散，以酒制白石脂、白龙骨以枯其湿，炮干姜大热辛泻寒水，以黄柏之大寒为因用，又为向导。故云古者虽有重罪，不绝人之后，又为之伏其所主，先其所因之意，又泻齿中恶热饮也。以柴胡为本经之使，以芍药五分导之。恐辛热之药大甚，损其肝经，故微泻之以当归身之辛温，大和其血脉，此用药之法备矣。

黄柏酒洗 白芍药以上各五分 柴胡 白石脂以上各一钱，火烧赤，水飞，细研，日干 白龙骨酒煮，口丁，水飞为末 当归酒洗，以上各二钱 干姜四钱，炮

上件除龙骨、白石脂水飞研外，同为细末，水煮面糊为丸，如鸡头仁大，日干，空心，多用白沸汤下。无令胃中停滞，待少时以早饭压之，是不令热药犯胃。忌生冷硬物、酒湿面。

乌药汤 治妇人血海疼痛。

当归 甘草 木香以上各五钱 乌药一两 香附子二两，炒

上㕮咀，每服五钱，水二大盏，去渣，温服，食前。

助阳汤 一名升阳燥湿汤 治白带下，阴户中痛，空心而急痛，身黄皮缓，身重如山，阴中如冰。

生黄芩 橘皮以上各五分 防风 高良姜 干姜 郁李仁 甘草以上各一钱 柴胡一钱三分 白葵花七朵

上锉如麻豆大，分作二服，每服水二大盏，煎至一盏，去渣，食前稍热服。

水府丹 治妇人久虚积冷，经候不

行，癥瘕癖块，腹中暴痛，面有黯黯，鳖黑羸瘠。

硇砂纸隔沸汤淋熬取 红豆以上各五钱
桂心另为末 木香 干姜以上各一两 砂仁二两 经煅花蕊石研，一两五钱 斑蝥一百个，去头翅 生地黄汁 童子小便各一升 腊月狗胆七枚 芫菁三百个，去头足，糯米一升，炒米黄，去米不用

上九味为细末，同三汁熬为膏，和丸如鸡头大，朱砂为衣。每服一丸，温酒细嚼，食前服，米饮亦可，孕妇不可服。

丁香胶艾汤 治崩漏不止，盖心气不足，劳役及饮食不节所得。经隔少时，其脉二尺俱弦紧洪，按之无力，其证自觉脐下如冰，求厚衣被以御其寒，白带白滑之物多，间有如屋漏水下，时有鲜血，右尺脉时微洪也。

熟地黄 白芍药以上各三分 川芎 丁香以上各四分 阿胶六分 生艾叶一钱 当归一钱二分

上川芎为细末，当归酒洗锉，熟地黄、丁香为细末，艾亦锉，都作一服，水五大盏，先煎五味作一盏零二分，去渣，入胶再上火煎至一大盏，带热空心服之。

黄芪当归人参汤 丁未仲冬，郭大方来说，其妻经水暴崩不止，先曾损身失血，自后一次缩一十日而来，今次不止。其人心窄性急多惊，以予料之，必因心气不足，饮食不节得之，大方曰无。到彼诊得掌中寒，脉沉细而缓，间而沉数，九窍微有不利，四肢无力，上喘气短促，口鼻气皆不调，果有心气不足，脾胃虚弱之证。胃脘当心而痛，左胁下缩急有积，当脐有动气，腹中鸣，下气，大便难，虚证极多，不能尽录。拟先治其本，余证可以皆去。安心定志，镇坠其经，调和脾胃，大益元气，补其血脉，令养其神，以大热之剂去其冬寒凝在皮肤，少加生地黄去命

门相火，不令四肢痿弱。

黄连一分 生地黄三分 炒神曲 橘皮 桂枝以上各五分 草豆蔻仁六分 黄芪 人参 麻黄不去节，以上各一钱 当归身一钱五分 杏仁五个，另研如泥

上咬咀，作二服，水二大盏半，煎麻黄令沸，去沫，煎至二盏，入诸药同煎至一大盏。于巳午之间，食消尽服之，一服立止。其胃脘痛，乃胃上有客寒，与大热药草豆蔻丸一十五丸，白汤送下，其痛立止。再与肝之积药，除其积之根源而愈。

当归芍药汤 治妇人经脉漏下不止，其色鲜红，时值七月处暑之间，先因劳役脾胃虚弱，气短气逆，自汗不止，身热闷乱，恶见饮食，非惟不入，亦不思食，沉懒困倦，四肢无力，大便时泄。后再因心气不足，经脉再下不止，惟觉气下脱，其元气逆上全无，惟觉心腹中气下行，气短少，不能言，是无力以言，非懒语也，此药主之。

柴胡二分 炙甘草 生地黄以上各三分 橘皮不去白 熟地黄以上各五分 黄芪一钱五分 苍术泔浸去皮 当归身 白芍药 白术以上各二钱

上十味咬咀，如麻豆大，分作二服，水二盏半，煎至一盏，去渣，稍热，空心服之。

柴胡调经汤 治经水不止，鲜红，项筋急，脑痛，脊骨强痛。

炙甘草 当归身 葛根以上各三分 独活 藁本 升麻以上各五分 柴胡七分 羌活 苍术以上各一钱 红花少许

上锉如麻豆大，都作一服，水四大盏，煎至一盏，去渣，空心，稍热服，取微汗立止。

一妇人经候凝结，黑血成块，左厢有血瘕，水泄不止，谷有时不化，后血块暴下，并水俱作，是前后二阴有形血脱竭于

下。既久经候犹不调，水泄日见三两行，食罢烦心，饮食减少，甚至瘦弱。东垣老人曰：夫圣人治病，必本四时升降浮沉之理，权变之宜，必先岁气，无伐天和，无胜无虚，遗人夭殃。无致邪，无失正，绝人长命。故仲景云：阳盛阴虚，下之则愈，汗之则死；阴盛阳虚，汗之即愈，下之即死。大抵圣人立法，且如升阳或发散之剂，是助春夏之阳气，令其上升，乃泻秋冬收藏殒杀寒凉之气，此病是也。当用此法治之，升降浮沉之至理也。天地之气以升降浮沉，乃从四时，如治病，不可逆之。故《经》云：顺天则昌，逆天则亡。可不畏哉！夫人之身亦有四时，天地之气不可止认在外，人亦体同天地也。今经漏不止，是前阴之气血已脱下矣。水泄又数年，是后阴之气血下陷以脱矣。后阴者，土有形之物也；前阴者，精气之户。下竭，是病人周身之血气常行秋冬之令，阴主杀，此等收藏之病是也。阳生阴长，春夏是也。在人之身，令气升浮者，谷气上行是也。既病人周身血气皆不生长谷气，又不胜其肌肉消少，是两仪之气俱将绝矣。既下元二阴俱脱，血气将竭，假令当是热证，今下焦久脱，化为寒矣。此病久沉久降，寒湿大胜，当急救之，泻寒以热，除湿以燥，大升大举，以助生长，补养气血，不致偏竭。圣人立治之法，既湿气大胜，以所胜治之，助甲风木上升是也。故《经》云：风胜湿，是以所胜平之也。当先调和胃气，次用白术之类，以燥其湿而滋元气。如其不止，后用风药以胜湿，此便是大举大升，以助春夏二湿之久陷下之至治也。

益胃升阳汤 血脱益气，古圣人之法也。先补胃气，以助生发之气，故曰阳生阴长。诸甘药为之先务，举世皆以为补，殊不知甘能生血，此阳生阴长之理也。故先理胃气，人之身内胃气为宝。

柴胡 升麻以上各五分 炙甘草 当归身酒洗 陈皮以上各一钱 人参去芦，有嗽去之 炒神曲以上各一钱五分 黄芪二钱 白术三钱 生黄芩少许

上㕮咀，每服二钱，水二大盏，煎至一盏，去渣，稍热服。

如腹中痛，每服加白芍药三分，中桂少许。如渴或口干，加葛根二分，不拘时候。

升阳举经汤 治经水不止，如右尺脉按之空虚，是气血俱脱，大寒之证。轻手其脉数疾，举指弦紧或涩，皆阳脱之证，阴火亦亡。见热证于口鼻眼或渴，此皆阴躁阳欲先去也。当温之、举之、升之、浮之、燥之，此法当大升浮血气，切补命门之下脱也。

肉桂去皮，盛夏勿用，秋冬用 白芍药 红花以上各五分 细辛六分 人参去芦 熟地黄 川芎以上各一钱 独活根 黑附子炮制，去皮脐 炙甘草以上各一钱五分 羌活 藁本去土 防风以上各二钱 白术 当归 黄芪以上各三钱 柴胡三钱 桃仁十个，汤浸，去皮尖，细研

上㕮咀，每服三钱，若病势顺，当渐加至五钱。每服水三盏，煎至一盏，空心热服。

半产误用寒凉之药论

妇人分娩，及半产漏下，昏冒不省，瞑目无所知觉，盖因血暴亡，有形血去，则心神无所养。心与包络者，君火、相火也，得血则安，亡血则危。火上炽，故令人昏冒。火胜其肺，瞑目不省人事，是阴血暴去，不能镇抚也。血已亏损，往往用滑石、甘草、石膏之类，乃辛甘大寒之药，能泻气中之热，是血亏泻气，乃阴亏

泻阳，使二者俱伤，反为不足虚劳之病。昏迷不省者，上焦心肺之热也。此无形之热，用寒凉之药驱令下行，岂不知上焦之病，悉属于表，乃阴证也，汗之则愈，今反下之，幸而不死，暴亏气血，生命岂能久活？又不知《内经》有说：病气不足，宜补不宜泻。但瞑目之病，悉属于阴，宜汗不宜下。又不知伤寒郁冒，得汗则愈，是禁用寒凉药也。分娩半产，本气不病，是暴去其血，亡血补血，又何疑焉？补其血则神昌，常时血下降亡，今当补而升举之。心得血而养，神不昏矣。血若暴下，是秋冬之令大旺，今举而升之，以助其阳，则目张神不昏迷矣。今立一方，补血养血，生血益阳，以补手足厥阴之不足也。

全生活血汤 红花三分 蔓荆子 细辛以上各五分 生地黄夏月多加之 熟地黄以上各一钱 藁本 川芎以上各一钱五分 防风诸阳既陷，何以知之？血下脱故也 羌活 独活 炙甘草 柴胡去苗 当归身酒洗 葛根以上各二钱 白芍药 升麻以上各三钱

上㕮咀，每服五钱，水二盏，煎至一盏，去渣，食前稍热服。

当归附子汤 治脐下冷痛，赤白带下。

当归二分 炒盐三分 蝎梢 升麻以上各五分 甘草六分 柴胡七分 黄柏少许，为引用 附子一钱 干姜 良姜各一钱

上为粗末，每服五钱，水五盏，煎至一盏，去渣，稍热服。或为细末，酒面糊为丸亦可。

调经补真汤 冬后一月，微有地泥冰泮，其白带再来，阴户中寒，一服立止。

独活 干姜炮 藁本 防风 苍术以上各二分 麻黄不去节 炙甘草 人参去芦 当归身 白术 生黄芩 升麻以上各五分 黄芪七分 良姜 泽泻 羌活以上各一钱 柴胡四钱 杏仁二个 桂枝少许 白葵花七朵，去萼

上㕮咀，除黄芩、麻黄各另外，都作一服，先以水三大盏半，煎麻黄一味令沸，掠去沫，入余药，同煎至一盏零七分，再入生黄芩，煎至一盏，空心服之，候一时许，可食早饭。

坐药龙盐膏

茴香三分 枯矾五分 良姜 当归梢 酒防己 木通以上各一钱 丁香 木香 川乌炮，以上各一钱五分 龙骨 炒盐 红豆 肉桂以上各二钱 厚朴三钱 延胡索五钱 全蝎五个

上为细末，炼蜜为丸，如弹子大，绵裹留系在外，内丸药阴户内，日易之。

胜阴丹 为上药力小，再取三钱，内加行性热药项下。

柴胡 羌活 枯白矾 甘松 升麻以上各二分 川乌头 大椒 三奈子以上各五分 蒜七分 破故纸八分，与蒜同煮，焙干，秤 全蝎三个 麝香少许

上为细末，依前法用。

回阳丹

羌活 全蝎 升麻根 甘松以上各二分 草乌头 水蛭炒，以上各三分 大椒 三奈子 荜拨 枯矾以上各五分 柴胡 川乌以上各七分 炒黄盐为必用之药，去之则不效 破故纸 蒜以上各一钱 虻虫三个，去翅足炒

上为极细末，依前制用，脐下觉暖为效。

柴胡丁香汤 治妇人年三十岁，临经先腰脐痛甚，则腹中亦痛，经缩两三日。

生地黄二分 丁香四分 当归身 防风 羌活以上各一钱 柴胡一钱五分 全蝎一个

上件都作一服，水二盏，煎至一盏，去渣，食前稍热服。

延胡苦楝汤　治脐下冷撮痛，阴冷大寒，白带下。

黄柏一分，为引用　延胡索　苦楝子以上各二分　附子炮　肉桂以上各三分　炙甘草五分　熟地黄一钱

上都作一服，水二大盏，煎至一盏，食前服。

桂附汤　治白带腥臭，多悲不乐，大寒。

黄柏为引用　知母以上各五分　肉桂一钱　附子三钱

上㕮咀，都作一服，水二盏，煎至一盏，去渣，食远热服。

如少食常饱，有时似腹胀夯闷，加白芍药五分。

如不思饮食，加五味子二十个。

如烦恼，面上如虫行，乃胃中元气极虚，加黄芪一钱五分，人参七分，炙甘草，升麻以上各五分。

人参补气汤　治四肢懒倦，自汗无力。

丁香末二分　生甘草梢　炙甘草以上各三分　生地黄　白芍药以上各五分　熟地黄六分　人参　防风　羌活　黄柏　知母　当归身　升麻以上各七分　柴胡一钱　黄芪一钱五分　全蝎一个　五味子二十个

上锉如麻豆大，都作一服　水二盏，煎至一盏，去渣，空心稍热服。

黄芪白术汤　治妇人四肢沉重，自汗，上至头际颈而还，恶风，头痛，燥热。

细辛三分　吴茱萸　川芎以上各五分柴胡　升麻以上各一钱　当归身一钱五分黄柏酒洗　炙甘草　羌活以上各二钱　五味子三钱　白术　人参以上各五钱　黄芪一两

上㕮咀，每服五钱，水二大盏，生姜五片，煎至一盏，去渣，食前热服。

如腹中痛不决，加炙甘草一钱。汗出不止，加黄柏一钱。

白术茯苓汤　治胃气弱，身重有痰，恶心欲吐。是风邪羁绊于脾胃之间，当先实其脾胃。

白术　白茯苓　半夏以上各一两　炒曲二钱　麦蘖面五分，炒

上㕮咀，每服五钱，水二大盏，入生姜五片，煎至一盏，去渣，不拘时服。

增味四物汤　治妇人血积。

当归　川芎　芍药　熟地黄　京三棱干漆炒爆烟尽　肉桂去皮　广茂以上各等分

上为粗末，每服五钱，水二大盏，煎至一盏，去渣，食前稍热服。

补经固真汤　白文举正室，白带常漏久矣，诸药不效。诊得心包尺脉微，其白带下流不止。叔和云：崩中日久，为白带漏下，时多白滑，血枯。崩中者，始病血崩，久则血少，复亡其阳。故白滑之物下流不止，是本经血海将枯，津液复亡，枯干不能滋养筋骨。以本部行经药为引用、为使；以大辛油腻之药润其枯燥，而滋益津液；以大辛热之气味药补其阳道，生其血脉；以苦寒之药泄其肺而救上；热伤气，以人参补之，以微苦温之药为佐而益元气。

白葵花去萼，研烂，四分　甘草炙　郁李仁去皮尖，研泥　柴胡以上各一钱　干姜细末　人参以上各二钱　生黄芩细研，一钱陈皮留皮，五分

上件除黄芩外，以水二盏，煎至一盏七分，再入黄芩同煎至一盏，去渣，空心热服，少时以早饭压之。

温卫补血汤　治耳鸣，鼻不闻香臭，口不知谷味，气不快，四肢困倦，行步欹侧，发脱落，食不下，膝冷，阴汗，带下，喉中㗊㗊，不得卧，口舌嗌干，太息，头不可以回顾，项筋紧，脊强痛，头

旋眼黑，头痛欠嚏。

生地黄　白术　藿香　黄柏以上各一分　牡丹皮　苍术　王瓜根　橘皮　吴茱萸以上各二分　当归身二分半　柴胡　人参　熟甘草　地骨皮以上各三分　升麻四分　生甘草五分　黄芪一钱二分　丁香一个　桃仁三个　葵花七朵

上㕮咀，作一服，用水二大盏，煎至一盏，去渣，食前热服。

立效散　治妇人血崩不止。

当归　莲花心　白绵子　红花　茅花以上各一两

上锉如豆大，白纸裹定，泥固，炭火烧灰存性，为细末。

如干血气，研血竭为引，好温酒调服，加轻粉一钱。

如血崩不止，加麝香为引，好温酒调服。

四圣散　治妇人赤白带下。

川乌炮制　生白矾以上各一钱　红娘子三个　斑蝥十个

炼蜜为丸，如皂子大，绵裹坐之。

温经除湿汤　十月霜冷后，四肢无力，乃痿厥，湿热在下焦也。醋心者，是浊气不下降，欲为满也。合眼麻木作者，阳道不行也。恶风寒者，上焦之分，皮肤中气不行也。开目不麻者，目开助阳道，故阴寒之气少退也。头目眩运者，风气下陷于血分，不得伸越而作也，近火则有之。

黄连一分　柴胡　草豆蔻　神曲炒　木香以上各二分　麻黄不去节　独活　当归身　黄柏以上各一分　升麻五分　羌活七分　炙甘草　人参　白术　猪苓　泽泻以上各一钱　黄芪　橘皮　苍术以上各二钱　白芍药三钱

上锉如麻豆大，分作二服，水二盏，煎至一盏，食远服。治支节沉重、疼痛、

无力之胜药也。

补气升阳和中汤　李正臣夫人病，诊得六脉俱中得，弦洪缓相合，按之无力。弦在上，是风热下陷入阴中，阳道不行，其证闭目则浑身麻木，昼减而夜甚，觉而开目，则麻木渐退，久则绝止，常开其目，此证不作，惧其麻木，不敢合眼，致不得眠。身体皆重，时有痰嗽，觉胸中常似有痰而不利，时烦躁，气短促而喘，肌肤充盛，饮食不减，大小便如常，惟畏其麻木，不敢合眼为最苦。观其色脉形病相应而不逆，《内经》曰：阳盛瞋目而动，轻；阴病闭目而静，重。又云：诸脉皆属于目。《灵枢经》云：开目则阳道行，阳气遍布周身；闭目则阳道闭而不行，如昼夜之分。知其阳衰而阴旺也。且麻木为风，三尺之童，皆以为然，细校之则有区别耳。久坐而起，亦有麻木，为如绳缚之久，释之觉麻作而不敢动，良久则自已。以此验之，非有风邪，乃气不行。主治之，当补其肺中之气，则麻木自去矣。如经脉中阴火乘其阳分，火动于中为麻木也，当兼去其阴火则愈矣。时痰嗽者，秋凉在外、在上而作也，当以温剂实其皮毛。身重脉缓者，湿气伏匿而作也，时见躁作，当升阳助气益血，微泻阴火与湿，通行经脉，调其阴阳则已矣。非五脏六腑之本有邪也，此药主之。

生甘草去肾热　酒黄柏泻火除湿　白茯苓除湿导火　泽泻除湿导火　升麻行阳助经　柴胡以上各一钱　苍术除湿补中　草豆蔻仁益阳退外寒，以上各一钱五分　橘皮　当归身　白术以上各二钱　白芍药　人参以上各三钱　佛耳草　炙甘草以上各四钱　黄芪五钱

上㕮咀，每服五钱，水二盏，煎至一盏，去渣，食远服之。

麻黄桂枝升麻汤　治妇人先患浑身麻木，睡觉则少减，开目则已而全愈。又证

已痓，又因心中烦恼，遍身骨节疼，身体沉重，饮食减少，腹中气不运转。

木香　生姜以上各一分　桂枝　半夏　陈皮　草豆蔻仁　厚朴　黑附子　黄柏以上各二分　炙甘草　升麻　白术　茯苓　泽泻以上各三分　黄芪　麻黄不去节　人参以上各五分

上都作一服，水二盏，煎至一盏，去渣，食远服之。

卷 下

大便结燥门

大便结燥论

《金匮真言论》云：北方黑色，入通肾，开窍于二阴，藏精于肾。又云：肾主大便。大便难者，取足少阴。夫肾主五液，津液润则大便如常。若饥饱失节，劳役过度，损伤胃气，及食辛热味厚之物，而助火邪，伏于血中，耗散真阴，津液亏少，故大便结燥。然结燥之病不一，有热燥，有风燥，有阳结，有阴结，又有年老气虚津液不足而结燥者。治法云：肾恶燥，急食辛以润之。结者散之。如少阴不得大便，以辛润之；太阴不得大便，以苦泄之。阳结者，散之；阴结者，温之。仲景云：小便利而大便硬，不可攻下，以脾约丸润之。食伤太阴，腹满而食不化，腹响然不能大便者，以苦药泄之。如血燥而不能大便者，以桃仁、酒制大黄通之。风结燥而大便不行者，以麻子仁加大黄利之。如气涩而大便不通者，以郁李仁、枳实、皂角仁润之。大抵治病必究其源，不可一概用巴豆、牵牛之类下之，损其津液，燥结愈甚，复下复结，极则以至导引于下而不通，遂成不救。噫！可不慎哉？

通幽汤 治大便难，幽门不通，上冲吸门不开，噎塞不便，燥秘，气不得下。治在幽门，以辛润之。

炙甘草 红花以上各一分 生地黄 熟地黄以上各五分 升麻 桃仁泥 当归身以上各一钱

上都作一服，水二大盏，煎至一盏，去渣，调槟榔细末五分，稍热，食前服之。

润燥汤

升麻 生地黄以上各二钱 熟地黄 当归梢 生甘草 大黄煨 桃仁泥 麻仁以上各一钱 红花五分

上除桃仁、麻仁另研如泥外，锉如麻豆大，都作一服，水二盏，入桃仁、麻仁泥，煎至一盏，去渣，空心，稍热服。

润肠丸 治脾胃中伏火，大便秘涩，或干燥闭塞不通，全不思食，及风结血秘，皆令闭塞也。以润燥和血疏风，自然通利矣。

桃仁汤浸，去皮尖 麻仁以上各一两 当归梢 大黄煨 羌活以上各一钱

上除桃仁、麻仁另研如泥外，捣为极细末，炼蜜为丸，如梧桐子大，每服三五十丸，空心，白汤下。

如病人不大便，为大便不通而涩，其邪盛者，急加酒洗大黄以利之。

如血燥而大便燥干者，加桃仁、酒洗大黄。

如血燥而大便不行者，加麻仁、大黄。

如风湿而大便不行，加煨皂角仁、大黄、秦艽以利之。

如脉涩，觉身有气涩而大便不通者，加郁李仁、大黄以除气燥。

如寒阴之病，为寒结闭而大便不通者，以《局方》中半硫丸，或加煎附子、干姜汤冰冷与之。其病虽阴寒之证，当服阳药补之。若大便不通者，亦当十服中，与一服药微通其大便，不令结闭，乃治之大法。

若病人虽是阴证，或是阴寒之证，其病显燥，脉实坚，亦宜于阳药中少加苦寒之药，以去热燥，燥止勿加。

如阴燥欲坐井中者，其二肾脉按之必虚，或沉细而迟，此易为辨耳，知有客邪之病，亦当从权加药以去之。

麻黄白术汤　治大便不通，五日一遍，小便黄赤，浑身肿，面上及腹尤甚，色黄，麻木，身重如山，沉困无力，四肢痿软，不能举动，喘促，唾清水，吐哕，痰唾白沫如胶。时躁热发，欲去衣，须臾而过振寒，项额有时如冰，额寒尤甚。头旋眼黑，目中溜火。冷泪，鼻不闻香臭，少腹急痛，当脐有动气，按之坚硬而痛。

青皮去腐　酒黄连以上各一分　酒黄柏　橘红　甘草炙一半　升麻以上各二分　黄芪　人参　桂枝　白术　厚朴　柴胡　苍术　猪苓以上各三分　吴茱萸　白茯苓　泽泻以上各四分　白豆蔻　炒曲以上各五分　麻黄不去节，五钱　杏仁四个

上㕮咀，分作二服，水二大盏半，先煎麻黄令沸，去沫，再入诸药，同煎至一盏，去渣，稍热，食远服。

此证宿有风湿热伏于荣血之中，其木火乘于阳道为上盛，元气短少，上喘，为阴火伤其气，四肢痿，在肾水之间，乃所胜之病。今正遇冬寒，得时乘其肝木，又

实其母，肺金克火凌木，是大胜必有大复。其证善恐，欠，多嚏，鼻中如有物，不闻香臭，目视眈眈，多悲，健忘，少腹急痛，通身黄，腹大胀，面目肿尤甚，食不下，痰唾涕有血，目眦疡，大便不通，并宜此药治之。

升阳汤一名升阳泻湿汤　治膈咽不通，逆气里急，大便不行。

青皮　槐子以上各二分　生地黄　熟地黄　黄柏以上各三分　当归身　甘草梢以上各四分　苍术五分　升麻七分　黄芪一钱　桃仁十个，另研

上㕮咀，如麻豆大，都作一服，入桃仁泥，水二大盏，煎至一盏，去渣，稍热，食前服。

活血润燥丸　治大便风秘、血秘，常常燥结。

当归梢一钱　防风二钱　大黄湿纸裹煨羌活以上各一两　皂角仁烧存性，去皮，一两五钱，其性得湿而滑，湿滑则燥结自除桃仁二两，研如泥　麻仁二两五钱，研如泥

上除麻仁、桃仁另研如泥外，为极细末，炼蜜为丸，如梧桐子大，每服五十丸，白汤下。三两服后，须以苏麻子粥，每日早晚食之，大便日久不能结燥也。以瓷器盛之，纸封无令见风。

润肠汤　治大肠结燥不通。

生地黄　生甘草以上各一钱　大黄煨熟地黄　当归梢　升麻　桃仁　麻仁以上各一钱　红花三分

上㕮咀，水二盏，煎至一盏，去渣，食远温服。

小便淋闭门

小便淋闭论

《难经》云：病有关有格，关则不得小便。又云：关无出之谓，皆邪热为病也。分在气在血而治之，以渴与不渴而辨之。如渴而小便不利者，是热在上焦肺之分，故渴而小便不利也。夫小便者，是足太阳膀胱经所主也，长生于申，申者，西方金也，肺合生水，若肺中有热，不能生水，是绝其水之源。《经》云：虚则补其母。宜清肺而滋其化源也，故当从肺之分，助其秋令，水自生焉。又如雨、如露、如霜，皆从天而降下也，乃阳中之阴，明秋气自天而降下也。且药有气之薄者，乃阳中之阴，是感秋清肃杀之气而生，可以补肺之不足，淡味渗泄之药是也，茯苓、泽泻、琥珀、灯心、通草、车前子、木通、瞿麦、萹蓄之类，以清肺之气，泄其火，资水之上源也。如不渴而小便不通者，热在下焦血分，故不渴而大燥，小便不通也。热闭于下焦者，肾也，膀胱也，乃阴中之阴，阴受热邪，闭塞其流。易上老云：寒在胸中，遏绝不入，热在下焦，填塞不便，须用感北方寒水之化，气味俱阴之药，以除其热，泄其闭塞。《内经》云：无阳则阴无以生，无阴则阳无以化。若服淡渗之药，其性乃阳中之阴，非纯阳之剂，阳无以化，何能补重阴不足也？须用感地之水运而生，太苦之味，感天之寒药而生大寒之气，此气味俱阴，乃阴中之阴也。大寒之气，人禀之生膀胱；寒水之运，人感之生肾。此药能补肾与膀胱，受阳中之阳，热火之邪，而闭其下焦，使小便不通也。夫用大苦寒之

药，治法当寒因热用。又云：必伏其所主，而先其所因。其始则气同，其终则气异也。

通关丸一名滋肾丸　治不渴而小便闭，热在下焦血分也。

黄柏去皮，锉，酒洗，焙　知母锉，酒洗，焙干，以上各一两　肉桂五分

上为细末，熟水为丸，如梧桐子大，每服一百丸，空心，白汤下，顿两足，令药易下行故也。如小便利，前阴中如刀刺痛，当有恶物下为验。

清肺饮子　治渴而小便闭涩不利，邪热在上焦气分。

灯心一分　通草二分　泽泻　瞿麦　琥珀以上各五分　萹蓄　木通以上各七分　车前子炒，一钱　茯苓去皮，二钱　猪苓去皮，三钱

上为粗末，每服五钱，水一盏半，煎至一盏，稍热，食远服。或《局方》八正散、五苓散，亦宜服之。

导气除燥汤　治小便闭塞不通，乃血涩至气不通而窍涩也。

茯苓去皮　滑石炒黄，以上各二钱　知母细锉，酒洗　泽泻以上各三钱　黄柏去皮，酒洗，四钱

上㕮咀，每服五钱，水三盏，煎至一盏，去渣，稍热，空心服。如急闭，不拘时服。

肾疸汤　治肾疸，目黄，甚至浑身黄，小便赤涩。

羌活　防风　藁本　独活　柴胡以上各五分　升麻五钱

以上治肾疸，目黄，浑身黄。

白茯苓二分　泽泻三分　猪苓四分　白术五分　苍术一钱

以上治小便赤涩。

黄柏二分　人参三分　葛根五分　神曲六分　甘草三钱

痔 漏 门

痔 漏 论

《内经》曰：因而饱食，筋脉横解，肠澼为痔。夫大肠，庚也，主津，本性燥，清肃杀之气，本位主收，其所司行津，以从足阳明，旺则生化万物者也。足阳明为中州之土，若阳衰亦殒杀万物。故曰万物生于土而归于土者是也。以手阳明大肠司其化焉，既在西方本位，为之害蜇，司杀之府。因饱食行房忍泄，前阴之气归于大肠，木乘火势而侮燥金，故火就燥也，大便必闭。其疾甚者，当以苦寒泻火，以辛温和血润燥，疏风止痛，是其治也。以秦艽、当归梢和血润燥；以桃仁润血；以皂角仁除风燥；以地榆破血；以枳实之苦寒补肾，以下泄胃实；以泽泻之淡渗，使气归于前阴，以补清燥受胃之湿邪也；白术之苦甘，以苦补燥气之不足，其甘味以泻火而益元气也。故曰：甘寒泄火，乃假枳实之寒也。古人用药，为下焦如渎。又曰：在下者引而竭之，多为大便秘涩，以大黄推去之，其津血益不足，以当归和血，及油润之剂，大便自然软利矣。宜作锉汤以与之，是下焦有热，以急治之之法也。以地榆酸苦而坏胃，故宿食消尽，空心作丸服之。

秦艽白术丸　治痔疾，并痔漏有脓血，大便燥硬而作疼，痛不可忍。

秦艽去芦　桃仁汤浸，去皮尖　皂角仁烧存性，以上各一两　当归梢酒浸　泽泻　枳实麸炒黄　白术以上各五钱　地榆三钱

上为细末，和桃仁泥研匀，煎熟汤打面糊为丸，如鸡头仁大，令药光滑，焙干。每服五七十丸，白汤下，空心服，待少时以美膳压之。忌生冷硬物、冷水冷菜之类，并湿面酒及辣辛热大料物之类，犯之则药无验也。

秦艽苍术汤　治痔疾若破，谓之痔漏，大便秘涩，必作大痛。此由风热乘食饱不通，气逼大肠而作也。受病者，燥气也，为病者，胃湿也。胃刑大肠，则化燥火，以乘燥热之实，胜风附热而来，是湿热风燥四气而合，故大肠头成块者，湿也，作大痛者，风也。若大便燥结者，主病兼受火邪，热结不通也。去此四者，其西方肺主诸气，其体收下，亦助病为邪，须当破气药兼之，治法全矣。以锉汤与之，其效如神。

秦艽去芦　桃仁汤浸，去皮，另研　皂角仁烧存性，另研，各一钱　苍术制　防风以上各七分　黄柏去皮，酒浸，五分　当归梢酒洗　泽泻以上各三分　梭身槟榔一分，另研　大黄少许，虽大便过涩亦不可多用

上除槟榔、桃仁、皂角仁三味外，余药吹咀如麻豆大，都作一服，水三盏，煎至一盏二分，去渣，入槟榔等三味末，再上火煎至一盏，空心热服。待少时以美膳压之，不犯胃气也。服药日忌生冷硬物及酒湿面、大料物、干姜之类，犯之则其药无效。

如有白脓，加白葵花头五朵，去萼心，青皮半钱，不去白，入正药中同煎。木香三分，为细末，同槟榔等三味依前煎

上锉如大豆大，分作二服，水三盏，煎至一盏，去渣，稍热，食前服。

服饵。古人治此疾多以岁月除之，此药一服则愈。

七圣丸 治大肠疼痛不可忍。叔和云：积气生于脾脏旁，大肠疼痛阵难当，渐交稍泻三焦火，莫谩多方立纪纲。

羌活一两 郁李仁汤浸，去皮另研，一两五钱 大黄八钱，煨 槟榔 桂去皮 木香 川芎以上各五钱

上除郁李仁另研入外，共为细末，炼蜜为丸，如梧桐子大。每服三五十丸，白汤下，食前，取大便微利，一服而愈。切禁不得多利大便，其痛滋甚。

秦艽防风汤 治痔漏，每日大便时发疼痛。如无疼痛者，非痔漏也。此药主之。

秦艽 防风 当归身 白术以上各一钱五分 炙甘草 泽泻以上各六分 黄柏五分 大黄煨 橘皮以上各三分 柴胡 升麻以上各二分 桃仁三十个 红花少许

上锉如麻豆大，都作一服，水三盏，煎至一盏，去渣，稍热，空心服之。避风寒，忌房事、酒湿面、大辛热物。

秦艽羌活汤 治痔漏成块下垂，不任其痒。

羌活一钱二分 秦艽 黄芪以上各一钱 防风七分 升麻 炙甘草 麻黄 柴胡以上各五分 藁本三分 细辛少许 红花少许

上锉如麻豆大，都作一服，水二盏，煎至一盏，去渣，空心服之。忌风寒处大小便。

当归郁李仁汤 治痔漏大便硬，努出大肠头，下血，苦痛不能忍。

郁李仁 皂角仁以上各一钱 枳实七分 秦艽 麻仁 当归梢 生地黄 苍术以上各五分 大黄煨 泽泻以上各三分

上锉如麻豆大，除皂角仁别为末，水三盏，煎至一盏，去渣。入皂角仁末调，空心食前服之，忌如前。

红花桃仁汤 治痔漏经年，因而饱食，筋脉横解，肠澼为痔，治法当补北方，泻中央。

黄柏一钱五分 地黄一钱 泽泻八分 苍术六分 当归梢 汉防己 防风梢 猪苓以上各五分 麻黄二分 红花半分 桃仁十个

上锉如麻豆大，水三盏，煎至一盏，去渣。稍热，食前服之，忌如前。

秦艽当归汤 治痔漏，大便结燥疼痛。

大黄煨，四钱 秦艽 枳实以上各一钱 泽泻 当归梢 皂角仁 白术以上各五分 红花少许 桃仁二十个

上都作一服，水三盏，煎至一盏，去渣，食前热服，忌如前。

阴痿阴汗门

阴痿阴汗及臊臭论

一富者前阴臊臭，又因连日饮酒，腹中不和，求先师治之。曰：夫前阴者，厥阴肝之脉络循阴器，出其挺末。凡臭者，心之所主，散入五方为五臭，入肝为臊，此其一也。当于肝经中泻行间，是治其本，后于心经中泻少冲，乃治其标。如恶针，当用药除之。酒者，气味俱阳，能生里之湿热，是风湿热合于下焦为邪。故《经》云：下焦如渎。又云：在下者，引而竭之。酒是湿热之水，亦宜决前阴以去之。

龙胆泻肝汤 治阴部时复热痒及臊臭。

柴胡梢　泽泻以上各一钱　车前子　木通以上各五分　生地黄　当归梢　草龙胆以上各三分

上锉如麻豆大，都作一服，水三盏，煎至一盏，去渣，空心稍热服，便以美膳压之。此药柴胡入肝为引用。泽泻、车前子、木通淡渗之味利小便，亦除膘气，是名在下者，引而竭之。生地黄、草龙胆之苦寒泻酒湿热。更兼车前子之类以撒肝中邪气。肝主血，用当归以滋肝中血不足也。

清震汤　治小便溺黄，膘臭淋沥，两丸如冰，阴汗浸多。

羌活　酒黄柏以上各一钱　升麻　柴胡　苍术　黄芩以上各五分　泽泻四分　麻黄根　猪苓　防风以上各三分　炙甘草　当归身　藁本以上各二分　红花一分

上锉如麻豆大，都作一服，水二盏，煎至一盏，去渣，临卧服，大忌酒湿面。

固真汤一名正元汤　治两丸冷，前阴痿弱，阴汗如水，小便后有余滴，尻臀并前阴冷，恶寒而喜热，膝下亦冷。

升麻　羌活　柴胡以上各一钱　炙甘草　草龙胆　泽泻以上各一钱五分　黄柏　知母以上各二钱

上锉如麻豆大，分作二服，水二盏，煎至一盏，去渣，空心，稍热服，以早饭压之。

清魂汤一名柴胡胜湿汤　治两外肾冷，两髀阴汗，前阴痿，阴囊湿痒膘气。

柴胡　生甘草　酒黄柏以上各二钱　升麻　泽泻以上各一钱五分　当归梢　羌活　麻黄根　汉防己　草龙胆　茯苓以上各一钱　红花少许　五味子二十个

上锉如麻豆大，分作二服，水二盏，煎至一盏，去渣，食前，稍热服，忌酒湿

面、房事。

椒粉散　治前阴两丸湿痒痛，秋冬甚，夏月减。

肉桂二分　小椒　当归梢　猪苓以上各三分　蛇床子　黑狗脊以上各五分　麻黄根一钱　轻粉少许　红花少许　斑蝥两枚

上为末，干糁上，避风寒冷湿处坐卧。

补肝汤　治前阴冰冷并阴汗，两脚痿弱无力。

黄芪七分　炙甘草五分　升麻　猪苓以上各四分　白茯苓　葛根　人参以上各三分　柴胡　羌活　陈皮　连翘　当归身　黄柏炒　泽泻　苍术　曲末　知母　防风以上各二分

上锉如麻豆大，都作一服，水二盏，煎至一盏，去渣，空心，稍热服，忌酒湿面。

温肾汤　治面色痿黄，身黄，脚痿弱无力，阴汗。

柴胡　麻黄根以上各六分　白茯苓　白术　酒黄柏　猪苓　升麻以上各一钱　苍术　防风以上各一钱五分　泽泻二钱

上分作二服，每服水二大盏，煎至一盏，去渣，食前，稍热服，一时辰许方食。

延胡丁香丸一名丁香疝气丸　治脐下撮急疼痛，并周身皆急痛，小便频数，及五脉急，独肾脉按之不急，皆虚无力，名曰肾疝。

羌活三钱　当归　茴香以上各二钱　延胡索　麻黄根节　肉桂以上各一钱　丁香　木香　甘草　川乌头以上各五分　防己三分　蝎十三个

上为细末，酒煮面糊为丸，如鸡头大，每服五十丸，空心，盐白汤服。

泻 痢 门

诃子皮散 癸卯冬，白枢判家一老仆，面尘脱色，神气特弱，病脱肛日久，服药未验，复下赤白脓痢，作里急后重，白多赤少，不任其苦，以求其治。曰：此非肉食膏粱，必多蔬食或饮食不节，天气虽寒，衣盖犹薄，不禁而肠头脱下者，寒也。真气不禁，形质不收，乃血滑脱也，此乃寒滑气泄不固，故形质下脱也。当以涩去其脱而除其滑，微酸之味，固气上收，以大热之剂而除寒补阳，以补气之药升阳益气。

御米壳去蒂萼，蜜炒　橘皮以上各五分　干姜炮，六分　诃子煨，去核，七分

上为细末，都作一服，水二盏，煎至一盏，和渣，空心热服。

升麻补胃汤 治宿有阳明血症，因五月间大热吃杏，肠澼下血，唧远散漫如筛，腰沉沉然，腹中不痛，血色紫黑，病名湿毒肠澼，属阳明少阳经血证也。

白芍药一钱五分　升麻　羌活　黄芪以上各一钱　生地黄　熟地黄　独活　牡丹皮　炙甘草　柴胡　防风以上各五分　当归身　葛根以上各三分　肉桂少许

上锉如麻豆大，分作二服，每服水二盏，煎至一盏，去渣，食前，稍热服。

升阳去热和血汤 治肠澼下血，另作一派，其血唧出有力而远射，四散如筛，肠中血下行，腹中大作痛，乃阳明气冲，热毒所作也。当升阳去湿热，和血脉，是其治也。

橘皮二分　熟地黄　当归身　苍术　秦艽　肉桂以上各三分　生地黄　牡丹皮　生甘草以上各五分　升麻七分　熟甘草　黄芪以上各一钱　白芍药一钱五分

上咬咀，都作一服，水四盏，煎至一盏，去渣，空心，稍热服，立效。

益智和中汤 治肠澼下血，或血色紫黑，腹中痛，腹皮恶寒，右手关脉弦，按之无力，而喜热物熨之，内寒明矣。

肉桂一分　桂枝四分　牡丹皮　柴胡　葛根　益智仁　半夏以上各五分　当归身　炙甘草　黄芪　升麻以上各一钱　白芍药一钱五分　干姜少许

上为粗末，都作一服，水三盏，煎至一盏，去渣，食后，温服。

芍药柏皮丸 治湿热恶痢、血痢频并窘痛，无问脓血，并皆治之。

芍药　黄柏以上各一两　当归　黄连以上各五钱

上为末，饭为丸，如鸡头大，每服五七十丸，食前，米饮汤下，忌油腻酒湿面等物。

和中益胃汤 治太阴阳明腹痛，大便常泄，若不泄即秘而难见，在后传作湿热毒，下鲜红血，腹中微痛，胁下急缩，脉缓而洪弦，中之下得之，按之空虚。

苏木一分　藁本　益智仁以上各二分　熟地黄　炙甘草以上各三分　当归身四分　柴胡　升麻以上各五分

上咬咀，都作一服，水二盏，煎至一盏，去渣，空心温服。

槐花散 治肠澼下血，湿毒下血。

川芎四分　槐花　青皮　荆芥穗　熟地黄　白术以上各六分　当归身　升麻以上各一钱

上为细末，每服三钱，米饮汤调下，食前，忌酒湿面生冷硬物。

茯苓汤 治因伤冷饭水泄，一夜走十行，变化白痢，次日其痢赤白，腹中疠痛，减食，热躁，四肢沉困无力。

生黄芩三分　当归身四分　肉桂　炙甘草以上各五分　猪苓　茯苓以上各六分　泽泻一钱　芍药一钱五分　苍术　生姜　升麻　柴胡以上各二钱

上咬咀，如麻豆大，分作二服，每服水二盏，煎至一盏，去渣，稍热，食前服之。

黄芪补胃汤　治一日大便三四次，溏而不多，有时作泄，腹中鸣，小便黄。

黄芪　柴胡　当归身　益智　橘皮以上各三分　升麻六分　炙甘草二钱　红花少许

上咬咀，都作一服，水二盏，煎至一盏，去渣，稍热，食前服之。

升阳除湿汤　自下而上者，引而去之。

苍术一钱　柴胡　羌活　防风　升麻　神曲　泽泻　猪苓以上各五分　炙甘草　陈皮　麦蘖面以上各三分

上都作一服，水二盏，煎至一盏，去渣，空心服之。

如胃寒肠鸣，加益智仁、半夏各五分，生姜三片，枣一枚同煎，非至肠鸣不得用。

人参益胃汤　治头闷，劳动则微痛，不喜饮食，四肢怠惰，躁热短气，口不知味，腹鸣，大便微溏，身体昏闷，觉渴，不喜冷物。

黄芪　甘草　当归身　益智以上各二分　人参　黄芩　陈皮　升麻以上各五分　苍术一钱五分　红花少许

上都作一服，水二盏，煎至一盏去渣，稍热，食前服之。

升麻补胃汤　治因内伤服牵牛、大黄食药，泄泻过多，腹中大痛。

甘草七分　升麻　柴胡　草豆蔻　黄芪以上各五分　半夏三分　当归身　干姜以上各二分　红花少许

上都作一服，水二盏，煎至一盏，去渣，稍热，食远服之。

疮 疡 门

散肿溃坚汤　治马刀疮，结硬如石，或在耳下至缺盆中，或肩上，或于胁下，皆手足少阳经中。及瘰疬遍于颏，或至颊车，坚而不溃，在足阳明经中所出。或二证疮已破，流脓水，并皆治之。

黄芩八钱，酒洗，炒一半，生用一半　草龙胆酒洗，各炒四遍　瓜蒌根锉碎，酒洗　黄柏酒制　酒知母　桔梗　昆布以上各五钱　柴胡四钱　炙甘草　京三棱酒洗　广茂酒洗，炒　连翘以上各三钱　葛根　白芍药　当归梢　黄连以上各二钱　升麻六分

上咬咀，每服六钱，水二盏零八分，先浸多半日，煎至一盏，去渣，食后热服。于卧处伸足在高处，头低垂，每含一口作十次咽，服毕依常安卧，取药在膈上停蓄故也。另攒半料作细末，炼蜜为丸，如绿豆大，每服百余丸，用此药汤留一口送下，或加海藻五钱炒亦妙。

升阳调经汤　治瘰疬绕颈，或至颊车，此皆由足阳明胃经中来。若疮深远，隐曲肉底，是足少阴肾经中来，乃戊脾传于癸肾，是夫传于妻，俱作块子坚硬，大小不等，并皆治之。或作丸亦可。

升麻八钱　葛根　草龙胆酒制　黄芩酒制　广茂酒洗，炒　京三棱酒洗，炒　炙甘草　黄连酒洗　连翘　桔梗以上各五钱　生黄芩四钱　当归梢　芍药以上各三钱　黄柏酒洗，二钱　知母酒洗，炒，一两

上另秤一半作末，炼蜜为丸，如绿豆大，每服百余丸。一半作咬咀，每服五

钱，若能食大便硬，可旋加至七八钱，水二盏，先浸半日，煎至一盏，去渣，临卧热服。足高去枕仰卧，嚼一口作十次咽之，留一口在后送下丸药，服毕其卧如常。

连翘散坚汤 治耳下或至缺盆或肩上生疮，坚硬如石，动之无根，名曰马刀，从手足少阳经中来也。或生两胁，或已流脓，作疮未破，并皆治之。

柴胡一两二钱 草龙胆酒洗四次 土瓜根酒制，以上各一两 黄芩酒炒二次，七钱 当归梢 生黄芩 广茂 京三棱同广茂酒炒 连翘 芍药以上各五钱 炙甘草三钱 黄连酒炒二次 苍术以上各二钱

上另秤一半为细末，炼蜜为丸，如绿豆大，每服百余丸，一半㕮咀，每服五钱，水二盏，先浸多半日，煎至一盏，去渣，临卧热服。去枕仰卧，每口作十次咽之，留一口送下丸药，服毕卧如常，更以后药涂之。

龙泉散

龙泉粉炒 瓦粉 广茂 京三棱酒洗，炒 昆布以上各五钱

上同为细末，煎熟水调涂之，用此药去疾尤速。

救苦化坚汤 治瘰疬、马刀挟瘿，从耳下或耳后下颈至肩上，或入缺盆中，乃手足少阳之经分。其瘰疬在颏下，或至颊车，乃足阳明之经分，受心脾之邪而作也。今将二证合而治之。

黄芪一钱 护皮毛间腠理虚，及活血脉生血，亦疮家圣药也。又能补表，实元气之弱也。

人参三分 补肺气之药也，如气短不调及喘者加之。

炙甘草五分 能调中和诸药，泻火益胃气，亦能去疮邪。

真漏芦 升麻以上各一钱 葛根五分

此三味俱足阳明本经药也。

连翘一钱 此一味，十二经疮中之药，不可无也。能散诸血结气聚，此疮家之神药也。

牡丹皮三分 去肠胃中留滞宿血。

当归身 生地黄 熟地黄以上各三分

此三味，诸经中和血、生血、凉血药也。

白芍药三分 如夏月倍之，其味酸，其气寒，能补中益肺之虚弱，治腹中痛必用之，冬寒则不可用。

肉桂二分 大辛热，能散结积，阴证疮疡须当少用之，此寒因热用之意。又为寒阴覆盖其疮，用大辛热以消浮冻之气，如有烦躁者去之。

柴胡八分 功同连翘，如疮不在少阳经则去之。

黍粘子三分 无肿不用。

羌活一钱 独活 防风以上各五分 此三味必关手足太阳证，脊痛项强，不可回视，腰似折，项似拔者是也。其防风一味辛温，若疮在膈以上，虽无手足太阳经证，亦当用之，为能散结，去上部风邪，病人身拘急者，风也。

昆布二分 其味大咸，若疮坚硬结硬者宜用，咸能软坚。

京三棱煨，二分 广茂煨，三分 此二味若疮坚硬甚者用之，如不坚硬勿用。

益智仁二分 如唾多者，胃不和也。或病人吐沫、吐食、胃上寒者加之，无则去之。

大麦蘖面一钱 治腹中缩急，兼能消食补胃。

神曲末炒黄色，二分 为食不消化故也。

黄连去须，三分 以治烦闷。

黄柏炒，三分 如有热，或腿脚无力加。如有躁烦欲去衣者，肾中伏火也，更

宜加之。无此证勿用。

厚朴三钱二分，姜制　如有腹胀者加之，无则勿用。

上为细末，汤浸蒸饼和丸，捻作饼子，日干，捣如米粒大，每服三钱，白汤下。

如气不顺加橘皮，甚者加木香少许。量病人虚实，临时斟酌与之，无令药多，妨其饮食，此治之大法也。

如只在阳明分为瘰疬者，去柴胡、黍粘子二味，余皆用之。

如在少阳分为马刀挟瘿者，去独活、漏芦、升麻、葛根，更加瞿麦穗三分。

如本人素气弱，其病势来时气盛而不短促者，不可考其平素，宜作气盛而从病变之权也，宜加黄芩、黄连、黄柏、知母、防己之类，视邪气在上中下三处。

假令在上焦，加黄芩一半酒洗，一半生用；在中焦，加黄连一半酒洗，一半生用；在下焦，则加酒制黄柏、知母、防己之类，选而用之。

如本人大便不通而滋其邪盛者，加酒制大黄以利。

如血燥而大便燥干者，加桃仁、酒制大黄二味。

如风燥不行者，加麻仁、大黄。

如风涩而大便不行，加煨皂角仁、大黄、秦艽以利之。

如脉涩，觉身有气涩而大便不通者，加郁李仁、大黄以除气燥也。

如阴寒之病，为寒结闭而大便不通，以《局方》中半硫丸，或加煎附子、干姜冰冷与之。大抵用药之法，不惟疮疡一说，诸疾病量人素气弱者，当去苦寒之药，多加人参、黄芪、甘草之类，泻火而先补其元气，余皆仿此。

柴胡连翘汤　治男子妇人马刀疮。

中桂三分　当归梢一钱五分　黍粘子二钱　炙甘草　酒黄柏　生地黄以上各三钱　柴胡　黄芩炒　酒知母　连翘以上各五钱　瞿麦穗六钱

上锉如麻豆大，每服五钱，水二大盏，煎至一盏，去渣，稍热，食后服之。

黍粘子汤　治耳痛生疮。

昆布　苏木　生甘草　蒲黄　草龙胆以上各一分　黍粘子　连翘　生地黄　当归梢　黄芩　炙甘草　黄连以上各二分　柴胡　黄芪以上各三分　桔梗三钱　桃仁三个　红花少许

上锉如麻豆大，都作一服，水二盏，煎至一盏，去渣，稍热，食后服，忌寒药利大便。

净液汤一名连翘防风汤　治皮肤痒，腋下疮，背上疮，耳聋耳鸣。

桂枝二分　连翘　生地黄　桔梗　升麻　甘草以上各五分　当归梢七分　麻黄　草豆蔻仁　羌活　防风　柴胡　苍术以上各一钱　酒黄芩一钱　红花少许

上锉如麻豆大，都作一服，水二盏，煎至一盏，去渣，食后热服。

消肿汤　治马刀疮。

黍粘子炒　黄连以上各五分　当归梢　甘草以上各一钱　瓜蒌根　黄芪以上各一钱五分　生黄芩　柴胡以上各二钱　连翘三钱　红花少许

上咬咀，每服五钱，水二盏，煎至一盏，去渣，稍热，食后服，忌酒湿面。

内托羌活汤　治足太阳经中左右尺脉俱紧，按之无力，尻臀生痈，坚硬，肿痛大作。

肉桂三分　连翘　炙甘草　苍术　橘皮以上各五分　当归梢　防风　藁本以上各一钱　黄芪一钱五分　黄柏酒制　羌活以上各二钱

上咬咀，都作一服，水二盏，酒一盏，煎至一盏，去渣，稍热，空心服。以夹衣盖痈上，使药力行罢，去盖之衣。

升麻托里汤 治妇人两乳间出黑头疮，疮顶陷下，作黑眼子，其脉弦洪，按之细小。

黄柏二分 肉桂三分 黍粘子五分 黄芪 炙甘草 当归身以上各一钱 连翘 升麻 葛根以上各一钱五分

上㕮咀，都作一服，水一大盏，酒半盏，同煎至一盏，去渣，稍热，食后服。

内托黄芪汤 贾德茂小男，于左大腿近膝股内出附骨痈，不辨肉色，漫肿，皮泽木硬，疮势甚大。左脚乃肝之髀上也，更在足厥阴肝经之分，少侵足太阴脾经之分。其脉左三部细而弦，按之洪缓微有力，此药主之。

生地黄一分 黄柏二分 肉桂三分 羌活五分 当归梢七分半 土瓜根酒制 柴胡梢以上各一钱 连翘一钱三分 黄芪二钱

上㕮咀，都作一服，酒一盏，水二盏，煎至一盏，去渣，空心热服。

柴胡通经汤 治小儿项侧有疮，坚而不溃，名曰马刀疮。

柴胡 连翘 当归梢 生甘草 黄芩 黍粘子 京三棱 桔梗以上各二分 黄连五分 红花少许

上锉如麻豆大，都作一服，水二大盏，煎至一盏，去渣，稍热，食后服，忌苦药泄大便。

白芷升麻汤 尹老家素贫寒，形志皆苦，于手阳明大肠经分出痈，幼小有癞疝，其臂外皆肿痛，在阳明左右，寸脉皆短，中得之俱弦，按之洪缓有力。此痈得自八风之变，以脉断之，邪气在表。其证大小便如故，饮食如常，腹中和，口知味，知不在里也。不恶风寒，只热燥，脉不浮，知不在表也。表里既和，邪气在经脉之中。《内经》云：凝于经络为疮痈。其痈出身半以上，故风从上受之。故知是八风之变为疮者也，故治其寒邪，调其经脉中血气，使无凝滞而已。

炙甘草一分 升麻 桔梗以上各五分 白芷七分 当归梢 生地黄以上各一钱 生黄芩一钱五分 酒黄芩 连翘 黄芪以上各二钱 中桂少许 红花少许

上㕮咀，分作二服，酒水各一大盏半，同煎至一盏，去渣，稍热，临卧服，一服而愈。

保生救苦散 治火烧或热油烙，及脱肌肉者。

生寒水石 大黄火煨 黄柏油炒，以上各等分

上为细末，用油调涂之，或干用此药涂之，其痛立止，日近完复，永无破伤风之患。

一上散 治诸般疥癣必效。

雄黄通明，手可破者 黑狗脊 蛇床子炒 熟硫黄以上各五钱 寒水石六钱 斑蝥十三，去翅足、毛，研碎

上另研雄黄、硫黄、寒水石如粉，次入斑蝥和蛇床子、黑狗脊为细末，同研匀。先洗疥癣，令汤透去痂，油调手中擦热，以鼻中嗅三两次，擦上，可一上即愈。

如痛甚及肿满高起者，加寒水石一倍。

如不苦痒，只加黑狗脊。

如微痒，只加蛇床子。

如疮中有虫，加雄黄。

如喜火炙汤浴者，加硫黄。

圣愈汤 治诸恶疮血出多而心烦不安，不得睡眠，亡血故也，以此药主之。

生地黄 熟地黄 川芎 人参以上各三分 当归身 黄芪以上各五分

上㕮咀，如麻豆大，都作一服，水二大盏，煎至一盏，去渣，稍热，无时服。

独圣散 治汤泡破，火烧破，疮毒疼痛。

生白矾

上为细末，芝麻油调，扫疮破处，不拘时候。

黄芪肉桂柴胡酒煎汤 治附骨痈，坚硬漫肿，不辨肉色，行步作痛，按之大痛。

黄芪 当归梢以上各二钱 柴胡一钱五分 黍粘子炒 连翘 肉桂以上各一钱 升麻七分 炙甘草 黄柏以上各五分

上㕮咀，好糯酒一大盏半，水一大盏半，同煎至一大盏，去渣，空心温服。少时便以早饭压之，不致大热上攻中上二焦也。

杂 病 门

安神丸 治心神烦乱，怔忡，兀兀欲吐，胸中气乱而热，有似懊恼之状，皆膈上血中伏火，蒸蒸然不安。宜用权衡法以镇阴火之浮越，以养上焦之元气。《经》云：热淫所胜，治以甘寒，以苦泻之。以黄连之苦寒去心烦、除湿热为君；以甘草、生地黄之甘寒泻火补气、滋生阴血为臣；以当归补血不足，以朱砂纳浮溜之火而安神明也。

黄连一钱五分，酒洗 朱砂一钱，水飞 酒生地黄 酒当归身 炙甘草以上各五分

上件除朱砂水飞外，捣四味为细末，同和匀，汤浸蒸饼为丸，如黍米大，每服十五丸，津唾咽下，食后。

朱砂安神丸 治心烦懊恼，心乱怔忡，上热，胸中气乱，心下痞闷，食入反出。

朱砂四钱 黄连五钱 生甘草二钱五分

上为末，汤浸蒸饼为丸，如黍米大，每服十丸，食后，津唾咽下。

补气汤 治皮肤间有麻木，乃肺气不行故也。

白芍药 橘皮不去白，各一两五钱 炙甘草 黄芪以上各一两 泽泻五钱

上㕮咀，每服一两，水两盏，煎至一盏，去渣，温服。

当归补血汤 治妇人肌热，躁热，目赤面红，烦渴引饮，昼夜不息，其脉洪大而虚，重按全无。《内经》曰：脉虚血虚，脉实血实。又云：血虚发热，证象白虎，惟脉不长实为辨也，若误服白虎汤必死。此病得之于肌肉劳役。

黄芪一两 当归身二两，酒制

上㕮咀，都作一服，水两盏，煎至一盏，去渣，稍热，空心服。

柴胡升麻汤 治男子妇人四肢发热，肌热，筋骨热，热如火燎，以手扪之烙人手。夫四肢者，属脾土也。热伏地中，此病多因血虚而得之，又有胃虚过食冷物，郁遏阳气于脾土之中，此药主之。

升麻 葛根 独活 羌活 白芍药 人参以上各五钱 炙甘草 柴胡以上各三钱 防风二钱五分 生甘草二钱

上㕮咀，每服五钱，水二大盏，煎至一盏，去渣，热服，忌食寒冷之物。

火郁汤 治五心烦热，是火郁于地中，四肢者，脾土也，心火下陷于脾土之中，郁而不得伸，故《经》云：火郁则发之。

升麻 葛根 柴胡 白芍药以上各一两 防风 甘草以上各五钱

上㕮咀，每服五钱，水二大盏，入连须葱白三寸，煎至一盏，去渣，稍热，不拘时候服。

小黄丸 化痰涎，和胃气，除湿，治

胸中不利。

黄芩一两 半夏汤浸，姜制 白术以上各五钱 陈皮 青皮去白 黄芪以上各三钱 泽泻二钱 干姜一钱五分

上为末，汤浸蒸饼为丸，如绿豆大，每服五十丸，食远，温水下。

黄芩利膈丸 除胸中热，利膈上痰。

生黄芩 炒黄芩以上各一两 半夏 黄连 泽泻以上各五钱 南星 枳壳 陈皮以上各三钱 白术二钱 白矾五分

上为末，汤浸蒸饼为丸，如梧桐子大，每服三五十丸，食远，温水下，忌酒湿面。

补益肾肝丸 治目中流火，视物昏花，耳聋耳鸣，困倦乏力，寝汗恶风，行步不正，两足欹侧，卧而多惊，脚膝无力，腰以下消瘦。

柴胡 羌活 生地黄 苦参炒 防己炒，以上各五分 附子 肉桂以上各一钱 当归身二钱

上为细末，熟水为丸，如鸡头仁大，每服五十丸，食前，温水下。

太阳经嚏药 防风二分 羌活三分 红豆二个

上为细末，鼻内嗜之。

麻黄茱萸汤 治胸中痛，头痛，食减少，咽嗌不利，右寸脉弦急。

麻黄 羌活以上各五分 吴茱萸 黄芪 升麻以上各三分 黄芩 当归 黄柏 藁本以上各二分 川芎 蔓荆子 柴胡 苍术 黄连 半夏以上各一分 细辛少许 红花少许

上锉如麻豆大，都作一服，水二盏，煎至一盏，去渣，稍热服，食后。

黄芪汤 治表虚恶风寒。

黄芪五钱 甘草三钱 香白芷二钱五分 藁本 升麻以上各二钱 草豆蔻 橘皮以上各一钱五分 麻黄 当归身以上各一钱 莲花青皮七分 柴胡六分 黄柏少许

上㕮咀，每服五钱，水二盏，煎至一盏，去渣，不拘时服。

除湿补气汤一名清神补气汤 治两腿麻木，沉重无力，多汗喜笑，口中涎下，身重如山，语声不出，右寸脉洪大。

升麻六钱 苍术四钱 酒黄柏 柴胡 黄芪以上各三钱 酒知母 藁本 生甘草 当归以上各二钱 五味子 陈皮以上各一钱五分

上锉如麻豆大，每服五钱，水二盏，煎至一盏，去渣，空心服之，待少时，以早饭下之。

参归汤 补气血俱不足。

黄芪七分 甘草 生地黄以上各五分 柴胡 草豆蔻仁 升麻以上各四分 当归身三分 熟地黄 人参以上各二分 益智仁少许 红花少许

上锉如麻豆大，都作一服，水二盏，煎至一盏，去渣，食远服。

升阳汤 治阳跷痫疾，足太阳经寒，恐则气下行，宜升阳气。

炙甘草五钱 麻黄不去节 防风以上各八钱 羌活一两五钱

上㕮咀，每服五钱，水二盏，煎至一盏，去渣，稍热，空心服之。

自 汗 门

自 汗 论

或问湿之与汗为阴乎？为阳乎？曰：西南坤土也，在人则为脾胃也。人之汗，犹天地之雨也，阴滋其湿则为雾露、为雨也。阴湿下行，地之气也，汗多则亡阳，阳去则阴胜也，甚为寒中。湿胜则音声如从瓮中出，湿若中水也，相法家有说：土音如居深瓮里，言其壅也、远也、不出也，以明其湿，审矣。又知此二者亦为阴寒也，《内经》云：气虚则外寒。虽见热中，蒸蒸为汗，终传大寒。知始为热中，表虚亡阳，不任外寒，终传寒中，多成痹塞矣。色以候天，脉以候地，形者，乃候地之阴阳也。故以脉气候之，皆有形无形之可见者也。

调卫汤 治湿胜自汗，补卫气虚弱，表虚不任风寒。

黄芪 麻黄根以上各一钱 羌活七分 生甘草 当归梢 生黄芩 半夏姜制，以上各五分 麦门冬 生地黄以上各三分 猪苓二分 苏木 红花以上各一分 五味子七个

上锉如麻豆大，都作一服，水二盏，煎至一盏，去渣，稍热服。

中风证必自汗，不得重发其汗。

清燥汤 治六月、七月间湿令大行，子能令母实而热旺，湿热相合，必刑庚大肠，寒冷以救之。燥金受湿热之邪，绝寒水生化之源，源绝则肾亏，痿厥之病大作，腰以下痿软瘫痪，不能动，行步不正，两足欹侧，此药主之。

黄芪一钱五分 橘皮 白术 泽泻以上各五分 人参 白茯苓 升麻以上各三分 炙甘草 麦门冬 当归身 生地黄 神曲末 猪苓以上各二分 柴胡 酒黄柏 黄连 苍术以上各一分 五味子九个

上锉如麻豆大，每服五钱，水二盏，煎至一盏，去渣，空心热服。

当归六黄汤 治盗汗之圣药也。

当归 生地黄 熟地黄 黄柏 黄芩 黄连以上各等分 黄芪加一倍

上为粗末，每服五钱，水二盏，煎至一盏，食前服，小儿减半服之。

红豆散 治头重如山，此湿气在头也。

麻黄根炒，五钱 苦丁香五分 羌活炒 连翘炒，以上各三分 红豆十个

上为细末，鼻内嗜之。

活血通经汤 灵寿县董监军，癸卯冬大雪时，因事到真定，忽觉有风气暴至，诊候得六脉俱弦甚，按之洪实有力，其证手挛急，大便秘涩，面赤热，此风寒始至加于身也。四肢者，脾也，以风寒之邪伤之，则搐急而挛痹，乃风淫末疾而寒在外也。《内经》曰：寒则筋挛，正谓此也。本人素饮酒，内有实热乘于肠胃之间，故大便秘涩，而面赤热，内则手足阳明受邪，外则足太阴脾经受风寒之邪，用桂枝、甘草以却其寒邪，而缓其急搐；又以黄柏之苦寒以泻实而润燥，急救肾水，用升麻、葛根以升阳气，行手足阳明之经，不令遏绝；更以桂枝辛热入手阳明之经为引用，润燥；复以芍药、甘草专补脾气，使不受风寒之邪而退木邪，专益肺金也；加人参以补元气，为之辅佐；加当归身去里急而和血润燥。以药主之。

芍药五分 升麻 葛根 人参 当归身 炙甘草以上各一钱 酒黄柏 桂枝以上

各二钱

上锉如麻豆大，都作一服，水二大盏，煎至一盏，热服，不拘时。令暖房中近火，摩搓其手。

泻荣汤 治疠风，满面连头极痒不任，眉毛脱落，先砭其处，令恶气消尽，后服此药。

连翘 升麻以上各六分 桔梗五分 生黄芩 生地黄以上各四分 黄芪 苏木 黄连 地龙 全蝎 当归以上各三分 白豆蔻 人参以上各二分 甘草一分半 梧桐泪一分 麝香少许 桃仁三个 虻虫去翅足，炒，三个 水蛭三个，炒令烟尽

上锉如麻豆大，除连翘、梧桐泪、白豆蔻另为细末，麝香、虻虫、水蛭三味同为细末，都作一服，水二盏，酒一盏，入连翘煎至一盏，去渣，再入白豆蔻二味并麝香等，再煎至七分。稍热，早饭后午前服之。忌酒湿面、生冷硬物。

人参益气汤 治两手指麻木，四肢困倦，怠惰嗜卧，乃热伤元气也。

黄芪八钱 生甘草 人参以上各五钱 白芍药三钱 柴胡二钱五分 炙甘草 升麻以上各二钱 五味子一百四十个

上㕮咀，分作四服，每服水二盏，煎至一盏，去渣，稍热，食远服。

导气汤 治两腿麻木沉重。

黄芪八钱 甘草六钱 青皮四钱 升麻 柴胡 当归梢 泽泻以上各二钱 橘皮一钱 红花少许 五味子一百二十个

上㕮咀，分作四服，每服水二大盏，煎至一盏，去渣，食前热服。

补中汤 治面黄，汗多，目赤，四肢沉重，减食，腹中时时痛，咳嗽，两手寸脉短，右手脉弦细兼涩，关脉虚。

升麻 柴胡 当归以上各二分 神曲三分，炒 泽泻四分 大麦蘖面 苍术以上各五分 黄芪二钱五分 炙甘草八分 红花

少许 五味子二十个

上㕮咀，分作二服，水二盏，煎至一盏，去渣，食远服。

麻黄苍术汤 治秋冬每夜五更嗽，连声不绝，乃至天晓日高方缓。口苦，两胁下痛，心下痞闷，卧而多惊，筋挛，肢节疼痛，痰唾涎沫，日晚神昏呵欠，不进饮食。

麻黄八钱 苍术五钱 黄芪一钱五分 草豆蔻六分 柴胡 羌活以上各五分 生甘草 当归梢 防风以上各四分 炙甘草 黄芩以上各三分 五味子九个

上㕮咀，分作二服，水二盏，煎至一盏，稍热，临卧服。

上清汤 清利头目，宽快胸膈。

人参 蔓荆子以上各五分 防风一钱 葛根一钱五分 黄芪三钱 甘草四钱

上㕮咀，分作二服，水二盏，煎至一盏，去渣，临卧热服。以夹衣盖覆，不语，须臾汗出为效。

术桂汤 一名麻黄苍术汤 治寒湿所客，身体沉重，胃脘痛，面色萎黄。

苍术二钱 麻黄 炒神曲 橘皮 白茯苓 泽泻以上各一钱 桂枝 半夏 草豆蔻仁 猪苓以上各五分 黄芪三分 炙甘草二分 杏仁十个

上都作一服，水二盏，生姜五片，煎至一盏，去渣，食前热服。

正气汤 治盗汗。

炒黄柏 炒知母以上各一钱五分 炙甘草五分

上为粗末，作一服，水二盏，煎至一盏，食前温服。

趁痛丸 治打扑闪损，腰痛不可忍。

乳香 没药各三钱 白莴苣子一两，炒黄 乌梅一个 白粟米一钱，炒黄

上为细末，炼蜜为丸，如弹子大，每服一丸，细嚼，温酒空心下。

退热汤　治表中虚热，或遇夜则甚。

黄芪一钱　柴胡七分　生甘草　黄连酒制　黄芩　芍药　地骨皮　生地黄去血热　苍术以上各五分　当归身　升麻以上各三分

上㕮咀，作一服，水二盏，煎至一盏，去渣，食远温服。

如身体力困者，加麦门冬、五味子以上各五分，人参、甘草以上各一钱。

解表升麻汤　治遍身壮热，骨节疼痛。

升麻　羌活　苍术以上各一钱　防风八分　柴胡　甘草以上各七分　当归　藁本以上各五分　橘皮三分　冬加麻黄不去节，春加麻黄去节。

上㕮咀，作一服，水二盏，煎至一盏，去渣，温服。后以葱醋汤发之，得微汗为效。

天麻黄芪汤　治表有风证，因连日酣饮，其证复来，右口角并眼颊有侧视，及左手、左脚腿麻木疼痛。

天麻　芍药　神曲炒　羌活肢节不痛去之　茯苓以上各三分　人参　黄连以上各四分　当归五分　黄芪　甘草　升麻　葛根　黄柏　苍术以上各六分　泽泻七分　柴胡九分

上㕮咀，作一服，水三盏，煎至一盏，去渣，食远温服。或加猪苓六分。

健步丸　治膝中无力，伸而不得屈，屈而不能伸，腰背腿膝沉重，行步艰难。

防己酒洗，一两　羌活　柴胡　滑石炒　炙甘草　瓜蒌根酒洗，以上各五钱　泽泻　防风以上各三钱　苦参酒洗　川乌以上各一钱　肉桂五分

上为细末，酒糊为丸，如梧桐子大，每服七十丸，煎愈风汤下，空心服。

白术除湿汤　治午后发热，背恶风，四肢沉重，小便或多或少，黄色。此药又治汗后发热。

白术一两　生地黄炒　地骨皮　泽泻　知母以上各七钱　赤茯苓　人参　炙甘草　柴胡以上各五钱

上为粗末，每服五钱，水二盏，煎至一盏，去渣，食远温服。

如小便快利，减茯苓、泽泻一半。

如有刺痛，一料药中加当归身酒洗，七钱。

加味四君子汤　治久疟，热多寒少，不止。

白术　白茯苓　人参　甘草　柴胡　薄荷叶　黄芩以上各等分

上㕮咀，每服五钱，水二盏，生姜三片，枣一枚，煎至一盏，去渣，不拘时候服。

泻血汤　治发热昼少而夜多，太阳经中尤甚，昼病则在气，夜病则在血，是足太阳膀胱血中浮热，微有气也。既病人大小便如常，知邪气不在脏腑，是无里证也。外无恶寒，知邪气不在表也。有时而发，有时而止，知邪气不在表、不在里，知在经络也。夜发多而昼发少，是邪气下陷之深也。此杂证当从热入血室而论之。

生地黄酒洗，炒　熟地黄　蒲黄　丹参酒炒　当归酒洗，去土　汉防己酒洗，炒　柴胡去芦　甘草梢炙　羌活以上各一两　桃仁去皮，三钱，汤浸

上为粗末，每服五钱，水一盏半，煎至一盏，去渣，空心温服。

洗面药　治面有黚黯，或生疮，或生痤痱及粉刺之类。并去皮肤燥痒，去垢腻，润泽肌肤。

皂角三斤，去皮弦、子，另捣　好升麻八两　楮实子五两　白及一两，细锉　甘松七钱　缩砂连皮　白丁香腊月收　三柰子以上各五分　绿豆八合，拣净另捣　糯米一升二合

上为细末，用之如常。

莹肌如玉散

白丁香　白及　白牵牛　白蔹以上各一两　白芷七钱　当归梢　白蒺藜　升麻以上各五钱　白茯苓　楮实子以上各三钱　麻黄去节，二钱　白附子　连翘以上各一钱五分　小椒一钱

上为细末，用之如常。

面油摩风膏

麻黄　升麻去黑皮　防风以上各二钱　羌活去皮　当归身　白及　白檀以上各一钱

上用小油半斤，以银器中熬，绵包定前药，于油中熬之得所，澄净，去渣，入黄蜡一两，再熬之为度。

小 儿 门

治 惊 论

外物惊宜镇心，以黄连安神丸；若气动所惊，宜寒水石安神丸。大忌防风丸，治风辛温之药必杀人，何也？辛散浮温热者，火也，能令母实，助风之气，盛皆杀人也。因惊而泄青者，先镇肝，以朱砂之类，勿用寒冷之气，大禁凉惊丸。风木旺必克脾胃，当先实其土，后泻其木。阎孝忠编集钱氏方，以益黄补土，误矣。其药有丁香辛热助火，火旺土愈虚矣。青橘皮泻肺金，丁香辛热大泻肺与大肠，脾实当泻子，今脾胃虚反更泻子而助火，重虚其土，杀人无疑矣。其风木旺证，右关脉洪大，掌中热，腹皮热，岂可以助火泻金？如寒水来乘脾土，其病呕吐腹痛，泻痢青白，益黄散圣药也。今立一方，先泻火补金，大补其土，是为神治之法。

黄芪汤

黄芪二钱　人参一钱　炙甘草五分

上㕮咀，作一服，水一大盏，煎至半盏，去渣，食远服。加白芍药尤妙。

此三味皆甘温能补元气，甘能泻火。《内经》云：热淫于内，以甘泻之，以酸收之。白芍药酸寒，寒能泻火，酸味能泻肝而大补肺金，所补得金土之位，金旺火虚，风木何由而来克土？然后泻风之邪。

夫益黄散、理中丸、养神丸之类，皆治脾胃寒湿大盛，神品之药也。若得脾胃中伏热火，劳役不足之证，及服热药巴豆之类，胃虚而成慢惊之证，用之必伤人命。夫慢惊风者，皆由久泻脾胃虚而生也，钱氏以羌活膏疗慢惊风，误矣。脾虚者，由火邪乘其土位，故曰：从后来者为虚邪，火旺能实其木，木旺故来克土。当于心经中以甘温补土之源，更于脾土中泻火以甘寒，更于脾土中补金以酸凉，致脾土中金旺火衰，风木自虚矣。损食多进药愈，前药是也。

益黄散　治胃中风热。

黄芪二钱　陈皮去白　人参以上各一钱　芍药七分　生甘草　熟甘草以上各五分　黄连少许

上为细末，每服二钱，水一盏，煎至五分，食前服。

升阳益血汤　二月间，有一小儿未满一百日，病腹胀，二日大便一度，瘦弱，身黄色，宜升阳气，滋血，益气，补血，利大便。

蝎梢二分　神曲末　升麻以上各三分　当归　厚朴以上各一钱　桃仁十个

上都作一服，水一大盏，煎至半盏，去渣，食远热服。

厚肠丸　治小儿失乳，以食饲之，未有食肠，不能克化。或生腹胀，四肢瘦

弱，或痢色无常。

厚朴　青皮以上各二分　橘红　半夏　苍术　人参以上各三分　枳实　麦糵面　神曲末以上各五分

上为极细末，水煮面糊为丸，如麻子大，每服二十丸，温水送下，食前，忌饱食。

补阳汤　时初冬，一小儿二岁，大寒证，明堂青脉，额上青黑，脑后青络高起，舌上白滑，喉鸣而喘，大便微青，耳尖冷，目中常常泪下，仍多眵，胸中不利，卧而多惊，无搐则寒。

黄柏　橘皮　葛根　连翘　蝎梢　炙甘草以上各一分　升麻　黄芪　柴胡以上各二分　当归身　麻黄以上各三分　吴茱萸　生地　黄地龙以上各五分

上㕮咀，都作一服，水一大盏半，煎至六分，去渣，乳食后热服。服药之后，添喜笑，精神出，气和顺，乳食旺。

大芜黄汤一名栀子茯苓汤　治黄疸土色，为热，为湿，当小便不利，今反利，知黄色为燥，胃经中大热。发黄脱落，知膀胱与肾俱受土邪，乃大湿热之证。鼻下龈作疮者，上逆行荣气伏火也。能乳者，胃中有热也，寒则食不入。喜食土者，胃不足也。面黑色者，为寒，为痹，大便青寒褐色，血黑色，热蓄血中。间黄色，肠中有热。治法当滋荣润燥，除寒热，致津液。

防风　黄连以上各一分　黄柏　炙甘草　麻黄不去根节　羌活以上各二分　山栀子仁　柴胡　茯苓以上各三分　当归四分　大芜黄　白术以上各五分

上锉如麻豆大，都作一服，用水一大盏半，煎至六分，去渣，食前，稍热服。

塌气退黄汤一名茯苓渗湿汤　治小儿面色萎黄，腹膜胀，食不能下。

白术　柴胡以上各半分　升麻一分　桂枝　麻黄　吴茱萸　厚朴　羌活　草豆蔻　神曲末　苍术　泽泻　白茯苓　猪苓　黄柏　橘红以上各二分　青皮　黄连以上各五分　杏仁二个

上都作一服，水二大盏，煎至一盏，去渣，食前温服。

中满分消丸

枳实　黄连去须　厚朴以上各五分　生姜　姜黄　猪苓以上各一钱　橘皮　甘草　白术以上各一钱五分　砂仁　泽泻　茯苓以上各三钱　半夏四钱　黄芩一两二钱

上为细末，汤浸蒸饼为丸，如黍米大，每服三五十丸，温水下。

消痞丸

黄连五钱　黄芩二钱　厚朴七分　姜黄五分　干生姜　人参以上各四分　甘草三分　枳实二分　橘皮一分

上为细末，汤浸蒸饼为丸，如黍米大，每服三十丸，随乳下。

癍疹论

夫癍疹始出之证，必先见面燥腮赤，目胞亦赤，呵欠烦闷，乍凉乍热，咳嗽嚏喷，足稍冷，多睡惊，并疮疹之证。或生脓疱，或生小红癍，或生瘾疹，此三等不同，何故俱显上证而后乃出？盖以上诸证，皆太阳寒水起于右肾之下，煎熬左肾，足太阳膀胱寒水夹脊逆流，上头下额，逆手太阳丙火不得传导，逆于面上，故显是证。盖壬癸寒水克丙丁热火故也。诸癍证皆从寒水逆流而作也，医者当知此理，乃敢用药。夫胞者，一名赤宫，一名丹田，一名命门，主男子藏精施化，妇人系胞有孕，俱为生化之源，非五行也，非水亦非火，此天地之异名也，象坤土之生万物也。夫人之始生也，血海始净，一日、二日精胜其血，则为男子，三日、四日、五日血脉已旺，精不胜血，则为女子。二物相搏，长生先身，谓之神，又谓之精。道释二门言之，本来面目是也。其子在腹中十月之间，随母呼吸，呼吸者，阳气也，而生动作，滋益精气神，饥则食母血，渴则喝母血，儿随日长，皮肉、筋骨、血脉、形气俱足。十月降生，口中尚有恶血，啼声一发，随吸而下，此恶血复归命门胞中，僻于一隅，伏而不发，直至因内伤乳食，湿热之气下流，合于肾中，二火交攻，致营气不从，逆于肉理，恶血乃发。诸瘢疹皆出于膀胱壬水，其疡后聚肉理，归于阳明，故三番瘢始显之证，皆足太阳壬膀胱克丙小肠。其始出皆见于面，终归于阳明肉理，热化为脓者也。二火炽甚，反胜寒水，遍身俱出，此皆出从足太阳传变中来也。当外发寒邪，使令消散，内泻二火，不令交攻，其中令湿气上归，复其本位，可一二服立已，仍令小儿以后再无二番瘢出之患，此《内经》之法，览者详之。

消毒救苦散 治瘢证悉具，消化，便令不出，如已出稀者，再不生瘢。

防风 羌活 麻黄根 升麻 生地黄 连翘初出者减，出大者加 酒黄柏以上各五分 当归身 黄连以上各三分 川芎 藁本 柴胡 葛根 酒黄芩 生黄芩 苍术以上各二分 细辛 生甘草 白术 陈皮 苏木 红花以上各一分 吴茱萸半分

上锉如麻豆大，每服五钱，水二大盏，煎至一盏，去渣，稍热，空心服。

夫瘢疹出者，皆因内伤，必出瘢，营气逆故也。大禁牵牛、巴豆食药，宜以半夏、枳、术、大黄、益智仁之类去其泄泻，止其吐。若耳尖冷，呵欠，睡中惊，嚏喷，眼涩，知必出瘢也。诸大脓泡、小水泡、瘢疹瘰三色，皆营气逆而寒复其表，宜以四味升麻汤中加当归身、连翘，此定法也。

如肺成脓瘢，先嗽喘，或气高而喘促，加人参，少加黄芩以泻伏火而补元气。

如心出小红瘢，必先见嗌干，惊悸，身热，肌肉肿，脉弦洪，少加黄连。

如命门出瘾疹，必先骨疼身热，其疼痛不敢动摇，少加生地黄，又加黄柏。诸瘾疹皆为阴证疮，须皆因内伤饮食，脾胃不足，营气逆行，虽大热内炽，阴覆其外，治法如前。

辨小儿瘢证：呵欠、嚏喷、睡中发惊，或耳尖冷、眼涩。

辨复食：口热，或口醋气，奶瓣不消，或腹中痛。

如瘢证少具，其瘢未发，乃与升麻汤三五钱，带热服之。待身表温和，瘢疹已显，服药乃止。

如其身凉，其瘢未出，辨得是瘢证，无问服数，直候身表温和，乃瘢疮已显，然后乃止。只时时与桔梗汤，宽胸膈，利咽喉。

桔梗汤 如瘢已出，只时时与之，快咽喉，宽利胸膈。

桔梗二钱 甘草一钱

上为粗末，每服三钱，水一大盏，煎至六分，去渣，大温，时时服之，不可计服数。

如见伤食证，又见瘢证，先与不犯大黄、巴豆药克化过，再与升麻汤。

如食重伤，前药不能过，再与犯大黄、巴豆药过。

如大便行，当即便，与升麻汤服之，恐瘢子内陷，以后临时作，罪过。

如瘢子已出稠密，身表热，急与下项。

黍粘子汤 如瘢子已出稠密，身表热，急与此药服之，防后青干黑陷。

黍粘子炒香　当归身酒洗　炙甘草以上各一钱　柴胡　连翘　黄芪　黄芩以上各一钱五分　地骨皮二钱

上同为粗末，每服二钱，水一大盏，煎至六分，去渣，温服，腹空。服药毕，日休与乳食。

麻黄柴胡升麻汤　治小儿寒郁而喘，喉鸣，腹中鸣，腹满，鼻流清涕，脉沉急而数。

麻黄　草豆蔻仁　益智仁以上各一钱五分　吴茱萸　厚朴以上各二分　当归梢　甘草　柴胡　生黄芩以上各一分　升麻　神曲　苏木以上各半分　全蝎二个　红花少许

上锉如麻豆大，分作二服，水一大盏，煎至七分，食远服，忌风寒，微有汗则效。

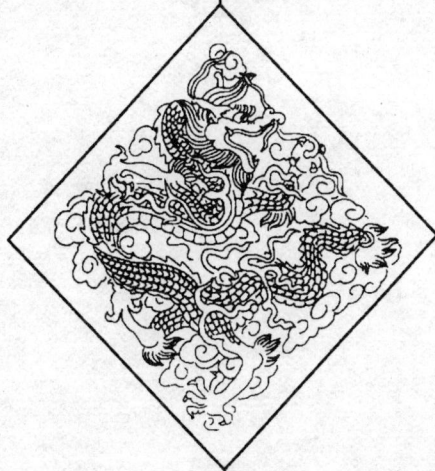

活法机要

金·李东垣 著

活法机要目录

泄 痢 证

脏腑泄痢，其证多种，大抵从风、湿、热也。是知寒少热多，故曰暴泄非阴，久泄非阳。溲而便脓血，知气行而血止也，宜大黄汤下之，是为重剂；黄芩芍药汤为轻剂。治法宜补，宜泄，宜止，宜和。和则芍药汤，止则诃子汤。有暴下无声，身冷自汗，小便清利，大便不禁，气难喘息，脉微呕吐，急以重药温之，浆水散是也。后重则宜下，腹痛则宜和，身重者除湿，脉弦者去风。脓血稠粘以重药竭之，身冷自汗以毒药温之，风邪内缩宜汗之，鹜溏以痢当温之。在表者发之，在里者下之，在上者涌之，在下者竭之。身表热者内疏之，小便涩者分利之，盛者和之，去者送之，过者止之。除湿则门术、茯苓，安脾则芍药、桂，破血则黄连、当归，宣通其气则槟榔、木香。如泄痢而呕，上焦则生姜、橘皮；中焦则芍药、当归、桂、茯苓；下焦则治以轻热，甚以重热药。若四肢懒倦，小便少或不利，大便走，沉困饮食减，宜调胃去湿，白术、茯苓、芍药三味水煎服。如发热恶寒，腹不痛，加黄芩为主。如未见脓而恶寒，乃太阴欲传少阴也，加黄连为主，桂枝佐之；如腹痛者，加当归倍芍药；如见血，加黄连为主，桂、当归佐之。如烦躁或先便白脓后血，或发热，或恶寒，非黄连不能止，上部血也；如恶寒脉沉，或腰痛，或血痢脐下痛，非黄芩不能止，中部血也；如恶寒脉沉，先血后便，非地榆不能止，下部血也。唯脉浮大者不可下。

黄芩芍药汤 方在《宝鉴》泄痢条下

大黄汤 治泄痢久不愈，脓血稠粘，里急后重，日夜无度，久不愈者。

大黄一两

上锉细，好酒二大盏，同浸半日许，煎至一盏半，去大黄不用，将酒分二服，顿服之，如未止再服，以利为度。复服芍药汤和之，痢止再服黄芩芍药汤和之，以撤其毒也。

芍药汤 方在《宝鉴》内痢疾条下

白术黄芪汤 服前药，痢疾虽除，更宜此和之。

白术一两　黄芪七钱　甘草三钱　一方无黄芪，用黄芩半两

上㕮咀，均作三服，水煎服清。

防风芍药汤 治泄痢飧泄，身热脉弦，腹痛而渴，及头痛微汗。

防风　芍药　黄芩各一两

上㕮咀，每服半两或一两，水煎。

白术芍药汤 治太阴脾经受湿，水泄注下，体重微满，困弱无力，不欲饮食，暴泄无数，水谷不化，宜此和之。

白术　芍药各一两　甘草半两

上锉，每服一两，水煎。

苍术芍药汤 治痢疾痛甚者。

苍术二两　芍药一两　黄芩　肉桂各半两

上锉，每服一两，水煎。

诃子散 如腹痛渐已，泄下微少，宜止之。

诃子皮一两，生熟各半　木香半两　黄连　炙甘草各三钱

上为细末，每服二钱，以白术芍药汤调下。如止之不已，宜归而送之也，诃子散内加厚朴一两，竭其邪气也。

浆水散 治暴泄如水，周身汗出，身上尽冷，脉微而弱，气少不能语，甚者加吐，此谓急病。

半夏二两，汤洗　附子炮　干生姜　炙甘草　肉桂各半两　良姜二钱半

上为细末，每服三五钱，浆水二盏，煎至半，和滓热服。

黄连汤 治大便后下血，腹中不痛者，谓之湿毒下血。

黄连 当归各半两 炙甘草二钱半

上㕮咀，每服五钱，水煎。

芍药黄连汤 治大便后下血，腹中痛者，谓之热毒下血。

芍药 黄连 当归各半两 大黄一钱 淡味桂①五分 炙甘草二钱

上㕮咀，每服五钱，水煎。如痛甚者，调木香槟榔末一钱服之。

导气汤 治下痢脓血，里急后重，日夜无度。

芍药一两 当归半两 大黄二钱半 黄连一钱 黄芩二钱半 木香 槟榔各一钱

上为末，每服半两，水煎。

加减平胃散 方在《宝鉴》内泄痢条下

地榆芍药汤 治泄痢脓血，乃至脱肛。

苍术八两 地榆二两 卷柏三两 芍药三钱

上㕮咀，每服一两，水煎，病退止。

五泄之病，胃、小肠、大瘕三证，皆以清凉饮子主之，其泄自止。厥阴证，加甘草以缓之；少阴证里急后重，故加大黄。又有太阴、阳明二证，当进退大承气汤主之。太阴证，不能食也，当先补而后泄之，乃进药法也。先煎厚朴半两，制，水煎二三服后。未已，有宿食不消，又加枳实二钱同煎，二三服。泄又未已，如稍进食，尚有热毒，又加大黄三钱推过，泄止住药。如泄未止，为肠胃有久尘垢滑粘，加芒硝半合，宿垢去尽则愈也。阳明证，能食也，当先泄而后补，谓退药法也。先用大承气汤五钱，水煎服，如利过泄未止，去芒硝；后稍热退，减大黄一半，再煎两服。如热气虽已，其人必腹满，又减去大黄，与枳实厚朴汤，又煎三两服。如腹满退，泄亦自愈，后服厚朴汤

数服则已。

疠 风 证

疠风者，营气热附，其气不清，鼻柱坏而色败，皮肤疡溃，风寒客于脉而不去，故名疠风，又名脉风，俗曰癞。治法：刺肌肉百日，汗出百日，凡二百日须眉生而止。先桦皮散从少至多，服五七日，灸承浆穴七壮。灸疮愈再灸，再愈三灸，之后服二圣散，泄热祛血中之风邪。戒房室三年，病愈。

桦皮散 治肺脏风毒，遍身疮疥，及瘾疹瘙痒成疮，面上风刺、粉刺。

桦皮四两，烧灰 荆芥穗二两 杏仁二两，去皮尖，用水一碗于银器内煮去水一半已来，放令干用 炙甘草半两 枳壳四两，去穰，用炭火烧欲灰，于湿纸上令干

上件除杏仁外，余药为末，将杏仁另研，与诸药和匀，瓷盒内放之，每服三钱，食后，温水调下。

二圣散 治大风疠疾。

将皂角刺一二斤，烧灰研细，煎大黄半两，调下二钱。早服桦皮散，中煎升麻汤下泻青丸，晚服二圣散。此数等之药，皆为缓疏泄血中之风热也。

七圣丸、七宣丸，皆治风壅邪热，润利大肠，中风、风痫、疠风，大便秘涩皆可服用。

破伤风证

夫风者，百病之始也。清净则腠理闭拒，虽有大风苛毒，弗能为害。故破伤风者，通于表里，分别阴阳，同伤寒证治。

---

① 淡味桂：即桂之薄而味淡者，《纲目》言为牡桂。

人知有发表，不知有攻里、和解，此汗、下、和三法也。诸疮不差，营卫虚，肌肉不生，疮眼不合者，风邪亦能外入于疮，为破伤风之候。诸疮上灸，及疮生白痂，疮口闭塞，气难通泄，故阳热易为郁结，热甚则生风也，故表脉浮而无力，太阳也，在表宜汗。脉长而有力，阳明也，在里宜下。脉浮而弦小者，少阳也，半在表、半在里宜和解。若明此三法，而治不中病者，未之有也。

羌活防风汤 治破伤风，邪初传在表。

羌活 防风 川芎 藁本 当归 芍药 甘草各四两 地榆 细辛各二两

上㕮咀，每服五钱，水煎，量紧慢加减用之。热则加大黄二两；大便秘则加大黄一两，缓缓令过；热甚更加黄芩二两。

白术防风汤 若服前药过，有自汗者。

白术 黄芪各一两 防风二两

上㕮咀，每服五七钱，水煎。

破伤风，脏腑秘，小便赤，用热药自汗不休，故知无寒也，宜速下之。先用芎黄汤三二服，后用大芎黄汤下之。

芎黄汤

川芎一两 黄芩六钱 甘草二钱

上㕮咀，水煎。

大芎黄汤

川芎半两 羌活 黄芩 大黄各一两

上㕮咀，水煎。

羌活汤 治半在表、半在里。

羌活 菊花 麻黄 川芎 白茯苓 防风 石膏 前胡 黄芩 蔓荆子 细辛 甘草 枳壳各一两 薄荷 白芷各半两

上㕮咀，生姜同煎，日三服。

防风汤 治破伤风同伤寒表证未传入里，宜急服此药。

防风 羌活 独活 川芎各等分

上㕮咀，水煎，服后宜调蜈蚣散，大效。

蜈蚣散

蜈蚣一对 鱼鳔半两 左盘龙[①]半两，炒烟尽用

上为细末，用防风汤调下。如前药解表不已，觉直转入里，当服左龙丸，服之渐渐，看大便硬软，加巴豆霜。

左龙丸 治直视在里者。

左盘龙五钱，炒 白僵蚕炒 鱼鳔各半两 雄黄一钱，研

上同为细末，烧饭为丸，桐子大，每服十五丸，温酒下。如里证不已，当于左龙丸内一半末，加入巴豆霜半钱，烧饭为丸，桐子大，同左龙丸一处，每服加一丸，渐加服至利为度。若利后，更服后药；若搐痉不已，亦宜服后药，羌活汤也。

羌活汤

羌活 独活 地榆 防风各一两

上㕮咀，水煎。如有热加黄芩；有涎加半夏。若病日久，气血渐虚，邪气入胃，全气养血为度。

养血当归地黄汤

当归 地黄 芍药 川芎 藁本 防风 白芷各一两 细辛半两

上为粗末，水煎服。

头 风 证

肝经风盛，木自摇动，梳头有雪皮，乃肺之证也。谓肺主皮毛，实则**泻青丸**主之，虚则**消风散**主之。

雷头风证

夫雷头风者，震卦主之，诸药不效，

---

① 左盘龙：即鸽粪。

为与证不相对也。

升麻汤

升麻 苍术各一两 荷叶全一个

上为细末，每服半两，水煎；或烧荷叶一个，研细，用前药调服亦可。

胎 产 证

妇人，童幼至天癸未行之间，皆属少阴；天癸既行，皆从厥阴论之；天癸已绝，乃属太阴经也。治胎产之病，从厥阴经，无犯胃气及上二焦，谓之三禁：不可汗、不可下、不可利小便。发汗者，同伤寒下早之证；利大便，则脉数而已动于脾；利小便，则内亡津液，胃中枯燥。制药之法，能不犯三禁，则营卫自和而寒热止矣。若发渴则白虎，气弱则黄芪，血刺痛而和以当归，腹中疼而加之芍药。大抵产病天行，从增损柴胡，杂证以增损四物，宜详察脉证而用之。

产前寒热，小柴胡汤中去半夏，谓之**黄龙汤**。

二黄散 治妇人有孕，胎漏。

生地黄 熟地各等分

上为细末，煎白术、枳壳汤调下。

半夏汤 治胎衣不下，或子死腹中，或子冲上而昏闷，或血暴下及胎干不能产者。

半夏曲一两半 肉桂七钱半 桃仁三十个，微烧，去皮尖 大黄半两

上为细末，先服四物汤三两服，次服半夏汤，生姜同煎。

增损柴胡汤 治产后经水适断，感于异证，手牵搐，咬牙昏冒，系属上焦。

柴胡八钱 黄芩四钱半 人参三钱 甘草炒 石膏各四钱 知母二钱 黄芪半两 半夏三钱

上为粗末，每服半两，生姜、枣同煎。

秦艽汤 前证已去，次服此，以去其风邪。

秦艽八钱 芍药半两 柴胡八钱 防风 黄芩各四钱半 人参 半夏各三钱 炙甘草四钱

上为粗末，水煎。

荆芥散 二三日后，经水复行，前证俱退，宜此。

小柴胡汤一料 加荆芥穗五钱 枳壳麸炒，去穰，半两

上为粗末，同小柴胡煎法。

防风汤 三二日后，宜正脾胃之气，兼除风邪。

苍术四两 防风三两 当归一两 羌活一两半

上为粗末，水煎。

三分散 治产后日久虚劳，针灸、小药俱不效者。

川芎 熟地黄 当归 芍药 白术 茯苓 黄芪各一两 柴胡 人参各一两六钱 黄芩 半夏 甘草各六钱

上为粗末，水煎服清。

血风汤 治产诸风，痿挛无力。

秦艽 羌活 防风 白芷 川芎 芍药 当归 地黄 白术 茯苓各等分 加半夏、黄芪

上为细末，一半为丸，炼蜜如桐子大；一半为散，温酒调下丸药五七十丸。

血运血结四物汤 治血运血结，或聚于胸中，或偏于少腹，或运于胁肋，四物汤四两，倍当归、川芎、鬼箭、红花、玄胡各一两，同为粗末，如四物煎服，清调没药散服之。

没药散

虻虫去羽足，一钱，微炒 水蛭二钱，炒 麝香少许 没药一钱

上为细末，煎前药调服。血下痛止，

只服前药。

加减四物汤　治产后头痛，血虚气弱，痰癖寒厥，皆令头痛。

羌活　川芎　防风　香附子炒，各一两　细辛一两半　炙甘草　当归各半两　石膏二两半　熟地黄一两　香白芷一两半　苍术一两六钱，去皮

上为粗末，每服一两，水煎。

如有汗者，是气弱头痛也，前方中加芍药三两，桂一两半，生姜煎；如头痛痰癖者，加半夏三两，茯苓一两半，生姜煎；如热厥头痛，加白芷三两，石膏三两，知母一两半；如寒厥头痛，加天麻三两，附子一两半，生姜煎。

四物汤方已载《元戎》方中

红花散　治妇人产后血昏血崩，月事不调，远年干血气皆治之。

干荷叶　牡丹皮　当归　红花　蒲黄炒，各等分

上为细末，每服半两，酒煎，和滓温服。如胎衣不下，别末榆白皮煎汤调下半两，立效。

当归散　治妇人恶物不下。

当归　芫花炒

上为细末，酒调三钱。又一方，好墨醋淬末之，小便、酒调下。

治胎衣不下，蛇退皮炒焦，细末，酒调下。如胎衣在腹，另碾榆白皮末同煎服，立下。

生地黄散　诸见血无寒，衄血、下血、吐血、溺血，皆属于热。

生地黄　熟地黄　枸杞子　地骨皮　天门冬　黄芪　芍药　甘草　黄芩各等分

上为粗末，每服一两，水煎。脉微身凉恶风，每一两加桂半钱。

麦门冬饮子　治衄血不止。

麦门冬　生地黄各等分

上锉，每服一两，水煎。又衄血，先

朱砂、蛤粉，次木香、黄连。大便结，下之，大黄、芒硝、甘草、生地黄；溏软，栀子、黄芩、黄连，可选而用之。

带 下 证

赤者，热入小肠；白者，热入大肠。其本湿热冤结于脉不散，故为赤白带下也。冤，屈也，结也。屈滞而病热不散，先以十枣汤下之，后服苦楝丸、大玄胡索散，调下之，热去湿除，病自愈也。月事不来，先服降心火之剂，后服《局方》中五补丸，后以卫生汤，治脾养血气可也。

苦楝丸　治赤白带下。

苦楝碎，酒浸　茴香炒　当归各等分

上为细末，酒糊丸，如桐子大，每服五十丸，空心，酒下。

卫生汤

白芍药　当归各二两　黄芪三两　甘草一两

上为粗末，水煎，空心服。如虚者，加人参一两。

大 头 风 证

夫大头风证者，是阳明邪热太甚，资实少阳相火而为之也。多在少阳，或在阳明，或在太阳，视其肿势在何部分，随经取之。湿热为肿，木盛为痛，此邪见于头，多在耳前后先出，治之大不宜药速，速则过其病所，谓上热未除，中寒复生，必伤人命。此病是自外而之内者，是血病。况头部分受邪，见于无形迹之部，当先缓而后急。先缓者，谓邪气在上，著无形之部分，既着无形，无所不至。若用重剂速下，过其病难已。虽无缓药，苦急服之，或食前，或顿服，皆失缓体，则药不能得除病，当徐徐浸渍无形之邪也。或药

性味、形体、拟象，皆要不离缓体是也。且后急者，谓缓剂已泻，邪气入于中，是到阴部，染于有形质之所，若不速去，则损阴也。此终治，却为客邪，当急去之，是治客以急也。且治主当缓者，谓邪在上，阴邪在下，若急治之，不能解纷而益乱也。治客以急者，谓阳分受阴邪，阴分受阳邪，此客气急除去之也。

假令少阳、阳明为病，少阳为邪出于耳前后也。阳明为邪者，首大肿也。先以**黄芩黄连甘草汤**，通炒过，锉煎，少少不住服，或剂毕再用煨黍粘子新瓦上炒香，同大黄煎成，去渣，内芒硝，俱各等分，亦时时呷之，无令饮食在前。得微利及邪气已，只服前药；如不已，再同前次第服之，取大便利，邪气则止。如阳明渴者，加石膏；如少阳渴者，加瓜蒌根。阳明行经，升麻、芍药、葛根、甘草；太阳行经，羌活、防风之类。

黑白散　治大头风如神方在《家珍》内。

消毒丸方在《宝鉴》内附

疟　证

夏伤于暑，秋必病疟。盖伤之浅者，近而暴；伤于重者，远而疾。痎疟者，久疟也。是知夏伤于暑，湿热闭藏而不能发泄于外，邪气内行，至秋而发于疟也。何经受之，随经动而取之。有中三阳者，有中三阴者，经中邪气，其证各殊，同伤寒治之也。五脏皆有疟，其治各异。在太阳经谓之风疟，治多汗之；在阳明经谓之热疟，治多下之；在少阳经谓之风热疟，治多和之；在阴经则不分三经，总谓之湿疟，当从太阴经论之。

桂枝羌活汤　治疟疾，处暑前发，头痛项强，脉浮，恶寒有汗。

桂枝　羌活　防风　甘草各半两

上为粗末，水煎。如吐者，加半夏曲等分。

麻黄羌活汤　治疟病，头痛、项强、脉浮、恶风无汗者。

麻黄去节　羌活　防风　甘草各半两

上为粗末，水煎。如吐者，加半夏曲等分。

麻黄桂枝汤　治发疟如前证而夜发者。

麻黄一两，去节　炙甘草三钱　黄芩半两　桂枝二钱　桃仁三十个，去皮尖

上为末，水煎。桃仁散血缓肝，夜发乃阴经有邪，此汤散血中风寒也。

桂枝黄芩汤　治疟服药寒热转甚者，知太阳、阳明、少阳三阳合病也，宜此和之。

甘草　黄芩　人参各四钱半　半夏四钱　柴胡一两二钱　石膏　知母各半两　桂枝二钱

上为粗末，水煎。

从卯至午时发者，宜大柴胡汤下之；从午至酉时发者，知其邪气在内也，宜大柴胡汤下之；从酉至子时发者，或至寅时者，知其邪气在血也，宜桃仁承气汤下之，微利后，更以小柴胡汤制其邪气可也。

热　证

有表而热者，谓之表热；无表而热者，谓之里热。有暴发而为热者，乃久不宣通而致也。有服温药而为热者，有恶寒战栗而热者。盖诸热之属心之火象也。治法：小热之气，凉以和之；大热之气，寒以取之；甚热之气，则汗发之，发之不尽，则逆制之，制之不尽，救其属以衰之。苦者以治五脏，五脏属阴而居于内；

辛者以治六腑，六腑属阳而在于外。故内者下之，外者发之，又宜养血益阴，其热自愈。

地黄丸 方在《发明》内附

如烦渴发热，虚烦蒸病，空心服地黄丸，食后服防风当归饮子。

防风当归饮子

柴胡　人参　黄芩　生草各一两　滑石三两　大黄　当归　芍药　防风各半两

上为粗末，生姜同煎。如痰实咳嗽，加半夏。

金花丸　治大便黄，米谷完出，惊悸，尿血淋闭，咳血衄血，自汗头痛，积热肺痿。

黄连　黄柏　黄芩　山栀子仁各一两

上为细末，滴水为丸，桐子大，温水下。如大便结实，加大黄，自利不用大黄。如中外有热者，作散锉服，名解毒汤。如腹满呕吐，欲作利者，解毒汤内加半夏、茯苓、厚朴各三钱，生姜同煎。如白脓下痢，后重者，加大黄三钱。

凉膈散 方在《难知》内附，加减于后

若咽嗌不利，肿痛并涎嗽者，加桔梗一两，荆芥穗半两；若咳而呕者，加半夏半两，生姜煎；若鼻衄呕血者，加当归、芍药、生地黄各半两；若淋闭者，加滑石四两，茯苓一两。

当归承气汤　治热攻于上，不利于下，阳狂奔走，骂詈不避亲疏。

大黄　当归各一两　甘草半两　芒硝九钱

上㕮咀，生姜、枣同煎。

牛黄膏　治热入血室，发狂不认人者。

牛黄二钱　朱砂　郁金　牡丹皮各三钱　脑子①　生草各一钱

上为细末，炼蜜为丸，如皂子大，新水化下。

治表热恶寒而渴，阳明证，**白虎汤**也。若肤如火燎而热，以手取之不甚热，为肺热也。目睛赤，烦躁，或引饮，独黄芩一味主之。若两胁下肌热，脉浮弦者，**柴胡饮子**主之。若胁肋热，或一身尽热者，或日晡肌热者，皆为血热也，**四顺饮子**主之。若夜发热，主行阴，乃血热也，四顺饮子、**桃仁承气汤**选而用之。若昼则明了，夜则谵语，四顺饮子证。若发热，虽无胁热，亦为柴胡证。昼则行阳二十五度，气药也，大抵宜柴胡饮子。夜则行阴二十五度，血药也，大抵宜四顺饮子。

眼　证

眼之为病，在腑则为表，当除风散热；在脏则为里，宜养血安神。暴发者为表而易治，久病者在里而难愈。除风散热者，泻青丸主之；养血安神者，定志丸；妇人，则熟十地黄丸主之。

散热饮子　治眼暴赤暴肿。

防风　羌活　黄芩　黄连各一两

上㕮咀，水煎，食后温服。如大便秘涩，加大黄一两；如痛甚者，加当归、地黄各一两；如烦躁不得眠睡，加栀子一两。

地黄汤　治眼久病昏涩，因发而久不愈者。

防风　羌活　黄芩　黄连　地黄　当归　人参　茯苓各等分

上为粗末，水煎。

四物龙胆汤　治目暴发方在《元戎》四物汤条下。

点眼药，则有**蟾光膏**。洗眼药，则有**夜光膏**、**嗅药**。

---

① 脑子：即龙脑冰片。

消 渴 证

消渴之疾，三焦受病也。有上消、有中消、有消肾。上消者，肺也。多饮水而少食，大便如常，小便清利，知其燥热在上焦也，治宜疏湿以润其燥。

消中者，胃也。渴而饮食多，小便赤黄，热能消谷，知热在中焦也，宜下之。

消肾者，初发为膏淋，谓淋下如膏油之状，至病成而面色黧黑，形瘦而耳焦，小便浊而有脂液。治法宜养血以肃清，分其清浊而自愈也。

黄连膏

黄连末一斤　生地黄自然汁　白莲花藕汁　牛乳汁各一斤

上将汁熬成膏子剂，黄连末为丸，桐子大，每服三十丸，少呷温水送下，日进十服，渴病立止。

八味丸　治肾消方在《发明》内附。

肿 胀 证

五脏六腑皆有胀，《经》云：平治权衡，去菀陈莝，开鬼门，洁净腑。平治权衡者，察脉之浮沉也；去菀陈莝者，疏涤肠胃也；开鬼门者，发汗也；洁净腑者，利小便也。蛊胀之病，治以鸡屎醴，酒调服。水胀之病，当开鬼门，洁净腑也。

水肿方　治水肿。

蝼蛄去头尾，与葡萄心同研，露七日，曝干为末，淡酒调下，暑月用佳。

又方，枣一斗，锅内入水，上有四指深，用大戟并根苗盖之遍盆，合之煮熟为度，去大戟不用，旋旋吃，无时，尽枣决愈，神效。

疮 疡 证

疮疡者，火之属，须分内外以治其本。若其脉沉实，当先疏其内，以绝其源也；其脉浮大，当先托里，恐邪气入内也。有内外之中者，邪气至盛，遏绝经络，故发痈肿。此因失托里及疏通，又失和荣卫也。治疮之大要，须明托里、疏通、行营卫之三法。内之外者，其脉沉实，发热烦躁，外无焮赤，痛深于内，其邪气深矣，故先疏通脏腑，以绝其源；外之内者，其脉浮数，焮肿在外，形证外显，恐邪气极而内行，故先托里也；内外之中者，外无焮恶之气，内亦脏腑宣通，知其在经，当和荣卫也。用此三法之后，虽未差，必无变证，亦可使邪气峻减而易痊愈。

内疏黄连汤　治呕哕心逆，发热而烦，脉沉而实，肿硬木闷而皮肉不变色，根系深大，病远在内，脏腑秘涩，当急疏利之。

黄连　山栀子　芍药　当归　槟榔木香　薄荷　连翘　黄芩　桔梗　甘草各一两

上为末，水煎，先吃一二服，次后加大黄一钱，再服加二钱，以利为度。

如有热证，止服黄连汤；大便秘涩，则加大黄；如觉无热证，及后药复煎散，时时服之；如无热证及大便不秘涩，止服复煎散；稍有热证，却服黄连汤，秘则加大黄。如此内外皆通，荣卫和调，则经络自不遏绝矣。

内托复煎散　治肿焮于外，根盘不深，形证在表，其脉多浮，痛在皮肉，邪气盛而侵于内，须急内托以救其里也。

地骨皮　黄芪　防风　芍药　黄芩白术　茯苓　人参　甘草　当归　防己各

一两　柳桂淡味，加半两

上咬咀，先煎苍术一斤，用水五升，煎至三升，去苍术滓，入煎药十二味，再煎至三四盏，绞取清汁，作三四服，终日服之。又煎苍术滓为汤，去滓再依前煎十二味药滓服之。此除湿散郁热，使胃气和中，如或未已，再作半料服之。若大便秘及烦热，少服黄连汤；如微利，烦热已退，却服复煎散半料。如此使荣卫俱行，邪气不能自侵也。

当归黄芪汤　治疮疡，脏腑已行，如痛不可忍者。

当归　黄芪　地黄　川芎　地骨皮　芍药各等分

上咬咀，水煎。如发热，加黄芩；如烦躁不能睡卧者，加栀子；如呕则是湿气侵胃，倍加白术。

内消升麻汤　治血气壮实，若患痈疽，大小便不通。

升麻　大黄各二两　黄芩一两半　枳实炒　当归　芍药各一两半　炙甘草一两

上咬咀，水煎，食前服。

复元通气散　治诸气涩耳聋，腹痛、便痈，疮疽无头，止痛消肿。

青皮　陈皮各四两　甘草三两，生熟各半　川山甲炮　瓜蒌根各二两　加金银花　连翘各一两

上为细末，热酒调下。

五香汤　治毒气入腹，托里。若有异证，于内加减。

丁香　木香　沉香　乳香各一两　麝香三钱

上为细末，水煎，空心服。呕者，去麝加藿香叶一两；渴者，加人参一两。

赤芍药散　治一切疔疮痈疽，初觉憎寒疼痛。

金银花　赤芍药各半两　大黄七钱半　瓜蒌大者，一枚　当归　甘草　枳实各三钱

上为粗末，水、酒各半煎。

桃红散　敛疮生肌，定血，避风邪。

滑石四两　乳香　轻粉各二钱　小豆粉一钱　寒水石三两，烧　一方改小豆粉为定粉一两

上为极细末，干贴。

冰霜散　治火烧，皮烂大痛。

寒水石生　牡蛎烧　朴硝　青黛各一两　轻粉一钱

上为细末，新水或油调涂，立止。

乳香散　治杖疮神效。

乳香　没药各三钱　自然铜半两，火烧，醋蘸十遍　茴香四钱　当归半两

上为细末，每服半两，温酒调下。

五黄散　治杖疮，定痛。

黄丹　黄连　黄芩　黄柏　大黄　乳香以上各等分

上为细末，新水调成膏，用绯绢、帛上摊贴。

花蕊石散　治一切金疮，猫狗咬伤，妇人败血恶血，奔心血运，胎死，胎衣不下者。

以童便调下一钱，取下恶物，神效。

硫黄明净者，四两　花蕊石一斤

上二味拌匀，用纸筋和胶泥固济，瓦罐子一个，入药内，密泥封口子焙干，安在四方砖上，砖上书八卦五行字，用炭一秤围烧，自巳午时从下生火，直至经宿火尽，又经宿罐冷，取研极细，瓷盒内盛用。

截疳散　治年深疳瘘疮。

黄连半两　白蔹　白及　黄丹各半两　轻粉一钱　龙脑　麝香各五分，另研　密陀僧一两

上为细末，和匀，干掺，或纸上，以膏贴之。

生肌散

寒水石锉　滑石各一两　乌鱼骨　龙骨各一两　定粉　密陀僧　白矾灰　干胭脂各半两

上为极细末，干掺用之。

平肌散　治诸疮久不敛。

密陀僧　花蕊石二物同煅赤　白龙骨各二两　乳香另研　轻粉各一钱　黄丹　黄连各一钱半

上为极细末，和匀，干掺。

碧霞锭子　治恶疮透了，不觉疼痛者。

铜绿一两　硇砂二钱　蟾酥一钱

上为细末，烧饭和作麦朴锭子，每服刺不觉痛者，须刺血出方纴药在内，以膏贴之。

用药加减：如发背疔肿，脓溃前后，虚而头痛，于托里药加五味子；恍惚不宁，加人参、茯苓；虚而发热者，加地黄、瓜蒌根；潮热者，加地黄、地骨皮；渴不止者，加知母、赤小豆；虚烦者，加枸杞、天门冬；自利者，加厚朴；脓多者，加当归、川芎；痛甚者，加芍药、乳香；肌肉迟生者，加白蔹、官桂；有风邪者，加独活、防风；心惊悸者，加丹砂；口目瞤动者，加羌活、细辛；呕逆者，加丁香、藿香叶；痰多者，加半夏、陈皮。

回疮金银花散　治疮疡痈，甚则色变紫黑者。

金银花连枝叶，锉，二两　黄芪四两甘草一两

上咬咀，用酒一升，同入壶瓶内，闭口，重汤内煮三两时辰，取出去滓，顿服之。

雄黄散　治疮有恶肉不能去者。

雄黄一钱，研　巴豆不去皮研，一个，去皮五分

上二味，再同研如泥，入乳香、没药各少许，再研匀细，少上，恶肉自去矣。

瘰 疬 证

夫瘰疬者，结核是也。或在耳后，或在耳前，或在耳下连及颐颔，或在颈下连缺盆，皆谓之瘰疬；或在胸及胸之侧，或在两胁，皆谓之马刀。手、足少阳主之。

桑椹膏　治结核前后耳有之，或耳下、颔下有之，皆瘰疬也。

桑椹二斗，极熟黑色者，以布裂取自然汁，不犯铜铁，以文武火慢熬，作薄膏子，每日白沸汤点一匙，食后，日三服。

连翘汤　治马刀。

连翘　瞿麦花各一斤　大黄三两　甘草二两

上咬咀，水煎服。后十余日，可于临泣穴灸二七壮，服五六十日方效。在他经者，又一方：服大黄、木通各五两，知母一作贝母，五两，雄黄七分，槟榔半两，减甘草不用，同前药为细末，热水调下三五钱服之。

瞿麦饮子

连翘一斤　瞿麦穗半斤

上为粗末，水煎，临卧服。此药经效，多不能速验，宜待岁月之久除也。

咳 嗽 证

咳谓无痰而有声，肺气伤而不清也；嗽谓无声而有痰，脾湿动而为痰也；咳嗽是有痰而有声，盖因伤于肺气，而咳动于脾湿，因咳而为嗽也。治咳嗽者，治痰为先；治痰者，下气为上，是以南星、半夏胜其痰而咳嗽自愈也；枳壳、陈皮利其气，而痰自下也。痰而能食者，大承气汤微下；痰而不能食者，厚朴汤治之。夏月嗽而发热者，谓之热痰嗽，小柴胡汤四

两，加石膏一两、知母半两用之；冬月嗽而寒热者，谓之寒嗽，小青龙加杏仁服之。蜜煎生姜汤、蜜煎橘皮汤、烧生姜、胡桃，皆治无痰而嗽者。此乃大例，更当随时、随证加减之。

利膈丸方在《宝鉴》内附

款气丸　治久嗽痰喘，肺气浮肿。

郁李仁　青皮去白　陈皮去白　槟榔　木香　杏仁去皮尖　马兜铃炒　人参　广茂　当归　泽泻　茯苓　苦葶苈炒，各二钱　防己半两　牵牛取头末，一两半

上为细末，生姜汁面糊为丸，桐子大，生姜汤下。

虚 损 证

虚损之疾，寒热因虚而感也。感寒则损阳，阳虚则阴盛，故损则自上而下，治之宜以辛、甘、淡，过于胃则不可治也；感热则损阴，阴虚则阳盛，损则自下而上，治之宜以苦、酸、咸，过于脾则不可治也。自上而损者，一损损于肺，故皮聚而毛落；二损损于心，故血脉虚弱不能荣于脏腑，妇人则月水不通；三损损于胃，故饮食不为肌肤也。自下而损者，一损损于骨，故骨痿，不能起于床；二损损于肝，故肝缓，不能自收持；三损损于脾，故饮食不能消克也。故心肺损则色弊，肝肾损则形痿，脾胃损则谷不化也。

治肺损而皮聚毛落，宜益气，**四君子汤**。

治心肺虚损，皮聚而毛落，血脉虚损，妇人月水愆期，宜益气和血，**八物汤**。

治心肺损及胃损，饮食不为肌肤，宜益气和血，调饮食，**十全散**。

治肾肝损，骨痿不能起于床，宜益精；筋缓不能自收持，宜缓中，牛膝丸。

牛膝丸

牛膝酒浸　萆薢　杜仲锉，炒　苁蓉酒浸　菟丝子　防风　胡芦巴炒　肉桂减半　破故纸　沙苑白蒺藜

上等分，为细末，酒煮猪腰子为丸，每服五七十丸，空心，温酒下。如腰痛不起者，服之甚效。

治阳盛阴虚，肝肾不足，房室虚损，形瘦无力，面多青黄而无常色，宜荣血养肾，黑地黄丸。

黑地黄丸

苍术一斤，泔浸　熟地黄一斤　干姜春七钱，夏半两，秋七钱，冬一两

上为细末，蒸枣肉为丸，桐子大，每服五七十丸至百丸，诸饮下。若加五味子为**肾气丸**，述类象形，神品药也。

如阳盛阴虚，心肺不足，及男子、妇人面无血色，食少嗜卧，肢体困倦，宜**八味丸**。

如形体瘦弱，无力多困，未知阴阳先损，夏月宜地黄丸，春、秋宜肾气丸，冬月宜八味丸。

治病久虚弱，厌厌不能食，**和中丸**。

吐 证

吐证有三，气、积、寒也，皆从三焦论之。上焦在胃口，上通于天气，主纳而不出；中焦在中脘，上通天气，下通地气，主腐熟水谷；下焦在脐下，通于地气，主出而不纳。是故上焦吐者皆从于气，气者天之阳也，其脉浮而洪，其证食已暴吐，渴欲饮水，大便结燥，气上冲而胸发痛，其治当降气和中。中焦吐者皆从于积，有阴有阳，食与气相假为积而痛，其脉浮而弦，其证或先痛而后吐，或先吐而后痛，治法当以小毒药去其积，槟榔、木香和其气。下焦吐者皆从于寒，地道

也，其脉沉而迟，其证朝食暮吐，暮食朝吐，小便清利，大便秘而不通，治法当以毒药通其秘塞，温其寒气，大便渐通，复以中焦药和之，下令大便秘结而自愈也。

治上焦气热上冲，食已暴吐，脉浮而洪，宜先和中，桔梗汤。

桔梗汤

桔梗　白术各一两半　半夏曲二两　陈皮去白　白茯苓　枳实麸炒　厚朴姜制，炒香，各一两

上哎咀，水煎取清，调木香散二钱，隔夜，空腹服之；后气渐下，吐渐止，然后去木香散，加芍药二两、黄芪一两半，每一料中扣算加之。如大便燥结，食不尽下，以大承气汤去硝微下之，少利，再服前药补之；如大便复结，依前再微下之。

木香散

木香　槟榔各等分

上为细末，前药调服。

厚朴丸　主翻胃吐逆，饮食噎塞，气上冲心，腹中诸疾。其药味即与万病紫菀丸同。其加减于后：

春夏再加黄连二两；秋冬再加厚朴二两。如治风，于春秋所加黄连、厚朴外，更加菖蒲、茯苓各一两半；如治风痫不愈者，依春秋加减外，更加人参、菖蒲、茯苓各一两半；如失精者，加菖蒲、白茯苓为辅，如肝之积，加柴胡、蜀椒为辅；如心之积，加黄连、人参为辅；如脾之积，加吴茱萸、干姜为辅；如肾之积，加菖蒲、茯苓为辅；秋冬久泻不止，加黄连、茯苓。

心 痛 证

诸心痛者，皆少阴、厥阴气上冲也。有热厥心痛者，身热足寒，痛甚则烦躁而吐，额自汗出，知其热也。其脉浮大而洪，当灸太溪及昆仑，谓表里俱泻之，是谓热病汗不出，引热下行，表汗通身而出者，愈也。灸毕，服金铃子散则愈；痛止，服枳术丸去其余邪也。有大实心中痛者，因气而食卒发痛，大便或秘久而注闷，心胸高起，按之愈痛，不能饮食，急以煮黄丸利之，利后以藁本汤去其邪也。有寒厥心痛者，手足逆而通身冷汗出，便溺清利，或大便利而不渴，气微力弱，急以术附汤温之。寒厥暴痛，非久病也，朝发暮死，急当救之。是知久病无寒，暴病非热也。

金铃子散　治热厥心痛，或发或止，久不愈者。

金铃子　玄胡索各一两

上为细末，每服二三两，酒调下，温汤亦得。

治大实心痛二药：**厚朴丸同万病紫菀丸、煮黄丸。**

治大实心痛，大便已利，宜藁本汤止其痛也。

藁本汤

藁本半两　苍术一两

上为粗末，水煎，服清。

治寒厥暴痛，脉微气弱，**宜术附汤温之。**

疝 证

男子七疝，妇人瘕聚带下，皆任脉所主，阴经也。肾、肝受病，治法同归于一。

酒煮当归丸

当归锉　附子炮　苦楝子锉　茴香各一两

上锉，以酒同煮，酒尽为度，焙干，作细末，入：丁香、木香各二钱，全蝎二十二个，玄胡索二两。

上同为细末，与前药一处拌匀，酒糊为丸，每服三五十丸至百丸，空心，温酒下。凡疝气、带下皆属于风，全蝎治风之圣药；茴香、苦楝皆入小肠，故以附子佐之；丁香、木香则导为用也。

治奔豚及小腹痛不可忍者，苦楝丸。

苦楝丸

苦楝　茴香各一两　黑附子一两，炮，去皮脐

上用酒二升煮，酒尽为度，曝干或阴干，捣为极细末，每一两药末入：全蝎十八个，玄胡索半两，丁香十五个。

上共为细末，酒糊丸，桐子大，每服百丸，空心酒下。如痛甚，煎当归入酒下，大效。

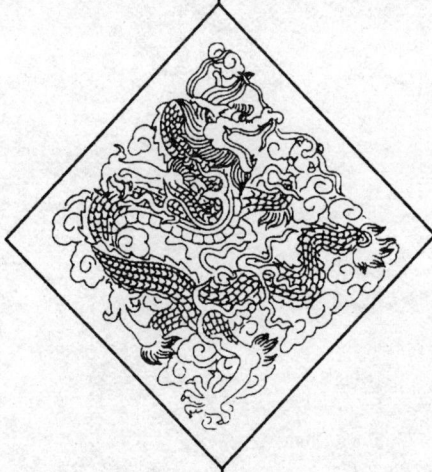

医学发明

金·李东垣 著

医学发明目录

---

① 第十六：原作"第七"，据《灵枢》改。

② 第三十八：原作"第二"，据《灵枢》改。

③ 脏腑病形：原作"腑脏病"，据《灵枢》改。

※　此书传世有两种版本。一是节本，不分卷；一是残本，分九卷。但现只存序、目录和卷一内容，凡标"※"者，为残本有目录，但在正文中用节本难以补其具体内容者。

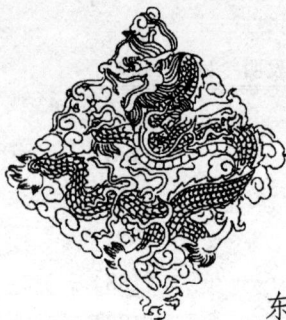

东垣老人明之李氏者，世为东垣富盛之族也。天姿敏达纯孝，幼业儒术。受春秋于冯内翰叔献，学书□于王内翰从之。其昂耸之志不为小矣。居无何，值母王氏遘疾。公侍，色不满容，夜不解衣，遂厚礼求治，遍□□□之士。或以为热，或以为寒，各执己见，论议纷纷，□不知主人为何病而殁。公痛恨之，尝心口语曰：医之道尚矣！自《本草》《灵》《素》垂世，传习之者代不乏人，若和缓、若越人、若淳于、若华、若张，皆活人当世，垂法后来，奈何此辈习经之不精，见证之不明，其误人也多矣。自是始有志于医。洁古老人易水张元素，以医名天下，公就学之。洁古，教人以忠者也。曾斗白金以献，不四五年，倾困倒廪，尽得其术，遂将《本草》《难》《素》及诸家方书，莫不备览。识药之性，知病之宜。如兔起鹘落，无不得者。始公之习医，为己非为人也。遭世兵□，渡河居汴梁。通医之名，雷动一时。其所济活者，不可遍举。壬辰北渡乡里。因悯世医背本趋末，舛错莫省，遂著是书，庶释其疑。罗君谦甫，乃公之高弟也。故受其本，题曰《医学发明》。持以示予，求为之引。罗君自有□□其终始。东垣之术，尽得之矣。予喜公活人之心非浅，利及后人，阴功为尤多。又服其有知人之哲，得罗君教育之，不独道师之言，行师之行，身殁之后，奉公之室王氏，与嫡母无异，岁时甘旨不乏者，殆十余年。王氏享年八十以寿终，其窀穸之事墦间追远，祭祀之礼不缺。近世以来，师弟之道，及之者鲜矣哉！至元柔兆摄提格皋月下旬，松岗老人侍其轴、诚之引《医学发明序》。

序 二

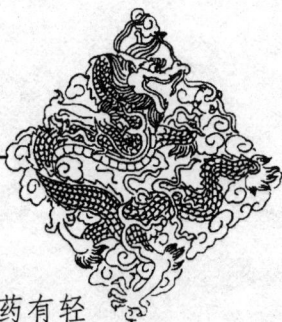

　　医学，非细事也。何哉？盖人有禀受虚实寒热之不同，药有轻重君臣佐使之各异。用不得其方，病不审其理，汤剂妄投，反掌生死。噫！医之学岂细事哉！东垣老人姓李，讳杲，字明之。本东垣人，家世饶财，幼有活人之志，后遇易水张先生，尽得其道。北渡后，专事于医。道艺既精，负有高气，不委曲与世合。人或有疾病□□□，无可奈何，□祷于君，君亦不以前事介意，疗之者无不愈，人以是益重之。今所为书，痛人命之非辜，虑药祸之不悟。在君所学，才十一耳！君之高弟罗君谦甫，惜其湮没，将镂板以传，议之□当代闻人，目之曰《医学发明》，求题其端。予谓：非东垣，无□□□□□古不传之秘，非谦甫无以明东垣□□□□□□□书一出，岂小补哉。至元十六年。

161

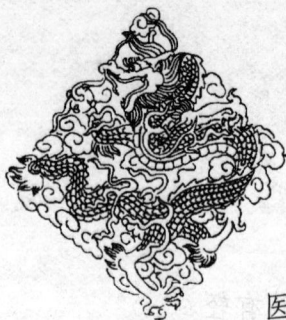

医之《素问》，犹儒之六经，不明《素问》之理非医也，不明六经之旨非儒也。世之医者，皆知医自《内经》来，往往溯流而迷源，故千枝万流，失之愈远，为害不可胜言者。间有究心轩岐之书，又复溺旧闻而莫知可否，持新见而强有异同，能精研古圣之心者有几?洁古老人张君，幼传是学，长遇至人指授，立法用药，大抵凭《黄帝针经》《素问》《本草》，诚得医之源矣。东垣李明之先生，从张君学，朝思夕惟，心开神悟，所造益深。凡经之讹舛，注释之谬误，莫不了然于心。世以为疑，实无可疑者则辨明之，其或未安者则折衷之，可谓善继前学，有功于天下后世矣。罗君谦甫，受业先生之门，亲炙数年，知其可与传道也，遂以授之。谦甫不敢私为己有，欲推以仁天下，名曰《医学发明》。卫生之家幸□，是书不可缺也。先生潜心医学，积有年矣。可传于世者，殆非一书。会众流而归源，实不外乎此编。故曰：不明《素问》之理，非医也。信哉！至元丁丑中秋日云城□坚序。

卷 一

医学之源

人之生也，负阴而抱阳，冲气以为和。一昼夜之间，有阳中之阳，阳中之阴，阴中之阴，阴中之阳。天地四时之阴阳，人之十二脏应之。善摄生者，调停顺适。使二气和静，内外交养。无过不及，则病安从来？惟形与物接，心为形役。内为七情之所攻，外为六气之所贼。冲和既扰，何病不生？伏羲观象于天，观法于地。远取诸物，近取诸身。类万物之情，通神明之德，所以养人之情性也。神农品尝金石草木、毛羽鳞介、寒凉温热之不齐，气味厚薄之不等，华实根叶之别，有毒无毒之分，水陆山泽之产，莫不纤悉备具，所以养人之形也。轩辕氏穷天纪，极地理，归之人事。远近风土之异宜，针石汤液之异用。重复详备，不惮其烦，又所以著其养生之理也。大抵不外乎阴阳之两端，取其平而已矣。盖以天地阴阳偏胜，则有旱干水溢之灾。人之阴阳偏胜，则有寒淫热淫之疾。自是以来，名贤代有，方论迭出，皆发挥三圣之旨，故医者必须先读《内经》《本草》，辨十二经、十二脏、十二时之阴阳，以合天地四时之阴阳，了然于心。次及诸家方论，然后施之于用，有余者损之，不足者补之，治而平之，务得其中，庶无误也。得其要者，一言而终，其斯之谓欤。

十二经并胃气流注论

《针经·营气》第十六

十二经，其实一脉也，界为十二分而已。何以知之？手太阴起于中焦，出于大指之端。手阳明起于大指次指之端，上挟鼻孔。足阳明起于鼻，交入大指间出其端。足太阴起于大指之端，注于心中。手少阴起于心中，入掌内循小指。手太阳起于小指之端，至目内眦。足太阳起于目内眦，至小指外侧。足少阴起于小指之下，注胸中。手厥阴起于胸中，循小指次指出其端。手少阳起于小指次指之端，至目锐眦。足少阳起于目锐眦，入大指循歧骨内出其端。足厥阴起于大指丛毛之际，上注肺中。以此考之，故知其血气流通相贯，未尝间断，终而复始，如环无端。不然，何以云流注也？然必始于中焦者，何也？扁鹊云：焦者，原也。人受天地之中以生，所谓冲气，其天五之气，始自中原，播于诸脉。寅时注于肺，卯时注于大肠，辰时注于胃，巳时注于脾，午时注于心，未时注于小肠，申时注于膀胱，酉时注于肾，戌时注于心包络，亥时注于三焦，子时注于胆，丑时注于肝，寅时复注于手太阴。上合鸡鸣，下应潮水。其气与天地同流。加一至则热，减一至则寒。上鱼为溢，入尺为复。古人处百病，决死生，候此而已。

六部所主十二经脉之图

《至真要大论》

东方	甲风胆		乙木肝		
南方	丙热小肠		丁火心		
西南方	戊湿胃		己土脾		
西方	庚燥大肠		辛金肺		
北方	壬寒膀胱		癸水肾		

甲乙　丙丁　戊己　庚辛　壬癸
风木　热火　湿土　燥金　寒水
胆肝　小肠心　胃脾　大肠肺　膀胱肾

丙，三焦相火，父气也。无状有名。

丁，命门包络，母气也。乃天元一气也。

甲丙戊庚壬　气　温热凉寒升浮降沉

在天为天元一气，又为寒、暑、燥、湿、风、火

在人为六腑，又为呼吸荣卫。

乙丁己辛癸　味　辛甘淡咸苦酸散缓急软坚收

在地为三阴三阳，又为金、木、水、火、土、火。

在人为五脏，又为皮、肉、筋、骨、脉。

帝曰：地之为下，否乎？岐伯曰：地为人之下，太虚之中者也。帝曰：凭乎？

岐伯曰：大气举之也。燥以干之，暑以蒸之，风以动之，湿以润之，寒以坚之，火以温之。故燥热在上，湿气在中，风寒在下，火游行其间，寒暑出入，故令虚而生化也，人亦应之。故心肺在上，脾胃在中，肝肾在下，三焦元气游行其间，通行十二经脉。如经行在肺之分野，以肺经言之，至肝之分野，以肝言之之类是也。以名命气，以气命处，主生化之气血，维养神明者也。衰则从火化，神气衰矣。

经脉流行逆顺

《针经·逆顺肥瘦》第三十八

黄帝曰：脉行逆顺奈何？岐伯曰：手之三阴从脏走手，手之三阳从手走头，足之三阳从头走足，足之三阴从足走腹。

以上说十二经之血脉，在足少阴作元气、真气。谷气，三焦之气右迁也。此数者，乃胃气之别名也。

病有逆从　治有反正论

《至真要大论》

《至真要大论》云：病有逆从，治有反正。夫四反治者，是明四经各经之病源。一经说手足二经内之病证，便是八经，治法亦然。《内经》曰：上下同法。此之谓也。

手少阳三焦之经，治法曰通因通用。据病题止言手少阳三焦之经，便有足少阳胆之经。明见脉如筝弦无力，时时带数是也。大抵为手足经气血一般，更为所主者同，此则上下同法。余三反治仿此，不须再解也。夫圣人立通因通用之意，谓少阳，春也，生化万物之始也。金石草木羽毛鳞介，乃阴阳生化之端也。天将与之，谁能废之？故国有春分停刑之禁，十二经

有取决于胆之戒。履端于始，序则不愆。故中风者，为百病之长，乃气血闭而不行，此最重疾。凡治风之药皆辛温，上通天气，以发散为体，是元气始出地之根蒂也。此手足少阳二经之病，治有三禁。不得发汗，为风证多自汗。不得下，下之则损阴，绝其生化之源。不得利小便，利之则使阳气下陷，反行阴道。实可戒也。

手少阴心之经，乃寒因热用。且少阴之经，真阴也。其心为根本，是真火也。故曰少阴经标寒本热。是内则心火为本，外则真阴为标。其脉沉细，按之洪大鼓甚而盛也。心火在内，则鼓甚洪大也。真阴为标，则脉得之沉细，寒水之体也。故仲景以大承气汤酒制大黄，煎成热吃之，以除标寒。用大黄芒消辛苦大寒之气味，以泻本热。以此用药，可以为万世法。

足太阳膀胱之经，乃热因寒用。且膀胱之本真寒，其经老阳也。太阳标，有阳之名，无阳之实，谓其将变阴也。其脉紧而数，按之不鼓而定虚，是外见虚阳而内有真寒也。故仲景以姜附汤久久热煎，不温服而顿服之，亦是寒也。姜附气味俱阳，加之久久热煎，重阳之热，泻纯阴之寒，是治其本也。不温服而寒服，以此假寒治太阳标之假阳也。故为真假相对之治法也。用药处治者，当按其脉之空虚，则内伏阴寒之气，外显热证。然大渴引饮，目赤口干，面赤身热，四肢热。知□阳将绝于外，则为寒所逐，而欲先绝。其躁曰阴躁，欲坐井中者也。

手太阴肺之经，乃塞因塞用。以岁气言之，主秋主收。又况内伤饮食，其物有形，亦属于阴也。所主内而不出，故物塞其中，以食药塞令下行也。但脾胃有痞气，仲景治痞九证，惟五药皆用黄连以泄之。兼伤之物有形质也，皆从阴物乃寒之类，亦以大黄枳实阴寒之药下泄之。举斯

二者，是塞因塞用，又寒因寒用，可以明知之矣。

以上四经反治之法，为标本相反而不同，为病逆而不顺也，故圣人立反治之法以应之。虽言四经，以其手足经同法，乃八经也。其病为从治之法，反治也。正治者，以寒治热，以热治寒，直折之也。

又经云：惟有阳明厥阴，不从标本，从乎中也。启玄子注：以厥阴司天，中见少阳。阳明司天，中见太阴。当从少阳太阴处治。洁古老人云：殆不然也。四反治中，见有少阳太阴二经。若举此，是重差也。夫厥阴者，为生化之源。其支在卯，二月之分。前为阳，后为阴。阳明者，为肃杀之司。其支在酉，八月之分。前为寒水，后为燥火。且二八月者，乃阴阳之门户，为在天地分阴分阳之际。《内经》谓其分则气异，不见病传之逆顺，不能立法，故曰疑疑之间者，阳明厥阴，知厥阴阳明之体也。《至真要大论》云：两阳合明也，故曰阳明。在辰巳之间，是生化之用也。两阴交尽，故曰厥阴。在戌亥之间，是殒杀之用也。其厥阴心包乃包络，十二经之总也。经曰：中有阳明，生杀之本。足阳明为水谷之海。又经云：万物生于土而终于土是也。标本俱阳，诸经中皆有之，故不能从其标，亦不能从其本。且手阳明喜热而恶清，足阳明喜清而恶热，足厥阴为生化之源，宜温而恶清，而手厥阴心包不系五行，是坤元一正之土，虽主生长，阴静阳躁，禀乎少阳元气，乃能生育也。若独阴不长，以此明之，是标本俱阴也。足厥阴肝，亦标本俱阴。肝为五脏之一也。受胆之气，乃能生长根荄芽甲于地中。其经，乃阴之尽也。故阳明纯阳，厥阴纯阴，此二者标本不相反也。故以寒治热，以热治寒，正治之法也。从少阳生化之用，其四经好恶不同。故圣人之法，

为在疑疑之间，不能立定法也。临病斟酌，若热病以寒治，寒病以热治，故曰从其中也。今明正治，假令手阳明有余，足阳明不足，当以热治寒。若足阳明有余，手阳明不足，当以寒治热。故曰以寒治热，以热治寒谓之正治。言从中者，以从合宜酌中处用药也。手足厥阴二经仿此。通而论之，是手足同身十二经反正之治法也。启玄子作中外之中，非也。或作上中下之中，亦非也。此中之义，为在难立定法处，乃不定之辞也。临病斟酌于中道合宜之义也。此理明白，易决断矣。然而此中字，是中庸所谓君子而时中之义也。

手足经上下同法论

夫手少阴心，标寒本热。足太阳膀胱，标热本寒。此二者标本相反，故为之反治。疑手太阳小肠标本俱阳，又疑足少阴肾标本俱阴。虽所受气血多少不同，俱阳俱阴亦不相逆，如何与手少阴之经相反者，同法而治哉？且如足少阴标本纯寒，若更中寒邪，便用热药以折其寒，则寒热相拒，热药不得入。不惟不得入，而邪与正相反也，兼既上下经同，其寒邪便走上犯少阴心，为大逆乱。若热药冷之如冰，或少加寒药为向导，入引之而得入。寒邪之所不相恶拒，药进而入邪中，寒散显热，热药成其功，邪气乃服。是亦为热因寒用，从反治法也，故宜上下同法。手太阳仿此。

六经禁忌 仲景

足太阳膀胱经，太阳为诸阳之首，此老阳也。禁下之太早。太阳寒水所伤，伤人之表。下之，则去其里邪。里邪者，肠胃中实热是也。膀胱者，主小便，无滓

秽。滓秽者，血病也，宜下之。膀胱主小便者，气也。治气与血各异。总以六经言之，非胃实，不当下。胃实者，里实也。不大便，日晡潮热，大渴引饮，谵语，发热恶热，乃可下也。诸经皆然。仲景云：病发于阳，下之太早，则为结胸，治之以陷胸汤、陷胸丸之类是也。病发于阴，下之太早，则为痞气。其证有九种，治之以五个泻心汤是也。夫太阳者，其病在经则头项痛，腰脊强，腘如结，腨如裂，腰屈不得伸。此伤风、伤寒，须有此证。若脉浮缓，发热恶风自汗，乃病发于阳。表证未罢，不作里实。下之，则成结胸。何故结于胸中？盖风邪伤卫。卫者，固皮毛之元气是也。皮毛，肺之标也。下之，则邪入于本。故邪结胸中，肺之部也。若已成结胸，表证尚在，不可便用陷胸汤等攻之，当先解表，表解乃可攻也。痞气亦然。太阳证，头项痛，腰脊强，腘如结，腨如裂，腰屈不得伸，病发于阴。脉浮紧，发热恶寒无汗，未传入里，下之，则成痞气。痞气者，邪结心下。何故邪结心下？盖寒邪伤荣。此荣者，亦太阳所管，血之别名也，心主所主，表邪陷入于本，故心下为痞。此太阳证不止禁下，细禁尤多。今略陈本经中一禁。若邪气在经，未渴，小便清，知邪气未入于本，只宜解表，若与五苓散利小便，谓之唤贼入家，不可与之。若已渴而表证罢，知谷消水去形亡，将传入阳明，当急与五苓散利其小便而撤其邪气，使不传阳明而愈矣。仲景曰：汗家不得重发汗。为重亡津液，必成血结膀胱。若头痛恶寒脉浮紧者，是表未解也。表证全在，虽数十汗而不为逆也。咽干者不得发汗，为津液已亡，恐重亡津液，则必成畜血。若有小便，不得更利小便。或已有下证者，不大便，谵语，日晡所发潮热，大渴引饮者，亦禁之。若无此

证，只在太阳经之本，小便黄色者，宜利之。若小便黄而迟不利之，必成小便闭塞，发为黄也。

足阳明胃之经，有二禁。尺寸脉俱长，身热目病，鼻干不得卧，不得发汗，不得利小便。夫胃者，血也，不主小便。此经得之时，戊癸化燥火，津液不得停，燥热必生。发汗利小便者，是重损津液，故禁之。

足少阳胆之经，胸胁痛而耳聋，口苦舌干，往来寒热而呕。有三禁：禁发汗，禁利小便，禁下。何故？盖经行太阳阳明水火之间。下之犯太阳，汗之利小便亦犯阳明，故为三禁。且胆者，无出无入，若犯此禁，必变成凶证，必得痫疾，犯生发之气故也。此经治法，当通因通用，热因热用，为天地俱生，不可伐也，为生气之源，不可犯此禁也。仲景之法，惟宜小柴胡汤和解之。柴胡证不必悉具，但有一证，皆柴胡证也。

足太阴脾之经，尺寸脉俱沉细，腹满而嗌干，禁下之。

足少阴肾之经，尺寸俱沉，其病口燥咽干而渴，禁发汗。谓病在里，脉沉细故也。脉涩而弱者，不得下。少阴病，始得之，反发热脉沉者，麻黄细辛附子汤。

三阴，非胃实不可下。此三阴无传经，止胃实得下也。

辨伤寒只传足经不传手经

伤寒受病之由，皆出《热论》一篇而已。皆传足经，不传手经，何也？盖伤寒病，冬月得之，足太阳膀胱经为首，次至足厥阴肝经为尾。此病惟伤北方与东方，及戌上有足阳明胃湿之专位，兼丑上有足太阴脾土之专位。盖足之六经，皆在东北之方。经云：冬伤于寒，即发者为伤寒，

春发为温病，夏发为温疫，为病最重，此之谓也。仲景云：无奇经则无伤寒，缘奇经皆附足之六经，不附手经。寒邪只伤足经者，为有奇经故也。足太阳为巨阳，为老阳，又为诸阳之首，故多传变尔。太阳传阳明谓之微邪，是水传土也，又谓之循经得度传。太阳传少阳谓之越经传，太阳传太阴谓之误下传，太阳传少阴谓之表里传。传变之邪，太阳为甚。复传少阴，水胜火，火胜水，此南北二方之变，顷刻之间，其害人也甚于太阳多矣。若辨之不早，必成不救之疾，况乱投汤药者乎？太阳传厥阴，谓之首尾传，灾害至重，不为不多矣。

三焦统论《三十一难》

三焦，有名无形，主持诸气，以象三才之用。故呼吸升降，水谷往来，皆待此以通达。是以上焦在心下，主内而不出。中焦在胃中脘，主腐熟水谷。下焦在脐下，主分别清浊，出而不内。统而论之，三者之用，本于中焦。中焦者，胃脘也。天五之冲气，阴阳清浊自此而分，十二经络自此而始。或不得其平，则寒热偏胜，虚实不同，荣卫涩滞，清浊不分，而生诸病。故曰气会三焦，手少阳脉通于膻中。膻中者，臣使之官，为气之海。审此，则知三焦者，冲和之本。

三焦病《针经·邪气脏腑病形》第四

《黄帝针经》谓三焦病者，腹胀气满，不得小便，窘急，溢则为水，水则为胀。夫三焦者，决渎之官，水道出焉。上焦者，其治在膻中，膻中为气海。中焦主腐熟水谷。下焦当膀胱上口，主分别清浊。今三焦俱病，故腹胀气满，不得小便，溢

而为水为胀也。治宜升降气道，则胀满自消，水道自利矣。

膈咽不通并四时换气用药法同上

《黄帝针经》云：胃病者，腹膜胀，胃脘当心而痛，上支两胁，膈咽不通，食饮不下，取三里。夫咽者，咽物之门户也；膈者，上焦胸中心肺之分野，不通者，升降之气上下不得交通。又云：清气在下，则生飧泄。飧泄者，谓泄黄如糜，米谷不化者是也。浊气在上，则生膜胀。腹中膜满不得大便，或大便难，或先结后溏皆是也。浊气在上，当降而不降者，乃肾肝吸入之阴气，不得下而反在上也。胃气逆上，或为呕，或为吐，或为哕者，是阴火之邪上冲，而吸入之气不得入，故食不得下也。此皆气冲之火，逆胃之脉，反上而作者也。清气在下，则生飧泄者，胃气未病之日，当上行心肺而营经也，因饮食失节，劳役形体，心火乘于土位，胃气弱而下陷于阴中，故米谷入而不得升，反降而为飧泄也。膈咽之间，交通之气，不得表里者，皆冲脉上行，逆气所作也。盖胃病者，上支两胁，膈咽不通，食饮不下，取之三里者是也。

《针经》云：清浊相干，乱于胸中，是为大悗。悗者，惑也。气不交通，最为急证。不急去之，诸变生矣。圣人治此有要法：阳气不足，阴气有余，先补其阳，后泻其阴。是先令阳气升发在阳分，而后泻阴也。春夏之月，阴气在经，当益其经脉，去其血络。秋冬阳气降伏，当先治其脏腑。若有噎有塞，塞者，五脏之所生，阴也血也；噎者，六腑之所生，阳也气也。二者皆由阴中伏阳而作也。今立四气用药并治法于后。

冬三月，阴气在外，阳气内藏，当外

助阳气，不得发汗，内消阴火，勿令泄泻，此闭藏周密之大要也。盛冬乃水旺之时，水旺则金旺，子能令母实。肺者，肾之母，皮毛之阳，元本虚弱，更以冬月助其令，故病者善嚏，鼻流清涕，寒甚出浊涕，嚏不止。比常人大恶风寒，小便数而欠；或上饮下便，色清而多，大便不调，夜常无寐，甚则为痰咳，为呕，为哕，为吐，为唾白沫，以至口开目瞪，气不交通欲绝者，吴茱萸丸主之。

吴茱萸丸

吴茱萸　草豆蔻各一钱二分　橘皮　益智仁　人参　黄芪　升麻各八分　泽泻　白僵蚕　姜黄　柴胡各四分　当归身　炙甘草各六分　木香二分　青皮三分　大麦蘖一钱五分　半夏一钱

上件为细末，汤浸蒸饼为丸，如绿豆大。细嚼三十丸，白汤送下，无时。

夏三月大暑，阳气在外，阴气在内。以此病而值此时，是天助正气而挫其邪气，不治而自愈矣。然亦有当愈不愈者，盖阴气极盛，正气不能伸故耳。且如膈咽不通，咽中如梗，甚者前证俱作，治法当从时。利膈丸泄肺火，以黄芪补中汤送下。如两足痿厥，行步怔然，欹侧欲倒，臂臑如折，及作痛而无力，或气短，气促而喘，或不足以息，以黄芪、人参、甘草、白术、苍术、泽泻、猪苓、茯苓、橘皮等作汤，送下滋肾丸一百五十丸。

六七月之间，湿热之令大行，气短不能言者，加五味子、麦门冬；如心下痞，膨闷，食不下，以上件白术、苍术等汤送下消痞丸五七十丸，更当审而用之。

利膈丸　主胸中不利，痰嗽喘促，脾胃壅滞。

木香七钱　槟榔七钱半　厚朴姜制，二两　人参　藿香叶　当归　炙甘草　枳实麸炒，各一两　大黄酒浸，焙，称二两

上为细末，滴水为丸，或少用蒸饼亦可，如桐子大。每服三五十丸，食后诸饮下。

消痞丸　治一切心下痞闷，及积年久不愈者。

黄连去须拣净，炒，六钱　黄芩刮黄色，六钱　姜黄　白术各一两　人参四钱　炙甘草二钱　缩砂仁三钱　枳实麸炒黄色，半两　橘皮四钱　干生姜二钱　半夏汤洗七次，四钱　曲炒黄色，二钱　一方加泽泻、厚朴各三钱　猪苓二钱半①

上为极细末，汤浸蒸饼为丸，如桐子大。每服五七十丸至百丸，白汤送下，食后服。

黄芪补中汤

黄芪一钱　人参八分　炙甘草　白术　苍术　橘皮各半两　泽泻　猪苓　茯苓各三分

上㕮咀，都作一服。水二盏，煎至一盏，去滓，大温送下上件丸药。

---

① 残本作："厚朴姜制三钱，猪苓一钱半，神曲一钱炒。一方加泽泻三钱。"

卷 二

本草十剂

宣可去壅姜橘之属

宣，可以去壅，姜橘之属是也，此大略言之。盖外感六淫之邪，欲传入里，三阴尚实而不受逆，邪气干胸中，窒塞不通，而或哕、或呕，所谓壅也。仲景云：呕多，虽有阳明证，不可攻之，况干哕者乎？三阴者，脾也。故单用生姜宣散必愈。若呕者有声而有物，邪在胃系，未深入胃中，以生姜、橘皮治之，或以藿香、丁香、半夏，亦此之类，投之必愈。此天分、气分虚无处，一无所受，今乃窒塞。仲景谓：膈之上属上焦，悉属于表，或有形质之物，因而越之则可，若气壅则不可越之者，吐也，亦无下之理，破气药也辛泻气。若阴虚秽气逆上，窒塞、呕哕，不足之病，此地道不通也，止当用生地黄、当归、桃仁、红花之类，和血、凉血、润血，兼用甘药以补其气，微加大黄、芒硝以通其闭。大便利，邪气去，则气逆、呕哕自不见矣。复有胃中虚热，谷气久虚，发而为呕哕者，但得五谷之阴以和之五谷皆属阴，或食或饮白汤皆止呕哕，则呕哕自止。且如小儿癥后，余热不退，痂不收敛，大便不行，是谓血燥，则当以阴药治血，因而补之，用清凉饮子，通利大便而泻其热也。洁古云：凉风至而草木实。夫清凉饮子，乃秋风撤热之剂。伤寒家，邪入于里，日晡潮热，大渴引饮，谵语、躁狂，不大便，是谓胃实，乃可攻之。夫胃气为湿热所伤，以承气汤泻其土实，元气

乃得周流，承气之名于此见矣。今哀世人，以苦泻火，故备陈之。除热泻火，非甘寒不可。以苦寒泻火，非徒无益，而反害之，故谆谆及此。至如孙真人言：生姜，呕家之圣药，谓上焦气壅表实而言之，非以泻气而言之也。

若脾胃虚弱，谷气不行，荣卫下流，清气不上，胸中闭塞，惟益胃推扬谷气而已，不宜泻也。若妄以泻气、泻血药下之，下之则转增闭塞疼痛，或变作结胸，复下其膈，由此致危者多矣。《针经》说：呵欠、哕、嚏、振寒、噫、嚏、韩涕、泪出、太息、涎下、耳中鸣，自啮舌、颊、唇，视主病者补之。此十二邪者，皆奇邪之走空窍者也。凡邪之所在，皆为不足，宜补而不宜泻。空窍者，胃之清气能通也。胃气虚则谷气不上行，是气路不利。《经》云：廉泉、玉英者，津液之道路也。津液不上，胸中气路不开，亦令人哕，勿作外实，以辛药生姜之类泻其壅滞。盖肺气已虚，而反泻之，是重泻其气，必胸中如刀劙之痛，与正结胸无异，亦声闻于外，用药之际可不慎哉！

通可去滞通草防己之属

通，可以去滞，通草、防己之属是也。防己大苦寒，能泻血中大热之滞也，亦能泻大便。与大黄气味同者，皆可泻血滞，岂止防己而已。通草甘淡，能助西方秋气下降，利小便，专泻气滞也。小便气化，若热绝津液之源于肺经，源绝则寒水断流，故膀胱受湿热、津液癃闭、约缩，小便不通，宜以此治之。其脉右寸洪缓而数，左尺亦然。其证胸中烦热，口燥舌

干，咽嗌亦干，大渴引饮，小便淋沥或闭塞不通，胫酸脚热，此通草主之。凡与通草同者，茯苓、泽泻、通草、猪苓、琥珀、瞿麦、车前子之类，皆可以渗泄利其滞也。此虽泄气滞、小便不利，于肺中有所未尽尔。

予昔寓长安，有王善夫病小便不通，渐成中满，腹大坚硬如石，壅塞之极，脚腿坚胀，破裂出黄水，双睛凸出，昼夜不得眠，饮食不下，痛苦不可名状。其亲戚辈求治，病人始病不渴，近添呕哕，所服治中满、利小便之药甚多。细思《素问》云：无阳者，阴无以生；无阴者，阳无以化。膀胱，津液之府，气化乃能出矣。此病小便癃闭，是无阴，阳气不化者也。凡利小便之药，皆淡味渗泄为阳，止是气药，谓禀西方燥金之化，自天降地，是阳中之阴。非北方寒水，阴中之阴所化者也。此盖奉养太过，膏粱积热，损北方之阴，肾水不足。膀胱，肾之室，久而干涸，小便不化，火又逆上而为呕哕，非膈上所生也。独为关，非格病也。洁古曰：热在下焦，填塞不便，是治关格之法。今病者，内关外格之证悉具，死在旦夕，但治下焦乃可愈。遂处以禀北方之寒水所化，大苦寒气味者：黄柏、知母各二两，酒洗之，以肉桂为之饮用，所谓寒因热用者也。同为极细末，煎熟水为丸，如桐子大，焙干，空腹令以沸汤下二百丸。少时来报，药服须臾，如刀刺前阴火烧之痛，溺如瀑泉涌出，卧具尽湿，床下成流，顾盼之间，肿胀消散，故因记之。或曰：防己之性若何？曰：防己大苦寒，能泄血中之湿热，通血中之滞塞，补阴泻阳，助秋冬泻春夏药也。比之于人，则险而健者也，险健之小人，幸灾乐祸，遇风尘之警，则首为乱阶。然而见善亦喜，逢恶亦怒，如善用之，亦可以敌凶暴之人，保险

固之地。此瞑眩之药，圣人有所存而不废耳。大抵闻其臭则可恶，下咽则令人身心为之烦乱，饮食为之减少。至于十二经有湿热，壅塞不通，及治下疰脚气，除膀胱积热而庇其基本，非此药不可。真行经之仙药，无可代之者。复有不可用者数事：若遇饮食劳倦，阴虚生内热，元气、谷气已亏之病，以防己泄大便则重亡其血，此不可用一也；如人大渴引饮，是热在上焦肺经气分，宜淡渗之，此不可用二也；若人久病，津液不行，上焦虚渴，宜补以人参、葛根之甘温，用苦寒之剂则速危，此不可用三也。若下焦有湿热，流入十二经，致二阴不通，然后可审而用之耳。

补可去弱人参羊肉之属

补，可以去弱，人参、羊肉之属是也。夫人参之甘温，能补气之虚；羊肉之甘热，能补血之虚。羊肉，有形之物也，能补有形肌肉之气。凡气味与人参、羊肉同者，皆可以补之，故云属也。人参补气，羊肉补形。形气者，有无之象也。以大言之，具天地两仪者也；以小言之，则人之阴阳、气血也。以之养生，则莫重于斯。以天地物类论之，则形者，坤土也，人之脾胃也，乃生长万物也。地欲静，静则万物安。坤元一正之土，亘古不迁者也。耕种之土，乃五行运用者也。动之有时，春耕是也。若冬时动之，令天气闭藏者泄，地气凝聚者散，精气竭绝，万化不安。亦如人之劳役形体，则大病生焉。故曰：不妄作劳则明。当静之时，若劳役妄作，则百脉争张，血脉沸腾，精气竭绝，则九窍闭塞，卫气散解。夫以人参、甘草之类治其已病，曷若救其未病，为拔本塞源之计哉。

《内经》云：志闲少欲，饮食有节，起居有常，减其思虑，省语养气，庶几于道，何病之有？如或不慎，病形已彰，若

能调其脾胃，使荣气旺，清气上升，则四脏各得其所。以气论之，天地人三焦之气各异。损其脾者，益其气。损其脾胃，调其饮食，适其寒温。黄芪之甘温，能补皮毛之气；人参之甘温，能补肺之气；甘草之甘温，能补脾胃之中经营之气。肺主诸气，气旺则精自生，形自盛，血气以平。故曰：阳生则阴长，此之谓也。血不自生，须得生阳气之药，血自旺矣。是阳主生也。若阴虚单补血，血无由而生，无阳故也。仲景以人参为补血药，其以此欤。乃补气、补血之大略也。

泄可去闭葶苈大黄之属

泄，可以去闭，葶苈、大黄之属是也。此二味皆大苦寒，气味俱厚，葶苈不减大黄，又性过于诸药，以泄阳分肺中之闭也。亦能泄大便，为体轻象阳故也。大黄之苦寒，能走而不守，泄血闭也。血闭者，谓胃中粗秽有形之物闭塞者也。阳明病，胃家实是也。日晡潮热，大渴躁作，有形之热，故泄其大便，使通和汗出而愈矣。一则治血病，泄大便；一则泄气闭，利小便。若经络中及皮毛、分肉间但有疼痛，一概用牵牛、大黄下之，乖戾甚矣。通则不痛，痛则不通。痛随利减，当通其经络，则疼痛去矣。如轻可以去实，麻黄、葛根之属是也。谓如头痛，当以细辛、川芎之类通之，则无所凝滞，即痛随利减也。臂痛，有六道经络，究其痛在何经络之闭，以行本经，行其气血，气血通利则愈矣。若表上诸疼痛便下之则不可，当详细而辨之也。

轻可去实麻黄葛根之属

轻，可以去实，麻黄、葛根之属是也。夫六淫有余之邪，客于阳分皮毛之间，腠理闭拒，谓之实也。实者，荣卫气血不行之谓也，宜以轻利开腠理，致津液通气也，皮毛经络寒邪之实去矣，故二药之体，轻清成象，象气之轻浮也。寒邪为实，轻可以去之，然大同而小异。盖麻黄微苦，为阴之阳，可入足太阳寒水之经。其经循背下行，本寒而又受外寒，汗出乃愈，当以发之。葛根味甘温，可以发足阳明燥金之经，身以前所受寒邪也，非正发汗之药。谓阳明禁发汗、利小便，但解去经络肌肉间寒邪，则气和汗自出矣。麻黄专发汗，去皮毛气分寒邪；葛根和解血分寒邪。乃一阴一阳，能泻表实，不能泻里实。若饮食劳倦，杂病自汗表虚之证，认作有余，便用麻黄发之，汗大出，则表益虚。此盖不知表虚宜补其亡阳，闭其自汗。秋冬用桂枝，春夏用黄芪代之。黄芪者，能治虚劳。自汗，阳明标病者也。阳明胃主自汗、小便数。若以人参、甘草之类补之，脾胃实，脾胃实则卫气行，卫气行则表自实，表既实，自汗何由而出？清气上行，虽飧泄亦止矣，此治其本也。葛根虽为和解之药，亦不可用，用之则重虚其表。仲景所论内外不足自汗之证，大禁发汗、利小便。若已经发汗，寒邪未去，虽发汗数多，不可禁也。寒邪已去，重发其汗，则脱人元气。若多汗，小便赤涩，不得利小便，为汗夺津液故也。汗家不得重发汗，小便多不得发汗，汗多不得利小便，小便多不得重利小便，圣人所以切禁此者，为津液乃气血之基本也。一云亡阳，一云脱血，病人重发汗，重利小便，必脱元气，七神无依，则必危困矣。因辨麻黄、葛根之宜禁，故兼及之。

卷 三

中风同堕坠论 《针经·贼风》第五十八

夫从高坠下，恶血留于内，不分十二经络。圣人俱作风中肝经，留于胁下，以中风疗之。血者，皆肝之所主。恶血必归于肝，不问何经之伤，必留于胁下，盖肝主血故也。痛甚，则必有自汗。但人有汗出，皆为风证。诸痛皆属于肝木，即败血凝泣，从其属入于肝也。从高坠下，逆其上行之血气非肝而何？非伤风无汗，既自汗，必是化也。以破血行经之药治之。

复元活血汤 治从高坠下，恶血留于胁下及疼痛不可忍。

柴胡半两　瓜蒌根　当归各三钱　红花　甘草　穿山甲炮，各二钱　大黄酒浸，一两　桃仁酒浸，去皮尖，研如泥，五十个

《黄帝针经》云：有所堕坠，恶血留内，若有所大怒，气上而不行，下于胁则伤肝。肝胆之经俱行于胁下，经属厥阴、少阳，宜以柴胡为引用为君。以当归和血脉。又急者，痛也，甘草缓其急亦能生新血，甘生血，阳生阴长故也，为臣。川山甲、瓜蒌根、桃仁、红花破血润血为之佐。大黄酒制，以荡涤败血为之使。气味和合，气血各有所归，痛自去矣。

上件除桃仁外，锉如麻豆大，每服一两，水一盏半，酒半盏，同煮至七分，去滓，大温服之，食前，以利为度，得利痛减不尽服。

乳香神应散 治从高坠下，疼痛不可忍及腹中疼痛。

乳香　没药　雄黑豆　桑白皮　独科栗子[①]各一两　破故纸二两，炒香

上为细末，每服半两，醋一盏，于砂石器内煎至六分，入麝香少许，去滓温服。

当归导滞散 治落马坠车，打扑损伤瘀血，大便不通，红肿青黯，疼痛昏闷，畜血肉壅欲死。

川大黄一两　川当归一分　麝香少许

上三味，除麝香另研外，为极细末研匀。每服三钱，热酒一盏调下，食前。内瘀血去，或骨节折，疼痛不可忍，以定痛接骨紫金丹治之。

紫金丹

川乌头炮　草乌头炮，各一两　五灵脂　木鳖子去壳　骨碎补　威灵仙　金毛狗脊　自然铜醋焠七次　防风　地龙去土　乌药　青皮去白　陈皮去白　茴香　黑牵牛各半钱　乳香　没药　红娘子　麝香各二钱半　禹余粮石醋炒，四两

上为细末，醋面糊为丸，如桐子大。每服十丸至二十丸，温酒调下。病在上，食后；病在下，食前。

圣灵丹 治打扑损伤及伤折，疼痛不可忍者。

乳香半两　乌梅去核，五个　茵苣子一大盏，炒黄，取二两八钱　白米一捻

上为细末，炼蜜和丸，如弹子大。每服一丸，细嚼热酒送下，吃了一伏[②]时不痛，如痛再服。

---

① 独科栗子：据《濒湖集简方》，以"独壳栗子"为妥。

② 一伏：疑为"一付"之谈。

卫气留于腹中畜积不行

《针经·卫气失常》第五十九

凡卫气留于腹中，积蓄不行，脉弦急及腹皮急，菀蕴不得常所，支胁胃中满，喘呼逆息者。

调中顺气丸 治三焦痞滞，水饮停积，胁下虚满，或时刺痛。

木香　白豆蔻仁　青皮去白　陈皮去白　京三棱炮，各一两　大腹子①　半夏汤洗七次，各二两　缩砂仁　槟榔　沉香各半两

上为细末，水糊为丸，如桐子大。每服三十丸，渐加至五十丸，煎陈皮汤下。

沉香导气散 治一切气不升降，胁肋刺痛，胸膈闭塞。

沉香　槟榔各二钱半　人参　诃子肉　大腹皮锉，炒，各半两　乌药锉　麦蘖炒　白术　神曲炒　厚朴姜制　紫苏叶各一两　香附炒，一两半　姜黄　红皮②　炙甘草各四两　京三棱炮　广莪炮　益智仁各二两

上为极细末，每服二钱，食前沸汤点服。

---

① 大腹子：因方中已有槟榔（大腹子），疑为大腹皮之谈。

② 红皮：据《汤液本草》，即橘之皮。

卷 四

浊气在上则生膜胀 《阴阳应象大论》

清气在下，则生飧泄，浊气在上，则生膜胀，此阴阳反作，病之逆从也。饮食失节，则为胀；又湿热亦为胀。右关脉洪缓而沉弦，脉浮于上，是风、湿、热三脉合而为病也。是脾胃之令不行，阴火亢甚，乘于脾胃，故膈咽不通，致浊阴之气不得下降，而大便干燥不行。胃之湿，与客阴之火俱在其中，则胀作。使幽门通利，泄其阴火，润其燥血，生益新血，则大便不闭，吸门亦不受邪，浊阴得下归地也。《经》云：中满者，泄之于内。此法是也。

木香顺气汤 治浊气在上则生膜胀。

木香三分 厚朴姜制，四分 青皮去白 陈皮 益智仁 白茯苓去皮 泽泻 干生姜 半夏汤洗 吴茱萸汤洗，各二分 当归五分 升麻 柴胡各一分 草豆蔻面裹烧，去皮，三分 苍术泔浸，三分

上㕮咀，都作一服，水二大盏，煎至一盏，去滓大温服，食前。忌生冷硬物及怒。

《经》云：留者行之，结者散之。以柴胡、升麻苦平，行少阳、阳明二经，发散清气，运行阳分为君。以生姜、半夏、草豆蔻仁、益智仁辛甘大热，消散中寒为臣。厚朴、木香、苍术、青皮苦辛大温，通顺滞。当归、人参、陈皮辛甘温，调和荣卫，滋养中气。浊气不降，以苦泄之。吴茱萸苦热，泄之者也。气之薄者，阳中之阴，茯苓甘平，泽泻咸平，气薄，引导浊阴之气自天而下，故以为佐。气味相合，散之、泄之、上之、下之，使清浊之气各安其位也。

范天骥夫人，先因劳役饮食失节，加之忧思心结，病心腹胀满，且食则不能暮食，两胁刺痛。诊其脉弦而细，至夜浊阴之气当降而不降，膜胀尤甚。大抵阳主运化，饮食劳倦损伤脾胃，阳气不能运化精微，聚而不散，故为胀满。先灸中脘，乃胃之募穴，引胃中生发之气，上行阳道，又以前药助之，使浊阴之气，自此而降矣。

沉香交泰丸 治浊气在上，而扰清阳之气，郁而不伸以为膜胀。

沉香 白术 陈皮去白，各三钱 枳实麸炒去穰 吴茱萸汤洗 白茯苓去皮 泽泻 当归洗 木香 青皮去白，各二钱 大黄酒浸，一两 厚朴姜制，半两

上件各拣净，同为细末，汤浸蒸饼为丸，如桐子大。每服五十丸至七八十丸，温白汤下，食前，微利即止。

呕咳气喘 《阳明脉解》

所谓呕咳上气喘者，阴气在下，阳气在上，诸阳气浮，无所依从，故呕咳上气喘也。

加减泻白散 治阴气在下，阳气在上，咳嗽、呕吐、喘促。

桑白皮一两 地骨皮七钱 甘草 陈皮 青皮去白 五味子 人参去芦，各半两 白茯苓三钱

上㕮咀，每服四钱，水一盏半，入粳

米十粒，同煎至一盏，去滓，大温服，食后。

神秘汤　治病人不得卧，卧则喘者，水气逆上乘于肺，肺得水而浮，而使气不通流，其脉沉大，宜此治之。

橘皮洗　生姜　紫苏叶　人参　桑白皮锉，炒，各半两　木香　白茯苓去皮，各三钱

上㕮咀，以水三升，煎至一升，去滓，大温分三服。

加减三奇汤　治咳嗽上气，痰涎喘促，胸膈不利。

桔梗去芦，半两　半夏汤洗，七钱　陈皮去白　甘草　青皮去白　人参去芦，各半两　杏仁三钱，研　五味子四钱　加紫苏叶、桑白皮各半两

上㕮咀，每服四钱，水二大盏、生姜三片，煎至一盏，去滓，大温服，食后。

卷 五

饮食劳倦论《调经论》

古之至人，穷于阴阳之化，究乎生死之际，所著《内经》，悉言人以胃气为本。人受水谷之气以生，所谓清气、营气、运气、卫气、春升之气，皆胃气之别称也。夫胃为水谷之海，饮食入胃，游溢精气，上输于脾，脾气散精，上归于肺，通调水道，下输膀胱，水精四布，五经并行，合于四时五脏阴阳，揆度以为常也。苟饮食失节，寒温不适，则脾胃乃伤。喜怒忧恐而损耗元气。既脾胃气衰，元气不足而心火独盛。心火者，阴火也，起于下焦，其系系于心。心不主令，相火代之。相火，下焦包络之火，元气之贼也。火与元气不两立，一胜则一负。脾胃气虚，则下流于肾肝，阴火得乘其土位。故脾胃之证始得之，则气高而喘，身热而烦，其脉洪大而头痛，或渴不止，其皮肤不任风寒而生寒热。盖阴火上冲，则气高喘而烦热，为头痛、为渴而脉洪。脾胃之气下流，使谷气不得升浮，是春生之令不行，则无阳以护其营卫，故不任风寒乃生寒热。此皆脾胃之气不足所致也。然而外感风寒所得之证颇同而实异。内伤脾胃乃伤其气；外感风寒乃伤其形。伤其外，为有余，有余者，泻之。伤其内，为不足，不足者，补之。汗之、下之、吐之、克之之类皆泻也；温之、和之、调之、养之之类皆补也。内伤不足之病，苟误认作外感有余之病，而反泻之，则虚其虚也。实实虚虚，损不足而补有余，如此死者，医杀之耳。然则奈何？

曰：惟当以辛甘温之剂补其中而升其阳，甘寒以泻其火则愈矣。劳者温之，损者温之，温能除大热。大忌苦寒之药泻其土耳。今立补中益气汤主之。

补中益气汤

黄芪五分，病甚劳役热甚者一钱　当归身二钱，酒焙干或日干，以和血脉　人参去芦，三钱，有嗽去之　白术三分，以调中气　柴胡二分，引清气上升，行少阳之经　炙甘草五分　升麻二分，引胃气上腾而复其本位，便是行春升之令　橘皮三分，以导滞气，又能益元气，得诸甘药乃可，若独用，泻胃气　一方加白芍药、黄柏、红花。

上件㕮咀，都作一服，水二盏，煎至一盏，去渣，大温服，食远。

立方本旨

夫脾胃虚者，因饮食劳倦，心火亢盛而乘其土位。其次肺气受邪，须用黄芪最多，甘草、人参次之。脾胃一虚，肺气先绝，故用黄芪以益皮毛而闭腠理，不令自汗损其元气。上喘气短，人参以补之。心火乘脾，须炙甘草之甘，以泻火热而补脾胃中元气。若脾胃急痛，并大虚腹皮急缩者，最宜多用，急者缓之。胃中清气在下，必加升麻、柴胡以引之，引黄芪、甘草上升，能补卫气之散解，以缓带脉之缩急。二味苦平味薄者，阴中之阳，而引清气上升也。黄芪、人参、甘草三味，皆甘温为主，凡脾胃虚，乃必用之药。气乱于胸，为清浊相干，用去白橘皮以理之，又能助阳气之升，以散滞气，助诸甘辛为用也。口干、嗌干者，加葛根。脾胃气虚不能升浮，为阴火伤其生发之气，荣血大亏，营气不营。阴火炽盛，是血中伏火日渐煎熬，血气日减。心包与心主血，血减则心无所养，致使心乱而烦，病名曰悗。悗者，心惑而烦闷不安也。故加辛温、甘温之剂生阳，阳生则阴长。或曰：甘温何能生血？云：仲景之法，血虚以人参补之，阳旺则能生阴血，更加当归和之，又宜加黄柏以救肾水，能泻阴中之伏火。如烦犹不止，少加生地黄补肾水，水旺而心火自降。如气浮心乱，以朱砂安神丸镇固之则愈。

朱砂安神丸

朱砂半两，另研，水飞，阴干，秤　黄连去须，拣净，酒洗，秤，六钱　炙甘草五钱半　生地黄二钱半　当归去芦，二钱半

上件四味为细末，另研朱砂，水飞如尘，阴干为衣，汤浸蒸饼为丸，如黍米大。每服十五丸，津唾咽之，食后。热淫所胜，治以甘寒，以苦泻之。以黄连之苦寒，去心烦除湿热为君。以甘草、生地黄之甘寒，泻火补气滋生阴血为臣。以当归补其血不足，朱砂纳浮溜之火而安神明也。

四时用药加减法

长夏湿土，客邪大旺，加苍术、白术、泽泻，上下分消其湿热之气。湿热大胜，主食不消，故食减不知谷味，则加曲以消之。加五味子、麦门冬助人参泻火益肺气，助秋损也，在三伏中为圣药。

填塞咽喉，阳气不得出，病名曰塞；阴气不得降，病名曰噎。噎塞迎逆于咽喉、胸膈之间，令诸经周身阳气不行，令人口开、目瞪、气欲绝者，何也？清气在阴，浊气在阳，清浊相干，乱于胸中，是为大悗，夏月加青皮、陈皮、益智、黄柏泄阴火之上逆，或以消痞丸、滋肾丸各七

八十丸则愈。冬月加吴茱萸大热大辛苦之味，以泻阴寒之气则愈。食不消，则加炒曲。空心，约宿食消尽服之，待少时以美膳压之，不令胸中停留也。食不下，乃胸中有寒，胃上有寒或气塞涩滞，加青皮、陈皮、木香，此三味为定法。

冬月加益智仁、草豆蔻仁。夏月少加黄芩、黄连。秋更加槟榔、草豆蔻仁、缩砂仁、白豆蔻仁。如春初犹寒，更少加辛热之剂，以补春气之不足，为风药之佐，益智、草豆蔻可也。

冬月咳嗽者，加不去节麻黄五分，如秋凉亦加。如春月天温，只加佛耳草、款冬花各三分。若痰嗽久病，肺中伏火者，去人参，防痰嗽增益耳。然调和阴阳血气之际，甘温为必用之药。

脉洪大兼见热证，少加黄芩、黄连、生地黄、甘草。

脉缓，显沉困怠惰无力者，湿胜也，加苍术、泽泻、人参、白茯苓、五味子。

脉涩气滞涩者，加当归身、木香、天门冬、青陈皮。觉寒者，加桂枝、黄芪不足病虽见热证，须加寒热药，不宜多，以从权。

头痛有痰，沉重懒倦者，乃太阴痰厥头痛，加半夏五分、生姜三二分；若更烦乱，如腹中或周身有刺痛，皆血涩不足，加当归身。

胁下急或痛甚，俱加柴胡、甘草、人参。

腹中气上逆者，冲脉逆也。加黄柏三分、黄连二分以泻之。

多唾或唾白沫，胃口上停寒也。加益智仁。如少气不足以息，服正药二三服犹气短促，此膈上及皮表间有寒所遏，当引阳气上升则愈，多加羌活、独活、升麻、柴胡，藁本次之，黄芪倍之。扪之而肌热者，表证也，只服正药一二服，得微汗则已。

躁热，作蒸蒸而热者，肾间伏火上腾也。加黄柏、生地黄各三分。脚膝痿软，行步乏力，或痛，乃肾肝伏热，少加黄柏，空心服。如不愈，更加汉防己五分则愈，使脚膝中气力涌出矣。

脉缓有痰而痞，加半夏、黄连。

脉弦，四肢满闷，便难而心下痞，加黄连、柴胡、甘草。

大便秘燥，心下痞，加黄连、桃仁，少加大黄、当归身。

心下痞，夯闷者，加白芍药、黄连。

心下痞，腹胀，加五味子、白芍药、缩砂仁；如天寒，少加干姜或中桂。

心下痞觉中寒，加附子、黄连。

心下痞，加黄连、生姜、橘皮；冬月加黄连、木香、藿香叶。

能食而心下痞，加黄连五分，枳实三分。

胸中气滞，加去白青皮。

嗌痛颔肿，脉洪大面赤者，加黄芩、桔梗、甘草。

耳鸣目黄，颊颔肿，头、肩、臑肘臂外后廉痛，面赤脉洪大者，以羌活、防风、甘草、藁本以通其经血，加黄芩、黄连消其肿，人参、黄芪益元气而泻火邪。如脉紧面白喜嚏，或面色恶者，皆寒也，亦羌活等四味中加之，当泻足太阳也，不用寒药。

小便遗失，肺金虚也，宜安卧养气，以黄芪、人参之类补之。不愈，是有热也，加黄柏、生地黄，切禁劳役。

卧而多惊，小便淋溲者，邪在少阳、厥阴，亦宜太阳经所加之药，更添柴胡半钱。如淋，加泽泻半钱，以下焦风寒合病也。肾肝之病，同一治为俱在下焦，非风药行经则不可，乃受客邪之湿热也，宜升举发散以除之。

头痛加蔓荆子半分，痛甚加川芎二分，顶痛、脑痛加藁本三分，若苦头痛加细辛二分，诸头痛并用此四味足矣。

脐下痛者，加熟地黄三分，不已者，大寒也，其寒从传变中来，加肉桂三分。遍阅《内经》，少腹痛皆寒，非伤寒厥阴之证也。仲景以抵当汤、丸主之，乃血结下焦膀胱。

身有疼痛及身重者，湿也，以五苓散主之。如风湿相搏，一身尽痛，加羌活、防风各五分，升麻、柴胡各五分，藁本、苍术各一钱，所以然者，为风药也能胜湿，故另作一服与之。

肩背痛，汗出，小便数而欠者，风热乘肺，肺气郁甚也。当泻风热则愈，以人参益肺散主之。

人参益肺散

柴胡　升麻　黄芪各一钱　羌活　防风　人参　甘草　陈皮各五分　藁本三分　青皮　黄芩　白豆蔻仁各二分

上㕮咀，都作一服，水二盏，煎至一盏，去滓温服，食后。如面色白，脱色气短者不可服。

肩背痛不可回顾者，此手太阳气郁而不行，以风药散之。脊痛、项强，腰似折、项似拔者，此足太阳经不通行，以通气防风汤主之。

通气防风汤

羌活　独活各一钱　藁本　防风　甘草各五分　川芎　蔓荆子各三钱

上㕮咀，都作一服，水二盏，煎至一盏，去滓温服，空心。如身重腰沉沉然，经中有寒湿也，更加酒洗汉防己五分，轻者附子，重者川乌头。腹中痛不恶寒，加黄芩、芍药。腹中痛恶寒而脉弦者，小建中汤；如脉沉细者，理中汤之类主之。腹痛在寒凉时，加半夏、益智、草豆蔻之类。

胃脘当心而痛，气欲绝者，胃虚之极

也。俗言心痛。以草豆蔻丸主之。

草豆蔻丸

草豆蔻一钱四分，面裹烧熟，去皮脐，秤
吴茱萸汤洗去苦，焙，秤　益智仁　陈皮　白
僵蚕　黄芪　人参各八分　生甘草　炙甘草
当归身　青皮各六分　神曲末　姜黄各四
分　桃仁去皮尖，汤浸，七个　泽泻一钱，小便
数减半　半夏汤洗七次，一钱　大麦蘖炒黄，钱
半　柴胡四分，详胁下痛多少用之

上一十八味，除桃仁另研如泥外，为
极细末，同研匀，汤浸蒸饼为丸，如桐子
大，每服三十丸，热白汤送下，食远。旋
斟酌多少用之。

夫脾胃之证，始则热中，终则寒中。
阴盛生内寒，厥气上逆，寒气积于胸中，
是肾水反来侮土，此所谓胜者妄行也。作
中满腹胀，作泄，作清涕，或多溺，足下
痛不能任身履地，骨乏无力，喜唾，两丸
多冷，时作阴阴而痛，或妄见鬼状，梦亡
人，腰、背、胛、眼、腰、脊皆痛，而不
渴不泻，不渴不泻则温气去寒独留，寒独
留则血凝冱，血凝冱则脉不通，故其脉盛
大以涩，曰寒中。当以白术附子汤主之。

白术附子汤

白术　附子炮，去皮脐　苍术　陈皮
厚朴姜制　半夏汤洗七次　茯苓　泽泻
猪苓去皮，半两　肉桂四钱

上件锉如麻豆大，每服半两，水三
盏，生姜三片，同煎至一盏。去滓，食前
温服。量病人虚实，加减多少。

滑脉生癞疝 《四时刺逆从论》

丁香楝实丸　治男子七疝，痛不可
忍，妇人瘕聚带下，皆任脉所主阴经也。
乃肾肝受病，治法同归于一。

当归去芦，锉碎　附子炮制，去皮脐，
锉　川楝子锉碎　茴香炒

上四味各一两，锉碎，以好酒三升同
煮，酒尽为度，焙干作细末，每秤药末一
两，再入下项药。

丁香　木香各二钱　全蝎十三个　玄
胡一两

上四味同为细末，入在前项当归等药
末内，拌和酒糊为丸，如桐子大。每服三
十丸至一百丸，温酒送下，空心食前。凡
疝气、带下者，皆属于风。全蝎治风之圣
药，茴香、川楝子皆入小肠经，当归、玄
胡和血止痛。疝气、带下皆积寒，邪入小
肠之间，故以附子佐之，丁香、木香为引
导也。

天台乌药散

天台乌药　木香　茴香炒　青皮去白
良姜炒，各半两　槟榔锉，二个　川楝子
十个　巴豆七十粒

上八味，先以巴豆微打破，同楝子用
麸炒，候黑色，豆、麸不用外，为细末。
每服一钱，温酒送下。疼甚者，炒生姜热
酒下，亦得。

茴香楝实丸

川楝子炒　茴香　山茱萸　食茱萸
吴茱萸汤洗　青橘皮去白　陈皮　马蔺花
醋炒　芫花各一两

上为极细末，醋糊为丸，如桐子大。
每服三十丸，温酒送下，食前。量人虚实
加减丸数，以利为验。

川苦楝散

木香一两，另为细末　茴香拣净，一两，
盐一匙，一处炒，茴香黄色，去盐不用　川楝
子一两，锉碎，用巴豆一十个，微破皮，与川
楝子一处炒黄，不用巴豆

上件为极细末，每服二钱，温酒一盏
调下，空腹。大抵此疾因虚得之，不可以虚
而骤用补药。邪之所凑，其气必虚，留而不
去，其病则实。故必先涤所蓄之邪，然后补
之，是以诸方多借巴豆气者，盖为此。

卷　六

下之则胀已汗之则疮已
《五常政大论》

东南二方者，在人则为丙小肠热、甲胆风。小肠与胆皆居其下，其性炎上。其疮外有六经之形证，内无便溺之阻隔，饮食如故，清便自调，知不在里，非疽疮也，止痈疖也。小则为疖，大则为痈。其邪所受于下，风湿之地，气自外而来侵加于身者也。《经》云：营气不从，逆于肉理，乃生痈肿。诸痛痒疮，皆属心火。此疮自外而入，是丙小肠左迁入于胆作痛，而非痒也。此二方皆主血，血为病必痛。此元气不足，营气逆行，其疮初出，未有传变，在于肌肉之上，皮毛之间，只于风热六经，所行经络地分出矣，宜泻其风、湿、热。医者只知阴覆其阳则汗也。此宜发汗者，乃湿热郁其手、足少阳，致血脉凝逆，使营卫周身元气消弱也。其风热郁滞于下，其面色必赫赤而肿，微黯色东方青，埋没之色也。风木之性上冲，颜必忿色，其人多怒，其疮之色亦赫赤肿硬，微带黯色。其疮之形热，亦奋然高起，结硬而作痛也。其脉止在左手，左手主表，左寸外洪缓，左关洪缓而弦，是客邪在于血脉之上，皮肤之间。宜急发其汗而通其荣卫，则邪气去矣。以内托荣卫汤主之。

内托荣卫汤

黄芪半两　柴胡　连翘各二钱　羌活防风　当归身　生黄芩各钱半　炙甘草人参各一钱　苍术三钱　红花桂枝各半两

上㕮咀，都作一服，水、酒各一大盏，同煎至一盏，去滓，大温服。

沉香海金砂丸　治一切积聚，脾湿肿胀，肚大青筋，羸瘦恶证。

沉香一钱　海金砂一钱半　轻粉一钱牵牛头末一两

上各秤分两，同为细末，研独科蒜如泥为丸，如桐子大。每服三十九或五十丸，煎百沸灯心通草汤送下，空腹食前。量大小虚实，加减丸数，取利为验。

续随子丸　治通身虚肿，喘闷不快。

人参　汉防己　赤茯苓面蒸　木香槟榔各半两　续随子　海金砂五钱，另炒苦葶苈四两，纸隔炒

上为细末，枣肉为丸，如桐子大。每服二三十丸，煎桑根白皮汤送下。

海金砂散　治脾湿太过，通身肿满，喘不得卧，腹胀如鼓。

牵牛一两半，半生半炒　甘遂　海金砂各半两

上为细末，每服二钱，煎倒流水一盏调下，食前。得宣利，止后服。

太阴所至为蓄满 《六元正纪大论》

木香塌气丸　治中满腹胀，下虚虚损者。

陈皮去白　萝卜子炒，各半两　胡椒木香　草豆蔻面裹烧，去皮　青皮去白，各三钱　蝎尾去毒，二钱半

上为细末，水糊为丸，桐子大。每服三十丸，温米饮送下，食后。忌服白粥百日，重者一年。小儿麻子大，桑白皮汤送下十丸，日三服，大人桐子大，四十丸。

如阴囊洪肿水冷，次用沧盐、干姜、白面各三钱，水和，交摊纸上涂用。

广茂溃坚汤　治中满腹胀，内有积块，坚硬如石，令人坐卧不能，大小便涩滞，上喘气促，面色痿黄，通身虚肿。

厚朴　黄芩　草豆蔻　益智仁　当归各五分　黄连六分　半夏七分　广茂　红花　吴茱萸　升麻各二分　生甘草　柴胡　泽泻　神曲　青皮　橘皮各三分　如渴加葛根四分

上㕮咀，都作一服，水二盏，先浸少时，煎至一盏，去滓，大温服，食前。

导滞通经汤　治脾湿有余及气不宣通，面目手足浮肿。

陈皮　桑白皮　白术　木香　茯苓去皮，各一两　霖雨时加泽泻半两

上㕮咀，每服半两，水二盏，煎至一盏，去滓，大温服，食前。

赤茯苓丸　治脾湿太过，四肢肿满，腹胀喘逆，气不宣通，小便赤涩。

葶苈四两　防己二两　赤茯苓一两　木香半两

上件为细末，枣肉为丸，如桐子大。每服三十丸，煎桑白皮汤送下，食前。

诸脉按之无力所生病证

六脉中之下得弦细而涩，按之无力，腹中时痛，心胃控睾，阴阴而痛；或大便泄泻，鼻不闻香臭，清浊涕不止，目中泣出，喘喝痰嗽，唾出白沫，腰沉沉苦痛，项背胸皆时作痛，目中流火，口鼻恶寒，时头痛目眩，苦振寒不止；或嗽、或吐、或呕、或哕，则发躁蒸蒸而热，如坐甑中，必得去衣居寒处，或饮寒水则便过，其振寒复至，气短促胸中满闷而痛，必有膈咽不通欲绝之状，甚则目瞪，声闻于外，而泪涕涎痰大作，方过，其发躁，须

臾而已，振寒复至，或面白而不泽者，脱血也。悲愁不乐，情惨惨，意悲悲，健忘或善嚏间出，此风热大损寒水，燥金之复也。如六脉细弦而涩，按之空虚，此大寒证，亦伤精气，以辛甘温甘热滑润之剂，以泻西方北方则愈。

姜附汤　治中寒口噤，四肢强直，失音不语，或卒然晕倒，口吐涎沫，状如冒风，手足厥冷或复烦躁。兼治阴证伤寒，大便自利而发热者。

干姜二两，另为粗末　附子一两，生用，去皮脐，细切

上和匀，每服三钱，水一盏半，煎至七分。去渣温服。或虑此药太躁，即以附子理中汤相继服饵。姜附本治伤寒经下之后，又复发汗，内外俱虚，身无大热，昼则烦躁，夜则安静，不呕不渴，六脉沉伏，并宜服此。不知脉者，更须审之。兼治中脘虚寒，久积痰水，心腹冷痛，霍乱转筋，四肢厥逆。一方附子汤以生用者，名曰白通汤。加白术倍之，甘草减半，名生附白术汤。治中风湿，昏闷恍惚，腹满身重，手足缓纵，漐漐自汗，失音不语，便利不禁。一方用姜附汤加麻黄、白术、人参、甘草等分，名附子麻黄汤。治中寒湿，昏晕缓弱，腰背强急，口眼㖞斜，语声浑浊，心腹膜胀，气上喘急，不能转动，更宜审而用之。

沉香桂附丸

沉香　附子炮，去皮脐　干姜炮　良姜锉，炒　官桂去皮　茴香炒　川乌头炮去皮脐，锉作小块子如豆大，再炒令黄用　吴茱萸汤浸洗去苦，炒

上各一两为细末，用好醋煮面糊为丸，如桐子大。每服五七十丸，熟米饮送下，空服食前。日进二服，忌生冷硬物。

十全大补汤

人参　肉桂　川芎　熟地黄　茯苓去

皮 白术 甘草 黄芪 当归去芦 白芍药

上件一十味，锉为粗末，每服二钱，水一盏，入生姜三片、枣二枚同煎至七分。去滓温服，不拘时。

诸胀腹大皆属于热《至真要大论》

诸胀腹大，皆属于热，此乃八益之邪有余之证，自天外而入。是感风寒之邪传里，寒变为热，作胃实，日晡潮热，大渴引饮；谵语。是太阳、阳明并，并大实大满者，大承气下之。少阳，阳明微满实者，小承气下之。泄之则胀已，此之谓也。假令痎疟为胀满，亦有寒胀、热胀。是天之邪气，伤暑而得之，不即时发，至秋暑气衰绝而疟病作矣，知其寒也。《局方》用交解饮子者，是也。内虚不足，寒湿令人中满，及五脏六腑俱有胀满，更以脉家寒热多少较之。胃中寒，则胀满；浊气在上，则生胀膜。胀取三阳。三阳者，足太阳膀胱寒水，为胀腹暴满，按之不下。取太阳经络者，胃之募也。正同腹满膜胀，支鬲胠胁，下厥上冒，过在太阴、阳明，胃中寒湿郁遏也。太阴膜胀，后不利不欲食，食则呕，不得卧，按所说寒胀之多如此。中满治法，当开鬼门，洁净府。开鬼门者，谓发汗也；洁净府者，利小便也。中满者泻之于内，谓脾胃有病，当令上下分消其气。下焦如渎，气血自然分化，不待泄滓秽。如或大实大满，大小便不利，从权以寒热药下之。或伤酒湿面及味厚之物，膏粱之人，或食已便卧，使湿热之气不得施化，致令腹胀满，此胀亦是热胀。治热胀分消丸主之。如或多食寒凉，及脾胃久虚之人，胃中寒则胀满或脏寒生满病，以治寒胀中满分消汤主之。病势大小，用药轻重，临时加减，不敢少越

耳。

中满分消丸 治中满鼓胀，气胀、水气胀、大热胀。不治寒胀。

黄芩去腐，锉，炒，半两 姜黄 白术 人参去芦 炙甘草 猪苓去黑皮，各一钱 黄连去须，锉，炒，半两 白茯苓去皮 缩砂仁 干生姜各二钱 枳实麸炒黄 半夏汤浸七次，各半两 厚朴姜制，一两 知母锉炒，四钱 泽泻三钱 陈皮

上细碾茯苓、泽泻、生姜各为末另称外，共为极细末，秤入上三味和匀，水浸蒸饼为丸，如桐子大，每服一百丸，焙热，白汤送下寒因热用，故焙热服之。食远。量病人虚实加减。

中满分消汤 治中满寒胀、寒疝，大小便不通，阴躁，足不收，四肢厥逆，食入反出，下虚中满，腹中寒，心下痞，下焦躁寒沉厥，奔豚不收，并宜服之。

益智仁 半夏 茯苓 木香 升麻各三分 川乌头 泽泻 人参 青皮 当归 生姜 麻黄 柴胡 干姜 荜澄茄 黄连各二分 黄芪 吴茱萸 草豆蔻 厚朴各五分 黄柏五分，使药，又为热因寒用

上件锉如麻豆大，都作一服，水二大盏，煎至一盏，去滓大温服，食前。大忌房劳、酒、湿、面、生冷硬物。

诸呕吐酸皆属于热《至真要大论》

藿香安胃散 治胃虚弱不能饮食，呕吐不待腐熟。

藿香 丁香 人参各二钱半 橘皮半两

上件四味为细末，每服二钱，水一盏，生姜三片，同煎至七分，和滓冷服，食前。

加减二陈汤 治痰饮为患，或呕吐恶心，或头眩心悸，或中脘不快，或发为寒

热，或因食生冷脾胃不和，并宜服之。

丁香一两　半夏　橘红各五两　茯苓三两　炙甘草一两半

上㕮咀，每服四钱，水一盏半，生姜七片，乌梅一个，煎至六分，去渣热服，不拘时候。治痞疾，加草豆蔻一两半，面裹烧熟用。

诸痿喘呕皆属于上《至真要大论》

人参平肺散　治心火刑肺，传为肺痿，咳嗽喘呕，痰涎壅盛，胸膈痞满，咽嗌不利。

桑白皮一两　知母七钱　炙甘草　地骨皮各半两　五味子三百个　茯苓　青皮　人参各四钱　陈皮半两，去白　天门冬去心，四钱

上件㕮咀，水二盏，煎至一盏，去滓温服，食后。如热甚加黄芩四钱，紫苏叶、半夏洗各半两。

参苏温肺汤　治形寒饮冷伤肺，喘嗽烦心，胸满气不得动畅。

人参　紫苏叶　甘草各半两　肉桂五味子　木香各四钱　陈皮去白　白术各六钱　半夏姜制　白茯苓去皮，各半两　桑白皮一两

上为粗末，每服半两，水一盏半，生姜三片，同煎至八分。去滓大温服，食后。如冬寒，每服中加不去节麻黄五分，先洗去沫，下诸药。

卷 七

小便不利有气血之异《三难》

滋肾丸 治不渴而小便闭,邪热在血分也。

黄柏三两,细锉,酒拌阴干,秤 知母二两,酒浸阴干,称 肉桂一钱半

上二味,气、味俱阴,以同肾气,故能补肾而泻下焦火也。桂与火邪同体,故曰:寒因热用。凡诸病在下焦皆不渴也。熟水为丸,百沸汤送下。

清肺饮子 治渴而小便闭,邪热在气分也。

茯苓去皮 猪苓去皮 白术各三钱 泽泻 琥珀 瞿麦 桂各五分 灯心一分 木通七分 车前子炮,二钱 通草二分 萹蓄七分

上为极细末,每服半两,水一盏半,煎至一盏,带热服。或锉如麻豆大作汤煎服亦可。《局方》中八正散、仲景五苓散亦宜用。

损其肾者益其精《十四难》

肾有两枚,右为命门相火,左为肾水,同质而异事也。夫损者,当损何脏而治之?形不足者,温之以气,精不足者,补之以味,气化精生,味和形长。无阴则阳无以化,当以味补肾真阴之虚,而泻其火邪,以封髓丹、滋肾丸、地黄丸之类是也。阴本既固,阳气自生,化成精髓。若相火阳精不足,宜用辛温之剂。世之用辛热之药者,治寒甚之病,非补肾精也。

还少丹 大补心肾脾胃,一切虚损,神志俱耗,筋力顿衰,腰脚沉重,肢体倦怠,血气羸乏,小便浑浊。

干山药 牛膝酒浸一宿焙干 远志 山茱萸 白茯苓 五味子 巴戟酒浸,去心 石菖蒲 肉苁蓉酒浸一宿,切,焙干 楮实各一两 枸杞一两半 杜仲去皮,姜汁并酒合涂炙熟 舶上茴香各一两 熟地黄一两半

上为细末,炼蜜同枣肉为丸,如桐子大。每服三十丸,温酒或盐汤送下,日三服,食前。五日觉有力,十日精神爽,半月气力颇壮,二十日目明,一月夜思饮食,冬月手足常暖,筋骨壮盛。如热,加山栀子一两;心气不宁,加麦门冬一两;少精神,加五味子一两;阳弱,加续断一两。常服齿坚,永无瘴疟。妇人服之,暖子宫,姿容悦泽。

补益肾肝丸 治目中溜火,视物昏花,耳聋耳鸣,困倦乏力,寝汗憎风,行步不正,两足欹侧,卧而多惊,脚膝无力,腰以下消瘦。

柴胡 羌活 生地黄炒 苦参 防己炒,各半两 附子炮 肉桂各一钱 当归身三钱

上件为细末,熟水为丸,如鸡头大。每服四十丸,温水下,食前。

水芝丸

莲实去皮,不以多少,用好酒浸一宿,入大猪肚内,用水煮熟,取出焙干。

上为极细末,酒糊为丸,如鸡头大,每服五七十丸,温酒送下,食前。

脉辨当吐不吐者死《十四难》

上部有脉，下部无脉，其人当吐，食伤太阴也，瓜蒂散。

瓜蒂散

瓜蒂 赤小豆各等分

上二味为细末，每服二钱匕，温浆水调下，取吐为度。

两肾有水火之异《三十六难》

地黄丸 治肾气虚，久新憔悴，寝汗发热，五脏齐损，瘦弱虚烦，骨蒸痿弱下血。

干山药 山茱萸各四钱 泽泻 牡丹皮 白茯苓各三钱 熟地黄八钱

上为末，炼蜜为丸，如桐子大，每服五十丸，温水送下，空心。

三才封髓丹 防心火，益肾水。

天门冬去心 熟地黄 人参去芦，各半两 黄柏三两 缩砂仁一两半 甘草七钱半，炙

上件为细末，水糊为丸，如桐子大。每服五十丸，用苁蓉半两切作片子，酒一大盏浸一宿，次日煎三四沸，去滓，送下前丸子，空心。

离珠丹又名神珠丹 治下焦阳虚，脐腹冷痛，足胻寒而逆。

杜仲三两，去丝 草薢二两 诃子五个 龙骨一两 破故纸炒，三两 朱砂一钱半，研 胡桃一百二十个，去隔皮 缩砂仁半两 巴戟酒浸，去心，二两

上件为细末，酒糊为丸，如桐子大，朱砂为衣，每服二十丸，空心，盐汤温酒下。

天真丹 治下焦阳虚。

沉香 巴戟酒浸，去心 茴香盐炒香，去盐用 草薢酒浸，炒 胡芦巴炒香 破故纸炒香 杜仲炒去丝 牵牛盐炒香黑，去盐

琥珀各一两 肉桂半两

上十味，为细末，用元浸药酒打面糊为丸，如桐子大，每服五十丸至七八十丸，空心温酒下。

八味丸 治肾气虚乏，下元冷惫，脐腹疼痛，夜多旋溺，脚膝缓弱，肢体倦怠，面色萎黄或黧黑，及虚劳不足，渴欲饮水，腰重疼痛，少腹急痛，小便不利，并宜服之。

熟地黄八两 山药 山茱萸各四两 肉桂去皮，二两 牡丹皮 泽泻 白茯苓去皮，各三两 附子炮，二两

上件为细末，炼蜜为丸，如桐子大，每服五十丸至七十丸，温酒送下，盐汤亦得，空腹食前。妇人淡醋汤下。

阳事多痿不振，依全方。然夏减桂附一半，春秋三停减一疾去精走，全减桂附，只服六味地黄丸。血虚阴衰，熟地为君；精滑，山茱萸为君；小便或多、或少、或赤黄，白茯苓为君；小便淋沥，泽泻为君；心虚，肠胃间积热，心火盛，心气不足，牡丹皮为君；皮肤燥涩，干山药为君。以上但言为君者，其份两用干地黄份量。其干地黄，却依立为君份量同。

七冲门《四十四难》

通幽汤

当归身 升麻 桃仁泥子各一钱 生地黄 熟地黄各五分 红花 炙甘草各一分

上㕮咀，水煎服，食前。

润肠汤 治大肠燥结不通。

升麻 当归尾 生甘草 煨大黄 桃仁 麻仁 熟地黄各一钱 生地黄二钱 红花三分

上件锉如麻豆大，都作一服，水三盏，先拌药湿，煎至一盏，去滓，带热服，食前。

卷 八

脚气总论

夫脚气之疾，实水湿之所为也。盖湿之害人皮肉筋脉而属于下，然亦有二焉：一则自外而感；一则自内而致。其治法自应不同南方之疾。北方之疾，自内而致者也。南方地下水寒，其清湿之气中于人，必自足始。北方之人，常食湩乳，又饮之无节。且湩乳之为物，其形质则水也。酒醴亦然。人之水谷入胃，胃气蒸腾，其气与味宣之于经络，化之为气血。苟元气不充，胃气本弱，饮食自倍，脾胃乃伤，其气与味不得宣畅，旁通水湿之性，润下而致之也。

当归拈痛汤 治湿热为病，肢节烦疼，肩背沉重，胸膈不利，及遍身疼痛，下痓于足胫，肿痛不可忍。

羌活半两 人参去芦 苦参酒洗 升麻 葛根 苍术各二钱 炙甘草 黄芩酒洗 茵陈叶酒炒，各半两 防风去芦 当归身 知母酒洗 黄芩①炒 泽泻 猪苓各三钱 白术一钱半

上㕮咀如麻豆大，每服一两，水二大盏半，先以水拌湿，候少时，煎至一大盏，去滓温服，空心食前。待少时以美膳压之，临卧一服，不须膳压。

羌活导滞汤 治脚气初发，一身尽疼，或肢节肿痛，便溺阻隔，以此药导之，后以当归拈痛汤除之。

羌活 独活各半两 大黄酒煨，一两 防己 当归各三钱 枳实麸炒，二钱

上件㕮咀，如麻豆大，每服秤五钱或七钱，水二盏，煎至一盏，去滓温服，以微利则已，量虚实加减。

开结枳实丸 治饮食不消，心下痞闷。

橘皮 白术 泽泻 茯苓 麦蘖面炒曲各一两 干生姜 青皮各半两 枳实麸炒，一两半 半夏汤洗七次，一两 如有积块，加巴豆霜一钱半

上件为细末，汤浸蒸饼为丸，如桐子大，每服三五十丸至七十丸，温水下，食远。

除湿丹 治诸湿客传，腰膝重痛，足胫浮肿。

槟榔 甘遂 威灵仙 赤芍药 葶苈各二两 乳香 没药各一两，另研 牵牛半两 大戟炒，三两 陈皮去白，四两

上为末，面糊为丸，如桐子大，每服五十丸至七八十丸，温水下，食前，得更衣止后服。如服药，前后忌酒二日。药后，亦忌湿面三两日。食温淡粥补胃尤佳。

脚气渫洗法 内受湿气，不能外达，淋渫开导，泄越其邪。

威灵仙 防风去芦 荆芥穗 当归去芦 地骨皮 蒴藋叶 升麻去腐 白芍药去皮，各一两

上件各锉细末，水二斗，煮至一斗五升。去滓，热渫洗，无时。

导气除湿汤 治脚气肿痛。

羌活一钱半 当归身一钱 枳实 大黄各五分

上锉如麻豆大，都作一服，水二大盏半，煎至一盏，去滓大温服，空心。下利一两行，痛止。

---

① 方中已有黄芩，疑此处为黄芪之误。

卷 九

中风有三

《内经》曰：人之气，以天地之疾风名之。故中风者，非外来风邪，乃本气病也。凡人年逾四旬，气衰者，多有此疾。壮岁之际，无有也。若肥盛，则间有之，亦形盛气衰如此。治法和脏腑，通经络，便是治风。然轻重有三：中血脉，则口眼㖞斜，亦有贼风袭虚伤之者也；中腑，则肢废；中脏，则性命危急。此三者，治各不同。如中血脉，外有六经之形证，则从小续命汤加减及疏风汤治之。中腑，内有便溺之阻隔，宜三化汤或《局方》中麻仁丸通利。外无六经之形证，内无便溺之阻隔，宜养血通气，大秦艽汤、羌活愈风汤治之。中脏，痰涎昏冒，宜至宝丹之类镇坠。若中血脉、中腑之病，初不宜用龙、麝、牛黄。为麝香治脾入肉，牛黄入肝治筋，龙脑入肾治骨。恐引风深入骨髓，如油入面，莫之能出。又不可一概用大戟、芫花、甘遂泻大便，损其阴血，真气愈虚。方列于后：

小续命汤

麻黄去节 人参去芦 黄芩去腐 芍药 炙甘草 川芎 杏仁麸炒，去皮尖 防己 官桂各一两 防风一两半 附子炮去皮脐，细锉，半两

上除附子、杏仁外，捣为粗末，后入二味令匀。每服五钱，水一盏半，入生姜五片，煎至一盏。去滓稍热服，食前。

始治中风，不审六经之形证加减，虽治与不治无异也。开则洒然寒，闭则热而闷，知暴中风邪，宜先以加减续命汤随证治之。中风无汗恶寒宜麻黄续命汤。

麻黄续命汤

麻黄 防风 杏仁

依本方，加一倍，宜针太阳经至阴出血，昆仑举跷。

中风有汗恶风，桂枝续命汤。

桂枝续命汤

桂枝 芍药 杏仁

依本方，加一倍。宜针风府。此二证，太阳中风也。

中风身热无汗，不恶寒，白虎续命汤。

白虎续命汤

石膏 知母一料中各加二两 甘草 依本方，加一倍。

中风身热有汗，不恶风，葛根续命汤。

葛根续命汤

葛根 桂枝 黄芩

依本方，加一倍。宜针陷谷，刺厉兑。针陷谷者，去阳明之贼也；刺厉兑者，泻阳明之实也。此二证，阳明中风也。

中风无汗身凉，附子续命汤。

附子续命汤

附子加一倍 干姜加二两 甘草加三两 宜针隐白穴，去太阴之贼也。此一证，太阴经中风也。

中风有汗无热，桂附续命汤。

桂附续命汤

桂枝 附子 甘草

依本方，加一倍。宜针太溪。此一

证，少阴经中风也。

无此四证，六经混淆，系于少阳、厥阴，或肢节挛痛，或麻木不仁，宜羌活连翘续命汤。

羌活连翘续命汤

小续命八两　羌活四两　连翘六两

上，古之续命，混淆无经。今立分经治疗，又分各经针刺，无不愈也。治法：厥阴之井大敦，刺以通其经；少阳之经绝骨，灸以引其热。此通经引热，是针灸同象，治法之大体也。

疏风汤　治半身不遂，或肢体麻痹，筋骨疼痛。

麻黄去节，三两　益智仁　杏仁炒，去皮，各一两　炙甘草　升麻各五钱

上件㕮咀，每服一两，水一小碗，煎至六分。去滓热服。脚蹬热水葫芦，以大汗出，去葫芦，冬月不可。

中风，外有六经之形证，先以加减续命随证治之，内有便溺之阻隔，复以三化汤导之。

三化汤

厚朴姜制　大黄　枳实　羌活

上锉麻豆大，每服三两，水三升，煎至一升半，终日服之，以微利则已。如内邪已除，外邪已尽，当从愈风汤，以行中道，久服大风悉去，纵有微邪，只从愈风汤加减治之。然治病之法，不可失于通塞，或一气之微汗，或一旬之通利，如此为常治之法也。久之清浊自分，荣卫自和矣。

羌活愈风汤　疗肾肝虚，筋骨弱，语言难，精神昏愦，及治风湿。内弱者，是风热体重也。或瘦而一肢偏枯，或肥而半身不遂，或恐而健忘，喜已多思。思忘之道，皆精不足也。故心乱则百病生，静则万病息。是以此药能安心养神，调阴阳，无偏胜。

羌活　甘草炙　防风去芦　黄芪去芦　蔓荆子　川芎　细辛去苗　枳壳麸炒，去穰　人参去芦　地骨皮去骨　麻黄去根　知母去皮　甘菊　薄荷去枝　枸杞　当归去芦　独活　白芷　杜仲炒，去须　秦艽去芦　柴胡去苗　半夏汤洗，姜制　厚朴姜制　熟地黄　防己以上各二两　芍药去皮　黄芩去腐　白茯苓去皮，各三两　石膏　生地黄　苍术各四两　官桂一两，泔浸　前胡二两

上锉，每服一两，水二盏，煎至一盏，去滓温服。如遇天阴，加生姜三片煎服。空心一服，临卧再煎滓服，俱要食远。空心一服，咽下二丹丸[①]，为之重剂；临卧咽下四白丸[②]，为之轻剂。

立其法，是动以安神，静以清肺。

假令一气而微汗，用愈风汤三两，加麻黄一两，匀作四服，每服加生姜五七片，空心服之，以粥投之，得微汗则佳。如一旬之通利，用愈风汤三两，大黄一两，亦匀作四服，如前煎，临卧服之，得利为妙。

常服之药，不可失四时之辅。如望春、大寒之后，加半夏二两、柴胡二两通[③]四两，人参二两通四两，谓迎而夺少阳之气也。望夏之月半，加石膏二两通六两，黄芩二两通五两，知母二两通四两，

---

① 二丹丸：治健忘。养神定志和血以安神，外华腠理。熟地黄、天门冬、丹参各一两半，茯苓、甘草各一两，远志半两去心，人参半两，麦门冬一两去心，朱砂半两研为衣。上为细末，炼蜜为丸如桐子大，每服五十丸至百丸，空心煎愈风汤下。

② 四白丹：能清肺气养魄。中风者多昏冒气不清和也。白术、白茯苓、人参、缩砂、香附子、甘草、防风、川芎各半两，白芷一两，白檀一钱半、知母二钱，羌活、薄荷、独活各二钱半，细辛二钱，麝香一钱，另研，牛黄半钱，另研，藿香一钱半，甜竹叶二两。上为细末，炼蜜为丸，每两作十九。临卧嚼一丸，煎愈风汤咽下。能上清肺气，下强骨髓。

③ 通：通达之意，此处当"至"、"到"讲。

谓迎而夺阳明之气也。季夏之月，加防己二两通四两，白术二两，茯苓二两通五两，谓胜脾土之湿也。初秋大暑之后，加厚朴二两通四两，藿香二两，桂一两通二两，谓迎而夺太阴之气也。霜降之后望冬，加附子一两，官桂一两，当归二两通四两，谓胜少阴之气也。

得春，减冬所加药，四时加减类此。此药具七情六欲四气，无使五脏偏胜，反不动于荣卫。如风秘则服之，永不燥结。如久泻则服之，能自调适。初觉风气，便能服此药，及新方中天麻丸一料，相为表里，治未病之圣药也。及已病者，更宜常服。无问男子、妇人、小儿、风痫、急慢惊风等病，服之神效。如解利四时伤寒，随四时加减法服之。

中风，外无六经之形证，内无便溺之阻隔，知为血弱，不能养于筋，故手足不能运化，舌强不能言，宜养血而筋自荣也，当以大秦艽汤主之。

大秦艽汤

秦艽　石膏各二两　甘草　川芎　当归　羌活　独活　防风　黄芩　白芍药　吴白芷　白术　生地黄　熟地黄　白茯苓各一两　细辛半两

上锉，每服一两，水二盏　煎至一盏。去滓温服，无时。如遇天阴，加生姜七八片。如心下痞，每服一两，内加枳实一钱同煎。

病分昼夜气血衰旺论

夫百病昼则增剧，遇夜安静，是阳病有余，乃气病而血不病也。百病夜则增剧，昼则安静，是阴病有余，乃血病而气不病也。昼则发热，夜则安静，是阳气自旺于阳分也。昼则安然，夜则发热烦躁，是阳气下陷于阴中也，名曰热入血室。昼则发热烦躁，夜亦发热烦躁，是重阳无阴也。当亟泻其阳，峻补其阴。夜则恶寒，昼则安静，是阴血自旺于阴分也。夜则恶寒，昼亦恶寒，是重阴无阳也。当亟泻其阴，峻补其阳。夜则安静，昼则恶寒，是阴气上溢于阳中也。

身热有五不同论

夫五脏有邪，各有身热，其状各异，以手扪摸有三法：以轻手扪之则热，重按之则不热，是热在皮毛血脉也；重按之至筋骨之分则热蒸手极甚，轻手则不热，是邪在筋骨之间也；轻手扪之不热，重加力以按之不热，不轻不重按之而热，是在筋骨之上，皮毛血脉之下，乃热在肌肉也。此为三法，以三黄丸通治之，细分之为五等。

肺热者，轻手乃得，但微按全无。是瞥瞥然见于皮毛之上，日西尤甚。乃皮毛之热，其证必见喘咳，洒淅寒热。轻者，泻白散；重者，宜凉膈散、白虎汤、地骨皮散。

心热者，心主血脉，微按至皮肤之下，肌肉之上，轻手乃得，微按至皮毛之下则热少，加力按之则全不热，是热在血脉也。日中太甚，乃心之热也。其证烦心、心痛、掌中热而哕，宜黄连泻心汤、导赤散、朱砂安神丸、清凉饮子。

脾热者，轻手扪之不热，重按至筋骨又不热，不轻不重，在轻手重手之间，热在肌肉，遇夜尤甚。证必怠惰嗜卧，四肢不收，无气以动，宜泻黄散。

肝热者，重按之肌肉之下，至骨之上，乃肝之热，寅卯间尤其。其脉弦，四肢满闷，便难转筋，多怒多惊，四肢困热，筋痿不能起于床。宜泻青丸、柴胡饮子。

肾热者，轻手重手俱不热，如重手按至骨分，其热蒸手如火，其人骨苏苏如虫蚀，其骨困热不任，亦不能起于床，宜滋肾丸、六味地黄丸。

脾肺受寒痰嗽用药法

半夏温肺汤　治心腹中脘痰水冷气，心下汪洋，嘈杂肠鸣，多唾，口中清水自出，胁肋急胀，痛不欲食。此胃气虚冷所致，其脉沉弦细迟。

细辛　橘皮　桂心　人参　旋覆花　甘草　桔梗　芍药　半夏各半两　赤茯苓三分

上为粗末，每服四钱，水一盏半，生姜七片，煎至八分，去滓温服，食后。

丁香半夏丸　治心下停饮，冷痰，头目眩运，睡卧口中多涎。

槟榔三分　丁香　半夏各一两　细辛　干姜　人参各半两

上为细末，生姜面糊为丸，如桐子大，每服三十丸，生姜汤下，日三。

紫苏饮子　治脾肺虚寒，痰涎咳嗽。

紫苏叶　桑白皮　青皮　五味子　杏仁　麻黄　甘草　陈皮各半两　人参　半夏汤洗，各三钱

上㕮咀，每服半两，水二盏，生姜三片，煎至七分，去滓温服。

面色白而不泽

巴戟丸　治肝肾俱虚，收敛精气，补真戟阳，充越肌肤，进美饮食。

五味子　川巴戟去心　肉苁蓉　人参　菟丝子　熟地黄　覆盆子　白术　益智仁炒　骨碎补洗去毛　白龙骨　茴香　牡蛎各等分

上为细末，炼蜜为丸，如桐子大，每服三十丸，空心食前米饮送下。此药补精气，止汗。

双和散　补益血气，治虚劳少力。

黄芪　熟地黄　当归　川芎各一两　白芍药三两半　官桂　甘草各三分　人参三钱

上㕮咀，每服五钱，水二盏，生姜三片，肥枣一枚，同煎至八分，去滓温服。大疾之后，虚劳气乏者，以此调治皆验，温而有补。

附子温中丸　治脾胃，顺气化痰，呕吐噎隔，留饮肠鸣，湿冷泄注，辟寒养正气。

附子　干姜　白术各一两　肉桂　炙甘草各半两　良姜七钱

上为细末，炼蜜为丸，一两作十丸。每服一丸，细嚼，生姜橘皮汤送下，米饮亦得，食前。

五邪相干谓贼、实、微、虚、正也

假令肝病：实邪，风热相合，风性急，火摇动焰而旋转，其脉弦而紧洪。风热发狂，宜芎黄汤。

芎黄汤

羌活　川芎　大黄各一两　甘草半两

上㕮咀，每服半两，水二盏，煎至六分，去滓温服。

虚邪，风寒相合，木虑肾恐，拘急自汗，其脉弦紧而沉。仲景云：风感太阳，移证在太阳经中，桂枝加附子汤主之。

贼邪，风燥相合，血虚筋缩，皮肤皱揭，脉弦浮而涩。仲景云：血虚筋急，桂枝加瓜蒌汤主之。

微邪，风湿相合，体重节痛，脏腑洞泄，脉弦长而缓。仲景云：身体疼痛，下痢清谷，急当救里，四逆汤主之。

正邪，中风，目眩头重，叫怒不咄，

脉弦紧而长。仲景云：甚则如痫为痉，宜
羌活汤。本草云：羌活主痉主痫，防风、
黄芩为佐。小儿为痫，大人为痉。

假令心病：实邪，热湿相合，愦愦心
烦，热蒸不眠，脾经终于心，心经起于
心，心脾二经相接，故为湿热，脉浮大而
缓，足太阴寄证在手太阳，宜栀豉汤。若
痞，加厚朴、枳实。

虚邪，热风相合，妄听妄闻耳箫声，
胆与三焦之经同出于耳，《铜人》云：刺
关冲出血，泻支沟。脉浮大而弦，初小柴
胡汤，后大柴胡汤。此证是太阳与少阳为
病，前客后主也。

贼邪，热寒相合，胆慑，心悬如饥，
神怯恐怖。足少阴与手厥阴相接水中，心
经守邪，故神怯怖耳。脉大而沉濡，亦在
太阳经中。《内经》曰：心虚则热发于内。
黄连附子泻心汤主之。法云：热多寒少，
以为佐矣。如寒多热少，加附子、干姜佐
之。

微邪，热燥相合，过饮歌乐，实为热
燥，俗言畅饮也。病人曰：快活、快活，
是有声于歌乐也。以意思浆，是无声歌乐
也。脉洪大而涩，白虎汤主之，喘则加人
参。

正邪，热也，脱阳见鬼，躁扰狂起，
脉洪实，一呼四至，是八至脉也，小承气
汤主之，谓复不坚大也。

假令脾病：实邪，湿燥相合，胃中燥
屎，腹满坚痛，其脉缓而长涩，是正阳阳
明证也，调胃承气汤主之。

虚邪，湿热相合，热陷胃中，肠澼下
血，脉中缓。大黄黄连解毒汤主之。

贼邪，湿风相合，呕逆胁痛，往来寒
热，脉缓而弦长，小柴胡汤主之。

微邪，湿寒相合，湿与寒交，寒来求
湿，身黄而不热，体重而不渴，谓之寒
湿。其脉缓沉而滑，术附汤主之。如小便

不利者，加茯苓。

正邪，湿自病，腹满时痛，手足自
温，其脉沉涩而长。虚痛，桂枝加芍药汤
主之；实痛，桂枝加大黄汤。

假令肺病：实邪，燥寒相合，毛耸皮
凉，溲多而清，其脉短涩而沉。此证如秋
冬，宜八味丸。若春夏，宜地黄丸。

虚邪，燥湿相合，微喘而痞，便难而
痰，其脉浮涩而缓，枳实理中丸主之。如
喘甚，加人参。若便难，加木香、槟榔各
半钱，为极细末，煎下理中丸。

贼邪，燥热相合，鼻塞衄衄，血溢血
泄，其脉涩而浮大。甚者，桃仁承气汤；
微者，犀角地黄汤；极者，抵当汤；微
极，抵当丸。

微邪，燥风相合，皮著甲枯，血虚气
虚，二脏俱虚，先血后气，其脉浮涩而
弦，久养气血药主之。

正邪，燥自病，其气奔郁，皆属于
肺，诸燥有声，其脉浮涩而短，列诸嗽
药，选而用之。

假令肾病；实邪，寒风相合，脏不藏
散，下利纯清，其脉沉滑而弦。仲景云：
少阴证，口燥咽干，下利纯清，大承气汤
主之。脉沉弦而迟，四肢逆冷者，宜四逆
汤等。

虚邪，寒清相合，肾唾多呻，洒淅寒
清，无寐。《经》言：燥化清。其脉沉实
而涩，酸枣仁汤主之。

贼邪，寒湿相合，肾为胃关，关闭水
溢，关闭不利，水在胃为肿，水在肺为
喘，及变诸证，其脉沉缓而大。仲景云：
大病差后，腰下有水气者，牡蛎泽泻汤主
之。

微邪，寒热相合，膀胱热郁，津液枯
少，其脉沉濡而大。《内经》曰：水少干
涸也。猪苓汤主之。

正邪，寒自病，寒忿用脏，黑痹经

沉，其脉沉濡而滑，黑痹，天麻丸。如证同脉异，微者，腑病也；甚者，脏病也。

淹疾疟病

肝病，面青、脉弦、皮急，多青则痛，形盛胸胁痛，耳聋、口苦、舌干，往来寒热而呕。以上是形盛，当和之以小柴胡汤也。如形衰骨摇而不能安于地，此乃膝筋，治之以羌活汤。《本草》云：羌活为君也。疟证取以少阳。如久者，发为瘅疟，宜以锋针刺绝骨穴，复以小柴胡汤治之。

心病，面赤脉洪身热，赤多则热，暴病壮热恶寒，麻黄加知母石膏黄芩汤主之。此证如不发汗，久不愈，为疟也。淹疾顿肿，面赤身热，脉洪紧而消瘦，妇人则亡血，男子则失精。

脾病，面黄脉缓，皮肤亦缓，黄多则热，形盛，依《伤寒》说，是为湿温。其脉阳浮而弱，阴小而急，治在太阴。湿温自汗，白虎汤加苍术主之。如久不愈，为温疟重暍，白虎加桂枝主之。淹疾肉消，食少无力，故曰热消肌肉，宜以养血凉药。《内经》曰：血生肉。

肺病，面白皮涩，脉亦涩，多白则寒，暴病，涩痒气虚，麻黄加桂枝，令少汗出也。《伤寒论》曰：夏伤于暑，汗不得出为痒。若久不痊为风疟。形衰面白，脉涩皮肤亦涩，形羸气弱，形淹卫气不足。

肾病，面黑身凉，脉沉而滑，多黑则痹，暴病形冷恶寒，三焦伤也，治之以姜附汤或四逆汤。久不愈为疟，暴气冲上，吐食，夜发，俗呼谓之夜疟。太阳经，桂枝证，形衰淹疾，黑瘅羸瘦，风痹痿厥不能行也。

治病必须求责

假令治病，无问伤寒、蓄血、结胸、发黄等诸证，并一切杂证等，各当于六经中求责之。谓如黄证，或头痛腰脊强，恶寒，即有太阳证也。或身热、目痛、鼻干、不得卧，即有阳明证也。余皆仿此。

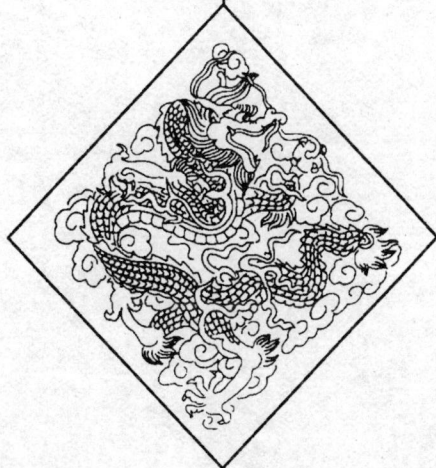

东垣试效方

金·李东垣 著

东垣试效方目录

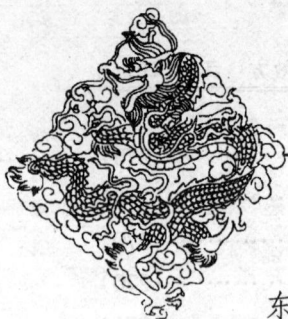

东垣先生，受学于易上老人张元素，其积力久，自得于心，其法大概有四，曰：明经、别脉、识证、处方而已。谓不明经，则无以知天地造化之蕴；不别脉，则无以察病邪之所在，气血之虚实；不识证，则不能必其病之主名以疗之；不处方，则何以克其必效。故先生每治人之疾，先诊其脉，既别脉矣，则必断之曰此某证也，则又历诵其《难》《素》诸经之旨，以明其证之无差，然后执笔处方，以命其药味，君臣佐使之制，加减炮制之宜，或丸、或散，俾病者饵之，以取其效，一洗世医胶柱鼓瑟、刻舟觅剑之弊，所以为一代名工者以此也。今太医罗君谦父，师先生有年，得尽传其平生之学，亦为当世闻人，今将此方厘为九卷，镂梓以传，不独使其师之术业表见于世，抑亦惠天下后学之士，俾获安全之利也。其用心之忠厚，诚可嘉尚，故乐为序其端。噫！先生此方，特立法之大纲耳，不知变者，欲以治疾，或有不效，则尤之曰，此制方之不精也，则误矣。孟子曰：梓匠轮舆，能与人规矩，不能使人巧。又曰：大匠不为拙工改废绳墨，羿不为拙射变其彀率，引而不发，跃如也，中道而立，能者从之。吾于此书亦云。先生姓李氏，讳杲，字明之，东垣其自号云。至元十七年，岁次庚辰清明后二日通议大夫燕南河北道提刑按察使东鲁王博文序。

202

序 二

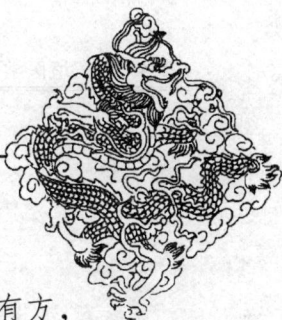

　　医之用药，犹将之用兵。兵有法，良将不拘于法；药有方，良医不拘于方。非曰尽废其旧也，昔人因病制方，邪之微甚、人之虚实，莫不详辨而参酌之，然后随其六气所侵，脏腑所受，剂品小大，平毒多寡，适与病等，丝发不舛，故投之无不如意。后人不揣其本，而执其方，但曰此方治此病，幸而中者时有之，不幸而误者固多矣。谚云：看方三年，无病不治；医病三年，无方可治。斯言虽鄙，切中世医之病。东垣老人李君明之，可谓用药不拘于方者也。凡求治者，以脉证别之，以语言审之，以《内经》断之，论证设方，其应如响，间有不合者，略增损辄效。盖病之变无常，君之方与之无穷，所以万举万全也。罗谦父受学其门，君尝令以疗病所制方录之甚悉，月增岁益，浸以成编。凡有闻于君者，又辑而为论，将板行于世以广君之道。抑予闻李君教人，讲释经书之暇，每令熟读本草，川陆所产，治疗所主，气味之厚薄，补泻之轻重，根茎异用，华叶异宜，一一精究。初不以方示之，意盖有在矣。谦父不私所有，推以及人，善则善矣。李君教人之本意，殆不然也。君所著《医学发明》《脾胃论》《内外伤辨》《药象论》等书，皆平日究心，将以惠天下后世者，必须合数书而观之，庶知君制方之旨，免泥而不通之患。若持此编，谓君之能尽在，是非李君所望于后人也。至元三年立春后五日，邛城砚坚序。

卷 一

药 象 门

标本阴阳论

天，阳，无，圆，气，上，外，升，生，浮，昼，动，轻，燥，六腑。

地，阴，有，方，血，下，内，降，杀，沉，夜，静，重，湿，五脏。

夫治病者，当知标本。以身论之，则外为标，内为本；阳为标，阴为本。故六腑属阳为标，五脏属阴为本，此脏腑之标本也。又五脏六腑在内为本，各脏腑之经络在外为标，此脏腑经络之标本也。更人身之脏腑、阴阳、气血、经络，各有标本也。以病论之，先受病为本，后传流病为标。凡治病者，必先治其本，后治其标。若先治其标，后治其本，邪气滋甚，其病益畜；若先治其本，后治其标，虽病有十数证皆去矣。谓如先生轻病，后滋生重病，亦先治轻病，后治重病，如是则邪气乃伏，盖先治本故也。若有中满，无问标本，先治中满，谓其急也。若中满后，有大小便不利，亦无问标本，先利大小便，次治中满，谓尤急也。除大小便不利及中满三者之外，皆治其本，不可不慎。

从前来者为实邪，从后来者为虚邪，此子能令母实，母能令子虚是也。治法云，虚则补其母，实则泻其子。假令肝受心火之邪，是从前来者，为实邪，当泻其子火也。然非直泻其火，十二经中各有金、水、木、火、土，当木之分，泻其火

也。故《标本论》云：本而标之，先治其本，后治其标。即肝受火邪，先于肝经五穴中泻荥心行间穴是也；后治其标者，于心经五穴内，泻荥火少府穴是也。以药论之，入肝经药为之引，用泻心火药为君，是治实邪之病也。假令肝受肾邪，是从后来者，为虚邪，虚则补其母。故《标本论》云：标而本之，先治其标，后治其本。即肝受水邪，当先于肾经涌泉穴中补木，是先治其标；后于肝经曲泉穴中泻水，是后治其本。此先治其标者，推其至理，亦是先治其本也。以药论之，入肾经药为引，用补肝经药为君是也。

用药法象

天有阴阳，风寒暑湿燥火，三阴三阳上奉之。温凉寒热，四气是也。温热者，天之阳也；凉寒者，天之阴也，此乃天之阴阳也。

地有阴阳，金水木火土，生长化收藏下应之。辛甘淡酸苦咸五味是也，皆象于地。辛甘淡者，地之阳也；酸苦咸者，地之阴也，此乃地之阴阳也。

味之薄者为阴中之阳，味薄则通，酸苦咸平是也；味之厚者为阴中之阴，味厚则泄，酸苦咸寒是也。气之厚者为阳中之阳，气厚则发热，辛甘温热是也；气之薄者为阳中之阴，气薄则发泄，辛甘淡平寒凉是也。

轻清成象味薄者茶之类，本乎天者亲上；重浊成形味厚者大黄之类，本乎地者亲下。气味辛甘发散为阳，酸苦涌泄为阴。清阳发腠理，清之清者也；清阳实四肢，清之浊者也。浊阴归六腑，浊之浊者也；浊阴走五脏，浊之清者也。

药性要旨

苦药平升，微寒平亦升。甘辛药平降，甘寒泻火。苦寒泻湿热，苦甘寒泻血热。

药象图说

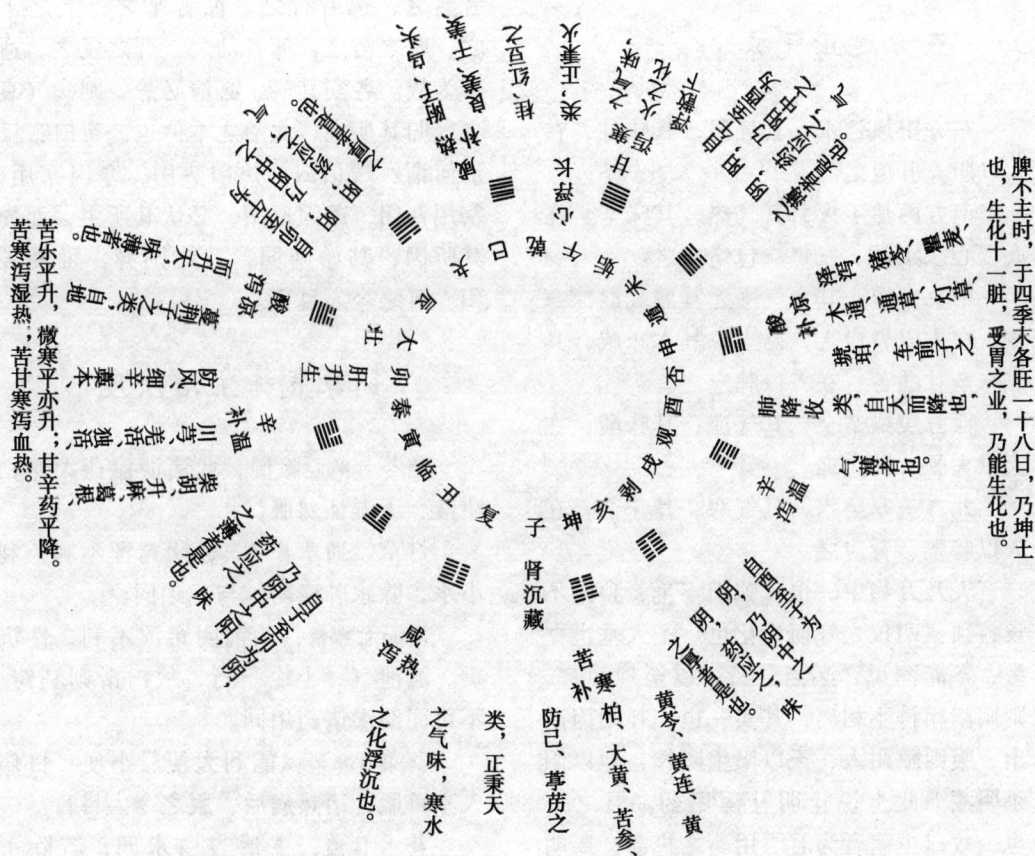

药象阴阳补泻之图

用药升降浮沉补泻法

肝胆：味，辛补酸泻；气，温补凉泻肝胆之经，前后寒热不同，逆顺互换，入求责法。

心小肠：味，咸补甘泻；气，热补寒泻三焦、命门补泻同。

脾胃：味，甘补苦泻；气，温凉寒热，补泻各从其宜逆从互换，入求责法。

肺大肠：味，酸补辛泻；气，凉补温泻。

肾膀胱：味，苦补咸泻；气，寒补热泻。

五脏更相平也，一脏不平，所胜平之，此之谓也。故云：安谷则昌，绝谷则亡。水去则荣散，谷消则卫亡，荣散卫亡，神无所居。又仲景云：水入于经，其血乃成；谷入于胃，脉道乃行。故血不可不养，卫不可不温。血温卫和，荣卫将行，常有天命矣。

五方之正气味 制方用药附

东方甲风乙木，其气温，其味甘，在人以胆、肝应之。

南方丙热丁火，其气热，其味辛，在人以心、小肠、三焦、包络应之。

中央戊湿，其本气平，其兼气温凉寒热，在人以胃应之；己土，其本味咸，其兼味辛甘酸苦，在人以脾应之。

西方庚燥辛金，其气凉，其味酸，在人以大肠、肺应之。

北方壬寒癸水，其气寒，其味苦，在人以膀胱、肾应之。

人乃万物中一也，独阳不生，独阴不长，须禀两仪之气而生化也。圣人垂世立教，不能浑说，必当分析。以至理而言，则阴阳相符不相离，其实一也，呼则因阳出，吸则随阴入，天以阳生阴长，地以阳杀阴藏。此上说止明补泻用药。君之一也，故曰主病者为君。用药之机会，要明轻清成象，重浊成形；本乎天者亲上，本乎地者亲下，则各从其类也。清中清者，清肺以助其天真；清中浊者，荣华腠理。浊中清者，荣养于神；浊中浊者，坚强骨髓。故《至真要大论》云：五味阴阳之用，辛甘发散为阳，酸苦涌泄为阴，淡味渗泄为阳，咸味涌泄为阴。六者或收、或散、或缓、或急、或燥、或润、或软、或

坚，各以所利而行之，调其气使之平也。帝曰：非调气而得者，治之奈何？有毒无毒，何先何后，愿闻其道。曰：有毒无毒，所治为主，适大小为制也云云。君一臣二制之小也，君一臣三佐五制之中也，君一臣三佐九制之大也。寒者热之，热者寒之，微者逆之，甚者从之，坚者削之，客者除之，劳者温之，结者散之，留者行之，燥者润之，急者缓之，散者收之，损者温之，逸者行之，惊者平之，上之下之，摩之浴之，薄者劫之，开之发之，适事为故。各安其气，必清必静，则病气衰去，归其所宗，此治之本体也。帝曰：反治何谓？岐伯曰：热因热用，寒因寒用，塞用塞用，通因通用，必伏其所主，而先其所因，其始则同，其终则异，可使破积。可之今人目盲。

药象气味主治法度

猪苓甘平，除湿，此诸淡渗药大燥亡津液，无湿证勿服。

灯草、通草甘平，通阴窍涩不利，利小水，除水肿癃闭，与琥珀同。

滑石甘寒滑，治前阴窍涩不利，性沉重，能泄气，上令下行，故曰滑则利窍，不可同淡渗诸药用同。

葵菜甘寒滑，能利大便、小便，目病人不可服，诸热病后，服之令人目盲。

苍术甘温，主治与白术同，若除上湿、发汗，功最大；若补中焦除湿，力小于白术。

白芍药酸微寒，补中焦之药，得炙甘草为辅，治腹中疼之圣药也。如夏中热腹疼，少加黄芩，其病立止。若病人春夏秋三时腹疼，亦少加黄芩。若恶寒腹疼，只少加肉桂一钱、白芍药三钱、炙甘草一钱半，此三味为治寒腹疼，此仲景神品药

也。如深秋腹疼，更加桂二钱。如冬月大寒腹中冷痛，加桂作二钱半，水二盏煎服。

肉桂大辛热，补下焦热火不足，治沉寒之病及自汗，春夏二时为禁药也。

当归辛甘温，能和血补血，用尾破血，身和血。先使温水洗去土，酒制过，或焙或晒干，方可用入药，血病须用。

熟地黄苦寒，酒洒久蒸如乌金，假酒力则微温大补，血衰之人须用之药，善黑髭发，大忌食萝卜。

生地黄苦寒，凉血补血，补肾水真阴不足，此药大寒，宜斟酌用之，多服恐损人胃气。

川芎辛温，补血，治血虚头痛之圣药也。如妊娠妇人，胎动数月，加当归，二味各一钱半或二钱，水煎服之，神验。

橘皮微苦温，能益气，加青皮减半，去气滞，推陈致新。若补脾胃，不去白；若理胸中，补肺气，去白用红。

厚朴辛温，紫色厚者佳，能除腹胀，若元气虚弱，虽腹胀宜斟酌用之。如寒服不可用多，是大热药中兼用，结者散之神药，误服脱元气，切禁。

柴胡微苦平，除虚劳寒热，解肌热，去早晨潮热，此少阳、厥阴行经之药也。妇人产前、产后，须用之药。善除本经头痛。若本经病，非他药能止也。治心下痞、胸胁疼神药也。

升麻苦平微寒，此足阳明胃、足太阴脾行经药也。若补其脾，非此药为引用，行其本经，不能补此二经。并得葱白、香白芷之类，亦能走手阳明、太阴，非此四经不可用也。能解肌肉间热，此手、足阳明经伤风之的药也。

葛根甘平，治脾胃虚弱而渴，除胃热，善解酒毒，通行足阳明经之药。

枳壳甘寒，治脾胃痞塞，泄肺气。

槟榔辛温，治后重如神，性如铁石之沉重，能坠诸药至于下极。

槐实微苦寒，利胸中气，消膈上疾。

半夏辛苦热，治寒痰及形寒饮冷伤肺而咳，大和胃气，除胃寒进食，治太阴经痰厥头疼，非此药不能除也。

天南星苦平，治形寒饮冷伤肺，风寒痰嗽。

佛耳草酸热，治寒嗽及痰涎，除肺中寒，大升肺气，少用款冬花为之使，过食损目。

草豆蔻大辛热，治风寒客于胃口，善去脾寒及客寒心疼、胃疼，如神。

益智仁大辛热，治脾胃中寒邪，和中益气，治多唾，当于补中药内兼用之，不可多服。

吴茱萸辛苦大热，治寒在咽嗌，噎塞胸膈不利。《经》言：膈咽不能，食不下，令人口开目瞪，寒邪所隔，气不得上下。此病不已，令人寒中，腹满膜胀。下泄寒气如神，诸药不能代也。

牡丹皮甘寒，治肠胃积血及衄血、吐血，必用之药味也。

羌活苦甘平微温，治肢节疼痛为君，通利诸节如神，手、足太阳风药也。加川芎治足太阳、少阴头痛药也。

独活苦甘平微温，足少阴肾经行经药也，若与细辛同用，治少阴经疼如神。一名独摇草，得风不摇，无风自摇动。

防风辛温，疗风通用，泻肺实如神，散头目中滞气，除上焦风邪之仙药也。误服泻人上焦元气。

藁本大辛温，气力雄壮，此太阳经风药也，治寒邪结郁于本经，治头疼脑痛，大寒犯脑痛，齿亦痛之药。亦治风通用，气力雄壮也。

细辛大辛温，治少阴头疼如神，当少用之，独活为使，为主用药也。

蔓荆子辛温，大轻清，治太阳经头疼、头昏闷，除目暗，散风邪之药也。若胃气虚之人，不可服，恐生痰疾。

石膏大寒甘辛，治足阳明经中热，发热、恶热、燥热、日晡潮热，自汗，小便涩赤，大渴引饮，身体肌肉壮热，苦头痛之药，白虎汤是也。善治本经头痛。若无以上证，勿多服。多有脾胃虚劳形体病证，初得之时，与此有余证同，医者不识而误与之，不可胜救也。

香白芷大辛温，治手阳明经头疼，中风寒热，解利之药也。以四味升麻汤加之，通行手、足阳明经也。

黄柏大苦寒，又辛寒，治肾水膀胱不足，诸痿厥脚膝无力。于黄芪汤中少加用之，使两足膝中气力如涌出，痿即去矣。蜜炒为细末，治口疮如神。瘫痪必用之药也。

知母大辛寒，又苦寒，泻足阳明经火热圣药也，大寒益肾水膀胱，用之如神。

桃仁辛甘润，治大便血结、血秘、血燥，通润大便。七宣丸中用专治血结，破血。

郁李仁甘润，治大便气结燥涩滞不通。七圣丸中用专治气燥。

大麻子仁辛甘润，治风燥大便不通。

皂角子仁辛燥润，其性得湿则滑，亦治风在肠中，为燥结不通。

杏仁甘润、辛润，除肺中燥，治气燥在胸膈。

白豆蔻仁大辛温，荡散肺中滞气。

缩砂仁辛温，治脾胃气结滞不散。

木香辛苦温，除肺中滞气，若疗中下焦气结滞，须用槟榔为使。

麦门冬微苦寒，治肺中伏火，脉气欲绝，加五味子、人参，三味同煎服，为之生脉散，补肺中元气不足须用之药。

黑附子大辛热，其性走而不守，亦能除胃中寒甚。以白术为佐，谓之术附汤，除寒湿之圣药也。温药中少加之，通行诸经，引用药也。治经闭。

川乌大辛热，疗风痹、血痹、寒痹，半身不遂，行经药也。

玄参微苦寒，治足少阴肾经之君药也，治本经须用。

山栀子微苦寒，治心烦懊恼，欲眠而不得眠，心神颠倒欲绝，血滞小便不利。

威灵仙苦温，主诸风湿冷，宣通五脏，去腹内痰滞，腰膝冷痛。

天麻甘平，治风痰眩运头痛。

薄荷叶辛苦，疗贼风、伤寒，发汗，主清利头目，破血利关节，治中风失音，小儿风痰，新病差人不可服之，令虚汗不止。

秦艽苦辛微温，疗风湿痹，寒热邪气，下利小水，治五种黄病，解酒毒。

黍粘子辛平，主明目，补中除风，出痈疽疮头，治咽膈不利。

桔梗辛苦微温，治咽喉痛，利肺气。

麻黄苦辛微温，若去节，发太阳、少阴经汗；不去节，止太阳、少阴经汗。

荆芥穗辛温，清利头目。

干姜大辛热，治沉寒痼冷，肾中无阳，脉气欲绝，黑附子为使，多用水同煎二物，姜附汤是也。亦治中焦有寒。

蜀椒辛温大热，主咳逆上气，散风邪，温中，明目，下乳汁。

茴香辛平，主诸瘘，霍乱，治脚气，补命门不足，并肾劳疝气，止膀胱及阴痛，开胃下食，助阳道，理小肠气。

丁香辛温，温脾胃，止霍乱，消痃癖气胀、反胃、腹内冷痛。

红花辛温，主产后血运口噤，腹内恶血。

藿香甘微温，助脾胃，治呕吐，疗风水毒肿，去恶气，霍乱心痛。

干生姜辛大温,主伤寒头痛,鼻塞上气,止呕吐,治痰嗽,与生者并相同。与半夏等分,主治心下急痛。

良姜辛大热,主暴冷,胃中冷逆,霍乱腹痛,解酒毒。

玄胡索辛温,主破血,止少腹痛,产后诸疾,妇人月事不调。

青皮辛温,主胸膈气滞,下食破积。

蓬莪茂苦辛温,除积聚。

当归甘辛温,主癥癖,破恶血,妇人产后恶物上冲,去诸疮疡,疗金疮恶血,温中润燥止痛。

阿胶甘平微温,主心腹痛,内崩,补虚安胎,坚筋骨,和血脉,益气止痢。

诃黎勒苦温,主心腹胀满,不下饮食,消痰下气,通利津液,破胸膈结气,治久痢,疗肠风泻血。

生甘草甘微寒,补脾胃不足,能大泻心火,须用之。

乌梅酸温,主下气,除热烦满,安心调中,治痢止渴,以盐为白梅,亦入除痰药中用。

桑白皮甘寒,主伤中,五劳六极,羸瘦,补虚益气。

枳实苦微寒,除寒热,破结实,消痰癖,治心下痞,逆气胁痛。

犀角苦酸微寒,主伤寒温病头病,解大热,散风毒,安心神,止烦闷,镇肝消痰明目,治中风失音,小儿麸豆,风热惊痫。

京三棱苦平,主老癖痛,癥瘕结块,妇人血脉不调,心腹刺痛,破瘀血,消气胀。

木通甘平,主小便不利,导小肠中热。

茵陈蒿苦平微寒,治风湿热邪结于内。

地榆苦甘酸微寒,治月经不止。小儿疳痢,疗诸疮,止脓血。《衍义》云性沉寒,入下焦,治血热痢疾。

香豉苦寒,主伤寒头痛、寒热,脾气烦躁满闷。

连翘苦寒,治寒热、鼠瘘、瘰疬、痈疽,诸恶疮肿瘤,结热虫毒,去白虫,主通利五淋,除心脏客热,排脓止痛。

地骨皮苦寒,根大寒,子微寒,治表有风热实邪,自汗。

牡蛎酸平微寒,主伤寒寒热,温疟,女子带下赤白,止汗,止心痛气结,涩大小肠,治心胁痞。

七方 大、小、缓、急、奇、偶、复

大,君一臣三佐九制之大也。又云:远而奇偶,制其大服也,大则数少,少则二之肾肝位远,服汤散,不厌频而多。

小,君一臣二制之小也。又云:近而奇偶,制其小服也,小则数多,多则九之心肺位近,服汤散,不恶频而多。

缓,补上治上,制以缓,缓则气味薄。又云:治主以缓,缓则治其本。

急,补下治下,制以急,急则气味厚。又云:治客以急,急则治其标。

奇,君一臣二奇之制也。又云:君二臣三奇之制也,阳数奇。

偶,君二臣四偶之制也。又云:君二臣六偶之制也,阴数偶。

复,奇之不去则偶之,是为重方也。

七方乃互为体用。

十剂 宣、通、补、泄、轻、重、滑、涩、燥、湿

宣,可以去壅,姜、橘之属是也。
通,可以去滞,木通、防己之属是也。
补,可以去弱,人参、羊肉之属是也。
泄,可以去闭,葶苈、大黄之属是也。
轻,可以去实,麻黄、葛根之属是也。

重，可以去怯，磁石、铁浆之属是也。滑，可以去着，冬葵子、榆白皮之属是也。涩，可以去脱，牡蛎、龙骨之属是也。燥，可以去湿，桑白皮、赤小豆之属是也。湿，可以去枯，白石英、紫石英之属是也。

只如此体皆有所属；所用药者，审而详之，则靡所失矣。陶隐居云：药有宣、通、补、泄、轻、重、滑、涩、燥、湿。此十种详之，惟寒、热二种何独见遗，如：寒，可以去热，大黄、朴硝之属是

也。热，可以去寒，附子、官桂之属是也。今特补此二种，以尽厥旨。

察病轻重

凡欲疗病，先察其源，先候病机。五脏本虚，六腑未竭，血脉未乱，精神未散，服药必活；若病已成，可得半愈；病势已过，命将难全。自非明医，听声察色，至于诊脉，孰能知未病之病乎！

饮食劳倦门

饮食所伤论

《阴阳应象论》云：水谷之寒热，感则害人六腑。《痹论》云：阴气者，静则神藏，躁则消亡，饮食自倍，肠胃乃伤。此乃混言之也。分之为二，饮也、食也。饮者水也，无形之气也。因而大饮则气逆，形寒饮冷则伤肺，病则为喘咳、为肿满、为水泻，轻则当发汗、利小便，使上下分消其湿，解酲汤、五苓散，生姜、半夏、枳实、白术之类是也；如重而蓄积为满者，芫花、大戟、甘遂、牵牛之属利下之，此其治也。食者物也，有形之血也，如《生气通天论》云：因饱而食，筋脉横解，肠澼为痔，或呕吐，或痞满，或下利肠澼，当分寒热轻重而治之。轻则内消，重则除下。如伤寒物者，半夏、神曲、干姜、三棱、广术、巴豆之类主之；如伤热物者，枳实、白术、青皮、陈皮、麦蘖、黄连、大黄之类主之。亦有宜吐者，《阴阳应象论》云，在上者，因而越之，瓜蒂散主之。然而不可过剂，过剂则反伤肠胃。盖先因饮食自伤，又加之以药过，故

肠胃复伤，而气不能化，食愈难消矣。渐至羸困，故《五常政大论》云：大毒治病十去其六，小毒治病十去其七，凡毒治病不可过之，此圣人之深戒也。

劳倦所伤论

《调经篇》云：阴虚生内热。岐伯云：有所劳倦，形气衰少，谷气不盛，上焦不行，下脘不通，而胃气热，热气熏胸中，故内热。《举痛论》云：劳则气耗。劳则喘且汗出，内外皆越，故气耗矣。夫喜怒不节，起居不时，有所劳倦，皆损其气，气衰则火旺，火旺则乘其脾土；脾主四肢，故困倦无气以动，懒于语言，动作喘乏，表热自汗，心烦不安。当病之时，宜安心静坐，以养其气；以甘寒泻其火热，以酸味收其散气，以甘温补其中气。《经》言劳者温之，损者温之者是也。《金匮要略》云，平人脉大为劳，脉极虚亦为劳者矣。夫劳之为病，其脉浮大，手足烦热，春夏剧，秋冬差脉大者热邪也，极虚者气损也。春夏剧者，时助邪也；秋冬差者，时胜邪也。以黄芪建中汤治之，此亦温之之意

也。夫上古圣人，饮食有节，起居有常，不妄作劳，形与神俱，百岁乃去，此谓治未病也。今时之人，去圣人久远，则不然，饮食失节，起居失宜，妄作劳役，形气俱伤，故病而后药之，是治其已病也。推其百病之源，皆因饮食劳倦，而胃气、元气散解，不能滋荣百脉，灌溉脏腑，卫护周身之所致也。故苍天之气贵清静，阳气恶烦劳。噫，饮食喜怒之间，寒暑起居之时，可不慎欤！

调中益气汤　治因饥饱劳役，损伤脾胃，元气不足，其脉弦或洪缓而沉，按之无力，中之下时得一涩，其证身体沉重，四肢倦懒，百节烦疼，胸满短气，膈咽不通，心烦不安，耳鸣耳聋，目有瘀肉，热壅如火，视物昏花，口中沃沫，饮食失味，怠惰嗜卧，忽肥忽瘦，溺色变或清利㿠数，或上饮下便，或夏月飧泄，腹中虚痛，不思饮食。

黄芪一钱　人参去芦，半钱　炙甘草半钱　陈皮二分　五味子七个　芍药三分　白术三分　当归五分　升麻二分　柴胡二分

《内经》云，劳则气耗，热则伤气，以黄芪、甘草之甘泻其热邪为主，以白芍药、五味子之酸能收耗散之气；又《经》云，劳者温之，损者温之，以人参甘温补气不足，当归辛温补血不足为臣；以白术、陈皮苦甘温除胃中客热，以养胃气为佐；升麻、柴胡苦平，味之薄者，阴中之阳，为脾胃之气下溜，上气不足，故从阴引阳以补之，又行阳明、少阳二经为使也。

上件㕮咀，作一服，水二盏，煎至一盏，去滓，温，食前服，所谓病在四肢血脉，空腹而在旦者也。如时显躁热，是下元阴火蒸蒸然发也，加生地黄二分；如无变证勿加，下皆仿此。

如大便虚坐不得，或大便了而不了，腹中常逼迫，皆血虚、血涩也。

如咳嗽，加五味子一十粒；腹中气不转运者，更加陈皮三分、木香二分；身体沉重，虽小便数多，加茯苓二钱、苍术一钱、泽泻半钱、黄柏三分，是从权而去湿也，不可常用。兼足太阴已病，其脉亦终于心中，故湿热相合而生烦乱也。

如胃气不和，加汤洗姜制半夏五分。痰厥头疼，非半夏不能除，亦宜加之。此足太阴脾经之邪所作也。

如夏月，须加白芍药三分，以补肺气不足。

如春、夏腹疼，尤宜加芍药；恶热燥渴而腹疼者，更加白芍药半钱、生黄芩二分；恶寒腹疼，加中桂二钱，去黄芩，谓之桂枝芍药汤。

如冬月腹疼，不可用芍药，以太寒故也；只加干姜二分，或加半夏四分姜制。

如秋、冬胃脉四道，为冲脉所逆，并胁下少阳脉二道而反上行，病名曰厥逆，其证气上行而喘促，息有音而不得卧，用吴茱萸半钱或一钱，汤洗去苦，观厥气多少而用之。此病随四时为寒温凉热。如夏月有此证，为大热也，宜以下三味为丸治之：

黄连酒拌湿，焙干　黄柏酒制　知母酒制

上件为细末，熟水为丸，如梧子大，每服一百丸，空心，多饮热汤送下，不令胃中停蓄，恐犯胃气。服毕少时，便以美膳压之，使速至下元，以泻冲脉之邪也。

大体治饮食劳倦所得之病，乃七损证也，宜以温平甘多辛少之药治之。《内经》云，劳者温之，损者温之，是其常治也。如四时见寒热病，或酒过多，或食辛热之物而作病，或居大寒大热处而益其病，或食冰水大寒物而作病，皆当临时制宜，加大寒、大热之药，以权治之，不可以为得

效而常用之。盖为形气不足，随其助而便发也。故《黄帝针经》有云：从下上者引而去之，上气不足推而扬之。上气者，心肺也，上焦元气也。阳病有阴，宜从阴引阳也。故以人肾肝下焦之药，引入甘多辛少之味，升发阳气而得上行，以补心肺上焦元气，使饮食人胃，脾精之气自然上行阳道，输精于皮毛、经络。欲使真气上行，先实其心肺，又从而去邪于腠理、皮毛。故《经》云：视前痛者，常先取之，以缪刺泻营气之壅；其经络而痛者为血凝而不流，故先去之，而后治其他病也。

宽中进食丸

草豆蔻仁五钱　缩砂仁一钱半　半夏曲七钱　麦蘖曲炒黄，一两　枳实四钱，麸炒　神曲炒黄，五钱　炙甘草一钱半　干生姜一钱　陈皮三钱　木香半钱　白术二钱　白茯苓二钱　猪苓去黑皮，一钱　泽泻二钱　人参一钱　青皮一钱

上件为末，汤浸蒸饼为丸，如梧桐子大，每服三十丸，温水送下，食前。

和中丸　补胃进食。

干姜三钱　干生木瓜三钱　炙甘草二钱　陈皮四钱　人参二钱　白术三钱　益智仁二钱

上件为末，用汤浸蒸饼，丸如梧桐子大，每服三五十丸，温水食前下。

论酒客病并治法

论酒大热有毒，气味俱阳，乃无形之物也。若伤之，则止当发散，汗出即愈矣，此最妙法也。其次莫如利小便。二者乃上下分消其湿，何酒病之有？今之酒病者，往往服酒癥丸大热之药下之，又用牵牛、大黄下之，是无形元气受病，反下有形阴血，乖误甚矣。酒性大热，已伤元气，而复重泻之，况亦损肾水真阴，及有

形阴血俱为不足。如此则阴血愈虚，真水愈弱，阳毒之热大旺，反增其阴火，是谓元气消亡，其神何依，折人长命；虽不然，则虚损之病成矣。《金匮要略》云，酒疸下之，久久为黑疸，慎不可犯此，诚不若令上下分消其湿，当以葛花解醒汤主之。

葛花解醒汤

白豆蔻半两　砂仁半两　干生姜二钱　葛花半两　白茯苓一钱半　木香半钱　陈皮去白，一钱半　青皮去白，三钱　猪苓去黑皮，一钱半　人参去芦，一钱半　白术二钱　泽泻二钱　神曲炒黄，二钱

上为极细末，秤，和匀，每服二钱匕，白汤调下，但得微汗，酒病去矣。此盖不得已而用，岂可恃赖，日月饮酒。此方气味辛辣，偶因酒病服之，则不能损元气，何者？敌酒病故也。勿频服之，损人天年。

半夏枳术丸　治伤冷物，心腹痞满，呕哕不止。

半夏一两，汤洗七次　枳实麸炒，一两　干生姜一两　白术二两

上件为末，荷叶烧饭为丸，如梧桐子大，每服五十丸，温水下，食后。

木香枳术丸　破寒滞气，消寒饮食，开胃进食。

木香一两半　枳实一两　白术二两　干姜三钱　陈皮一两　炒曲一钱　人参三钱

上为末，荷叶烧饭为丸，如梧子大，每服五十丸，温水送下，食前。

三棱消积丸　治伤生冷硬物，不能消化，心腹满闷不快。

京三棱炮　广茂炮，各七钱　青皮五钱　陈皮五钱　丁皮[①]　益智各三钱　炒曲七钱　巴豆和皮，米炒黑焦，去米，三钱

---

① 丁皮：即丁香树皮，以代丁香。

上件为末，醋糊丸，每服十五至二十丸，温姜汤食前下，量虚实加减。如大便利，止后服。《内外伤辨》用茴香五钱。

橘皮枳术丸 治老幼元气虚弱，饮食不消，脏腑不调，心下痞满不快。

陈皮二两 枳实麸炒，一两 白术一两

上件为末，荷叶烧饭为丸，每服五十丸，食后温水下。

木香槟榔丸 消食破滞气。

木香 槟榔各三钱 青皮 陈皮各五钱 麦蘖面 枳实各七钱 白术五钱 厚朴五钱

上件为末，汤浸蒸饼为丸，如梧子大，每服五七十丸 温水食后下。

枳实导滞丸 治伤湿热之物，不得施化，而作痞病，闷乱不安。

枳实炒，去穰，五钱 黄芩 黄连去须，各五钱 茯苓去皮 泽泻各二钱 白术 炒曲各五钱 大黄一两

上件为末，汤浸蒸饼为丸，如梧子大，每服五十丸至七八十丸，食远，温水送下，量虚实加减，更衣止后服。

若有宿食而烦者，仲景以栀子大黄汤主之。气口三盛，则食伤太阴，填塞闷乱，极则心胃大疼，兀兀欲吐，得吐则已，俗呼食迷风是也。《经》云，上部有脉，下部无脉，其人当吐，不吐者死，宜瓜蒂散之类吐之。《经》云，其高者，因而越之，此之谓也。

瓜蒂散

瓜蒂三钱 赤小豆三钱

上为末，每服一钱匕，温水半小盏调下，以吐为度。如食伤之太重者，备急丸主之，皆急剂也。《经》云，其下者，引而竭之，此之谓也，一名独行丸。

东垣老人解云：盛食填塞于胸中，为之窒塞，两寸脉当主事，反两尺脉不见，其理安在？胸中有食，故以吐出之。食者

物之形，物者坤土也，是足太阴之号也。胸中者肺也，为物所填。肺者，手太阴金也。金主杀伐也，与坤土俱在于上，而王于天。金能克木，故肝木生发之气伏于地下，此谓之木郁也。吐去上焦阴土之物，木得舒畅，则郁结去矣。食塞于上，脉绝于下，若不明天地之道，无由达此至理。水火者，阴阳之征兆，天地之别名也。故曰独阳不生，独阴不长。天地之用在于地下，则万物生长矣；地之用在于天，则万物收藏矣。此乃天地交而万物通也。此天地相根之道也，故阳火之根本于地下，阴水之源本于天上。故曰水出高源。故人五脏主有形之物，物者阴也，阴水也。右三部脉主之，偏见于寸口，食塞其上，是绝五脏之源，源绝则水不流，两尺竭绝，此其理也。

交泰丸 升阳气，泻阴火，调荣气，进饮食，助精神，宽腹中，除急惰嗜卧，四肢不收，沉困懒倦。

知母四钱，半炒、半酒制，春夏用，秋冬去之 黄连去须，七钱，秋冬减一钱半 厚朴去皮，炒，三线，秋冬加七钱 小椒①炒去汗，并闭目、子、枝，一钱半 川乌头炒，去皮，四钱半 吴茱萸汤洗七次，五钱 巴豆霜五分 苦楝酒煮，三钱 人参去芦，一钱 砂仁三钱 柴胡一钱半 肉桂去皮，一钱 白茯苓去皮，三钱 皂角水洗，煨去皮弦子，六钱 紫菀去苗，六钱 干姜炮制，三分 白术一钱半

上件，除巴豆霜另研，余药同为细末，炼蜜为丸，如梧桐子大，每服三五十丸，温水送下，食前。

① 小椒：即川椒，因其较秦椒（大椒）小而得名。

内伤宜禁

内伤者，戊火已衰，不能制物，寒药太多固非所宜，加以温剂似为当矣。然有热物伤者，当从权以寒药治之，随时之宜，不可不知也。凡小儿内伤，尤不用快利食药及牵牛泻水之药。盖内中多有出癍疹者，癍疹者火之属，大禁利小便损津液。津液损则血不生，疮家亦然，戒之，戒之。

烦躁发热门

烦躁发热论

《黄帝针经·五乱篇》云：气乱于心则烦，心密嘿俯首静伏云云。气在于心者，取手少阴心主。咳嗽烦冤者，是肾气之逆也。烦冤者，取足少阴。又云：烦冤者，取足太阴。仲景分之为二：烦也，躁也。盖火入于肺为烦，入于肾为躁。躁烦俱在于上。肾子通于肺母，大抵烦躁者，皆心火为之。心者，君火也。火旺则金铄水亏，惟火独存，故肺肾合而为烦躁焉。又脾经络于心中，心经起于脾中，二经相接，由热生烦。夫烦者，扰扰心乱，兀兀欲吐，怔忡不安；躁者，无时而热，冷汗自出，少时则止。《经》言阴躁者是也。仲景以栀子色赤而味苦入心，而治烦；以盐豉色黑而味咸，入肾而治躁，名栀子盐豉汤，乃神品之药也。若有宿食而烦者，栀子大黄汤主之。又有虚热、实热、火郁而热者，如不能食而热，自汗气短者虚也，以甘寒之剂泻热补气。《经》言治热以寒，温而行之也。如能食而热，口舌干燥，大便难者，以辛苦大寒之剂下之，泻热补水。《经》云，阳盛阴虚，下之则愈。如阴覆其阳，火热不得伸，宜汗之。《经》云，体若燔炭，汗出而散者是也。凡治热者，当细分之，不可概论。

朱砂安神丸 治心中烦乱，怔忡，兀兀欲吐，胸中气乱而热，有如懊恢之状，皆膈上血中伏火蒸蒸而不安，宜用权衡法，以镇阴火之浮行，以养上焦元气。

朱砂五钱，另研，水飞，阴干，秤　黄连去须，拣净，酒制，秤，六钱　炙甘草五钱五分　生地黄二钱五分　当归去芦，二钱五分

《内经》云，热淫所胜，治以甘寒，以苦泻之，以黄连之苦寒，去心烦，除湿热为君；以甘草、生地黄之甘寒，泻火补气，滋生阴血为臣；以当归补血不足，朱砂纳浮溜之火而安神明也。

上四味为细末，另研朱砂，水飞如尘，阴干为衣，汤浸蒸饼为丸，如黍米大，每服十五丸，津唾咽下，食后。

黄连安神丸 治心烦懊恢，反覆心乱，怔忡，上热，胸中气乱，心下痞闷，食入反出。

朱砂四钱　黄连五钱　生甘草二钱半

上为细末，汤浸蒸饼丸如黍米大，每服一十丸，食后，时时津唾咽下。《内经》云：心肺位近，故近而奇偶，制其小服，此缓治之理也。

当归补血汤 治肌热，躁热，目赤面红，烦渴引饮，昼夜不息，其脉浮大而虚，重按全无，《通评虚实论》云：脉虚血虚，脉实血实。又云：血虚发热，证象白虎，唯脉不长实为辨也。若误服白虎汤必死。此病得之饥困劳役。

黄芪一两 当归二钱，酒制

上㕮咀，都作一服，水二盏，煎至一盏，去滓，稍热服之，空心食前。

柴胡升麻汤 治男子、妇人四肢发困热，筋骨热，表热，如火燎于肌肤，扪之烙人手。夫四肢者，属脾；脾者，土也。热伏地中，此病多因血虚而得之也。又有胃虚过食冷物，郁遏阳气于脾土之中，并宜服之。

羌活 升麻 葛根 白芍药 人参 独活以上各五钱 柴胡三钱 甘草炙，三钱 防风二钱半 生甘草二钱

上件㕮咀，如麻豆大，每服五钱，水三盏，煎至一盏，去滓，温服，忌寒冷之物。

火郁汤 治五心烦热，是火郁于地中。四肢者，脾土也。心火下陷于土之中，郁而不得伸。故《经》云：郁则发之。

升麻 柴胡 葛根 白芍药以上各一两 防风 甘草以上各五钱

上㕮咀，每服五钱，水二大盏，入连须葱白三寸，煎至一盏，去滓，稍热，不拘时服。

卷　二

心下痞门

心下痞论

《五常政大论》云，土平曰备化，备化之纪，其养肉，其病痞，阴所至为积饮痞隔。夫痞者，心下满而不痛者是也。太阴者，湿土也。主壅塞，乃土来心下为痞满也。伤寒下之太早亦为痞，乃因寒伤其荣。荣者，血也。心主血，邪入于本故为心下痞。仲景立泻心汤数方，皆用黄连以泻心下之土邪，其效如响应桴。故《活人书》云：审知是痞，先用桔梗枳壳汤，非用此专治痞也。盖因见错下必成痞证，是邪气将陷，而欲过胸中，故先用以截散其邪气，使不至于痞。先之一字，预用之意也。若已成痞而用之，则失之晚矣。不惟不能消痞，而反伤胸中至高之正气，则当以仲景痞药治之。《经》云：察其邪气所在而调之，正谓此也，非止伤寒如此。至于酒积杂病下之太过，亦作痞满。盖下多则亡阴，亡阴者，谓脾胃水谷之阴亡也。故胸中之气，因虚而下陷于心之分野，故致心下痞。宜升胃气，以血药治之。若全用气药导之，则其痞益甚，甚而复下，气愈下降，必变为中满、鼓胀，皆非其治也。又有虚实之殊，如实痞，大便秘，厚朴、枳实主之；虚痞，大便利者，芍药、陈皮治之。如饮食所伤而为痞满者，常内消导。其胸中窒塞上逆，兀兀欲吐者，则宜吐之，所谓在上者，因而越之也。凡治痞者，宜详审焉。

大消痞丸　治一切心下痞闷及积，年久不愈者。

黄连去须，炒，六钱　黄芩六钱　姜黄　白术各一两　人参二钱　炙甘草一钱　缩砂仁一钱　枳实麸炒黄色，五钱　半夏汤泡，四钱　干生姜一钱　橘皮二钱　炒曲一钱　一方泽泻二钱　厚朴三钱　猪苓一钱半

上件为细末，汤浸蒸饼为丸，如桐子大，每服五十丸至七十丸，白汤食后下。

枳实消痞丸　治心下虚痞，恶食懒倦，开胃进食。

枳实　黄连各五钱　干生姜一钱　半夏曲三钱　厚朴炙，四钱　人参三钱　炙甘草二钱　白术二钱　白茯苓二钱　麦蘗面二钱

上件为细末，汤浸蒸饼为丸，如桐子大，每服三十丸，温水送下，不拘时候，量虚实加减。

黄连消痞丸　治心下痞满，壅滞不散，烦热喘促不安。

黄连去须炒，一两　枳实炒，七钱　橘皮五钱　干生姜二钱　半夏九钱　黄芩炒黄色，二两　茯苓三钱　白术三钱　炙甘草三钱　姜黄一钱　泽泻一钱　猪苓去皮，半两

上件为细末，汤浸蒸饼为丸，如桐子大，每服五十丸，温水送下，食远。

木香化滞汤　治因忧气结中脘，腹皮里彻痛，心下痞满，不思饮食，食之不散，常常痞气。

柴胡四钱　橘皮三钱　甘草炙，三钱
半夏一两　生姜二钱　当归尾二钱　草豆
蔻仁五钱　益智三钱　红花半钱　枳实麸皮
炒，二钱

上件㕮咀，如麻豆大，每服五钱，水
二盏煎至一盏，去滓，大温服，食远，忌
酒湿面。

人参顺气饮子　治心下痞，胸中不
利。

苦葶苈酒浸炒　人参各三钱　甘草炙
羌活　柴胡　独活各三钱　黄芩三钱，半
炒，半酒制　缩砂仁　白豆蔻仁　茵陈酒制
炒，各一钱　干葛一钱　青皮　石膏　厚朴
炒　半夏洗，各半钱　当归七分

上件同为细末，汤浸蒸饼为丸，和
匀，筛子内擦如米大，每服一二钱，临卧
少用白汤送下。

小黄丸　化痰止涎，除湿和胃，治胸
中不利。

黄芩一两　干姜一钱半　白术五钱　半
夏五钱，汤洗，姜制　泽泻二钱　黄芪三钱

陈皮去白，三钱　青皮三钱，去白

上为细末，汤浸蒸饼为丸，如绿豆
大，每服三十至五十丸，温水送下，食
远。

黄芩利膈丸　除胸中热，利膈上痰。
生黄芩　炒黄芩各一两　南星三钱
半夏半两　黄连五钱　枳壳三钱　白术二钱
陈皮三钱　泽泻五钱　白矾半钱

上件为细末，汤浸蒸饼为丸，如桐子
大，每服三十丸至五十丸，温水送下，食
远，忌酒湿面。

通气防风汤　清利头目，宽快胸膈。
夫胸中若不利者，悉出于表。

黄芪三钱　甘草炙，四钱　人参五钱
葛根一钱半　防风一钱　蔓荆子半钱

上件㕮咀，如麻豆大，分作二服，每
服水一盏半，煎至一盏，去滓，临卧温
服，以夹衣服覆面目，勿语，须臾汗出为
效，必至服药三四日少语，如服药毕，亦
少语言一日，极效。

中满腹胀门

中满腹胀论

《六元正纪大论》云，太阴所至为中
满云云，太阴所至为蓄满云云，诸湿肿满
皆属脾土。论云脾乃阴中之太阴，同湿土
之化，脾湿有余，腹满食不化。天为阳、
为热，主运化也；地为阴、为湿，主长养
也。无阳则阴不能生化，故云脏寒生满
病。《调经篇》云，因饮食劳倦，损伤脾
胃，始受热中，末传寒中，皆由脾胃之气
虚弱，不能运化精微，而致水谷聚而不
散，而成胀满。《经》云，腹满䐜胀，支
膈胠胁，下厥上冒，过在太阴、阳明，乃

寒湿郁遏也。《脉经》所谓胃中寒则胀满
者是也。《针经》三卷杂病第八。腹满，大便
不利，上走胸溢咽，息喝喝然，取足少
阴。又云：胀取三阳。三阳者，足太阳寒
水为胀，与《通评虚实论》说，腹暴满，
按之不下，取太阳经络胃之募也正同。取
者，泻也。《经》云，经满者，泻之于内
者是也。宜以辛热散之，以苦泻之，淡渗
利之，使上下分消其湿。正如开鬼门、洁
净府，温衣缪刺其处，是先泻其血络，后
调其真经，气血平，阳布神清，此治之正
也。或曰：诸腹胀大，皆属于热者，何
也？此乃病机总辞，假令外伤风寒有余之
邪，自表传里，寒变为热，而作胃实腹

满，仲景以大承气汤治之；亦有膏粱之人，湿热郁于内而成胀满者，此热胀之谓也。大抵寒胀多而热胀少，治之者宜详辨治。

中满分消丸　治中满热胀，鼓胀气胀。

黄芩刮黄色，锉炒，半两或一两，一方夏用一两　黄连去须，拣净，锉炒，一两　姜黄　白术　人参　甘草　猪苓去皮，各一两　茯苓去皮　缩砂仁各三钱　枳实炒黄色，五钱　半夏洗七次，五钱　厚朴姜制，一两　干生姜　知母锉炒，各四钱　泽泻三钱　陈皮三钱

上件，除茯苓、泽泻、生姜各另为末外，共为细末，调和，白汤浸蒸饼为丸，如桐子大，每服一百丸，焙热，以熟白汤下，食远服，量病大小加减。

中满分消汤　治中满寒胀，寒疝大小便不通，阴躁足不收，四肢厥逆，食入反出，下虚中满，腹中寒，心下痞，下焦躁寒，沉厥，奔豚不收。

黄芪五分　黄柏二分　草豆蔻　吴茱萸　厚朴各五分　木香二分　益智三分　半夏三分　人参　柴胡各二分　茯苓三分　泽泻　黄连各二分　麻黄不去节，二分　荜澄茄二分　川乌头　当归各二分　青皮二分　生姜二钱　干姜二分　升麻三分

上件锉，如麻豆大，旋秤，都作一服，水二盏，煎至一盏，去滓，稍热服，食前，大忌房劳饮酒，湿面冷物。

广茂溃坚汤　治中满腹胀，内有积块，坚硬如石，其形如杯大，令人坐卧不能，大小便涩滞，止喘气促，面色痿黄，通身虚肿。

厚朴姜制　当归尾　草豆蔻仁煨　黄芩去皮　益智仁各半钱　黄连　生甘草　广茂煨　柴胡去芦　曲炒　泽泻各三分　升麻　吴茱萸汤泡　青皮去穰　陈皮各二分　红花一分　半夏七分。如虚渴，加葛根二分。

上件㕮咀，如麻豆大，都作一服，水二盏，先浸药少时，煎至一盏，去滓，稍热服，忌酒湿面，二服之后，中满减半，止有积块未溃，再服半夏厚朴汤。

半夏厚朴汤

厚朴八分　半夏一钱　吴茱萸一分　肉桂三分　桃仁七个　红花半分　苏木半分　京三棱四分　草豆蔻　苍术　白茯各三分　泽泻三分　猪苓四分　干生姜一分　升麻四分　柴胡三分　木香二分　青皮二分　橘皮三分　生黄芩三分　黄连一分　生甘草三分　昆布少许　炒曲六分　当归尾四分　如渴，加葛根三分。

上件锉，如麻豆大，旋秤，都作一服，水先拌药，次用水三盏，煎至一盏，去渣，稍热服之，忌如前。服此药二服之后，前证又减一半，却于前药中加减服之。

木香化滞散　破滞气，治心腹满闷。

白豆蔻　橘皮　桔梗　大腹子①　白茯苓去皮，各半钱　缩砂仁　人参　青皮　槟榔　木香　姜黄各二钱　白术二钱　炙甘草四分　白檀②五分　藿香五分

上件为细末，每服三钱，水一盏半，煎至一盏，稍热服，沸汤点服亦得，食前，忌生冷硬物。

---

① 大腹子：诸本同，但方中已有槟榔（大腹子），疑此为大腹皮之误。

② 白檀：即檀香科植物檀香，非山矾科植物白檀。

五 积 门

五 积 论

《黄帝针经·百病始生第二》云，其成积者，盖厥气生足悗，悗生胫寒，胫寒则血脉凝涩，凝涩则寒气上入于肠胃，入于肠胃则䐜胀，䐜胀则肠外之汁沫迫聚不得散，日以成积。卒然多饮食，则肠满，起居不节，用力过度，则脉络伤，阳络伤则血外溢，血外溢则衄血；阴络伤则血内溢，血内溢则后血；肠胃之络伤，则血溢于肠外，有寒汁沫与血相搏，则并和凝聚不得散而成积矣。或外中于寒，内伤于忧怒，则气上逆，气上逆则六输不通，温气不行，凝血蕴裹不散，津液凝涩，著而不去，而成积矣。又曰，生于阴者，盖忧思伤心；重寒伤肺；忿怒伤肝；醉以入房，汗出当风伤脾；用力过度，若入房汗出浴，则伤肾。此内外三部之所生病者也。故《难经》中说，五积各有其名，如肝之积名曰肥气，在左胁下，如覆杯，脐左有动气，按之牢，若痛者是也，无者非也。余积皆然。治之当察其所痛，以知其应，有余不足，可补则补，可泻则泻，无逆天时，详脏腑之高下，如寒者热之，结者散之，客者除之，留者行之，坚者削之，消之、按之、摩之，咸以软之，苦以泻之，全其气药补之，随其所利而行之，节饮食，慎起居，和其中外，可使毕已。不然遽以大毒之剂攻之，积不能除，反伤正气，终难治也。医者不可不慎。

肝之积**肥气丸** 治积在左胁下，如覆杯，有头足，久不愈，令人发咳逆痎疟，连岁不已。

厚朴半两 黄连七钱 柴胡二两 椒炒

出汗，四钱 巴豆霜五分 川乌头切，去皮，一钱二分 干姜炮，半钱 皂角去皮弦子，煨，一钱半 白茯苓去皮，一钱半 广茂炮，二钱半 人参去芦，二钱半 甘草炙，三钱 昆布二钱半

上件，除茯苓、皂角、巴豆霜外，为极细末，另碾茯苓、皂角为细末，和匀，另碾巴豆霜，旋旋入末，和匀，炼蜜为丸，如桐子大，初服二丸，一日加一丸，二日加二丸，渐渐加至大便微溏，再从两丸加服，周而复始，积减大半勿服。

在后积药，依此法服。此春夏药，秋冬另有加减法，在各条下。秋冬加厚朴半两，通草一两，减黄连一钱半。若治风痫，于一料中加人参、茯神、菖蒲各三钱，黄连只依春夏用七钱，虽秋冬不减，淡醋汤送下，空心。

心之积**伏梁丸** 起脐上，大如臂，上至心下，久不愈，令人烦心。

黄连去须，一两半 厚朴去皮，姜制，半两 人参去芦，五分 黄芩刮黄色，三钱 桂去皮，一钱 干姜炮，半钱 巴豆霜五分 川乌头炮，制去皮，半钱 红豆二分 菖蒲半钱 茯神去皮木，一钱 丹参炒，一钱

上件，除巴豆霜外，为细末，另研巴豆霜，旋旋入末，炼蜜为丸，如桐子大，初服二丸，一日加一丸，二日加二丸，渐加至大便溏，再从两丸加服，淡黄连汤送下，食远，周而复始，积减大半勿服，秋冬加厚朴半两，通前秤一两，减黄连半两，即用一两，黄芩全不用。

脾之积**痞气丸** 在胃脘，覆大如盘，久不愈，令人四肢不收，发黄疸，饮食不为肌肤。

厚朴去皮，四钱半　黄连去须，八钱　吴茱萸洗，三钱　黄芩二钱　白茯苓去皮，一钱，另为末　泽泻一钱，另为末　川乌头炮，制去皮，半钱　人参去芦，一钱　茵陈酒制，炒，一钱半　巴豆霜四分　干姜炮，一钱半　白术二钱　缩砂仁去皮，一钱半　桂去皮，四分　川椒炒，半钱

上件，除巴豆霜另研，茯苓另为末旋入外，同为细末，炼蜜为丸，如桐子大，初服二丸，一日加一丸，二日加二丸，渐加至大便溏，再从二丸加服，淡甘草汤送下，食前，周而复始，积减大半勿服，秋冬加厚朴五钱半，通草一两，减黄连一钱，减黄芩一钱，黄疸并积大能退，一料中加巴豆霜一分、附子炮一钱、砒石少许。

肺之积息贲丸　治右胁下覆大如杯，久不已，令人洒淅寒热，喘咳发肺壅。

厚朴姜制，八钱　黄连去头炒，一两三钱　干姜炮，一钱半　桂去皮，一钱　巴豆霜四分　白茯苓去皮，一钱半，另末　川乌头炮，制去皮，一钱　人参去芦，二钱　川椒炒去汗，一钱半　桔梗一钱　紫菀去苗，一钱半　白豆蔻一钱　陈皮一钱　青皮半钱　京三棱炮，一钱　天门冬一钱

上件，除茯苓、巴豆霜为末旋入外，为末，炼蜜为丸，如桐子大，初服二丸，一日加一丸，二日加二丸，渐加至大便溏，再从二丸加服。煎淡生姜汤下，食远，周而复始，积减大半止服，秋冬加厚朴半两，通前秤一两三钱，减黄连七钱，只用六钱。

肾之积贲豚丸　发于小腹，上至心下，若豚状，或下或上无时，久不已，令人喘逆，骨痿少气，又治男子内结七疝，女人瘕聚带下。

厚朴姜制，七钱　黄连去须炒，五钱　白茯苓去皮，二钱，另末　川乌头炮，半钱

泽泻二钱　苦楝酒煮，三钱　玄胡一钱半　全蝎一钱　附子去皮，一钱　巴豆霜四分　菖蒲二钱　独活一钱　丁香半钱　肉桂去皮，二分

上除巴豆霜、茯苓另为末旋入外，为细末，炼蜜为丸，如桐子丸，初服二丸，一日加一丸，二日加二丸，渐加至大便溏，再从二丸加服，淡盐汤送下，食前，周而复始，病减大半勿服，秋冬加厚朴半两，通用一两二钱，如积势坚大，先服前药不减，于一料中加烧存性牡蛎三钱，癞疝、带下病勿加。

加减痞气丸　孟秋合，治脾之积。

黄芩酒制，三分　黄连酒制，三分　厚朴一钱　半夏半钱　益智三分　吴茱萸二分　红花半分　青皮二分　当归尾二分　茯苓二分　泽泻二分　曲炒，二分　广茂二分　昆布二分　橘皮去白，二分　熟地黄二分　人参二分　附子二分　葛根二分　甘草炙，二分　巴豆霜二分

上件，为细末，蒸饼为丸，如桐子大，初服二丸，一日加一丸，二日加二丸，渐加至大便溏，再从二丸加服，煎淡甘草汤送下，食前。

加减息贲丸　仲夏合。其积为病，寒热喘咳，气上奔，脉涩，失精亡血，气滞则短气，血凝泣则寒热，则气分寒血分热，治法宜益元气泄阴火，破滞气削其坚也。

川乌头一钱　干姜一钱半　人参二钱　厚朴八分　黄连一两三钱　紫菀一钱　巴豆霜四分　桂枝三钱　陈皮一钱半　青皮七分　川椒炒去汗，一钱半　红花少许　茯苓一钱半　桔梗一钱　白豆蔻一钱　京三棱一钱半　天门冬去心，一钱半

上件为细末，汤浸蒸饼为丸，如桐子大，初服二丸，一日加一丸，二日加二丸，加至大便微溏利为度，再从二丸加

服，煎生姜汤送下，食前，忌酒湿面、五辛大料物之类及生冷硬物。

治积要法

许学士云：大抵治积，或以所恶者攻之，以所善者诱之，则易愈。如硇砂、水银治肉积，神曲、麦蘖治酒积，水蛭、虻虫治血积，木香、槟榔治气积，牵牛、甘遂治水积，雄黄、腻粉治涎积，礞石、巴豆治食积，各从其类也。若用群队之药分其势，则难取效。究是认得分明是何积，更兼见何证，然后增加佐使之药，不尔反有所损，要在临时通变也。

心胃及腹中诸痛门

心胃及腹中诸痛论

《黄帝针经·经脉第一》云：胃病者，腹䐜胀，胃脘当心而痛，上支两胁，膈咽不通，饮食不下，取三里也。又云：足太阴脾之脉，其支者，复从胃别上膈，注心中。是动则病舌本强，食则呕，胃脘痛，腹胀善噫，心下急痛。《举痛论》云：五脏卒痛，何气使然？曰：经脉流行不止，环周不休，寒气入经稽迟，泣而不行，客于脉外则血少，客于脉中则气不通，故卒然而痛，得炅则痛立止。因重感于寒，则痛久矣。夫心胃痛及腹中诸痛，皆因劳役过甚，饮食失节，中气不足，寒邪乘虚而入客之，故卒然而作大痛。《经》言得炅则止，炅者热也，以热治寒，治之正也。然腹痛有部分，脏位有高下，治之者亦宜分之，如厥心痛者，乃寒邪客于心包络也，前人以良姜、菖蒲大辛热之味末之，酒醋调服，其痛立止，此折之耳；真心痛者，寒邪伤其君也，手足清至节，甚则旦发夕死；脘痛者，太阴也，理中、建中、草豆蔻丸之类主之；腹脐痛者，少阴也，四逆汤、姜附御寒汤之类主之；少腹痛者，厥阴也，正阳散、回阳丹、当归四逆之类主之；杂证而痛者，苦楝汤、酒煮当归丸、丁香楝实丸之类主之，是随高下治

也。更循各脏部分穴腧，而灸刺之。如厥心痛者，痛如锥针刺其心，甚者脾心痛也，取之然谷、太溪，余脏皆然。如腹中不和而痛者，以甘草芍药汤主之；如伤寒误下传太阴，腹满时痛者，桂枝加芍药汤主之，痛甚者桂枝加大黄主之；夏月肌热恶热，脉洪实而痛者，黄芩芍药汤主之。又有诸虫痛者，如心腹痛，作痛肿聚，往来上下行，痛有休止，腹热善渴，涎出，面色乍青、乍白、乍赤、呕吐清水者，蛟蛕也，以手紧按而坚持之，无令得移，以针刺之，久持之虫不动，乃出针也。或《局方》中化虫丸及诸取虫之药，量虚实用，不可一例而治。

草豆蔻丸 治劳役致脾胃虚弱，而心火乘之，不能滋荣心肺，上焦元气衰败，因遇冬天肾与膀胱寒水大旺，子能令母实，助肺金大旺，相辅而来克心乘脾，故胃脘当心而痛，此复其仇也。故《经》云，大胜必大复，理之常也。故皮毛血脉分肉之间，元气已绝于外，又以大寒大燥二气并乘之，其人苦恶风寒，耳鸣，及腰背相引胸中而痛，鼻息不通，不闻香臭，额寒脑痛，目时眩，为寒水反乘脾土，痰唾沃沫，饮食反出，腹中常痛，心胃作痛，胁下缩急，有时而痛，腹不能努，大便多泻而少秘，下气不绝，或腹中鸣，胸中气乱，心烦不安，而成霍乱之意，膈咽

不通，极则有声，鼻中气短，遇寒滋甚，或居暖处方过，口吸风寒则复作，四肢厥逆，身体沉重，不能转侧，头不可以回顾，小便数而欠，此脾虚之至极也。

草豆蔻一钱四分，面煨烧熟，去皮秤用　益智八分　吴茱萸八分，汤洗去苦，焙干秤　陈皮八分　僵蚕八分　熟甘草三分　生甘草三分　桃仁去皮尖，七分　青皮六分　泽泻一分　黄芪八分　半夏汤洗七次，一钱　大麦蘖炒黄，一钱半　曲末四分　姜黄四分　当归身六分　人参四分　柴胡去苗，四分或二分，详胁下痛多少加之

上十八味，除桃仁另研如泥外，为极细末，同研，汤浸蒸饼为丸，如桐子大，每服二十丸，热白汤送下，旋斟酌多少服之。

姜附御寒汤　治中气不足，遇冬天寒气客于脾胃之间，相引两胁，缩急而痛，善嚏，鼻中流浊涕不止，不闻香臭，咳嗽脑痛，上热如火，下寒如冰，头时作阵痛或暴痛，两目中流火，视物脘脘然，或耳鸣耳聋，喜晴明，恶阴寒，夜不得安卧，胸中痰涎，膈咽不通，饮食失味，口中沃沫，牙齿动摇不能嚼物，腰脐间及尻肾膝足胻冷，阴汗自出，行步失力，风痹麻木，小便数，气短喘喝，少气不足以息，卒遗失无度，妇人白带，阴户中大痛，上牵心而痛，熏黑失色，男子控睾而痛，牵心腹隐隐而痛，面如赭色，食少，大小便不调，烦心霍乱，逆气里急，而腹皮白或黑，下气腹中肠鸣，膝下筋急及腰背肩胛大痛，此阴盛阳虚之证也。

干姜炮，一钱二分　半夏汤洗，五分　柴胡去苗，一钱　防风去芦，半钱　羌活一钱　藁本去土，八分　人参去芦，半钱　白葵花五朵，去心蒂　甘草炙，八分　升麻七分　郁李仁汤浸，去皮尖，半钱　当归身六分，酒制　桃仁汤浸，去皮尖，半钱，与郁李仁研如泥入正药　黑附子炮，去皮脐，四钱

上件㕮咀，都作一服，水五大盏，煎至三盏，入黄芪一钱，橘皮五分，草豆蔻一钱，再煎至二盏，再入酒制黄柏三分，酒制黄连三分，枳壳三分，酒地黄二分，此四味锉碎，预一日先用新水多半盏浸一宿，煎至一盏半，又华阴细辛一分，贯芎二分，蔓荆子二分，亦预先一日用新水各另浸，将前正药去滓，入此三味，再上火同煎至一盏，去渣，空心热服之。待少时，以美膳压之，忌肉汤，宜食肉，不助经络中火邪也。又能治咽唇，舌根强硬，其效如神。如无以上证，但有白带下，脐下寒，男子二丸冷痛，相引心腹背痛，手心或寒，两尺脉弦细，按之不鼓，小便遗失或数而欠，大便多燥涩不通，或大便软，溺色变，或短气不足以息，额寒，鼻不闻香臭，鼻端红肿，善嚏，多悲愁不乐，健忘多怒，寝汗憎风，小便滑数，后滴沥，脐下冷疼，风寒汗出，腰背强，腰痛，或里急，或腹皮白，或腹黑色，或鼻流清涕及目中泪下不止，精神不足，亦宜服之，及肾与膀胱经中寒，肺气寒，元气不足者，皆宜服之。于月生、月满时，隔三五日吃一服，如病急，不拘时候。

麻黄豆蔻丸　治客寒犯胃，心胃大痛不可忍。季秋合

麻黄不去节，三钱　草豆蔻五钱　益智仁八分　炒曲二钱　升麻半钱　半夏半钱，汤洗　麦蘖面半钱　缩砂仁半钱　黄芪半钱　白术半钱　橘皮　柴胡　炙甘草　吴茱萸　当归身各五分　青皮二分　木香二分　厚朴二分　荜澄茄四分　红花三分　苏木三分

上为细末，汤浸蒸饼为丸，如桐子大，每服五十丸，细嚼，温水送下；如寒腹痛，不嚼，白汤送下。

益智和中丸 治心胃腹中大痛，烦躁，冷汗自出。

草豆蔻四钱 益智仁二钱二分 缩砂仁七分 甘草炙，二钱半 黄芪 人参 当归身 干生姜 麦门冬 神曲末 橘皮各半钱 桂枝一钱半 桂花一钱 麦蘖面炒，三钱 黄连二分 生地黄二分 姜黄五分 木香二分

上件同为细末，汤浸蒸饼为丸，如桐子大，每服三十丸，温水送下，细嚼亦得。

益智调中汤 治因服寒药过多，致脾胃虚弱，胃脘痛。

白豆蔻三分 益智仁三分 缩砂仁 甘草各二分 姜黄三分 厚朴三分 陈皮五分 泽泻三分 黄芪七分 干姜三分 人参二分

上件为粗末，都作一服，水一盏半，煎至一盏，去滓，温服，食前。

如胃脘当心而痛，气欲绝者，胃中虚之至极，俗呼为心痛，服草豆蔻丸二三十丸；若痛频作，胃中元气虚甚，则将理二三日，不得食热，当食温烂，细嚼细咽，痛必不作，一二日自和矣；若食热稠粥，其痛必几死，言毕不得食，食后不得言，欲食时口鼻不得当风，食罢亦然，忌生冷硬物、果木之类及麸粉曲食，须忌长远，免致后患。

卷 三

呕吐哕门

呕吐哕论

《黄帝针经》第二经脉第一：足太阴脾之脉，复从胃别上膈，注心中，是动则病舌本强，食则呕。《脉解篇》云：所谓食则呕者，物盛满而上溢故也。《举痛论》云：寒气客于肠胃，厥逆上出，故痛而呕。厥阴之病，少腹坚满，厥心痛，呕吐饮食不入，入而复出，筋骨掉眩，清厥，甚则入脾，食痹而吐。《灵枢经》云：人之哕，盖谷入于胃，胃气上注于肺，因有故寒气，与新谷气俱还入于胃，新故相乱，真邪相攻，气并相逆，复出于胃，故为哕。补手太阴，泻足少阴。又云：胃为气逆，为哕。夫呕吐哕者，俱属于胃。胃者总司也，以其气血多少为异耳。如呕者，阳明也。阳明多血多气，故有声有物，血气俱病也。仲景云：呕多，虽有阳明证，慎不可下。孙真人云：呕家多服生姜，为呕家之圣药也。气逆者，必散之，故以生姜为主。吐者，太阳也。太阳多血少气，故有物无声，为血病也。有入食则吐，以橘皮去白主之。哕者，少阳也。少阳多气少血，故有声无物，乃气病也，以姜制半夏为主。故朱奉议治呕吐哕，以生姜、橘皮、半夏者是也。究其三者之源，皆因脾胃虚弱，或因寒气客胃，加之饮食所伤而致之也。宜以丁香、藿香、半夏、茯苓、陈皮、生姜之类主之。若但有内伤而有此病，宜察其虚实，使内消之。痰饮者，必下之。治之当分其经，对证用药，而不可乱。

丁香安胃汤 治呕吐哕，胃虚寒所致。

丁香半钱 吴茱萸一钱 草豆蔻 黄芪各二钱 人参一钱 炙甘草半钱 柴胡半钱 升麻七分 当归身一钱五分 橘皮半钱 黄柏三分 苍术一钱

上件锉，如麻豆大，每服半两，水二大盏，煎至一盏，去渣，稍热服，食前。

茯苓半夏汤 治胃气虚弱，身重有痰，恶心欲吐，是风邪羁绊于脾胃之间，当先实其脾胃。

白术 茯苓 半夏 大麦面各半两 炒曲二钱 陈皮三钱 天麻三钱

上件吹咀，每服半钱，水二大盏，生姜五片，煎至一盏，去滓，稍热服，食前。

柴胡半夏汤 治旧有风证，不敢见风，眼涩头痛，有痰眼黑，恶心兀兀欲吐，风来觉皮肉紧，手足重难举，居暖处有微汗便减，再见风其病即便复。一名补肝汤。

半夏二钱 炒曲一钱 生姜十片 柴胡半钱 升麻五分 苍术一钱 藁本半钱 白茯苓七分

上件吹咀，麻豆大，都作一服，水三盏，煎至一盏，去渣，稍热服。

木香利膈丸 治寒在膈上，噎塞咽膈不通。

吴茱萸一钱二分 草豆蔻一钱二分 益智八分 橘皮八分 白僵蚕四分 人参八分 黄芪八分 升麻八分 麦蘖一钱半 当归六分 炙甘草六分 半夏一钱 木香二分

泽泻四分 姜黄四分 柴胡四分 青皮二分

上件为细末，汤浸蒸饼为丸，如绿豆大，每服二十丸，温水少许送下，勿多饮汤，恐速走下，细嚼亦得。

衄吐呕唾血门

衄吐呕唾血论

《别论》云：阳明厥逆，喘咳身热，善惊，衄吐血。又云：足阳明胃之脉，起于鼻。又云：温淫，汗出衄鼻。又云：阳气者，大怒则形气绝而菀于上，使人薄厥。又云：怒则气逆，甚则呕血，故气上矣。《黄帝针经》三卷，寒热病第三：暴瘅内逆，肝肺相搏，血溢鼻口，取天府穴。天府乃手太阴也。又足少阴肾之脉，从肾上贯肝，入肺中，循喉咙，其病则饥不欲食，而黑如地色，咳唾则有血。夫气者阳也，血者阴也。气者煦之，血者濡之。今血妄行，上出于鼻口者，皆气逆也。故《经》言，阳明厥逆，怒则气逆，暴瘅内逆者是也。分之则各有所属，治之则各有所主。若浮紧者麻黄汤，浮缓者桂枝汤。脉已微者，二药俱不可用，宜黄芩芍药汤主之。杂病谓见血者，多责其热也。如衄血出于肺，以犀角、升麻、栀子、黄芩、芍药、生地黄、紫参、丹参、阿胶之类主之。咯唾血者，出于肾，以天门冬、麦门冬、贝母、知母、桔梗、百部、黄柏、远志、熟地黄之类主之。如有寒者，干姜、肉桂之类。痰涎血者，出于脾，葛根、黄芪、黄连、芍药、当归、甘草、沉香之类主之。呕血者，出于胃也。实者，犀角地黄汤主之；虚者，小建中汤加黄连主之。血证上行，或唾、或呕、或

吐，皆逆也；若变而下行于恶痢者，顺也。血上行为逆，其治难；下行为顺，其治易。故仲景云：蓄血证，下血者，当自愈也，与此意同。若无病之人，忽然下血，其病进也。今病血证上行，而复下行恶痢者，其邪欲去，是知吉也。《经》云，诸见血，身热脉大者难治，是火邪胜也；身凉脉静者易治，是正气复也。故叔和云鼻衄吐血沉细宜，忽然浮大即倾危，此之谓也。

三黄补血汤 治六脉俱大，按之空虚，必面赤善惊，上热，乃手少阴心之脉也。此气盛多而亡血，以甘寒镇坠之剂，大泻其气以坠气浮，以甘辛温微苦，峻补其血。

熟地黄二钱 生地黄三钱 当归一钱半 柴胡二钱半 升麻一钱 白芍药半两 牡丹皮一钱 川芎三钱 黄芪一钱

上㕮咀，如麻豆大，每服半两，水二大盏，煎至一盏，去滓，稍热服，食前。补之太过，以防血溢上竭。

如两寸脉芤，两头则有，中间全无而虚曰芤，血在上焦，或衄、或呕，与犀角地黄汤则愈。

黄芪芍药汤 治衄血多岁，面黄，眼涩多眵，手麻木。

黄芪三两 炙甘草二两 升麻一两 葛根半两 羌活半两 芍药一两

上件㕮咀，每服三钱，水二盏，煎至一盏，去渣，温服之，十五服而愈。

六脉弦细而涩，按之空虚，其色必白而夭不泽者，脱血也。此大寒证，以辛温补血、益血，以甘温、甘热、滑润之剂以佐之则愈，此亡血亦伤精气。

人参饮子 治脾胃虚弱，气促气弱，精神短少，衄血、吐血。

人参去芦，三分 黄芪一钱 五味子五个 白芍药一钱 甘草一钱 当归身三分 麦门冬二分

上件为粗散，分作二服，每服水一盏八分，煎至一盏，去滓，稍热服。

一贫者，有前证，以前药投之愈，继而时在冬天，居大室中，卧大热炕，而吐血数次，再来求治，料此病久虚弱，附脐有形，而有火热在内，上气不足，阳气外虚，当补表之阳气，泻其里之虚热，是其法也。冬天居大室，衣盖单薄，是重虚其阳；表有大寒，壅遏里热，火邪不得舒伸，故血出于口。仲景《伤寒论》中一证，太阳伤寒，当以麻黄汤发汗而不愈，遂成衄，却与麻黄汤立愈，此法相同，遂用麻黄桂枝汤。

麻黄桂枝汤

麻黄一钱，去其外寒 黄芪一钱，实表益卫 桂枝半钱，补表虚 白芍药一钱，益脾 甘草一钱，补其脾胃之虚 人参二分，益上焦气而实表 麦门冬三分，保脾气 五味子五个，安肺气 当归身半钱，和血养血

上件都作一服，水二盏，先煎麻黄，令沸去沫，至二盏，入余药，同煎至一盏，去滓，稍热临睡一服而愈，更不再作。

人参救肺散 治咳血、吐血。

升麻一钱 柴胡一钱 当归尾二钱 熟地黄二钱 白芍药一钱 苏木半钱 黄芪二钱 人参二钱 甘草半钱 苍术一钱 陈皮半钱

上件都作一服，水二盏，煎至一盏，去渣，温服，食前。

麦门冬饮子 治吐血久不愈。

五味子十个 麦门冬去心，半钱 当归身 人参各半钱 黄芪一钱 生地黄五分

上件为粗末，都作一服，水二盏，煎至一盏，去渣，稍热服，不拘时候以三棱针于气冲出血，立愈。

治鼻衄不止法

鼻衄不止，或素有热而暴作，诸药无验，以白纸一张，作八牒或十牒，于极冷水内，湿纸置顶中，热熨斗熨至一重或二重纸干，立止。

消 渴 门

消 渴 论

《阴阳别论》云：二阳结谓之消。《脉要精微论》云：瘅成消中。夫二阳者，阳明也。手阳明大肠主津，病消则目黄口干，是津不足也；足阳明胃主血，热则消谷善饥，血中伏火，乃血不足也。结者，津液不足，结而不润，皆燥热为病也。此因数食甘美而多肥，故其气上溢，转为消渴，治之以兰，除陈气也。不可服膏粱、芳草、石药，其气慓悍，能助燥热也。越人云：邪在六腑则阳脉不和，阳脉不和则气留之，气留之则阳脉盛矣。阳脉大盛则阴气不得营也，故皮肤肌肉消削是也。《经》云：凡治消瘅，仆击偏枯、痿厥气满，发逆肥贵人，则膏粱之疾也。岐伯曰：脉实病久可治，脉弦小病久不可治。

后分为三消，膈消者，舌上赤裂，大渴引饮。《逆调论》云，心移热于肺，传为膈消者是也。以白虎加人参汤治之。中消者，善饮而瘦，自汗，大便硬，小便数。叔和云，口干饮水，多食亦饥，虚瘅成消中者是也，以调胃承气、三黄丸治之。下消者，烦躁引饮，耳轮焦干，小便如膏。叔和云，焦烦水易亏，此肾消也，以六味地黄丸治之。《总录》所谓末传能食者，必发脑疽、背疮，不能食者，必得中满、鼓胀，皆为不治之证。洁古老人分而治之，能食而渴者，白虎加入参汤；不能食而渴者，钱氏方白术散倍加葛根治之。上中既平，不复传下消矣。前人用药，厥有旨哉！或曰末传疮疽者何也？此火邪胜也，其疮痛甚而不溃，或赤水者是也。《经》云：有形而不痛，阳之类也，急攻其阳，勿攻其阴，治在下焦元气，得强者生，失强者死。末传中满者何也？以寒治热，虽方士不能废其绳墨而更其道也。然脏腑有远近，心肺位近，宜制小其服；肾肝位远，宜制大其服，皆适其至所为。故如过与不及，皆诛伐无过之地也。如膈消、中消，制之太急，速过病所，久而成中满之病。正谓上热未除，中寒复生者也。非药之罪，失其缓急之制也。处方之制，宜加意焉。

生津甘露饮子 治膈消，大渴饮水无度，舌上赤涩，上下齿皆麻，舌根强硬肿痛，食不下，腹时胀痛，浑身色黄，目白睛黄甚，四肢痿弱无力，面尘脱色，胁下急痛，善嚏，善怒，健忘，臀腰背寒，两丸冷甚。

石膏一钱二分　人参二钱　生甘草一钱　炙甘草二钱　山栀子一钱　荜澄茄一钱　白豆蔻一钱　白葵花五分　黄柏酒拌炒，一钱半　香白芷一钱　连翘一钱　杏仁去皮，一钱半　麦门冬五分　黄连三分　木香

三分　桔梗三钱　升麻二钱　姜黄一钱　知母二钱，酒制　当归身五分　全蝎二个　藿香二分　柴胡三分　兰香五分

消之为病，燥热之气胜也。《内经》曰：热淫所胜，佐以甘苦，以甘泻之。热则伤气，气伤则无润。折热补气，非甘寒之气不能除，故以石膏、甘草之甘寒为主；启玄子云：滋水之源以镇阳也，故以黄连、黄柏、栀子、知母之苦寒泻热补水为臣；以当归、杏仁、麦门冬、全蝎、连翘、白芷、白葵、兰香、甘草甘寒和血润燥为佐；以升麻、柴胡苦平行阳明、少阳二经，白豆蔻、木香、藿香反佐以取之，又为因用。桔梗为舟楫，使浮而不下也。

上件为细末，如法汤浸蒸饼和匀成剂，捻作饼子，晒半干，杵碎，筛如黄米大，食后每服二钱，抄于掌中，以舌舔之，随津唾下，或送以白汤少许亦可。此制之缓也，不惟不成中满，亦不传下消矣。戊申正月七日，叶律千户服之大效。

兰香饮子 治渴饮水极甚，善饮而瘦，自汗，大便结燥，小便频数。

石膏三钱　酒知母一钱　生甘草一钱　炙甘草半钱　人参半钱　防风一钱　半夏二分，汤洗　兰香①半钱　白豆蔻仁　连翘　桔梗　升麻各半钱

上同为细末，汤浸蒸饼和匀成剂，捻作薄片子，日中晒半干，碎如米，每服二钱，食后，淡生姜汤送下。

地黄饮子 治口干舌干，小便数，舌上赤脉。此药生津液，长肌肉。

杏仁六个　生甘草三分　石膏一钱　黄连酒制，八分　桃仁六个　生地黄酒制，七分　黄柏酒制，二钱　当归酒制，四分　柴胡三分　炙甘草三分　升麻一钱　红花少许　知母酒制，五分　麻黄根三分　汉防己

---

① 兰香：为唇形科罗勒的全草。

酒制，五分　羌活五分

上件锉，如麻豆大，都作一服，水二盏，煎至一盏，去渣，温服，食后。忌湿面、房事、盐、血。戊申仲冬，张安抚服此大效。

当归润燥汤　治消渴，舌上白干燥，唇干，口干，眼涩，黑处见浮云，大便秘涩，干燥结硬，喜温饮，阴头短缩。

升麻一钱半　柴胡七分　甘草六分，半生半熟　细辛一分　黄柏一钱　知母一钱　石膏一钱　杏仁六个　桃仁泥子一钱　麻仁泥子一钱　当归身一钱　红花少许　防风一钱　荆芥穗一钱　熟地黄三分　小椒三个

上件㕮咀，都作一服，水二碗，煎至一盏，去渣，食后温服，忌辛热物。

清凉饮子　治消中，能食而瘦，口干舌干，自汗，大便结燥，小便频数。

羌活一钱　柴胡一钱　升麻四分　防风五分　当归身六分　生甘草半钱　炙甘草一钱　石膏一钱半　酒知母一钱　汉防己半钱　草龙胆酒制，一钱半　黄柏一钱半　红花少许　桃仁五个　杏仁十个　生地黄酒制，半钱　黄芪一钱　黄芩酒制，一钱

上件㕮咀，麻豆大，都作一服，水二盏、酒一匙，煎至一盏，去渣，稍热服，食后。

清神补气汤　前消渴证皆愈，只有口干，腹不能努起。

升麻一钱半　柴胡七分　生甘草五分　黄柏酒制，半钱　黄连酒制，半钱　知母酒制，半钱　石膏四分　杏仁六个　桃仁一钱　当归身一钱　红花少许　防风一钱　荆芥穗一钱　熟地黄三分　小椒二个　细辛一分　生地黄一分

上件锉，如麻豆大，都作一服，水二盏，煎至一盏，去渣，稍热食后服。

甘草石膏汤　消病全愈，再添舌白滑微肿，咽喉咽唾觉痛，嗌肿，时有渴，口中白沫如胶，饮冷则稍缓。

升麻一钱半　柴胡七分　甘草五分　黄柏一钱　知母一钱　石膏六分　杏仁六个　桃仁一钱　当归身一钱　熟地黄二分　小椒一个　细辛一分　黄连三分　红花少许　防风一钱　荆芥穗一钱　生地黄一分

上件锉，如麻豆大，都作一服，水二盏，煎至一盏，去渣，稍热，食后服。

辨六经渴并治

太阳渴，脉浮无汗者，五苓散、滑石之类。阳明渴，脉长有汗者，白虎汤、凉膈散之类。少阳渴，脉弦而呕者，小柴胡加瓜蒌汤主之。太阴渴，脉细不欲饮，纵饮思汤不思水。少阴渴，脉沉自利者，猪苓汤、三黄汤之类。厥阴渴，脉微引饮者，少少与之。滑石治渴，本为窍不利而用之，以其燥而能亡津液也；天令湿气太过者当用之，无湿用之是为犯禁。假小便不利，或渴或不渴，知内有湿也；小便自利而渴者，知内有燥也。湿宜渗泻之，燥以润之则可矣。杂证汗而渴者，以辛润之；无汗而渴者，以苦坚之。伤寒食少而渴，当以和胃之药，不可用凉药止之，恐复损胃气，愈不能食也，白术、茯苓是也。太阳无汗而渴，不宜白虎汤；若汗后脉洪大而渴者，宜与之。阳明有汗而渴，不宜五苓散；若小便不利，汗少脉浮而渴者，宜与之。病者心肺热而不渴者，知不在太阴、少阴之本，而只在标也。在标则不渴矣，渴者是在本也。

疮疡门

明疮疡之本末

《生气通天论》云：营气不从，逆于肉理，乃生痈肿。又云：膏粱之变，足生大疔，受如持虚。《阴阳应象论》云：地之湿气，感则害人皮肉筋脉，是言湿气外伤，则营气不行。荣卫者，皆营气之所经营也；营气者，胃气也；运气也，营气为本；本逆不行，为湿气所坏，而为疮疡也。膏粱之变，亦是言厚滋味过度，而使营气逆行，凝于经络为疮疡也。此邪不在表，亦不在里，惟在其经中，道病也。以上《内经》所说，俱言因营气逆而作也。遍看诸疮疡论中，多言湿热相搏，热化为脓者；有只言热化为脓者；又言湿气生疮，寒化为热而为脓者，此皆疮疡之源也。宜于所见部分，用引经药，并兼见证药，中分阴证阳证也。泻营气是其本，本逆助火，湿热相合。败坏肌肉而为脓血者，此治法也。宜远取诸物以比之，一岁之中，大热无过四五月之间，当是时诸物皆不坏烂；坏烂者，六七月之间，湿令大行之际也。近取诸身热病，在身只显热，而不败坏肌肉，此理明矣。标本不得，邪气不服，言一而知百者，可以为上工矣。

营气不从，逆于肉理，乃生疮痈。且营气者，胃气也。饮食入于胃，先输于脾，而朝于肺，肺朝百脉；次及皮毛，先行阳道，下归五脏六腑，而气口成寸矣。今富贵之人，不知其节，以饮食肥酦之类，杂以厚味，日久太过，其气味俱厚之物，乃阳中之阳，不能走空窍先行阳道，反行阴道，逆于肉理，则湿气大胜；则子能令母实，火乃大旺，热湿即盛，必来克

肾；若杂以不顺，又损其真水，肾即受邪，积久水乏，水乏则从湿热之化而上行，其疮多出背、出脑，此为大疔之最重者也。若毒气行于肺，或脾胃之部分，毒之次也。若出于他经，又其次也。湿热之毒所止处，无不溃烂，故《经》言膏粱之变，足生大疔，受如持虚。如持虚器以受物，物无不受。治大疔之法，必当泻其营气。以标本言之，先受病为本，非苦寒之剂为主、为君不能除。其苦是疼痛也，诸疮疡有痛，往往多以乳香、没药杂以芳香之药止之，必无少减之理。若使经络流通，脏腑中去其壅滞，必无痛矣。苦寒之剂，除其疼痛，药下于咽，则痛立止，此神品药也。

疮疡食肉乃自弃也。疮疡者，乃荣气而作也，今反补之，而自弃何异？虽用药施治，而不能愈。地之湿气自外而入内者，疮疖当先服药，而后用针。如疮疖小，不欲饮药，或婴儿之疮，先当温衣覆盖，令其凝泣壅滞血脉温和，则出血立已者。不如此，血脉凝滞便针，则邪毒不泻，反伤良肉，又益其疮势也。疮疡及诸病，面赤虽伏大热，禁不得攻里，为阳气怫郁，邪气在经，宜发表以去之。故曰火郁则发之。虽大便数日不见，宜多攻其表以发散阳气，少加润燥之药以润之。如见风脉、风证，只可用发表风药，便可以通利得大便行也。若只干燥秘涩，尤宜润之，慎不可下也。诸九窍不利者，慎不可下也。疮疡郁冒，俗呼昏迷是也，宜汗之则愈。验疮各色治之，当从《素问》《针经》《圣济总录》、易老疮论及诸家治疮用药法度，此为紧要，临病之际，宜详审焉。

疮疡治验

戊申岁,以饮酒太过,脉候沉数,九月十七日,至真定,脑之下项之上,出小疮,不痛不痒,谓是曰疮,漫不加省,是夜宿睡善甫家,二日后觉微痛,见国医李公明之,不知问,凡三见之,终不为以为言。又二日,脑项麻不肿,势外散,热毒燉发,且闻此府刘帅者,近以脑疽物故,便疑之。三日间,痛大作,夜不复得寐。二十二日,诸镇之疡医,遂处五香连翘。明日再往,又请同门一医共视之,云此疽也。然而不可速疗,十八日得脓,俟脓出用药,或砭刺,三月乃可平,四月如故。予记医经,凡疮见脓,九死一生,果如二子言,则当有束手待毙之悔矣。乃诣姨兄韩参谋彦俊家,请明之诊视。明之见疮,谈笑如平时,且谓予言,疮固恶,子当恃我,无忧恐尔。高粱之变,不当投五香,五香已无及,且疽已八日,当先用火攻之策,然后用药。午后以大艾炷如枣核许者攻之,至百壮,乃痛觉,次为处方。云是足太阳膀胱之经,其病逆当反治。脉中得弦紧,按之洪大而数,又且有力,必当伏其所主,而先其所因,以其始则同,其终则异,可使破积,可使溃坚,可使气和,可使必已,必先岁气,勿伐天和。以时言之,可收不可汗,经与病禁下,法当结者散之,咸以软之,然寒受邪而禁咸。诸苦寒为君、为用,甘寒为佐,酒热为引,用为使,以辛温和血,大辛以解结为臣,三辛三甘,益元气而和血脉,淡渗以导酒湿,扶持秋冬以益气泻火,以入本经之药和血,且为引用。既以通经以为主用,君以黄芩、黄连、黄柏、生地黄、知母酒制之,本经羌活、独活、防风、藁本、防己、当归、连翘以解结;黄芪、人参、甘草配诸苦寒者三之一,多则滋营气补土也。生甘草泻肾之火,补下焦元气;人参、橘皮以补胃气;苏木、当归尾去恶血;生地黄、当归身补血;酒制汉防己除膀胱留热;泽泻助秋去酒之湿热;凡此诸药,必得桔梗为舟楫乃不下沉。投剂之后,疽当不痛不拆,精气大旺,饮啖进,形体健。予如言服之,药后投床大鼾,日出乃寤,以手扪疮肿减七八。予疑疮透喉,遽邀明之视之。明之惊喜曰:疮平矣。屈指记日,不五七日,作痂子,可出门矣。如是三日,忽有宵寐之变,予惧其为死候,甚忧之,而无可告语之者,适明之入门,戏谓予曰:子服药后有三验,而不以相告,何也?乃历数云:子三二日来,健啖否乎?曰:然。又问:子脚膝旧弱,今行步有力否乎?曰:然。又问:子昨宵梦有宵寐之变,何不自言?予为之一笑,终不以此变告之也。二十九日,疮痛全失,去灸瘢,脓出寻作痂。初,镇人见刘帅病疽之苦,言及者皆为悲惨。闻予复病此疮,亲旧相念者,皆举手加额,以早安为祷。十月十七日,明之邀往其家,乘马过市,人见之,有为之失喜者。盖始于投剂,至疮痂敛,却十四日而已。予往在聊城见明之治梁县杨飞卿胁痛,及郭文之父脑疽、杨叔能背疽,不十数日皆平复。皆不若治予疮之神也。医无不难,疗脑背疮尤难。世医用技岂无取效者,至于治效之外,乃能历数体中不言之秘,平生所见,惟明之一人而已。乙未秋,予自济南回,伤冷太过,气绝欲死,明之投剂,应手而愈,起予之死。并此为二矣。他日效刘斯立传钱乙,当补述之,同年秋七月二十有五日河东元好问记。

黄连消毒饮

黄连一钱　黄芩五分　黄柏五分　生地黄四分　知母四分　羌活一钱　独活四分

防风四分 藁本五分 当归尾四分 桔
梗五分 黄芪二分 人参三分 甘草三分
连翘四分 苏木二分 防己五分 泽泻二分
橘皮二分

上件锉,如麻豆大,都作一服,水三
盏,煎至一盏半,去渣,温服,食后。

一方加山栀子二分、五味子一分、麦
门冬二分、枳壳二分、猪苓二分,名消毒
溃坚汤,治八发痈肿、瘰疬、奶病,随患
人虚实,药剂轻重用之,无不作效。

丁未季春二十二日,蒲蔢主老年七
十,因寒湿地气,得附骨痈,于左腿外
侧,足少阳胆经之分,微侵足阳明分,阔
六七寸,长一小尺,坚硬浸肿,不变肉
色,皮泽深,但行步作痛,以指按至骨大
痛,与药一服,立止,再日坚硬而肿消。

内托黄芪酒煎汤

柴胡一钱半 连翘一钱 肉桂一钱 黍
粘子炒,一钱 黄芪二钱 当归尾二钱 黄
柏半钱 升麻七分 甘草炙,半钱

上件㕮咀,好糯米酒一盏半,水一大
盏半,同煎至一大盏,去滓,大温服,空
心宿食消尽服之,待少时,以早膳压之,
使不令大热上攻中上二焦也。

尹老家寒,己酉岁十月初,有仲冬之
寒,形志皆苦,于手阳明大肠经分出痈,
第四日稠脓,幼小有癞疝,其臂外皆肿痛
甚,先肿在阳明,左右寸皆短,中得之俱
弦,按之洪缓有力。此痈得自八风之变,
以脉断之,邪气在表。其证大小便如故,
饮食如常,腹中和,口知味,知不在里
也。不恶风寒,只热躁,脉不浮,知不在
表也。表里既和,邪气在经脉之中也。故
云凝于经络为疮痈。其痈出身半以上,故
风从上受之。故知是八风之变为疮,只经
脉之中也。治其寒邪,调和经中血气,使
无凝滞则已矣。

白芷升麻汤

白芷七分 升麻半钱 甘草一分 黄
芩二钱,酒制 生黄芩一钱半 黄芪二钱
桔梗半钱 红花少许

上㕮咀,作一服,水酒各一大盏半,
同煎至一盏,去滓,大温服,临卧,一服
而愈。

贾德茂,男,年十岁,丁未四月十一
日,于左大腿近膝股出附骨痈,不变肉
色,漫肿皮泽,木硬,疮势甚大。其左脚
乃肝之髀上也,更在足厥阴肝经之分,少
侵足太阴脾经之分。其脉左三部细而弦,
按之洪缓微有力。

内托黄芪柴胡汤

黄芪二钱 柴胡一钱 羌活半钱 连
翘一钱三分 肉桂三分 土瓜根①一钱,酒
制 生地黄一分 黄柏二分 当归尾七分半

上件㕮咀,作一服,水三盏、酒一
盏,同煎至一盏,去滓,热服,宿食消尽
服,一服而愈。

内托羌活汤 治足太阳经中,左右尺
脉俱紧,按之无力,尻臀生痈,坚硬肿痛
大作。

羌活二钱 防风一钱 藁本一钱 肉
桂三分 黄柏二钱,酒制 连翘半钱 甘草
炙,半钱 当归尾一钱 黄芪一钱半 苍术
半钱 橘皮半钱

上件㕮咀,都作一服,水二大盏,酒
一盏,煎至一盏半,去滓,热服,空心,
以夹衣盖覆其痈,使药力行罢去衣,一服
则愈。

内托升麻汤 治妇人两乳间出黑头
疮,疮顶陷下作黑眼子,其脉弦洪,按之
细小。

升麻一钱半 葛根一钱半 连翘一钱半
肉桂三分 黄芪一钱 当归身一钱 黍

---

① 土瓜根:葫芦科王瓜的根。

粘子半钱 黄柏一分 甘草炙，一钱

上件吹咀，都作一服，水二盏，酒半盏，同煎至一盏，去滓，食后温服。

救苦化坚汤 治瘰疬、马刀、挟瘿，从耳下或耳后下颈至肩上，或入缺盆中，乃手、足少阳之经分，其瘰疬在于颏下或至颊车，乃足阳明之分受心脾之邪而作也，今将二证合而治之。

升麻一钱 葛根半钱 真漏芦一钱此三味，俱足阳明本经药也。

连翘一钱 此一味，十二经疮药中不可无，乃结者散之，能散诸血结气聚，此疮之神药也，此半温凉之气味中圣药也。

牡丹皮三分，出肠胃中留血、滞血 当归身三分 熟地黄三分 此三味，诸经中和血、生血、凉血药也。

黄芪一钱 护皮毛，闭腠理虚及活血脉生血，亦疮家圣药，又能补表之元气消少而弱也。

白芍药三分 如夏日倍之，其味酸，其气寒，能补中，益肺气之气弱，治腹中痛必用之。如冬寒证不可用之，为寒气故也。又治腹中不和，此乃散而不收，故用芍药味酸以收散气。

肉桂二分，大辛热 能散结积，阴证疮疡须当少用之，以寒因热用，又为寒气侵其疮，以大辛热以消浮冻之气，如有烦躁者去之，阴证疮必须用。

柴胡八分，功同连翘，如疮不在少阳经则去之 鼠粘子三分，无肿不用

羌活一钱 独活半钱 防风半钱 此三味，必关手、足太阳证，脊痛项强，不可回顾，腰似折，项似拔者是也。其防风一味辛温，若疮在膈以上，虽无手、足太阳经证，亦当用之，为能散结去上部风。病人身拘急者，风也。诸痛见此证亦须用。

昆布二分 其味大咸，若疮坚硬者所宜用，为咸软坚。

广茂三分，煨 京三棱二分一，煨 若疮坚硬甚者用，不甚坚硬勿用之，为坚者削之。

人参三分 补肺气之药也，如气短、气不调及喘者可加之。

益智仁二分 如唾多者，胃不和也，或病人吐沫、吐食，胃土寒者加之，无则去之。

厚朴姜制，一钱二分 如腹时见胀者加用之，无则勿用。

麦蘖曲一钱 治腹中缩急，兼能消食补胃。

曲末炒黄，二分 为食不能消化故也。

甘草炙，半钱 能调中和诸药，泻火益胃，亦能去疮邪。

黄连去须，二分 以治烦闷。

黄柏炒，三分 如有热，或腿脚无力者加之，如有躁烦欲去衣者，肾中伏火也，更宜加之，无此证勿用。

上件同为细末，汤浸蒸饼和，捻作饼子，日干，捣如米粒，每服秤二钱或三钱，白汤送下，量病人虚实，临时斟酌，勿令药多妨其饮食，此治之大法也。

如只在阳明分，为瘰疬者，去柴胡、鼠粘子二味，余皆用之；如在少阳分，为马刀、挟瘿者，去独活、漏芦、升麻、葛根，更加瞿麦穗三分；若气不顺，加橘皮，甚者加木香少许。

若本人素气弱，现患之病，其病势来时气盛而不短促者，不可考其平素，宜作气盛，而从病变之权也，更宜加黄芩、黄连、黄柏、知母、防己之类，视邪气在上、中、下三焦。假令在于上焦，加黄芩，一半酒制、一半生用；在中焦者，加黄连，一半酒制、一半生用；在下焦，则加酒制知母、酒制黄柏、酒制防己之类，选而用之。

若病不大便，为大便不通而滋其邪盛也，急加酒制大黄以利之；如血燥而大便干燥者，加桃仁、酒制大黄二味；如风结燥不行者，加麻子仁、大黄；如风涩而大便不行，加煨皂角仁、大黄、秦艽以利之；如脉涩，觉身有气涩，而大便不通者，加郁李仁、大黄以除气燥也。

如阴寒之病，为寒结闭而不大便，以《局方》中半硫丸或加煎附子、干姜，冰冷与之。大抵用药之法，不惟疮疡一说，诸疾病，量人素气弱者，当去苦寒之药，多加人参、黄芪、甘草之类，泻火而先补元气，余皆仿此。

散肿溃坚汤 治马刀疮，结硬块子，坚如石者，在耳下至缺盆中，或至肩上，或入胁下，皆手、足少阳经中，及瘰疬遍于颏或至颊车，坚硬如石，在足阳明经中所出，或二证疮已破，流脓水，并皆治之。

柴胡四钱 升麻三分 草龙胆半两，酒制炒，各四遍 黄芩八钱，酒制一半，生用一半 炙甘草二钱 桔梗半两 连翘三钱 瓜蒌根半两，切碎，酒制 当归尾二钱 白芍药二钱 黄柏酒制，去皮，半两 酒知母先锉，酒制，半两 葛根二钱 黄连一钱 京三棱三钱，酒制微炒 广茂三钱，锉碎，酒制，微炒 昆布去土，半两

上件咬咀，每服秤六钱或七钱，水二盏八分，先浸多半日，煎至一盏，去渣，热服，于卧处身脚在高处，头低垂，每噙一口作十次咽，服毕依常安卧，取药在膈上停蓄故也。另攒半料作极细末，炼蜜为丸，如绿豆大，每服一百丸或一百五十丸，用此汤一口送下，食后服之，药多少量病人虚实，应服药皆效此例。

升麻调经汤 治颏下或至颊瘰疬，此证出足阳明胃之经中来也。若疮深远，隐曲肉底，是足少阴肾中来也，乃戊胃传癸肾，是夫传与妻，俱作块子坚硬，大小不

等，并皆治之，或作丸服亦得。

升麻八钱 葛根五钱 草龙胆酒制炒，半两 黄芩削去皮，酒制，半两 当归尾三钱 桔梗半钱 连翘半两 芍药三钱 黄柏去皮，酒炒，二钱 知母酒炒，一两 黄连去须，五钱 广茂酒炒，五钱 京三棱五钱，碎切，酒炒炙 甘草半两 生黄芩四钱

上件另秤一半作末，蜜为丸，如绿豆大，每服百丸或一百五十丸；一半多作咬咀，每服秤半两，若能食便硬，可旋加之至七八钱止，水二盏，先浸多半日，煎至一盏，去渣，临卧热服，脚高头下而卧，噙一口，作十次咽，留一口在后，送下丸子药，服药毕，卧如常，此制之缓也。

连翘散坚散 治耳下至缺盆或至肩上生疮，坚硬如石，动之无根，名曰马刀，从手、足少阳经中来也，或生两胁，或已流脓作疮，未破皆治之。

柴胡一两二钱 连翘半两 当归尾半两，酒制 芍药三钱 土瓜根一两，酒炒 炙甘草三钱 草龙胆酒制四次，一两 生黄芩半两 苍术二钱 黄芩酒炒二次，七两 黄连二钱，酒炒二次 广茂半两 京三棱细锉，半两，同广茂酒制一次，微炒干

上件秤一半为细末，炼蜜为丸，如绿豆大，每服一百丸或一百五十丸，另一半咬咀，每服半两，水一盏八分，浸多半日，煎至一盏，去渣，卧时热服，头下脚高，去枕而卧，每口作十次咽，留一口送下丸子药，服毕，卧如常，亦缓治之。

项上瘰疬、马刀，将先出一疮用四棱铁环按定不令走，后作口子，以油药纸捻纴之，勿令合了，以绝其疮之源，其效甚速。如疮不破，或本人不肯，更以龙泉散涂。

龙泉散方 瓦粉① 龙泉粉各半两，炒，半润湿，另研 昆布去土，三钱或五钱

---

① 瓦粉：即铅粉。

广莪　京三棱各半两，酒制，锉碎炒

上件同为细末，煎熟水调涂之，用此去疾尤速，一二日一易之。

柴胡连翘汤　治男子、妇人马刀疮。

柴胡半两　黍粘子二钱　中桂三分连翘五钱　瞿麦穗六钱　甘草炙，三钱　生地黄三钱　当归尾一钱半　黄柏三钱，酒制知母半两，酒制　炒黄芩半两

上件㕮咀，如麻豆大，每服秤五钱或二钱，水二大盏，煎至一盏，去渣，稍热服，食后时时服之。

黍粘子汤　治耳痛生疮。

桔梗半两　柴胡三分　连翘二分　黍粘子二分　当归尾二分　黄芩二分　生地黄二分　黄芪三分　炙甘草二分　黄连二分　草龙胆一分　昆布一分　蒲黄一分　苏木一分　桃仁三个　红花少许　生甘草一分

上件㕮咀，如麻豆大，都作一服，水二盏，煎至一盏，去渣，稍热服，食后，忌寒药利大便。

连翘防风汤　治皮痒，腋下疮，背上疮，耳聋、耳鸣。

麻黄一钱　桂枝二分　草豆蔻一钱当归尾七分　红花少许　羌活一钱　防风一钱　柴胡一钱　升麻半钱　连翘半钱　桔梗半钱　甘草半钱　生地黄半钱　酒黄芩一钱　苍术一钱

上件锉，如麻豆大，都作一服，水二大盏，煎至一盏，去滓，稍热服之。

消肿汤　治马刀疮。

柴胡二钱　连翘三钱　当归尾一钱红花少许　甘草一钱　生黄芩二钱　黄连半钱　瓜蒌根一钱半　黍粘子半钱，炒　黄芪一钱半

上件，每服秤半两，水二大盏，煎至一盏，去滓，稍热服，食后，忌酒湿面。

柴胡通经汤　治小儿项侧有疮，坚而不溃，名曰马刀。

柴胡二分　连翘二分　当归尾二分红花少许　黄连五分　黄芩二分　生甘草二分　黍粘子二分　桔梗二分　京三棱二分

上件㕮咀，麻豆大，都作一服，水二大盏，煎至一盏，去滓，稍热服，食后，忌苦药泄大便。

保生救苦散　治火烧，热油所损，或至脱肌肉，及一切犬咬伤损，并刀斧所伤，及诸疮血不止，如神。上此药时，疮口变黑色勿怪，待药力尽，却变红和也。

生寒水石　大黄火煨　黄柏油炒，以上各等分

上为细末，小油调涂之，若干上亦得，其痛立止，与无疮同，不作脓，无分毫苦楚，日近完复，久无破伤风证。

圣愈汤　治诸疮，血出多而心烦不安，不得眠睡，此亡血故也。

熟地黄三分　生地黄三分　当归身半钱　川芎三分　黄芪半钱　人参三分

上件㕮咀，都作一服，水一大盏半，煎至一盏，去滓，稍热服，不计时候。

一上散　治诸般疥癣必效。

雄黄通明，手可碎，五钱　熟硫黄半两斑蝥三个，去翅足，研碎　黑狗脊五钱寒水石五钱　蛇床子半两，炒

上另研雄黄、硫黄、寒水石如粉，次入斑蝥和匀，蛇床子、黑狗脊另为细末，同研匀。凡疥癣令汤透去痂，油调手中擦热，鼻中嗅三两次，擦上，可一上即愈也。如痛甚肿满高起者，加寒水石一倍；如不苦痒，只加狗脊；如微痒，只加蛇床子；如疮孔中有虫，加雄黄；如喜火灸汤烫者，加硫黄，即臭不止，亦可愈也。

柳枝当归膏　贴一切热疮。

当归尾尖细，稍水浸，一两　杏仁浸去皮尖，一百个　黄丹细研，水飞，六两　肥嫩柳枝三两半，切如一寸，水洗净，令干　肥嫩桃枝一两半，洗净，令干　芝麻油一斤

上件，先令油热，下桃柳枝熬令半焦，以绵裹当归、杏仁，同熬至桃柳枝黑焦为度，去药渣，滤油，澄净，抹去铫子中滓秽，令净，再上火令沸，旋旋入黄丹熬，滴水中不散为度，或只于纸上摊，令不透纸为度。

桃枝当归膏 贴一切恶疮。

当归身去细梢，洗去土，干，一两　杏仁汤浸，去皮尖，一百个　肥嫩柳枝三两半，切寸许，水洗，干　肥嫩桃枝一两半，切寸许，水洗，干　黄丹水飞，六两　芝麻油一斤

上件，先令油热，下桃枝、柳枝，令半焦，以绵裹当归、杏仁，同熬至桃枝、柳枝黑焦为度，去药滓，滤油，澄净，抹出铫子中滓秽令净，再上火令沸，旋旋入黄丹，熬成滴水中不散为度，或只摊纸上，不透为度。

夺命膏 专治疔疮石硬，始终皆大寒证。

当归尾一两　木鳖子去皮，五个　巴豆去壳，肥者，二十三枚　桃枝寸许，一百一十茎　没药三钱　黄丹五两　蓖麻子去壳，二十个　粉霜半两　白及三钱半　乳香三钱　藁本半两　杏仁七十个　柳枝寸许　六十茎　芝麻油一斤

上件一处，先将桃、柳枝下在油内，煮焦，取出不用，次下余药物，熬至焦黑，滤去滓，却将油澄清，上火令沸，旋旋入黄丹，熬成膏药，绯绢上摊之，立有神效。如寒证去，其疮不任此药作痛，换柳枝膏贴。大抵膏药，只可护卫皮肤，行疮口上气血而已，使气血周流而无凝滞，乃上法也。既经络行，必无疼痛，易为痊瘳矣。

治疮脉诀

身重脉缓，湿胜，除湿；身热脉大，心躁时肿，乍来乍去，热；诸痛，眩运动摇，脉弦，去风；气涩、气滞干燥，口少津液，脉涩，泻气补血。寒胜则浮，食不入，便溺浊多，恶寒，脉紧细，泻寒水。

破毒散 治便毒、横痃已成、未成，随即消散，应效如神。

滑石末三钱　斑蝥炒，去头、足、翅，三个，为末

上二件和匀，分作三服，空心食前，一日服毕，少用茶汤调下，毒气俱从小便中出。如小便疼痛，浓煎车前子、木通、灯心、泽泻汤，顿服即已。

卷　四

妇　人　门

经闭不行有三

《阴阳别论》云：二阳之病发心脾，有不得隐曲，女子不月，其传为风消、为息贲者，死不治。妇人脾胃久虚，或形羸气血俱衰，而致经水断绝不行，或病中消、胃热、善食渐瘦，津液不生。夫经者，血脉津液所化，津液既绝，为热所烁，肌肉消瘦，时见渴燥，血液枯竭，病名曰血枯经绝，宜泻胃之燥热，补益气血，经自行矣。此证或经适行而有子，子不安为胎病者有矣；或心包脉洪数，躁作时见，大便秘涩，小便虽清不利，而经水闭绝不行，此乃血海干枯，宜调血脉、除包络中火邪，而经自行矣。《内经》所谓小肠移热于大肠，为㿗瘕、为沉。脉涩不利，则月事沉滞而不利。故云为㿗瘕、为沉也。或因劳心，心火上行，月事不来，安心补血泻火，经自行矣。故《内经》云：月事不来者，胞脉闭也。胞脉者，属心而络于胞中，今气上迫肺心，气不得下，故月事不来也。

经闭治验

裴泽之之夫人，病寒热而月事不至者数年矣，已加喘嗽，医者率以蛤蚧、桂、附等投之。曰：不然。夫人病，阴为阳所搏，温剂太过，故无益而反害，投以凉血和血之药，则经行矣，已而果然。

经漏不止有三

《阴阳别论》云：阴虚阳搏谓之崩。妇人脾胃虚损，致命门脉沉细而数疾，或沉弦而洪大有力，寸关脉亦然，皆由脾胃有亏，下陷于肾，与相火相合，湿热下迫，经漏不止，其色紫黑，如夏月腐肉之臭。中有白带者，脉必弦细，寒热作于中；中有赤带者，其脉洪数疾，热明矣，必腰痛或脐下痛，临经欲行，先见寒热往来，两胁缩急，兼脾胃证出现，或四肢困热，心烦不得眠卧，心下急，宜大补脾胃而升举血气，可一服而愈。或人故贵脱势，人事疏少；或先富后贫，心气不足，其火大炽，旺于血脉之中，又致脾胃饮食失节，火乘其中，形质、肌肉、容颜似不病者，此心病不行于诊，故脾胃饮食不调，其证显矣。而经水不时而下，或适来适断，暴下不止，当先说恶死之言，劝谕令拒死而心不动，以大补气血之药，举养脾胃，微加镇坠心火之药治其心，补阴泻阳，经自止矣。《痿论》云：悲哀太甚则胞络绝，胞络绝则阳气内动，发则心下崩，数溲血也。故本病曰大经空虚，发则肌痹，传为脉痿，此之谓也。

崩漏治验

宣德侯经历之家人，病崩漏，医莫能效，切脉。且以纸疏其证，至四十余种，为药疗之，明日而二十四证减，前后五六日，良愈。侯厚谢而去。凡治设施，皆此类也。

调经升阳除湿汤 治女子漏下恶血，月事不调，或暴崩不止，多下水浆之物，皆由饮食失节，或劳伤形体，或素有心气不足。因饮食劳倦，致令心火乘脾，其人必怠惰嗜卧，四肢不收，困倦乏力，无气以动，气短上气，逆急上冲，其脉缓而弦，急按之洪大，皆中指下得之，脾土受邪也。脾主滋荣周身者也；心主血、血主脉，二者受邪，病皆在脉。脉者，血之府也。脉者，人之神也。心不主令，包络代之，故曰心之脉主属心系。心系者，包络、命门之脉。至月事因脾胃虚而心包乘之，故漏下月水不调也。况脾胃为血气、阴阳根蒂，当除湿去热，益风气上伸以胜其湿。又云，火郁则发之。

柴胡 羌活各半钱 防风一钱 蔓荆子七分 独活半钱 苍术一钱半 甘草炙，一钱 升麻一钱 藁本一钱 当归酒制，半钱 黄芪一钱半

上㕮咀，如麻豆大，勿令作末，都作一服，以洁净新汲水五大盏，煎至一盏，去滓，空心腹中无宿食，热服之，待少时，以早饭压之，可一服而已。如灸足太阴脾经中血海穴二七或三七壮，立已。此药乃从权之法，用风胜湿，为胃下陷而气迫于下，以救其血之暴崩也；并血恶之物住后，必须黄芪、人参、当归之类数服以补之，于补气升阳汤中加以和血药便是也。若经血恶物下之不绝，尤宜究其根源，治其本经，只益脾胃，退心火之亢，乃治其根蒂也。若遇夏月白带下，脱漏不止，宜用此汤，一服立止。

凉血地黄汤 治妇人血崩，是肾水阴虚，不能镇守包络相火，故血走而崩也。

生地黄半钱 黄连三分 黄柏二分 黄芩一分 知母二分 羌活三分 柴胡三分 升麻二分 防风三分 藁本二分 当归半钱 甘草一钱 细辛二分 荆芥穗一分 川芎二分 蔓荆子一分 红花少许

上㕮咀，都作一服，水三大盏，煎至一盏，去渣，稍热服，空心食前。足太阴脾之经中血海二穴，在膝髌上内廉白肉际二寸中，治女子漏下恶血，月事不调，逆气腹胀，其脉缓是也，灸三壮。足少阴肾之经中阴谷二穴，在膝内辅骨后大筋下，小筋上，按之应手，屈膝取之，治膝如锥，不得屈伸，舌纵涎下，烦逆溺难，小腹急引阴痛，股内廉痛，妇人漏血不止，腹胀满不得息，小便黄，如蛊，女子如妊娠，可灸二壮。

丁香胶艾汤 治崩漏不止。盖心气不足，劳役及饮食不节所得。经隔少时，其脉二尺俱弦紧时洪，按之无力，其证自觉脐下如冰，求厚衣覆以御其寒，白带白滑之物多，间有屋漏水下，时有鲜血，右尺脉时洪微也。屋漏水暴多下者，是急弦脉，寒多；如洪脉时见，乃热少。合而明之，急弦者，北方寒水多也；洪脉时出者，是命门、包络之火少也。黑物多，赤物少，合成屋漏水之状也。

当归身一钱二分 川芎四分 阿胶六分，炮 熟地黄三分 生艾叶一钱 白芍药三分 丁香四分

上件，川芎为末，当归酒洗锉，熟地黄亦锉，丁香为细末，艾锉，都作一服，用水五大盏，先煎五味作一大盏二分，去滓，入胶、艾再上火煎至一大盏，空心食前，带热服之。

丁未仲冬，郭大方说，其妻经水暴崩不止，先曾损身失血，自后一次经缩十日而来，今次不止，其人心窄，性急多惊，以予料之，必因心气不足，饮食失节得之。大方曰：无。到彼诊得掌中寒，脉沉细而缓，间而沉数，九窍微不利，四肢无力，上喘气短促，口鼻气皆不调，果有心气不足，脾胃虚损之证，胃脘当心而痛及左胁下缩急有积，当脐有动气，腹中鸣下气，大便难，诸虚证极多，不能尽录。拟先治其本，余证可以皆去，与安心定志，镇坠其惊，调和脾胃，益元气，补血脉，养其神，以大热之剂去其冬寒，寒凝在皮肤内，少加生地黄去命门相火，不令四肢痿弱。黄芪当归人参汤主之。

黄芪当归人参汤

黄芪—钱 当归身—钱半 人参—钱 草豆蔻仁六分 炒曲半钱 黄连一分 生地黄三分 陈皮半钱 麻黄不去节，一钱 杏仁五个，研 桂枝半钱

上㕮咀，分作二服，每服水二大盏半，煎麻黄令沸，去沫，煎至二盏，入诸药，同煎至一大盏，于巳午时之间，食消尽服之，一服立止。其胃脘痛乃胃土有客寒，与大热药草豆蔻丸十五丸，白汤送下，再与肝之积药，除其积之根则愈。

当归芍药汤 治妇人经脉漏下不止，其色鲜红，时值七月处暑之间，先因劳役脾胃虚损，气短气逆，自汗不止，身热闷乱，恶见饮食，非惟不入亦不思饮食，沉困懒倦，四肢无力，大便时泄，后再因心气不足，经脉再下不止，微觉气下脱，其元气逆上全无，惟觉心腹中气下行，气短少不能言，是无力以言，非懒语也，此药主之。

黄芪—钱半 白术 苍术 当归身 白芍药各—钱 熟地黄半钱 炙甘草 生地黄各三分 橘皮五分 柴胡二分

上十味㕮咀，如麻豆大，分作二服，每服水二盏半，煎至一盏，去滓，稍热服，空心。一服之后，渐减，次日全住，诸证悉去，顿喜饮食。盖天气通，而闻饮食香，得平康故也。

柴胡调经汤 治经水不止鲜红，项筋急，脑痛，脊骨强痛，不思饮食。

羌活—钱 独活半钱 藁本半钱 苍术—钱 柴胡七分 升麻半钱 葛根三分 当归身三分 炙甘草三分 红花少许

上锉，如麻豆大，都作一服，水四大盏，煎至一盏，去滓，空心，稍热服，取微汗立止。

一妇人，经候黑血凝结成块，左厢有血瘕，水泄不止，谷有时不化，有时化，后血块暴下，并水俱作，是前后二阴有形之血脱竭于下，既久，经候犹不调，水泄日见三两行，食罢烦心不快，饮食减少，甚至瘦弱。求治，乃审而细思之曰：夫圣人治病，必本四时升降浮沉之理，权变之宜，必先岁气，勿伐天和，无盛盛，无虚虚，遗人夭殃，无致邪，无失正，绝人长命。故仲景云：阳盛阴虚，下之则愈，汗之则死；阴盛阳虚，汗之即愈，下之即死。大抵圣人立法，且如升阳或发散之剂，是助春夏之阳气，令其上升，乃泻秋冬收藏殒杀寒凉之气。此病是也，当用此法治之。升降浮沉之至理也，天地之气以升降浮沉乃从四时，如治病不可逆之。故《经》云，顺天者昌，逆天者亡，可不畏哉！夫人之身亦有四时天地之气，不可只认在外，人亦体同天地也。今漏经不止，是前阴之气血已脱下矣；水泄又数年，是后阴之气血下陷已脱矣。后阴者，主有形之物也；前阴者，精气之户。下竭，是病人周身之气血，常行秋冬之令，阴主杀，此等收藏之病是也。阳生阴长，春夏是也。在人之身，令气升浮者，谷气上行是

也。既病，人周身气血皆不生长，谷气又不升，其肌肉消少，是两仪之气俱将绝。即下元二阴俱脱，血气消竭。假令当是热证，今下焦久脱，化为寒矣。此病久沉久降，寒湿大胜，当急救之。泻寒以热，除湿以燥，大升、大举以助生长，补养气血不致偏竭。圣人立治之法，既湿气大胜，以所胜治之，助甲风木上升是也。故《经》云，风胜湿，是以所胜平之也。当先调和胃气，次用白术之类以燥其湿而滋元气。如其不止，后用风药以胜湿，此便是大举、大升以助春夏二湿之久陷下之治也。

益胃升阳汤　血脱益气，古圣人之法也。先补胃气以助生发之气，故曰阳生阴长，诸甘药为之先务。举世皆以为补气，殊不知甘能生血，此阳生阴长之理也。故先理胃气，人之身内谷为宝。

黄芪二钱　人参一钱半，有嗽去之　炙甘草一钱　升麻半钱　柴胡半钱　白术三钱　当归身一钱，酒浸　炒曲一钱半　陈皮一钱　生黄芩泻盛暑之伏，庚金肺逆，每服加少许，秋凉去之

上件㕮咀，每服秤一钱或二钱，视食加减之，如食少，已定二钱内更减之，不可令胜食，每服水二大盏，煎至一盏，去滓，稍热服。如腹中痛，每服加芍药三分、去皮中桂少许；如渴或口干，加干葛二分，不计时候。

升阳举经汤　治经水不止，如右尺脉按之空虚，是气血俱脱，大寒之证；轻手其脉数疾，举指弦紧或涩，皆阳脱之证，阴火亦亡，见热证于口鼻眼，或渴，此皆阴躁阳欲先去也，当温之、举之、升之、浮之、燥之。此法当大升浮血气，且补命门下脱也。

柴胡二钱　藁本去土，二钱　白术三钱　黄芪味甘者佳　当归身各三钱　红花少许

肉桂去皮，盛暑勿用，秋冬半钱　桃仁汤浸，去皮尖，十个，细研　川芎一钱　细辛六分　地黄　人参各一钱　白芍药半钱　羌活二钱　黑附子炮去皮脐，五分　独活一钱半　防风二钱　甘草一钱半

上件㕮咀，每服秤三钱，若病势顺当，渐渐加之，至半两止服，水三盏，煎至一盏，去滓，空心，稍热服之。

每日水泄三两行
米谷有时不化论

凡泄痢，米谷不化谓飧泄，是清气在下，胃气不上升。古之圣人，以升浮扶持胃气，一服而愈，知病在中焦脾胃也。又湿多成五泄。湿者，胃之别名也。病本在胃，故真气弱。真气者，谷气也。不能克化饮食，乃湿胜也。以此论之，只是脾胃弱所得也。初病之时，夺食或绝不食一二日，胃气口胜，泄不作矣。今已成大泄。又云：治湿不利小便，非其治也。又云：下焦如渎。又云：在下者，引而竭之。二阴有所积蓄，利于便，利去之也。唯此二证，不宜以此论之。其病得之于胃气下流，清气不升，阳道不行，宜升、宜举，不宜利小便。头有疾，取之足，为阳病在阴；足有疾，取之上，为阴病在阳也。《经》言阳病在阴，阴病在阳，此之谓也。中有疾，傍取之。傍者，少阳甲胆是也；中者，脾胃也。脾胃有疾，取之于足少阳。甲胆者，甲风是也，东方风也。胃中之谷气者，便是风化也。一体休作两认，故曰胃中湿胜而成泄泻。助甲胆风胜以克之，又是升阳助清气上行者也。泄不止有五，经漏亦然。此皆清气不升而作也，只合益胃助清气上行为法。又一说，中焦元气不足，溲便谓之变，肠为之苦鸣；亦缘春气不升，故治甲风上升。又云风胜湿者

是也。大抵此证，胃气弱不能食，夺食则一二日可止也。夺食之理，为胃不能克化，食下则为泄，如食不下何以作泄？当为药滋养胃气，令和，候泄止，渐与食，胃气胜则安矣。若食不化者，升阳风药内加炒曲同煎。兼食人顷心下痞，心下者，胃之口也，必口沃沫，或食人反出，皆胃上停寒，其左手关脉中弦，按之缓，是风湿相合，谷气不行，清气不升，为弦脉之寒所隔，故不下也。曲之大热，亦能去之。若反胃者，更加半夏、生姜入于风药内同煎。夺食、少食，欲使胃气强盛也。若药剂大，胃不能胜药，泄亦不止，当渐与之。今病既久，已至瘦弱，当以常治法治之，不可多服药饵，切嘱之。人之肉如地土，岂可无之！消瘦人有必死者八般，《素问》中有七，《灵枢经》中有一。若病肌肉去尽，勿治，天命已矣。如肌肉不至消瘦尽，当急疗之，先当食而益胃气与升阳，先助其气，次用风药以助升腾之气，可以已矣。余皆勿论，此治之上也。

半产妄用寒凉药有误论

妇人分娩及半产漏下，昏冒不省，瞑目不知觉，盖因血暴亡。有形血去，则心神无所养。心与包络者，君火与相火也。得血则安，亡血则危，火之上炽故令昏冒，火乘其肺瞑目不省人事，是阴血暴去不能镇抚也。血已亏损，往往用滑石、甘草、石膏之类，乃辛甘大寒之药，能泻气中之热，是血亏泻气，乃阴亏泻阳，使二者俱伤，反为不足。虚劳之病，昏迷不省者，上焦心肺之热也。此无形之热，用凉寒之药驱令下行，岂不知上焦之病，悉属于表，乃阴证也，汗之则愈；今反下之，幸而不死，暴亏气血，生命岂能久活。又不知《内经》有说，病气不足，宜补不宜

泻。但瞑目之病，悉属于阴，宜汗不宜下。又知伤寒郁冒，得汗则愈，是禁用寒凉药也。分娩、半产，本气不病，是暴去其血，亡血补血又何疑焉？补其血则神昌，常时血下降亡，今当补而升举之，心得血而安神不昏矣。血若不下，是秋冬之令大旺，今举而升之，以助其阳，则目开神不昏迷矣。今立一方，补血养血，生血益阳，以补手、足厥阴之不足，名曰全生活血汤。

全生活血汤

柴胡二钱　当归身酒制，二钱　生地黄一钱，夏月加之　熟地黄一钱　川芎一钱半　防风二钱

诸阳既陷何以知之？血下脱也。

细辛　蔓荆子各五分　藁本一钱半　羌活　独活各二钱　升麻三钱　葛根二钱　白芍药三钱　炙甘草二钱　红花三分

上件，呹咀，如麻豆大，每服五钱，水二盏，煎至一盏，去滓，稍热服，食前。

癞疝带下论

《脉解论》云，厥阴所谓癞疝，妇人少妇肿者是也。厥阴者，辰也。三月阳中之阴，邪在中故曰癞疝，小腹肿也。所谓腰脊痛不可以俯仰者，三月一振荣华，乃物一俯而不仰也。所谓癞癃疝腹胀者，阴亦盛而脉胀不通，故云癞癃疝也。所谓甚则嗌干热中者，阴阳相薄则热，故嗌干也。《骨空论》云：任脉者，起于中极之下，以上毛际，循腹里，上关元，至咽喉，上颐循面入目。任脉为病，男子内结七疝，女子带下瘕聚。又督脉者，起于少腹以下骨中央，女子系廷孔，其孔，溺孔之端也，其络循阴器合篡间，绕篡后，别绕臀，至少阴，与巨阳中络者，合少阴上

股内后廉，贯脊属肾，与太阳起于目内眦，上额交巅上，入络脑，还出别下项，循肩膊内，挟脊抵腰中，入循膂络肾；其男子循茎下至篡，与女子等，其少腹直上者，贯脐中央，上贯心入喉，上颐环唇，上系两目之下中央。此生病，从少腹上冲心而痛，不得前后，为冲疝。其女子不孕，癃痔遗溺嗌干。督脉生病治督脉，治在骨上，甚者在脐下营。《黄帝针经》六卷五色第四：痛下为卵痛，肾乘心，心先病，肾为应色皆如是。男子色在于面王，为小腹痛，下为卵痛，其环直为茎痛，高为本，下为首，狐疝癫阴之属也；女子色在于面王，为膀胱、子处之病，散为痛，搏为聚，方圆左右，各如其形色。其随而下至眹为淫，有润如膏状，为暴食不洁。左为左，右为右，其色有邪，聚空不端，面色所指者也。色者，青黑赤白黄，皆端满有别乡。别乡赤者，其色赤，大如榆荚，在面王为不月。其色上锐，首空上向，下锐下向，在左右如法。以五色命脏，青为肝，赤为心，白为肺，黄为脾，黑为肾。肝合筋，心合脉，肺合皮，脾合肉，肾合骨也。夫手、足厥阴者，生化之源也。足厥阴主肝木，肝藏血；手厥阴命门、包络相火，男子藏精施化，妇人系胞有孕。生化虽异，受病则同。女子二七而天癸至，任脉通，太冲脉盛，月事以时下，故有子，皆主生化。如病则癫疝带下之病作矣。叔和云，尺脉第三同断病者是也。

酒煮当归丸　治癫疝、白带下注、脚气、腰以下如在冰雪中，以火焙干重重厚绵衣盖其上，犹寒冷，不任寒之极也。面白如枯鱼之像，肌肉如刀刮削，瘦峻之速也。小便不止，与白带常流而不禁固，自不知觉，面白，目青蓝如菜色，目眹眹无所见，身重如山行，步欹侧不能安地，腿膝枯细，大便难，闭口不能言，无力之极，食不下，心下痞，烦心懊恢，不任其苦，面停垢，背恶寒，此上、中、下三阳真气俱虚欲竭，哕呕不止。胃虚之极也。其脉沉厥紧而涩，按之空虚。若脉洪大而涩，按之无力，犹为中寒之证，况按之空虚者乎！按之不鼓是谓阴寒，其空虚乃血气俱虚之极也。

当归一两　茴香半两　良姜七钱　黑附子七钱

上四味锉，如麻豆大，以上等好酒一升半，同煎至酒尽，焙干。

炒黄盐三钱　丁香半两　全蝎三钱　柴胡二钱　升麻　木香各一钱　苦楝生用　炙甘草各半两　玄胡四钱

上与前四味药同为细末，酒煮白面糊为丸，如梧桐子大，每服五七十丸，空心，宿食消尽，淡醋汤送下，忌酒湿面、油腻物。

固真丸　治白带久下不止，脐腹冷痛，阴中亦然，目中溜火壅其上，视物眵眵然无所见，牙齿恶热饮，痛须得黄连细末擦之乃止，唯喜干食，大恶汤饮。此病皆寒湿乘其胞内，故喜干而恶湿。肝经阴火上溢，走于标故上壅，而目中溜火。肾水浸肝而上溢，致目眵眵而无所见。齿恶热饮者，是少阳、阳明经伏火也。

白石脂一钱，以火烧赤，水飞，研细，日干　干姜炮，四钱　黄柏酒制　白芍药各半钱　白龙骨二钱　柴胡一钱　当归身酒制，二钱

前证乃寒湿为之也，治法当大泻寒湿，以丸子药治之。故曰寒在下焦，治主病宜缓以制大，忌汤剂。以白石脂、白龙骨以枯其湿，以炮干姜大辛热泻寒水，以黄柏之大寒为因用，又为向导。故云，古者虽有重罪，不绝人之后，亦为之伏其所主，先其所因之意。又泻齿中恶热饮也，

以柴胡为本经之使，以芍药半钱导之，恐辛热之药大甚，损其肝经，故微泻之，以当归身辛温，大和其血脉，此用药之法完备矣。

上件，除石脂、龙骨水飞研外，同为极细末，水煮稀面糊为丸，如鸡头仁大，日干，空心，候宿食消尽，煎百沸汤，令大温，多用送下，无令胃中停滞，待少时以早膳压之，是不令热药犯胃也。忌生冷硬物、酒与湿面。

白文举正室，白带常漏久矣，诸药不效，诊得心包尺脉微，其白带下流不止。叔和云：崩中日久为白带，滑下多时骨木枯。言崩中者，始病血崩，久则血少复亡其阳，故白滑之物下流不止，是本经血海将枯，津液复亡，枯干不能滋养筋骨。以本部行经药为引用、为使，以大辛甘油腻之药润其枯燥而滋津液；以大辛热之气味药补其阳道，生其血脉；以苦寒之药泄其肺而救上；热伤气，以人参补之；以微苦温之药为佐而益元气，名之曰补经固真汤。

补经固真汤

柴胡 炙甘草各一钱 干姜细末，二钱 橘皮半钱 人参二钱 郁李仁一钱，研如泥 白葵花去萼，四分 生黄芩一钱，另入

上件，除黄芩外，以水三盏，煎至一盏七分，再入生黄芩同煎至一盏，去滓，空心，无宿食滞，热服，少时，以早膳压之。

升麻燥湿汤 治白带下，阴户痛，控心急痛，身黄皮缓，身如山重，阴中如冰。

防风一钱 柴胡一钱三分 良姜 干姜各一钱 橘皮半钱 白葵花七朵 生黄芩半钱 郁李仁 甘草各一钱

上件锉，如麻豆大，分作二服，每服水二盏，煎至一盏，去滓，稍热服，食前，少时，以美膳压之。

当归附子汤 治脐下冷痛，赤白带下。

良姜 干姜 附子以上各一钱 柴胡七分 升麻半钱 炙甘草六分 当归二分 蝎梢半钱 炒盐三分 黄柏少许为引用

上为粗末，每服五钱，水五盏，煎至一盏，去滓，稍热服；或为细末，酒糊作丸亦得。

调经固真汤 冬后一月，微有地泥冰泮，其白带再来，阴户中寒，立此方一服而愈。

麻黄不去节，五分 杏仁二个 桂枝少许 炙甘草五分 黄芪七分 人参 当归身各五分 高良姜一钱 白术五分 苍术二分 泽泻 羌活各一钱 防风二分 柴胡四分 独活 藁本各二分 生黄芩五分 干姜炮，二分 白葵花七朵，去萼

上件㕮咀，如麻豆大，除黄芩、麻黄各另外，都作一服，先以水三大盏半，煎麻黄一味，令沸，掠去沫，入余药同煎至一盏七分，再入生黄芩，煎至一盏，去滓，空心，宿食消尽，日高时热服之，待一时许可食早饭。

桂附汤 治白带腥臭，多悲不乐，大寒。

肉桂一钱 附子三钱 黄柏半钱，为引用 知母半钱

上件㕮咀，都作一服，水二盏，煎至一盏，去滓，稍热服，食远。如不思饮食，加五味子二十个，如烦恼，面上麻如虫行，乃胃中元气极虚，加黄芪一钱半、人参七分、炙甘草半钱、升麻半钱。

戊甲春，一妇人，六十岁，病振寒战栗太阳寒水客也，呵欠嚏喷足少阳溢也，口亡津液足阳明不足也，心下急痛而痞手少阴受寒也，故急痛，足太阴血滞为痞，身热近火热在皮表，寒在骨髓，亦有振寒战栗也，脐下

恶寒丹田有寒也，浑身黄而白睛黄寒湿也，以余证之，知其寒也，溺黄赤而黑、频数寒湿胜也，自病来，身重如山，便着床枕至阴湿盛也，其脉诊得左右关并尺命门中得弦而急，极细，杂之以洪而极缓弦急为寒，加之以细，细者北方寒水，杂以缓甚者，湿胜出黄色也，又洪大者，心火受制也，左尺控之至骨，举指来实者壬癸俱旺也，六脉按之俱空虚下焦无阳也。先以轻剂去其中焦寒湿，兼退其洪大脉，理中汤加茯苓是也。

理中茯苓汤

白术　干姜　炙甘草　人参　茯苓除寒湿，各三钱

上件为细末，每服秤二钱，水一盏半，煎至一盏，冰之令寒服之，谓之热因寒用，其寒以对足太阳之假热也。以干姜之辛热以泻其真寒也。故曰真对真、假对假。若不愈，当以术附汤冰之令寒，以补下焦元气也。

玄胡苦楝汤

治脐下冷，撮痛，阴冷大寒，带下。

肉桂　附子各三分　熟地黄一钱　炙甘草半钱　苦楝子　玄胡各二分　黄柏一钱，为引用

上都作一服，水四盏，煎至一盏，稍热服，食前。

黄芪白术汤

治妇人四肢沉重，自汗上至头，剂颈而还，恶风，头痛躁热。

黄芪一两　白术半两　黄柏酒制，二钱　细辛三分　川芎半钱　吴茱萸半钱　羌活二钱　五味子三钱　人参半两　炙甘草二钱　当归身一钱半　柴胡　升麻各一钱

上件吹咀，每服半两，水二大盏，入生姜五片，煎至一盏，去滓，稍热服，食前。如腹中不快，加炙甘草一钱；汗出不止，加黄柏一钱。

增损四物汤

治妇人血积。

当归　川芎　芍药　熟地黄　广茂

京三棱　肉桂　干漆炒烟尽，以上各等分

上件为粗末，每服三钱，水二大盏，煎至一盏，去滓，稍热服，食前。

柴胡丁香汤

一妇人，年三十岁，临经预先腰脐痛，甚则腹中亦痛，经缩两三日。

柴胡一钱半　羌活一钱　丁香四分　全蝎一个　防风　当归身各一钱　生地黄二分

都作一服，水四盏，煎至一盏，去滓，稍热服，食前。

坐药龙盐膏

丁香一钱半　全蝎五个　木香一钱半　良姜一钱　川乌头一钱半，炮　枯矾半钱　龙骨二钱　茴香三分　当归尾一钱　玄胡五钱　炒盐二钱　汉防己酒制，一钱　厚朴三钱　红豆　肉桂各二钱　木通一钱

上件为细末，炼蜜为丸，如弹子大，绵裹留丝在外，纳丸药阴户内。

胜阴丹

为上药力小，再取三钱，内加行性热药，下项：

三柰子　川乌头　大椒各半钱　柴胡　羌活各二钱　全蝎三个　蒜七分　甘松二分　破故纸与蒜同煮，焙干，八分　升麻　枯白矾各二分　麝香少许

上为细末，炼蜜为丸，如弹子大，依前用度。

又方坐药回阳丹

草乌头三分　水蛭三个，炒　虻虫三个，去足翅，炒　川乌头七分　大椒半钱　柴胡七分　羌活　全蝎　升麻各二分　蒜　破故纸各一钱　三柰子　荜拨各半钱　甘松二分　枯矾半钱　炒黄盐一钱，必用之药

上为极细末，炼蜜丸如指尖大，用绵裹定，留系，内阴户中，觉脐下暖为度。

孕妇有病毒之无损

一妇人，重身五六月，冬至日，因祭

祀而哭恸，口吸风寒，忽病心痛而不可忍，浑身冷，气欲绝，求治于师。料之曰：此乃客寒犯胃，故胃脘当心而痛，急与麻黄、草豆蔻、半夏、干生姜、炙甘草、益智仁之类治之。或曰：半夏有小毒，重身妇人服之可乎？师曰：可。或曰：不可，而用之何如？师曰：乃有故而用也。故麻黄、半夏、生姜之辛热，以散风寒尚不能收全功，何暇损胎乎！《内经》云：妇人重身，毒之何如？岐伯曰：有故无损，故无损也。大积大聚，其可犯也，衰其大半而止，过则死矣。投之，病良愈，而胎亦无损。

小 儿 门

瘢疹论

夫瘢疹，始出之证，必先见面燥腮赤，目胞亦赤，呵欠烦闷，乍凉乍热，咳嗽嚏喷，足稍冷，多睡惊，并疱疹之证，或生脓疱，或生小红瘢，或生瘾疹。此三等不同，何故俱显上证而后乃出？盖以上诸证，皆太阳寒水，起于右肾之下，煎熬左肾，足太阳膀胱寒水，夹脊逆流，上头下额，逆手太阳丙火不得传导，逆于面上，故显是证。盖壬癸寒水，克丙丁热火故也。诸瘢证，皆从寒水逆流而作也。医者当知此理，乃敢用药。夫胞者，一名赤宫，一名丹田，一名命门，主男子藏精施化，妇人系胞有孕，俱为生化之源，非五行也，非水亦非火，此天地之异名也；象坤土之生万物也。夫人之始生，血海始净，一日、二日精胜其血，则为男子；三日、四日、五日血脉已旺，精不胜血，则为女子。二物相搏，长先身生谓之神，又谓之精。道释二门，言之本来面目是也。其子在腹中，十月之间，随母呼吸，母呼亦呼，母吸亦吸。呼吸者，阳气也，而生动作，滋益精气神。饥则食母血，渴则饮母血。儿随日长，皮肉、筋骨、血脉、形气俱足。十月降生，口中尚有恶血，啼声一发随吸而下，此恶血复归命门胞中，僻于一隅，伏而不发，直至因内伤乳食，湿热之气下溜，合于肾中，二火交攻，营气不从，逆于肉理，恶血乃发。诸瘢疹皆出于膀胱壬水，其疡后坏肉理，归于阳明，故三番瘢始显之证，皆足太阳壬膀胱克丙小肠。其始出皆见面，终归于阳明肉理，热化为脓者也。二火炽盛，反胜寒水，遍身俱出，此皆从足太阳传变中来也。当外发寒邪，使令消散；内泻二火，不令交攻其中，令湿气上归，复其本位，可一二服立已，乃令小儿以后再无二番瘢出之患。此《内经》之法，览者详之。

消毒救苦汤 治瘢证悉具，消化便令不出，如已稀者，再不生瘢。仲冬立此方，随四时加减。通造化，明药性者能此。

麻黄不去根节　羌活　防风各五分　川芎二分　细辛一分　藁本　柴胡各二分　升麻五分　葛根一分　黄芩二分，酒制　生地黄二分　生黄芩一分　黄连三分　酒黄柏五分　红花半分　苏木一分　当归三分　吴茱萸半分　白术一分　苍术二分　生甘草一分　橘皮一分　连翘半钱

上锉，如麻豆大，每服五钱，水二盏，煎至一盏，去滓，稍热服，空心，食前。夫瘢疹出者，皆因内伤饮食，致令营气逆故也。大禁牵牛、巴豆食药，宜以半夏、枳、术、大黄、益智仁之类，去其泄

泻、止其吐。若耳尖冷，呵欠，睡中惊，嚏喷，眼涩，知必出瘢也。诸大脓疱、小红癍、瘾疹，三者皆营气逆而寒覆其表，宜以四味升麻汤加当归身、连翘，此定法也。如肺成脓癍，先显喘嗽，或气高而喘促，加人参而补元气，少加黄芩以泻伏火；如心出小红癍，必先见嗌干，惊悸身热，肌肉肿，脉弦洪，少加黄连；如命门出瘾疹，必先骨痛身热，其疼不敢动摇，少加生地黄、黄柏。诸癍疹皆为阴证疮，须因内伤乳食，脾胃不足，营气逆行，虽火势内炽，阴覆其外。故钱仲阳制四物升麻汤发之，如有传变证，依加减法服之。

桔梗汤　如癍已出，只时时与之，快咽喉，宽利胸膈。

桔梗二钱　生甘草一钱

上㕮咀，作一服，水二盏，煎至一盏，不拘时，时时服之。

黍粘子汤　如癍子已出，稠密，身表热，急与此药服之，防后青干黑陷。

黍粘子炒香　地骨皮各二钱　柴胡一钱半　炙甘草一钱半　连翘二钱半　当归身酒洗　黄芪各一钱　黄芩一钱半

上㕮咀，每服三钱，水一盏半，煎至一盏，去渣，温服。

治惊各有所因用药不同论

钱仲阳治急惊，以凉泻之。肝风木也，主惊；心热火也，主动。火来木中，子能令母实，实则泻其子，故立泻青丸、导赤散之类，泻其肝实，惊自愈矣。《内经》曰：风淫所胜，平以辛凉者是也。夫慢惊者，皆因妄用快利食药，损其脾胃，久泻不止；或因乳食不调而成吐泻，亦令脾胃虚损。《内经》云：不足而往，有余随之。又云：不及则乘其所不胜。故风木来乘土位，慢惊之病作矣。治当详其温凉

寒热，先实其脾胃，后散风邪则愈矣。又如外物惊者，宜镇心，以黄连安神丸。若气动所惊者，宜寒水石安神丸，不可便以辛热之药散之，防风丸之类是也。因惊而泻青色者，先镇肝以朱砂之类，治以风邪下陷也，不可便用苦寒之剂泻其土也。

阎孝忠编集钱氏方，以益黄散补土。又言风旺必克脾土，当先实其脾。昧者不审脾中寒热，一例作补脾药用之；又不审药中有丁香、青橘皮辛热，大泻肺金，岂可脾虚之证反泻其子。盖为寒水反来侮土，中寒呕吐腹痛，泻痢青白，口鼻中气冷，益黄散神治之药也。如因热药巴豆之类，过剂损其脾胃，或因暑天伤热，乳食损其脾胃，而成吐泻，口鼻中气热，而成慢惊者，不可服之。今立一方，治胃中风热，人参安胃散。

人参安胃散

人参一钱　黄芪二钱　生甘草　炙甘草各五分　白芍药七分　白茯苓四分　陈皮三分　黄连二分

《内经》云：热淫于内，治以甘寒，以甘泻之，以酸收之。甘草、人参、黄芪之甘温，能补元气，甘能泻火补土；白茯苓甘平，白芍药酸寒，补肺金之不足；陈皮、黄连之苦寒为佐，以退火邪，土金得平，风证无由作矣。

上件为细末，每服二钱，水一盏半，煎至一盏，去滓，大温服，食前。夫益黄散、理中丸、养脾丸之类，治脾胃中寒湿大胜，神品药也。若服热药巴豆之类，虚其胃气，脾胃中伏热火，及大人劳役不足之证，或吐泻不止，不宜用之。故陶隐居云：医者，意也。古之所谓良医，盖以其意量而得其节也。治病必察其本，不可执方疗之。或病仿佛，合方未对其证，不察病机所宜，大同小异，致令乖舛，以取危亡，可悲也夫。

栀子茯苓汤　治黄痸土色为热为湿，当小便不利，今反利知黄色为燥，胃经中大热，发黄脱落知膀胱与肾俱受其邪，乃大湿热之证；鼻下端作疮者土逆行，营气伏火也，能乳者胃中有热也，寒则食不入，喜食土者胃不足也，面色黑者为寒为痹，大便青寒褐色，血黑色热蓄血中，间黄色肠胃热，治法当滋营润燥，除寒热，致津液。

山栀子三分　黄柏　炙甘草各二分　大芜黄半钱　黄连一分　麻黄不去根节　羌活各二分　柴胡三分　防风一分　白术半钱　茯苓三分　当归四分

上件锉，如麻豆大，都作一服，水一盏半，煎至一盏，去滓，稍热服，食前。

茯苓渗湿汤　治小儿面色萎黄，腹䐜胀，食不下。

麻黄　桂枝各二分　杏仁二个　草豆蔻　厚朴　曲末各二分　柴胡半分　羌活二分　白术半分　吴茱萸二分　升麻一分　苍术　泽泻　茯苓　猪苓　橘红各二分　青皮　黄连各半钱　黄柏二分

上都作一服，水一大盏，煎至七分，去滓，大温服，食前。

升阳益血汤　时仲春，一小儿，未满百日，病腹胀，二日大便一度，瘦弱，遍身黄色，宜升阳气，滋血和血，补润肠胃干燥也。

蝎梢二分　曲末三分　厚朴　当归各一钱　桃仁十个　升麻三分

都作一服，水一盏，煎至半盏，去滓，稍热服，食前。

厚朴丸　治小儿失乳，以食饲之，未有食，肠不能克化，或生腹胀，四肢瘦弱，或痢色无常。

橘皮三分　大麦面半钱　半夏三分　枳实半钱　苍术三分　青皮二分　人参三分　厚朴二分　曲末半钱

上为细末，煮面糊为丸，如麻子大，每服二十丸，温水送下，食前，忌饱食。

补阳汤　时初冬，一小儿二岁，大寒证，明堂青脉，额上青黑，脑后青络高起，舌上白滑，喉鸣而喘，大便微清，耳尖冷，眼涩，常常泪出，仍多眵，胸中不利，卧而多惊，无搐即寒。

柴胡　升麻各二分　麻黄三分　吴茱萸半钱　地龙半钱　蝎梢一分　生地黄半钱　当归身三分　炙甘草一分　黄芪二分　黄柏　橘皮　葛根　连翘各一分

上件咬咀，都作一服，水一大盏半，煎至一盏，去滓，乳食后热服之。服药之后，添喜笑精神，出气和顺，乳食进。

中满分消丸

黄连　枳实麸炒　厚朴姜制，各半钱　生姜　姜黄　猪苓各一钱　橘皮　白术　甘草各一钱半　砂仁　泽泻　茯苓各三钱　半夏四钱　黄芩一两二钱

上件为细末，汤浸蒸饼为丸，如黍米大，每服三五十丸，温水送下，食前。

消痞丸

黄连半两　枳实二钱　黄芩二钱　甘草三分　人参四分　厚朴七分　生姜四分　橘皮一分　姜黄半钱

上为细末，蒸饼为丸，如黍米大，每服二三十丸，随乳下。

麻黄升麻汤　治小儿寒郁而喘，喉鸣，腹中鸣，腹满，鼻流清涕，脉沉急而数。

麻黄　草豆蔻仁各一钱半　益智仁一分半　厚朴三分　甘草一分　当归尾　升麻　曲末各半分　吴茱萸二分　柴胡一分　苏木半分　红花少许　生黄芩一分　全蝎二个

上件咬咀，如麻豆大，分作二服，每服水一大盏，煎至七分，去渣，稍热服，食远。忌风寒，微有汗乃效。

卷 五

头 痛 门

头 痛 论

《金匮真言论》云：东风生于春，病在肝，俞在颈项。故春风者，病在头。又诸阳会于头面，如足太阳膀胱之脉，起于目内眦，上额交巅上，入络脑，还出，别下项，病冲头痛。又足少阳胆之脉，起于目锐眦，上抵头角，病则头角额痛。夫风从上受之，风寒伤上，邪从外入，客于经络，令人振寒头痛，身重恶寒，治在风池、风府，调其阴阳，不足则补，有余则泻，汗之则愈，此伤寒头痛也。头痛耳鸣，九窍不利者，肠胃之所生，乃气虚头痛也。心烦头痛者，病在膈中，过在手巨阳、少阴，乃湿热头痛也。如气上不下，头痛癫疾者，下虚上实也，过在足少阴、巨阳，甚则入肾，寒湿头痛也。如头半边痛者，先取手少阳、阳明，后取足少阳、阳明，此偏头痛也。有真头痛者，甚则脑尽痛，手足寒至节，死不治。有厥逆头痛者，所犯大寒，内至骨髓。髓者，以脑为主，脑逆故令头痛，齿亦痛。凡头痛，皆以风药治之者，总其大体而言之也。高巅之上，惟风可到，故味之薄者，阴中之阳，乃自地升天者也。然亦有三阴三阳之异。故太阳头痛，恶风脉浮紧，川芎、羌活、独活、麻黄之类为主；少阳经头痛，脉弦细，往来寒热，柴胡为主；阳明头痛，自汗，发热恶寒，脉浮缓长实者，升麻、葛根、石膏、白芷为主；太阴头痛，必有痰，体重，或腹痛，为痰癖，其脉沉缓，苍术、半夏、南星为主；少阴经头痛，三阴、三阳经不流行，而足寒气逆，为寒厥，其脉沉细，麻黄、附子、细辛为主；厥阴头痛，项痛，或痰吐涎沫，厥冷，其脉浮缓，吴茱萸汤主之。诸血虚头痛，当归、川芎为主；诸气虚头痛，人参、黄芪为主。为主者，主治也。兼见何证，以佐使药治之。此立方之大法也。气血俱虚头痛者，于调中益气汤中少加川芎、蔓荆子、细辛，其效如神。半夏白术天麻汤，治痰厥头痛药也；清空膏乃风湿热头痛药也；羌活附子汤厥逆头痛药也。如湿气在头者，以苦吐之，不可执方而治。先师壮岁，病头痛，每发时两颊青黄，晕眩目不欲开，懒于语言，身体沉重，兀兀欲吐食，数日方过。洁古老曰：此厥阴、太阴合而为病，名曰风痰，以《局方》内玉壶丸治之，少风湿药二味，可加雄黄、白术，以治风湿，更名水煮金花丸方在《洁古家珍》，更灸侠溪二穴各二七壮，不旬日良愈。是知方者，体也；法者，用也。徒执体而不知用者弊，体用不失可谓上工，信矣。

夫丁未十月中，范天骥之内，素有脾胃之证，时显烦躁，胸中不利，大便不通，因乘寒出外晚归，又为寒气怫郁，闷乱大作，火不能伸故也。疑其有热，服疏风丸，大便行，其病不减。恐其药少，再服七八丸，大便复见两三行，原证不瘳，增添吐逆，食不能停，痰唾稠粘，涌出不止，眼涩头旋，恶心烦闷，气短促上喘，无力以言，心神颠倒，兀兀不止，目不敢开，如在风云中，头苦痛如裂，身重如山，四肢厥冷，不得安卧。先师料前证是胃气已损，复下两次重虚脾胃，病名曰痰厥头痛，与半夏白术天麻汤。

半夏白术天麻汤

天麻半钱　半夏一钱半　黄芪半钱　人参半钱　白术一钱　苍术　橘皮　泽泻　茯苓各半钱　炒曲一钱　麦蘖面二钱　干姜二分　黄柏二分

此头痛苦甚，为足太阴痰厥头痛，非半夏不能疗；眼黑头旋，风虚内作，非天麻不能除，其苗谓之定风草，独不为风所动也，亦治内风之神药也，内风者虚风是也；黄芪甘温，泻火补元气，实表虚止自汗；人参甘温，益气泻火补中；二术俱苦甘温，除湿补中益气；泽泻、茯苓利小便导湿；橘皮苦温，益气调中升阳；曲消食，荡胃中滞气；大麦蘖宽中助胃气；干姜辛温，以涤中寒；黄柏苦寒酒制，以疗冬天少火在泉发躁也。

上件㕮咀，每服半两，水二大盏，煎至一盏，去滓，带热服之，再服而愈。

清空膏

治偏头痛，年深不愈者，及疗风湿热头痛，上壅损目，及脑痛不止。

羌活一两　防风去芦，一两　柴胡七钱　川芎五钱　甘草炙，一两半　黄连去须，炒，一两　细挺子黄芩三两，一半酒制，一半炒

上件同为细末，每服二钱匕，热盏内入茶少许，汤调如膏，抄在口内，少用白汤送下，临卧。如苦头痛，每服中加细辛二分；如太阴脉缓有痰，名曰痰厥头痛，内减羌活、防风、川芎、甘草，加半夏一两半；如偏正头痛，服之不愈，减羌活、防风、川芎一半，加柴胡一倍；如发热恶热而渴，此阳明头痛，只白虎汤加白芷。

彻清膏

川芎三分　蔓荆子一分　细辛一分　藁本一钱　生甘草半钱　熟甘草半钱　薄荷叶三分

上件为细末，每服二钱，茶清调下，食后。

川芎散

治头目不清利。

川芎三分　羌活　防风各一钱　柴胡半分　升麻　藁本各一钱　炒黄芩四钱半　生甘草一钱　熟甘草二钱　黄芩四钱半，酒制　黄连四钱半，酒制　生地二钱

上件为细末，每一钱或二三钱，食后，温茶清调下。忌酒湿面。

细辛散

治偏正头痛。

细辛二分　川芎七分　柴胡二钱　黄芩一钱，炒　黄芩一钱，酒制　生黄芩半钱　瓦粉二分　炙甘草一钱半　黄连七分　芍药半钱

上㕮咀，每服三钱，水一大盏半，煎至一盏，去滓取清，食后服之。

羌活汤

治风热壅盛上攻，头目昏眩。

羌活　防风　细黄芩酒制　黄连酒制，各一两　黄柏半两，酒制　柴胡七钱　瓜蒌根半两，酒制　炙甘草七分　白茯苓五分　泽泻三钱

上件为粗末，每服五钱，水二大盏，煎至一盏，取清，食后或临卧，通口热服，日进二服。

安神汤

治头旋眼黑，头痛。

羌活一两　防风二钱半　柴胡　升麻各半两　黄柏酒制，一两　知母酒制，半两　生地黄半两　黄芪二两　炙甘草　生甘草各二钱

上件，每服秤半两，水二盏，煎至一盏半，加蔓荆子半钱　川芎三分，再煎至

一盏，去滓，临卧热服。

养神汤 治精神短，不得睡，项筋肿急难伸。禁甘温，宜苦味。

黄芪一钱 人参三分 甘草七分 苍术半钱 白术三分 柴胡一分 升麻四分 当归身半钱 麦糵面半钱 木香一分 川芎三分 橘皮一分 黄芩酒制，二分 黄连半钱 黄柏三分 半夏七分

上㕮咀，如麻豆大，每服五钱，水二大盏，煎至一盏，去滓，稍热服，食后。

选奇汤 治眉骨痛，不可忍。

羌活 防风各三钱 甘草三钱，冬多用 黄芩酒制，一钱，冬月不用，如能食热痛，加黄芩

上㕮咀，每服三钱，水二盏，煎至一盏，去滓，稍热，食后，时时服之。

嗅药郁金散 治风热头痛。

石膏二钱 薄荷叶三钱 芒硝三钱 郁金一钱 香白芷二钱

上为极细末，口噙水，鼻内嗅之。

麻黄吴茱萸汤 治头痛，胸中痛，食减少，咽嗌不利，右寸脉弦急。

麻黄半钱 吴茱萸三分 黄芪二分

川芎一分 羌活五分 蔓荆子一分 细辛一分 藁本二分 柴胡一分 黄芩三分 苍术一钱 黄连一分 半夏一分 黄柏二分 升麻三分 红花少许 当归二分

上件㕮咀，都作一服，水二盏，煎至一盏，去滓，稍热，食后服。

太阳经嚏药

防风二分 红豆二个

上为细末，鼻内嗅之。

红豆散 治头重如山，此湿气在头也。

麻黄根炒，五钱 苦丁香半钱 红豆十个 羌活根炒 连翘各三分

上五味为细末，鼻内嗅之，神效。

羌活附子汤 治冬月大寒犯脑，令人脑痛，齿亦痛，名曰脑风《奇经论》中。

麻黄三分，不去根节 黑附子三分 羌活半两 苍术半钱 防风一分 黄芪钱 甘草 升麻各二分 白芷 白僵蚕 黄柏各三分 有寒嗽加佛耳草三分

上件都作一服，水二盏，煎至一盏，去滓，温服，食后。

眼　门

诸脉者皆属于目论

《阴阳应象大论》云：诸脉者，皆属于目。目得血而能视。《黄帝针经》九卷大惑论第八：五脏六腑精气，皆上注于目而为之精。精之窠为眼，骨之精为瞳子，筋之精为黑眼，血之精为络，其窠气之精为白眼，肌肉之精则为约束，裹撷筋骨血气之精而与脉并为系，上属于脑，后出于项中。故邪中于项，因逢其身之虚，其入深，则即随眼系入于脑，则脑转；脑转则引目系急；目系急则目眩以转矣。邪中其精，其精所中，不相比也则精散；精散则视歧，故见两物。目者，五脏六腑之精、营卫魂魄之气常营也，神气之所生也。故神劳则魂魄散，志意乱，是故瞳子黑眼法于阴，白眼赤脉法于阳，故阴阳合传而为精明也。目者，心之使也；心者，神之舍也，故神散乱而不转，卒然见非常之处，精神魂魄散不相得，故曰惑也。夫十二经脉，三百六十五络，其血气皆上走于面而走空窍，其精阳气上散于目而为精，其气走于耳而为听。因心事烦冗，饮食失节，

劳役过度，致脾胃虚弱，心火大盛，则百脉沸腾，血脉逆行，邪害空窍，天明则日月不明矣。夫五脏六腑之精气，皆秉受于脾，上贯于目。脾者，诸阴之首也。目者，血脉之宗也。故脾虚则五脏之精气皆失，所司不能归明于目矣。心者君火也，主人之神，宜静而安，相火代行其令。相火者包络也，主百脉皆荣于目。既劳役运动，势乃妄行，又因邪气所并而损血脉，故诸病生焉。凡医者不理脾胃及养血安神，治标不治本，是不明正理也。

戊申六月，徐总管患眼疾，于上眼皮下出黑白翳二个，隐涩难开，两目紧缩，无疼痛，两手寸脉细紧，按之洪大无力。知足太阳膀胱为命门相火煎熬逆行，作寒水翳及寒膜遮睛证，呵欠善悲，健忘，嚏喷眵泪，时作泪下，面赤而白，能食不大便，小便数而欠，气上而喘，以拨云汤治之。

拨云汤方

黄芪一分　细辛叶半钱　柴胡七分　生姜五分　荆芥穗一钱　羌活一钱半　防风一钱半　藁本一钱　生甘草一钱　升麻一钱　葛根五分　川芎半钱　知母一钱　黄柏一钱半　当归身一钱

上㕮咀，都作一服，水二大盏，煎至一盏，去滓，稍热服，食后。

冲和阳胃汤

治内障眼，得之脾胃元气衰弱，心火与三焦俱盛，饮食失节，形体劳役，心不得休息，故上为此疾，服之神效。

柴胡七钱　羌活一两半　防风半两　炙甘草一两半　当归酒制　白术　升麻各一两　白芍药六钱　干姜一钱　五味子二钱　人参　葛根各一两　黄芪一两半　白茯苓三钱

上㕮咀，每服五六钱，水三大盏，煎至二盏，入黄芩、黄连二钱，同煎至一盏，去滓，稍热服，食后。

泻热黄连汤

黄芩酒制，炒　黄连酒制，炒　草龙胆酒制　生地黄酒制，各一两　升麻五分　柴胡一两

上件㕮咀，每服二钱，将先煎药水内，入泻热黄连汤，再煎至一盏，去滓，于日午饭间热服之，午后服之则阳道不行，临卧休服，反助阴故也。

助阳活血汤

治眼发之后，犹有上热，白睛红，隐涩难开，睡多眵泪。

防风　黄芪　炙甘草各半钱　蔓荆子二分　当归身酒制，半钱　白芷三分　升麻七分　柴胡五分

上㕮咀，都作一服，水一盏半，煎至一盏，去滓，稍热服，临卧。

明目细辛汤

治两目发赤微痛，羞明畏日，怯风寒怕火，眼睫成纽，眵糊多，隐涩难开，眉攒肿闷，鼻塞，涕唾稠粘，大便微硬。

麻黄　羌活各三钱　防风二钱　藁本一钱　川芎半钱　细辛少许　白茯苓一钱　蔓荆子六分　荆芥穗一钱二分　当归尾一钱　生地黄六分，酒制　椒八个　桃仁一十个　红花少许

上㕮咀，分作四服，每服水二盏，煎至一盏，去滓，稍热服，临卧。

神效明目汤

治眼棱紧急，致倒睫拳毛损目，及上下睑皆赤烂，睛赤疼痛昏暗，昼则冷泪常流，夜则眼涩难开，而眵泪满眼。

葛根一钱半　甘草炙，二钱　防风一钱　蔓荆子半钱　细辛二分　一法加黄芪一钱

上㕮咀，作二服，每服水二盏，煎至一盏，去滓，稍热服，临卧。

神效黄芪汤

治浑身麻木不仁，或右或左身麻木，或头面或只手臂或只腿脚麻

木不仁,并皆治之。如两目紧急缩小及羞明畏日,或隐涩难开,或视物无力,睛痛手不得近,或目少睛光,或目中如火。

　　黄芪二两　　人参八钱　　炙甘草一两
蔓荆子一钱　　白芍药一两　　橘皮半两

　　上同㕮咀,每服五钱,水一大盏八分,煎至一盏,去滓,稍热服,临卧。如小便淋涩,每服中加泽泻半钱;如有大热证,加黄柏三分,酒制,炒;如麻木不仁,虽有热,不用黄柏,更加上黄芪一两,通三两也。

　　益气聪明汤　治饮食不节,劳役形体,脾胃不足,得内障耳鸣,或多年目昏暗,视物不能,此药能令目广大,久服无内外障、耳鸣耳聋之患,又令精神过倍,元气自益,身轻体健,耳目聪明。

　　黄芪　甘草各半两　　人参半两　　升麻
葛根各三钱　　蔓荆子一钱半　　芍药一钱
黄柏一钱,酒制,锉,炒黄

　　上㕮咀,每服秤三钱,水二盏,煎至一盏,去滓,热服,临卧,近五更再煎服之,得睡更妙。如烦闷或有热,渐加黄柏,春夏加之,盛暑夏月倍之。若此一味多,则不效。如脾胃虚去之,有热者少用之。如旧有热,麻木,或热上壅头目,三两服之后,其热皆除。治老人腰以下沉重疼痛如神。此药久服,令人上重,乃有精神,两足轻浮,不知高下。若如此,空心服之,或少加黄柏,轻浮自减。若治倒睫,去黄柏、芍药及忌烟火酸物。

　　补阳汤　治阳不胜其阴,乃阴盛阳虚,则九窍不通,今青白翳见于大眦,及足太阳、少阴药中郁遏,足厥阴肝经气不得上通于目,故青白翳内阻也。当于太阳、少阴经中九泉之下,以益肝中阳气,冲天上行。此乃先补其阳,后于足太阳、少阴标中标者,头也泻足厥阴肝经火,下伏于阳中,乃次治也。《内经》云,阴盛阳虚,当先补其阳,后泻其阴,此治法是也。每日清晨,以腹中无宿食,服补阳汤;临卧服益阴丸。若天色变,大寒大风,并劳役,预日饮食不调,精神不足或气弱,俱不得服。候时气和平,天气如常服之。乃先补其阳,使阳气上升,通于肝经之末,利空窍于目矣。

　　羌活　独活　甘草　人参　熟地黄
黄芪　白术各一两　　泽泻研为末　　陈皮各半两　　生地黄炒　　白茯苓去皮　　知母炒,各三钱　　柴胡去苗,三两　　防风半两　　白芍药半两　　肉桂去皮,一钱　　当归身去芦,酒制,三钱

　　上同为粗末,每服半两,水三盏,煎至一盏,去滓,空心,宿食消尽服之。

　　连柏益阴丸

　　羌活　独活　甘草　当归尾依前制
防风去芦　　五味子各五钱　　石决明烧存性,三钱　　草决明　细黄芩　黄柏　知母　黄连酒内先制,或酒拌润炒,以上各一两

　　上件为细末,炼蜜为丸,如绿豆大,每服五十丸,渐加至百丸止,茶清送下,常多服补阳汤,少服此药,为不可胜补阳汤,恐妨饮食。

　　升阳柴胡汤

　　羌活　独活　甘草根　当归身　熟地黄各一两　　人参　黄芪　白术各半两　　泽泻三钱　　白芍药一两　　陈皮　白茯苓　防风各三钱　　生地黄五钱　　酒炒　肉桂半钱
柴胡去苗,一钱半　　楮实半两,酒拌　　知母三钱,酒制,夏月加五钱

　　上㕮咀,每服五钱,水二盏,煎至一盏,去滓,稍热服,食后。另一料炼蜜为丸,如桐子大,食远,茶清送下五十丸,每日与前药各一服,如天气热甚,加五味子三钱或半两、天门冬去心半两,更加芍药半两、楮实半两。

　　芎辛汤　治两目昼夜隐涩难开,羞明

畏日，目赤视物昏暗，神效。

芎䓖　蔓荆子各半钱　细辛二分　防风一钱半　甘草　香白芷各一钱

㕮咀，都作一服，水一盏八分，煎至一盏，去滓，稍热服，临卧。

人参补胃汤　治劳役所伤，饮食不节，内障昏暗。

黄芪　人参各一两　炙甘草八分　蔓荆子一钱　白芍药三钱　黄柏酒拌湿四遍，一钱

上㕮咀，每服三四钱，水二盏，煎至一盏，去滓，稍热服，临卧。三五服后，两目广大，视物如童时，惟觉两脚踏地不知高下，盖冬天多服升阳药故也。病减住服，候五七日再服。此药春间服，乃时药也。

连翘饮子　治目中溜火，恶日与火，隐涩难开，小角紧，久视昏花，迎风有泪。

蔓荆子　生甘草　连翘各三分　柴胡二分　黄芩酒制，半钱　生地黄　当归　红葵花　人参各三分　黄芪半钱　升麻一钱　防风　羌活各半钱

上件，每服五钱，水二盏，煎至一盏，去滓，稍热服，食后。

论瞳子散大并方

戊戌初冬，李叔和至西京，朋友待之以猪肉煎饼，同蒜醋食之，后复饮酒，大醉，卧于暖炕。翌日病眼，两瞳子散大于黄睛，视物无的，以小为大，以短为长，卒然见非常之处，行步踏空，多求医疗而莫之愈。至己亥春，求治于先师。曰：《内经》有云，五脏六腑之精气皆上注于目而为之精，精之窠为眼，骨之精为瞳子。又云，筋骨气血之精而为脉，并为系，上属于脑。又瞳子黑眼法于阴，今瞳

子散大者，由食辛热物太甚故也。所谓辛主散，热则助火，上乘于脑中，其精故散，精散则视物亦散大也。夫精明者，所以视万物者也。今视物不真，则精衰矣。盖火之与气，势不两立。故《经》曰，壮火食气，壮火散气。手少阴、足厥阴所主风热，连目系，邪之中人，各从其类，故循此道而来攻，头目肿闷而瞳子散大，皆血虚阴弱故也。当除风热，凉血益血，以收耗散之气，则愈矣。

滋阴地黄丸

熟地黄一两　生地黄一两半，酒制，焙干　柴胡八钱　天门冬去心，焙　炙甘草　枳壳各三钱　人参二钱　黄连三钱　地骨皮二钱　五味子三钱　黄芩半两　当归身五钱，水洗净，酒拌焙

《内经》云，热淫所胜，平以咸寒，佐以苦甘，以酸收之，以黄连、黄芩大苦寒，除邪气之盛为君。当归身辛温，生熟地黄苦甘寒，养血凉血为臣。五味子酸寒，体轻浮，上收瞳子之散大；人参、甘草、地骨皮、天门冬、枳壳苦甘寒，泻热补气为佐。柴胡引用为使也。

上件为细末，炼蜜为丸，如绿豆大，每服百丸，温茶清送下，食后，日进三服，制之缓也。大忌食辛辣物而助火邪，及食寒冷物损胃气，药不能上行也。

益阴肾气丸　此壮水之主，以镇阳光。

熟地黄三两　牡丹皮五钱　生地黄四两，酒制，炒　泽泻二钱半　当归尾生，去土，酒制　山茱萸各半两　茯苓二钱半　柴胡　五味子　干山药各五钱

上件为细末，炼蜜为丸，如桐子大，朱砂为衣，每服五七十丸，盐汤送下，空心。

羌活退翳丸　治内障，右眼小眦青白翳，大眦微显白翳，脑痛，瞳子散大，上

热恶热，大便涩时难，小便如常，遇天热暖处，头痛睛胀，能食，日没后天阴则昏暗，此证亦可服滋阴地黄丸。

熟地黄八钱 生地黄酒制 当归身酒制，焙 黄柏各半两，酒制 川芎三钱 芍药一两三钱 防己二钱，酒制 知母三钱，酒制 丹参半两 茺蔚子半两 牡丹皮三钱 寒水石一钱，生用 柴胡半两 羌活三两 黑附子一钱，炮

上为细末，炼蜜为丸，如小豆大，空心，每服五七十丸，白汤送下，如消食未尽，候饥时服之，忌语言，随后以食压之。

圆明膏 治内障生翳及瞳子散大，皆劳心过度，因饮食失节之所致也。

柴胡五钱 麻黄微捣，五钱，去节 当归身三钱 生地黄半两 黄连五钱 甘草二钱 诃了皮二钱，湿纸裹煨

上七味，先以水二碗，熬麻黄至一碗，掠去沫，外六味各㕮咀，如麻豆大，筛去末，秤毕入在内同熬，滴入水中不散，入去沫蜜少许，再熬，勤如常点之。

百点膏 张济明，眼病翳六年，以至遮瞳人，视物不明，如觉云气遮障，时值暑热大作，点此药五七日，翳退去一半。

黄连拣净，二钱，锉麻豆大 以水一大碗，熬至半碗，入下项药：

当归身 甘草以上各六分 防风八分 茺蔚子去皮尖，三分

上件各锉，如麻豆大，茺蔚子另研如泥，同熬，滴水中不散，入去沫蜜少许，再熬少时为度，令病人心静点之，至目微痛为度，日点五七次，临卧，尤疾效，名之曰百点膏，但欲多点，使药力相继也。

吹云膏 治视物睛困无力，隐涩难开，睡觉多眵，目中泪下及迎风寒泣下，羞明畏日，常欲闭目，喜在暗室塞其户牖，翳膜岁久遮睛，此药多点神效。

黄连三钱 生地黄一钱半 生甘草六分 青皮四分 柴胡五分 升麻三分 荆芥穗一钱，微取浓汁 当归身六分 茺蔚仁三分 连翘四分 细辛叶一分 防风四分

以上药锉，如麻豆大，陈连翘外，用澄净水二碗，先熬余药去半碗，入连翘，同熬至一大盏许，去滓，入银盏内，以文武火熬至入水滴成珠不散，入炼去沫熟蜜少许，熬匀点之。

复明膏 治足太阳寒水膜子遮睛，白翳在上，视物不明。

椒树西北根、东南根各二分 正麻黄去根节，三分 羌活七分 黄连三钱 当归身六分 防风三分 生甘草四分 柴胡 升麻 生地黄各三分 茺蔚仁六个 藁本 汉防己各二分

上用净水一大碗，先煎汉防己、黄连、生甘草、当归、生地黄，煎至一半下余药外，再煎至一盏，去滓，入银盏内，再熬之，有力为度。

广大重明汤 治两目睑赤肿，楞生疮，目多眵泪，隐涩难开，及热肿痛并稍赤，及眼睑痒极，抓之至破烂、赤肿，痛不可忍。

草龙胆 防风 生甘草 细辛各一钱

上件㕮咀，如麻豆大，内甘草不锉，只作一锭①，先以水一碗半煎草龙胆一味至一半，再入余三味，煎至少半碗，滤去滓，用清带热洗，以重汤坐令热，日用五七次，但洗毕少合眼，须臾许开，努肉泛长及痒亦验。

防风饮子 治倒睫拳毛。

黄芪 炙甘草 人参各一钱 葛根半钱 防风半钱 当归身七分半 细辛叶 蔓荆子各三分

上件锉，如麻豆大，都作一服，水二

---

① 定：《兰室秘藏》同名方为"锭"。

盏，煎至一盏，去滓，温服，食后避风寒服之。

夫眼生倒睫拳毛者，两目紧急皮缩之所至也。盖内复热致阴气外行，当去其内热并火邪。眼皮缓则眼毛立出，翳膜亦退，用手法攀出内睑向外，速以三棱针出血，以左手爪甲迎其针锋，立愈。

治目眶岁久赤烂，俗呼为赤瞎是也。当以三棱针刺目框外，以泻湿热立愈。

龙胆饮子　治疳眼流脓，生疳翳，湿热为病神效，不治寒湿为病。

炒黄芩三钱　蛇退皮半钱　麻黄一钱半
青蛤粉　羌活　草龙胆各三钱　谷精草半钱　升麻二钱　川郁金　炙甘草各半钱

上为细末，每服二钱，食后，茶调服。

碧天丸　治目疾累服寒凉药不愈，两眼蒸热有如火熏，赤而不痛，红丝满目，血脉贯睛，瞀闷昏暗，羞明畏日，或上下睑赤烂，或冒风沙而内外眦皆破，洗之大有神效。

瓦粉炒，一两　铜绿七分，为末　枯矾二分

上先研白矾、铜绿令细，旋旋入粉，同研匀，热水和之，共为百丸，每用一丸，热汤半盏浸一两时辰，洗至觉微涩为度，合半时许，洗毕，瞑目便睡。又名一井珠丸，一丸可服十日，如再用，汤内坐令热。此药治其标，为里热已去矣。若里实者，此药不宜。

嗅药碧云散

青黛一钱半　蔓荆子　川芎各一钱二分
郁金一钱　石膏一钱三分　细辛一钱　薄荷叶二钱　芒硝一钱　红豆一个

上为细末，口噙水，鼻内嗅之。

能远视不能近视者，阳气不足阴气有余也，乃气虚而血盛也。血盛者，阴火有余；气虚者，气弱也。此老人桑榆之象也。

能近视不能远视者，阳气有余阴气不足也，乃血虚气盛也。血虚气盛者，皆火有余，元气不足；火者，元气、谷气、真气之贼也。元气来也徐而和，细细如线；邪气来也紧而强，如巨川之水不可遏。

地芝丸　治目不能远视能近视，或亦妨近视，及大厉风成癞，悉皆治之。

生地黄四两，焙干秤　天门冬四两，去心秤　枳壳二两，麸炒，去穰秤　甘菊花二两，去枝秤

同为细末，炼蜜为丸，如桐子大，茶清送下百丸，温酒亦可，食后。

定志丸　治眼不能近视反能远视者，方见《和剂局方》中。

绿翳瞳肿治验

王峰学士魏邦彦夫人目翳暴生，从下而起，其色绿，肿痛不可忍。先师曰：翳从下而上，病从阳明来也。绿非五色之正色，殆肺肾合而为病耶，乃就画家以墨调腻粉合成色谛视之，曰与翳色同矣。肺肾为病者无疑矣。乃泻肺肾之邪，而以入阳明之药为之使，既效，而他日复病作者三，其所从来之经与翳色各异，乃以意消息之，曰诸脉者，皆属于目，脉病则目从之，此必经络不调，目病未已也。问之果然，因如所论者治之，疾遂不作。

鼻 门

鼻不闻香臭论

《金匮真言论》云：西方白色，入通于肺，开窍于鼻，藏精于肺。夫十二经脉，三百六十五络，其气血皆上走于面而走空窍，其精阳之气上走于目而为精，其别气走于耳而为听，其宗气上出于鼻而为臭。《难经》云，肺气通于鼻，则能知香臭矣。夫阳气、宗气者，皆胃中生发之气也。其名虽异，其理则一。若因饥饱劳役损伤，脾胃生发之气即弱，其营运之气不能上升，邪害空窍，故不利而不闻香臭也。宜养胃气，使营运阳气、宗气上升，鼻则通矣。又一说，《难经》言心主五臭，肺主诸气。鼻者肺之窍，反闻香臭何也？盖以窍言之，肺也；以用言之，心也。因胃气失守，寒邪客于面，鼻亦受之，心不能为用，而不闻臭。故《经》曰，心肺有病，鼻为之不利。洁古老人云，视听明而清凉，香臭辨而温暖者是也。治法宜先散寒邪，后补卫气，使心肺之气交通，则鼻利而闻香臭矣。

丽泽通气汤 治鼻不闻香臭。

羌活 独活 防风 升麻 葛根各三钱 麻黄不去节，一钱，冬月加 川椒一钱 苍术三钱 炙甘草二钱 黄芪四钱 香白芷一钱

上件吹咀，每服五钱，水二大盏，生姜三片、枣二枚、葱白三寸，同煎至一盏，去滓，稍热服，食远。忌一切冷物及风寒凉处坐卧行立。

温肺汤 治鼻不闻香臭，眼有眵泪。

升麻二钱 葛根一钱 黄芪二钱 炙甘草一钱 麻黄四钱 丁香二分 羌活防风各一钱

上件为粗末，分作二服，水二盏、葱白二握，同煎一盏，去滓，稍热，食后服。

温卫汤 治鼻不闻香臭，目中溜火，气寒血热，冷泪多，脐下阴汗，足痿弱。

黄芪一钱 人参 炙甘草各半钱 陈皮 青皮各三分 木香三分 苍术 升麻各一钱 白芷 防风各半钱 知母一钱 黄连三分 黄柏 泽泻各半钱 柴胡 羌活各一钱 当归身一钱半

上吹咀，都作一服，水二盏，煎至一盏，去滓，温服，食前，日晴明服之。

御寒汤 治寒邪伤于皮毛，令人鼻塞，咳嗽上喘。

黄柏二分 黄芪一钱 人参半钱 炙甘草 款冬花各三分 羌活 黄连各二分 白芷 防风各三分 陈皮五分 佛耳草三分 升麻半钱 苍术七分

上吹咀，如麻豆大，都作一服，水二大盏，煎至一盏，去滓，稍热服。

温卫补血汤 治耳鸣，鼻不闻香臭，口不知谷味，气不快，四肢困倦，行步不正，发脱落，食不下，膝冷，阴汗，带下，喉中吩吩，不得卧，口舌嗌干，太息，头不可以回顾，项筋紧，脊强痛，头旋眼黑，头痛，呵欠嚏喷。

升麻四分 柴胡三分 生地黄一分 苍术二分 白术一分 当归身二分半 生甘草半钱 炙甘草三分 王瓜根 牡丹皮 橘皮 吴茱萸各三分 人参三分 丁香一个 藿香一分 黄芪一钱二分 地骨皮三分 黄柏一分

上吹咀，都作一服，水二大盏，煎至一盏半，去滓，稍热服，食前。一方桃仁三个、葵花七朵。

卷 六

牙 齿 门

牙 齿 论

论曰：夫齿者，肾之标；口者，脾之窍。诸经多有会于口者，其牙齿是也。手、足阳明之所过，上龈隶于坤土，乃足阳明胃之脉贯络也，止而不动；下龈，嚼物动而不休，手阳明大肠之脉所贯络也。手阳明恶寒饮而喜热，足阳明喜寒饮而恶热，其病不一。牙者，肾之际，亦喜寒，寒者坚牢。为病不同，热甚则齿动龈断，袒脱作痛不已，故所治疗不同也。有恶寒而作痛者；有恶热而作痛者；有恶寒又恶热而作痛者；有恶寒饮少热饮多而作痛者；有恶寒饮少热饮多而作痛者；有牙齿动摇而作痛者；有齿袒脱而为痛者；有齿龈为疳所蚀缺少，血出为痛者；有齿龈肿起而为痛者；有脾胃中有风邪，但觉风而作痛者；又有牙上多为虫所蚀，其齿缺少而色变，为虫牙痛者；有胃中气少，不能于寒，袒露其齿作痛者；有牙齿疼痛，而秽臭之气不可近者。痛既不一，当可一药而尽之哉。

羌活散 治客寒犯脑，风寒湿脑痛，项筋急，牙齿动摇，肉龈袒脱，疼痛苦楚。

麻黄去节根，三两　羌活一钱半　防风三分半　藁本三分　细辛少许　升麻半钱　柴胡半两　当归身六分　苍术半钱　白芷三分　桂枝三分　骨灰二钱，即羊胫骨也　草

豆蔻一钱

上为细末，先用温水漱口净，擦之，其痛立止。

草豆蔻散 治寒多热少牙疼痛。

草豆蔻一钱二分，不去皮　黄连一钱半　升麻二钱半　细辛叶二分　骨灰半钱　当归六分　防风二分　熟地黄半钱

上为细末，擦之同前。

麻黄散 治冬时风寒湿头痛，项筋急，牙齿动摇疼痛。

麻黄不去节，二钱　羌活一钱半　防风　藁本　骨灰各三分　细辛少许　升麻　黄连　草豆蔻各一钱　当归六分　熟地黄六分　生地黄二钱　草龙胆二钱，酒制

上为细末，依前擦之。

麝香散 治热多寒少，牙露根，肉龈脱血出，齿动欲落，大作疼痛，妨食，忾凉少，忾热多。

麻黄根一分　草豆蔻一钱半，不去皮　益智二分半　当归三分　升麻一钱　熟地黄二分　生地黄三分　黄连一钱半　人参三分　麝香少许　汉防己三分，酒制　骨灰二钱

上为细末，依前擦之。

白芷散 治大寒犯脑，牙齿疼痛。

麻黄　草豆蔻各一钱半，不去皮　黄芪一钱　吴茱萸四分　藁本三分　当归半钱　羌活八分　熟地黄半钱　白芷四分　升麻一钱　桂枝二钱半

上为细末，先用温水漱净，以药擦之。

治虫散　治大寒犯脑，牙齿疼痛及风寒作痛，虫肿作疼。

麻黄一钱半，不去节　草豆蔻一钱　吴茱萸八分　黄连四分　藁本三分　黄芪一钱　羌活五分　白芷三分　当归四分　骨灰二钱　熟地黄二分　升麻一钱　桂枝一分　益智四分

上为细末，先用温水漱口净，以药擦之。

益智木律散　治寒热牙疼。

草豆蔻二钱二分　木律[①]二分　益智半钱　升麻一钱半　骨灰半钱　黄连四分　当归四分　熟地黄半钱

上为末用，依前，如寒多痛，不用木律。

蝎梢散　治大寒犯脑牙疼。

麻黄一钱半，去节　桂枝　升麻各三分　羌活半钱　防风　藁本各三分　柴胡　当归　白芷各二分　黄芪三分　骨灰二钱半　蝎梢少许　草豆蔻一钱

上为末，依前擦之，神效。

白牙散

升麻一钱　骨灰二钱　白芷七分　石膏一钱半　麝香少许

上为末，先以温水漱净，擦之尤妙。

当归龙胆散　治寒热停牙痛。

麻黄一钱　升麻一钱　白芷半钱　骨灰半钱　生地黄五分　黄连一钱　当归尾半钱　草龙胆一钱　草豆蔻一钱

上件为末，擦之如神。

牢牙地黄散　治脑寒痛及牙疼。

麻黄　黄连　骨灰各一钱　升麻一钱半　草豆蔻一钱二分　吴茱萸八分　益智四分　当归四分　藁本二分　黄芪半钱　熟地黄三分　人参三分　羌活三分　白芷半钱　防己三分　生地黄三分

上件为末，擦之神效。

细辛散　治寒邪、风邪犯脑疼、牙痛。

麻黄三分　桂枝二分半　升麻二分　羌活一钱半　柴胡二分　防风二分　藁本三分　白芷二分　当归四分　苍术三分　细辛少许　骨灰一钱半　草豆蔻半钱

上为末，先漱后擦之，神妙。

立效散　治牙齿疼不可忍，痛及头脑项背，微恶寒饮，大恶热饮，其脉上、中、下三部阳虚阴盛，是五脏内盛，而六腑阳道微小，小便滑数。

防风一钱　升麻七分　炙甘草三分　细辛叶二分　草龙胆四分，酒制

上㕮咀，如麻豆大，都作一服，水一盏，煎至五分，去滓，以匙抄在口中，煤痛处，待少时立止。如多恶热饮，更加草龙胆一钱。此法不定，随寒热多少，临时加减。若更恶风作痛，加草豆蔻半钱、黄连半钱，却勿加草龙胆。

牢牙散　治牙龈肉绽有根，牙痈肿疼，牙动摇欲落，牙齿不长，牙黄口臭。

升麻四分　羌活一两　草龙胆一两半，酒制　羊胫骨灰一两

上为末，先以温水漱口，每用少许擦之。

风热牙疼治验

刘经历之内，年三十余，病齿痛不可忍，须骑马外行，口吸凉风则痛止，至家则其痛复作。家人以为祟神，祷于巫师而不能愈，遂求治于先师。师闻其故，曰：此病乃湿热为邪也。足阳明贯于上齿，手阳明贯于下齿，况足阳明多血多气，加以膏粱之味助其湿热，故为此痛。今立一方，不须骑马，常令风寒之气生于牙齿间，以黄连、胡桐泪之苦寒，新薄荷叶、

---

① 木律：即埋在地下时间较短的胡桐泪。

荆芥穗之辛凉，四味相合而作风寒之气，治其风热为主；以新升麻之苦平，行阳明经为使；牙齿骨之余，以羊胫骨灰补之为佐；麝香少许，入肉为引，用为细末擦之，痛乃减半，又以调胃承气汤去芒硝加黄连，以治其本，服之下三两行，其痛良愈，遂不复作。

清胃散 治因服补胃热药，致使上下牙疼痛不可忍，牵引头脑满面热发大痛。足阳明之别络于脑在《针经》十五络中，喜寒恶热，乃手阳明经中热盛而作也。其齿喜冷水恶热汤。

生地黄三分，酒制，真者　升麻一钱　牡丹皮半钱　当归三分　净黄连三分，如连

不好，更加二分，夏月倍之，无定法

上为末，作一服，水盏半，煎至一半，去滓，带冷服，立已。

神功丸 治多食肉人，口臭不可近，牙齿疳蚀，牙龈肉将脱，齿落血不止。

黄连净，半两，酒制　缩砂半两　甘草三钱　藿香叶一钱　生地黄三钱，酒制　木香一钱　升麻二钱　当归身一钱　兰香叶一钱，如无，藿香代之

上为末，汤浸蒸饼丸如绿豆大，每服百丸至二百丸，白汤下，食远。兼治血痢及血崩，血下不止，血下褐色或紫黑色，及肠澼下血，空心服。

腰 痛 门

腰 痛 论

《六元正纪大论》曰：太阳所至为腰痛。又云：巨阳即太阳也虚则腰背头项痛。足太阳膀胱之脉所过，还出别下项，循肩膊内，挟脊抵腰中，故为病者，项如拔，挟脊痛，腰似折，髀不可以曲，是经气虚则邪客之，痛病生矣。夫邪者，是风热寒湿燥皆能为病。大抵寒湿多而风热少。然有房室劳伤，肾虚腰痛者，是阳气虚弱不能运动故也。《经》言：腰者肾之府，转摇不能，肾将败矣。宜肾气丸、鹿茸茴香丸类，以补阳之不足也。如膏粱之人，久服阳药，醉以入房，损其真阴，肾气热；肾气热则腰脊痛而不能举，久则髓减骨枯，骨枯发为骨痿，宜六味地黄丸、温肾丸、封髓丹之类，以补阴之不足也。《黄帝针经》卷第三杂病第八：腰痛上寒，取足太阳、阳明；腰痛上热，取足厥阴。足之三阴，从足走入腹，所经过处，皆能为

痛。治之，当审其何经所过分野，循其空穴而刺之；审其寒热而药之。假令足太阳令人腰痛引项脊尻背如重状，刺其郄中太阳二经出血，余皆仿此。彼执一方，治诸腰痛者，固不通矣。

丁未冬，曹通甫自河南来，有役夫小翟，露居，卧寒湿地，腰痛不能转侧，两胁抽急作痛，已经月余不愈矣。《腰痛论》中说，皆为足太阳、足少阴血络中有凝血作痛，间有一二证，属少阳胆经外络脉病，皆去血络之凝乃愈。其《内经》有云，冬三月禁，不得用针，只宜服药，通其经络，破其血络中败血，以川芎肉桂汤主之。

川芎肉桂汤

羌活一钱半　独活半钱　柴胡　肉桂　桃仁去皮尖，研　当归尾　苍术　炙甘草各一钱　炒曲半钱　防风三分　汉防己酒制，三分　川芎一钱

上㕮咀，作一服，好酒三盏，煎至一盏，去滓，温服，早饭后、午饭前，数服食愈。宜温暖处服之。

独活汤 治因劳役，腰痛如折，重沉如山。

羌活 防风 独活各三钱 炙甘草二钱 肉桂三钱 当归半两 桃仁三十个 连翘半两 防己一两，酒制 黄柏一两，酒制 泽泻三钱 煨大黄三钱

上㕮咀，每服半两，酒半盏、水一盏半，煎至一盏，去滓，热服立愈。

麻黄复煎散 治阴室中汗出，懒语，四肢困倦无力，走注疼痛者，乃下焦伏火而不得伸浮，为之躁热汗出也；困倦疼痛者，风湿相搏，一身尽痛也。当去风湿，脉中邪，以升阳发汗，渐渐发之；火郁乃湿在经者，亦宜发汗。况正值季春之月，脉缓而迟，尤宜发汗，令风湿去而阳升，以此困倦即退，气血俱得生旺也。

麻黄二钱，去节微搗，水五大盏，先煎令沸，去沫，至三盏入下项，再煎 柴胡半钱 防风半钱 杏仁三个 黄芪二钱 黄柏一钱 生地黄半钱

上件锉，如麻豆大，都作一服，入麻黄汤内煎至一盏，临卧服之，勿令食饱，取渐次有汗则效。

苍术复煎散 治寒湿相合，脑户痛，恶寒，项筋脊骨强，肩背胛眼痛，膝髌痛，无力行步，身沉重。

苍术四两，水二碗，煎至二大盏，去滓，再入下项药 羌活一钱 升麻 柴胡 藁本 泽泻 白术各半钱 黄皮①三分 红花少许

上件锉，如麻豆大，先煎苍术汤二盏，复煎下项药至一大盏，去滓，热服，空心服之，取微汗为效，忌酒与湿面类。

苍术汤 治湿热腰腿疼痛。

苍术三钱，去湿止痛 柴胡二钱，行经 黄柏一钱，始得之时寒也，久不愈寒化为热，除湿止痛 防风一钱，风能胜湿

上件作一服，水二盏，煎至一盏，去滓，稍热服，空心食前。

羌活汤 治两目如火肿痛，两足及伏兔筋骨疼痛，膝胻少力，身重腰疼，夜恶寒，痰嗽，项筋背急，目外眦，目系急，食不下。

羌活三分 麻黄三分 炙甘草二分 生甘草二分 升麻 黄皮酒制 草豆蔻 当归 黄芩各三分 柴胡二分 生地黄三分 藁本三分 苏木三分 苍术半钱 熟地黄一分 独活二分 红花二分

上件㕮咀，如麻豆大，都作一服，水二大盏，煎至一盏，去滓，稍热服，食远。

破血散疼汤 治乘马损伤，跌其脊骨，恶血流于胁下，其痛苦楚不能转侧，妨其饮食。

羌活 防风各一钱 柴胡 连翘 当归各二钱 中桂一钱 麝香少许，别研 水蛭炒烟尽，三钱，研

上件分作二服，酒二大盏、水一盏，除水蛭、麝香外，另研如泥，煎余药作一大盏，去滓，上火令稍热，调二味，饥服之。

地龙散 治腰脊痛，或打扑伤损，从高坠下，恶血在太阳经中，令人腰脊或胻腨臀股中痛不可忍，鼻壅塞不通。

中桂四分 桃仁六个 羌活二钱 独活一钱 黄柏一钱 麻黄半钱 当归尾一分 地龙四分 甘草一钱 苏木六分

上件㕮咀，每服五钱，水二盏，煎至一盏，去滓，温服。

羌活苍术汤 治脚膝无力沉重。

羌活三分 防风一钱半 柴胡七分半 升麻一钱 独活一钱 葛根半钱 炙甘草半钱 黄芪二钱 苍术一钱 橘皮六分 砂仁一钱 黄皮半钱 知母二钱半 生甘草半钱

---

① 黄皮：为芸香科黄皮树的树皮，性味辛苦温。

草豆蔻半钱

上件分作二服，每服水三盏，煎至一盏，去滓，热服。

健步丸 治膝中无力，伸而不得屈，屈而不得伸，腰背腿脚沉重，行步艰难。

羌活半两 柴胡半两 防风三钱 川乌头一钱 炒滑石半两 炙甘草半两 防己一两 苦参一钱，酒制 肉桂半钱 瓜蒌根半两，酒制 泽泻三钱

上为末，酒糊丸，如桐子大，每服七十丸，煎愈风汤送下，空心。愈风汤出洁古老人方论风门中。

趁痛丸 治打扑闪损，腰痛不可忍。

白英苣子炒黄 白粟米炒黄 乳香没药各一钱 乌梅一个

上为末，蒸饼为丸，如弹子大，每服一丸，细嚼，温酒下，空心，食前。

麻黄苍术汤 治寒湿所客，身体沉重，腰痛，面色萎黄不泽。

麻黄一钱 桂枝半钱 杏仁十个 草豆蔻半钱 半夏半钱 炒曲一钱 苍术二钱 橘皮一钱 泽泻一钱 白茯苓一钱 猪苓半钱 黄芪二分 炙甘草二分

上件咬咀，如麻豆大，作一服，水二盏，煎至一盏，去滓，稍热服，食前。

补益肾肝丸 治目中溜火，视物昏花，耳聋耳鸣，困倦乏力，寝汗憎风，行步不正，两足欹侧，卧而多惊，脚膝无力，腰以下消瘦。

柴胡 羌活 生地黄炒 苦参炒 防己炒，各半钱 附子炮，一钱 肉桂一钱 当归二钱

上件为末，熟水丸如鸡头仁大，每服五十丸，温水送下，食前。

卷　七

大便结燥门

大便结燥论

《金匮真言论》云：北方黑色，入通肾，开窍于二阴，藏精于肾。又云：肾主大便，大便难者，取足少阴。夫肾主五液，津液润则大便如常。若饥饱劳役，损伤胃气，及食辛热味厚之物，而助火邪，伏于血中，耗散真阴，津液亏少，故大便结燥。然结燥之病不一，有热燥、有风燥。有阳结、有阴结，又有年老气虚津液不足而结者。治法云：肾恶燥，急食辛以润之。结者散之。如少阴不得大便，以辛润之；太阴不得大便，以苦泻之。阳结者散之，阴结者温之。仲景云，小便利，大便硬，不可攻下，以脾约丸润之。食伤太阴，腹满食不化，腹响然，不能大便者，以药泻之。大抵津液耗少而燥者，以辛润之；有物而结者，当下之。若不究其源，一概用巴豆、牵牛之类下之，损其津液，燥结愈甚；有复下复结，极则以至引导于下而不能通者，遂成不救之证，可不慎哉？

润肠丸　治脾胃中伏火，大便秘涩或干燥秘塞不通，全不思食，乃风结秘、血结秘，皆令闭塞也。以润燥和血疏风，自然通。

麻子仁　桃仁去皮尖，各一两　羌活半两　当归尾　煨大黄各半两

上件，除麻仁、桃仁别研如泥外，捣罗为末，五上火炼蜜，丸如桐子大，每服三五十丸，空心，白汤送下。

如病人不大便，为大便不通而滋其邪盛者，急加酒制大黄以利之；如血燥而大便燥干者，加桃仁、酒制大黄；如风结燥大便不行者，加麻子仁、大黄；如风涩而大便不行者，加皂角仁、大黄、秦艽以利之；如脉涩觉身有气涩，而大便不通者，加郁李仁、大黄以除之气燥；如寒阴之病，为寒结闭而大便不通者，以《局方》中半硫丸或加煎附子干姜汤，冰冷与之。其病虽阴寒之证，常当服阳药补之，若大便不通者，亦当十服中与一服药微通其大便，不令闭结，乃治之大法。

若病人虽是阴证，或是阴寒之证，其病显燥，脉实坚，亦于阳药中加少苦寒之药，以去热燥，燥止勿加。如阴燥欲坐井中者，其二肾脉必按之虚，或沉细而迟，此易为辨耳。知有客邪之病，亦从权加药以去之。

当归润燥汤

升麻二钱　当归一钱　熟地黄一钱生地黄二钱　甘草　大黄　桃仁　麻仁各一钱　红花少许

上件，除桃仁、麻仁另研如泥外，锉如麻豆大，作一服，水二大盏，入桃仁、麻仁煎至一盏，去滓，空心，宿食消尽，热服之。

导滞通幽汤　治大便难，幽门不通上冲，吸门不开噎塞不便，燥闭气不得下，

治在幽门，以辛润之。

当归　升麻　桃仁泥各一钱　生地黄五分　红花一分　熟地黄五分　炙甘草一分

上件作一服，水二盏，煎至一盏，去滓，调槟榔细末半钱，稍热服。

活血润燥丸　治大便风秘不通，常燥结。

当归一钱　防风三钱　羌活一两　大黄一两，湿纸裹煨　桃仁二两，汤泡，去皮尖　麻仁二两半，二味另研入药　皂角仁烧存性，去皮，一两半，其性得湿则滑，湿滑则燥结自除，用之勿误

上除麻仁、桃仁另研外，为细末，却同拌匀，炼蜜去沫为丸，如梧子大，每服五十丸，三两服后，大便日久不能结燥也。以瓷器内盛，纸封之，无令见风。

升阳泻湿汤　治膈咽不通，逆气里急，大便不行。

青皮二分　甘草四分　槐子二分　黄芪一钱　黄柏三分　升麻七分　生地黄三分　熟地黄三分　当归四分　桃仁二钱　苍术半钱

上件㕮咀，如麻豆大，作一服，另研桃仁泥子，一处同煎，水二大盏，煎至一盏，去滓，稍热服，食前。

麻黄白术散　治大便不通，三日一遍，小便黄赤，浑身肿，面上及腹尤甚，其色黄，麻木身重如山，沉困无力，四肢痿软不能举动，喘促唾清水，吐哕痰唾，白沫如胶，时躁热，发欲去衣，须臾而过，振寒，项额有时如冰，额寒尤甚，头旋眼黑，目中溜火，冷泪，鼻不闻香臭，少腹急痛，当脐有动气，按之坚硬而痛。

麻黄不去节，半两　桂枝三分　杏仁四个　吴茱萸　草豆蔻各半钱　厚朴三分　炒曲半钱　升麻二分　柴胡三分　白术三分　苍术三分　生甘草一钱　泽泻四分　茯苓四分　橘红二分　青皮一分　黄连一分，酒制　黄皮二分，酒制　黄芪三分　人参三分　炙甘草一分　猪苓三分

上㕮咀，分作两服，水二大盏半，先煎麻黄令沸去沫，再入诸药，同煎至一盏，去滓，稍热服，食远。

此证宿有风湿热伏于荣血之中，其木火乘于阳道，为上盛元气短少，上喘为阴火伤其气，四肢痿。在肾水之间，乃所胜之病。今正遇冬寒，得时乘其肝木，又实其母肺金，克火凌木，是大胜必大复。其证善恐欠多嚏，鼻中如有物，不闻香臭，目视䀮䀮，多悲健忘，小腹急痛，通身黄，腹大胀，面目肿尤甚，食不下，痰唾涕有血，目眦疡，大便不通，只两服皆已。

痔漏门

痔漏论

《生气通天论》云：因于饱食，筋脉横解，肠澼为痔。夫大肠者，庚也。主津，本性燥清，肃杀之气；本位主收，其所司行津，以从足阳明，旺则生化万物者也。足阳明为中州之土，若阳衰亦殒杀万物，故曰万物生于土，而归于土者是也，以手阳明大肠司其化焉。既在西方本位，为之害蜚，司杀之府，因饱食、行房忍泄，前阴之气归于大肠，木乘火势，而侮燥金，故火就燥也。大便必秘，其疾甚者，当以苦寒泻火，以辛温和血润燥，疏风止痛，是其治也。

秦艽白术丸　治痔疾，并痔漏有脓

血，大便燥硬而作疼痛不可忍。

秦艽一两，去芦 当归尾半两，酒制 桃仁一两，汤浸，去尖，另研细 地榆三钱 枳实麸炒，半两 皂角仁一两，烧存性，去皮 泽泻半两 白术半两

痔漏之病，乃风热湿燥为之也，以秦艽、当归尾辛温，和血润燥，疏风止痛，桃仁润血；以皂角仁除风燥；以地榆破血；以枳实之苦寒，补肾以下泄胃实；以泽泻之淡渗，使气归于前阴，以补清燥受胃之湿邪也；白术之苦甘，以苦补燥气之不足，其甘味泻火而益元气也。故曰甘寒泻火，乃假枳实之寒也。古人用药为下焦如渎，又曰在下者引而竭之，多为大便秘涩，以大黄推去之；其津血益不足，以当归和血及油润之剂，则大便自然软利矣。宜作锉汤以与之，是下焦有热，以急治之之法也。以地榆恶人而坏胃，故宿食消尽，空心，作丸服之。

上同为细末，和桃仁泥子研匀，煎热汤，白面糊为丸，如鸡头仁大，令药光滑焙干，每服百丸，白汤送下，空心，宿食消尽服之，待少时以美膳压之。忌生冷硬物、冷水菜之类，并湿面酒及五辣辛热、大料物之类，犯之则药无验矣。数服而愈。

肠风痔漏者，总辞也。分之则异，若破者为之痔漏，大便大涩必作大痛，此由风热乘食饱不通，气逼大肠而作也。受病者，燥气也。为病者，胃热也。胃刑大肠，则化燥火，以乘燥热之实，胜风附热而来，是湿、热、风、燥四气而合，故大肠头成块者湿也，作大痛者风也，作大便燥结者，主病兼受火邪也。去此四者，其西方肺主诸气，其体收下，亦助病邪，须当破气药兼之，治法全矣。以锉汤与之，其效如神速，秦艽苍术汤主之。

秦艽苍术汤

秦艽一钱，去苗 泽泻三分 苍术七分 防风三分 大黄少许，虽大便过涩，亦不可多用 桃仁汤浸，去皮尖，一钱，另研细 皂角仁烧存性，去皮，一钱，另研细，调下 当归尾三分，酒制 黄柏去皮，酒制，五分，若大肠头沉重者，湿胜也，更加之；若天气火热盛，病人燥热者，喜冷，以急加之 槟榔梭身一分，细末调服之

上件，除槟榔、桃仁、皂角仁三味外，㕮咀，如麻豆大，慎勿作末，都作一服，水五盏，煎至一盏二分，去滓，入槟榔等三味，再上火煎至一盏，空心，候宿食消尽，热服之，待少时，以美膳压之，不犯胃气也。服药日，忌生冷硬物、冷菜之类及酒湿面、大料物、干姜之类。犯之其药无效。如有白脓，加白葵花五朵、去萼，青皮半钱、不去白，入正药中同煎，又用木香三分，为细末，同槟榔等三味再上火同煎，依上法服饵。古人治此疾，多以岁月除之，此药一服而愈，若病大者，再服而愈。

七圣丸 治大肠疼痛不可忍。叔和云：积气生于脾脏旁，大肠疼痛阵难当，渐交稍泻三焦是，莫谩多方立纪纲。

羌活一两 槟榔 木香 川芎 桂去皮，以上各半两 大黄八钱，煨 郁李仁汤浸，去皮，另研，一两半

上件，除郁李仁另入外，为极细末，炼蜜为丸，如桐子大，量病人虚实，临时斟酌丸数，白汤送下，取大便微利，一服而愈。切忌多利大便，大便大行，其痛滋甚。

秦艽防风汤 治痔漏，每日大便时发疼痛，如无疼痛，非痔漏也，此药主之。

秦艽 防风 当归身 白术以上各一钱半 黄柏五分 橘皮三分 炙甘草六分 红花少许 桃仁三十个 煨大黄三分 升麻

二分　柴胡二分　泽泻六分

上件，锉如麻豆大，都作一服，水三大盏，煎至一盏，去滓，稍热，空心服之，避风寒，忌房事、酒湿面、大辛热物，及当风寒处大便。

当归郁李仁汤　治痔漏，大便硬努，大肠下垂多血，苦痛不能任。

皂角仁一钱，另为细末，煎成调服　郁李仁一钱　麻子仁一钱半　秦艽一钱半　苍术半钱　当归尾半钱　泽泻三分　煨大黄三分　生地黄半钱　枳实七分

上件㕮咀，水三大盏，煎至一盏，去滓，空心，宿食消尽服之，忌风寒处大小便。

秦艽羌活汤　治痔漏成块，下垂疙瘩，不任其痒。

升麻半钱　柴胡半钱　黄芪一钱　炙甘草半钱　防风七分　藁本二分　细辛少许　红花少许　羌活一钱二分　秦艽一钱　麻黄半钱

上件锉，如麻豆大，都作一服，水二盏，煎至一盏，去滓，空心服之，忌禁如前。

红花桃仁汤　治痔疾经年，因饱食筋横解，肠澼为痔，当去其筋脉横解，破血络是也。治法当补北方泻中央。

生地黄一钱　当归尾半钱　桃仁十个　红花半分　汉防己半钱　黄柏一钱半　猪苓半钱　泽泻八分　防风半钱　麻黄不去根，二分　苍术六分

上件锉，如麻豆大，都作一服，水三大盏，煎至一盏，去滓，食前，热服之，忌禁如前。

秦艽当归汤　治痔漏，大便燥结疼痛。

秦艽一钱　当归尾半钱　桃仁二十个　红花少许　枳实一钱　煨大黄四钱　泽泻半钱　白术半钱　皂角仁半钱

上件锉，如麻豆大，都作一服，水三大盏，煎至一盏，去滓，稍热服，食前。

泻痢肠澼门

泻痢肠澼论

《太阴阳明论》云：饮食不节，起居不时，阴受之，阴受之则入五脏，入五脏则膜满闭塞，下为飧泄，久为肠澼也。又云：春伤于风，夏生飧泄。又云：湿胜则濡泻。夫脾胃者，同湿土之化，主腐熟水谷，胃气和平，饮食入胃，精气则输于脾，上归于肺，行于百脉而成荣卫也。若饮食一伤，起居不时，损其胃气，而上升精华之气即下降，是为飧泄，久则太阴传少阴而为肠澼。假令伤寒饮食，膜满而传飧泄者，宜温热之剂以消导之；伤湿热之物而成脓血者，宜苦寒之剂以疏之。风邪

下陷者，升举之；湿气内胜者，分利之；里急者下之；后重者调之；腹痛者和之；洞泻、肠鸣，无力不及拈衣，其脉弦细而弱者，温之、收之；脓血稠粘，数至圊而不能便，其脉洪大而有力者，寒之、下之。大抵治病，救其所因，细察何气所胜，取相克之药平之，随其所利而利之，以平为期，此治之大法也。如泄而脉大，肠澼下血脉弦绝涩者，皆难治；滑大柔和者易治。故叔和云，下痢微小得延生，脉大洪浮无差日，正谓此也。

癸卯岁冬十月，小雪薄冰，天冷应时，白枢判家一老仆，面尘脱色，神气特弱，病脱肛日久，服药未验，近日复下赤白，脓痢作，里急后重，白多赤少，不任

其苦。先师料曰：此非肉食膏粱，必多蔬食，或饮食不节，天气应时，衣盖犹薄，寒侵形体，乃寒滑气泄不固，故形下脱也。当以涩去其脱而除其滑；微酸之质固气上收，去其下脱；以大热之剂除寒补阳；以补气之药升阳益气，是的对其证。

诃子皮散　治肠胃虚寒泄泻，水谷不化，肠鸣腹痛，脱肛，或作脓血，日夜无度。

粟壳去蒂盖　蜜炒半钱　诃子去核，七分，煨　干姜炮，六分　橘皮半钱

《本草》十剂云，涩可去脱，以粟壳之酸微涩，上收固气去脱，主用为君也；以诃子皮之微酸，上收固血，治其形脱；橘皮微苦温，益真气升阳为之使；以干姜大辛热之剂，除寒为臣。

上件为细末，分作二服，每服水二盏，煎至一盏，和滓热服，空心，再服全愈。

除湿热和血汤　治肠澼下血，另作一派，其血唧出有力，而远射四散如筛。仲春中旬，下二行，腹中大作痛，乃阳明气冲热毒所作，当升阳去湿热和血脉，是其治也。

生地黄半钱　牡丹皮半钱　白芍药一钱半　生甘草半钱　熟甘草半钱　黄芪一钱
升麻七分　当归身三分　苍术　秦艽　橘皮　肉桂　熟地黄各三分

上件吹咀，都作一服，水四盏，煎至一盏，去滓，空心，宿食消尽服之，稍热，立效。

升麻补胃汤　治宿有阳明血证，五月间大热，因吃杏，肠澼下血，唧远去，四下散漫如筛，腰沉沉然，腹中不痛，血色紫黑，病名曰湿毒肠澼，是阳明、少阳经血证也。

升麻　羌活各一钱　独活　防风各一钱　柴胡半钱　葛根三分　肉桂少许　牡丹皮　熟地黄　生地黄各半钱　白芍药一钱半　当归身三分　黄芪一钱　炙甘草半钱

上件吹咀，如麻豆大，分作二服，水二大盏，煎至一盏，去滓，稍热服，食前。

槐花散　治肠澼下血、湿毒下血。

槐花六分　青皮六分　当归身一钱　荆芥穗六分　升麻一钱　熟地黄六分　川芎四分　白术六分

上件为细末，每服二钱或三钱，米饮清调下，食前，忌酒湿面、生冷物。

益智和中汤　治肠澼下血，或色深者紫黑，腹中痛，腹皮恶寒，右三部脉中指下得俱弦，按之无力，关脉弦甚紧，肌表阳明分凉，腹皮热而喜热物熨之，内寒明矣。

升麻一钱　葛根半钱　白芍药一钱半　炙甘草一钱　桂枝四分　益智仁半钱　当归身一钱　黄芪一钱　牡丹皮半钱　柴胡半钱　半夏半钱　干姜少许　肉桂一分

上件为粗末，都作一服，水三大盏，煎至一盏，去滓，温服，一服，食前。

和中益胃汤　治太阴、阳明腹痛，大便常泄，若不泄却秘而难见，在后传作湿热毒，下鲜红血，腹中微痛，胁下急缩，脉缓而洪弦，中之乍得，按之空虚。

熟地黄三分　当归身酒制，三分　升麻半钱　苏木一分　藁本二分　炙甘草三分　柴胡半钱　益智二分

上件都作一服，水三盏，煎至一盏，去滓，空心，温服，一服而愈。

茯苓汤　治因伤冷饭水泄，一夜约走十行，变作白痢。次日，其痢赤白，腹中疠痛减食，热躁，四肢困倦无力以动。

茯苓六分　泽泻一钱　当归身四分　苍术二分　生姜二钱　肉桂五分　猪苓六分　炙甘草半钱　升麻二钱　芍药一钱半　黄芩三分，生用　柴胡二分

上件㕮咀,分作二服,每服水二大盏,煎至一盏,去滓,稍热服,食前。

黄芪补胃汤 治一日大便三四次,溏而不多,有时作泄,腹中鸣,小便黄。

黄芪三分 炙甘草二钱 升麻六分 橘皮三分 当归身三分 益智仁三分 柴胡三分 红花少许

上件㕮咀,分作二服,水二大盏,煎至一盏,去滓,稍热服,食前。

升麻除湿汤 自上而下者,引而去之。

升麻半钱 柴胡半钱 羌活半钱 苍术一钱 炙甘草三分 神曲半钱 猪苓半钱 陈皮三分 大麦蘖面三分 防风半钱 泽泻半钱

上件都作一服,水二盏,煎至一盏,早饭后,稍热服。如胃寒肠鸣,加益智仁半钱、半夏半钱,生姜、枣同煎,非肠鸣不得用。

人参益胃汤 治头闷,劳动则微痛,不喜饮食,四肢怠堕,躁热短气,口不知味,肠鸣,大便微溏黄色,身体昏闷觉渴,不喜冷物。

黄芪二分 甘草二分 黄芩三分 陈皮半钱 柴胡三分 红花少许 当归尾二分

升麻半钱 白术三分 半夏三分 人参三分 益智二分 苍术一钱半

上都作一服,水二盏,煎至一盏,去滓,稍热服,食前。

升麻补胃汤 治因内伤,服牵牛、大黄,食药致泻痢五七行,腹中大痛。

升麻半钱 柴胡半钱 当归身一分 半夏三分 干姜二分 甘草七分 黄芪半钱 草豆蔻半钱 红花少许

上件都作一服,水二盏,煎至一盏,去滓,早饭后,稍热服。

扶脾丸 治脾胃虚寒,腹中痛,溏泻无度,饮食不化。

白术二钱 茯苓二钱 橘皮一钱 大麦蘖四钱半 炙甘草二钱 肉桂半钱 半夏二钱 干生姜半钱 诃子皮二钱 红豆一钱 干姜一钱 炒曲四钱 藿香一钱 乌梅二钱

上件为细末,荷叶烧饭为丸,如桐子大,每服五十丸,食前,温水送下。

乌梅肉丸 治肠风下血,别无余证,但登厕便见,亦非内痔,服之立效。

真僵蚕一两 乌梅肉烧干,一两

上为末,薄糊丸,如鸡头肉大,每服百丸,食前,多用白汤送下,日三服。

卷 八

小便淋闭门

小便淋闭论

《三难》云：病有关有格，关则不得小便。又云：关无出之由，皆邪热为病也。分在气、在血而治之，以渴与不渴而辨之。如渴而小便不利者，是热在上焦肺之分，故渴而小便不利也。夫小便者，是足太阳膀胱经所主也，长生于申，申者西方金也。肺合生水，若肺中有热，不能生水，是绝其水之源。《经》云，虚则补其母，宜清肺而滋其化源也，故当从肺之分，助其秋令，水自生焉。又如雨、如露、如霜，皆从天而降下也，乃阳中之阴，秋气自天而降下也。且药有气之薄者，乃阳中之阴，是感秋清肃杀之气而生，可以补肺之不足，淡味渗泄之药是也。茯苓、泽泻、琥珀、灯心、通草、车前子、木通、瞿麦、萹蓄之类，以清肺之气，泄其火，资水之上源也。如不渴而小便不通者，热在下焦血分，故不渴而大燥，小便不通也。热闭于下焦者，肾也、膀胱也，乃阴中之阴，阴受热邪，闭塞其流。易上老云：寒在胃中遏绝不入，热在下焦填塞不便。须用感北方寒水之化，气味俱阴之药，可除其热，泄其闭塞。《内经》云：无阳则阴无以生，无阴则阳无以化。若服淡渗之药，其性乃阳中之阴，非纯阳之剂，阳无以化，何能补重阴之不足也？须用感地之水运，而生大辛之味；感

天之寒药，而生大寒之气。此气味俱阴，乃阴中之阴也。大寒之气，人禀之生膀胱，寒水之运，人感之生肾。此药能补肾与膀胱。受阳中之阳，热火之邪而闭塞其下焦，使小便不通也。

热在下焦小便不通治验

北京人，王善甫，为京兆酒官。病小便不利，目睛突出，腹胀如鼓，膝以上坚硬，皮肤欲裂，饮食不下，甘淡渗泻之药皆不效。先师曰：疾急矣，而非精思不能处，我归而思之。夜参半，忽揽衣而起，曰：吾得之矣。《内经》有云，膀胱者，津液之府，又气化而能出焉。渠辈已用渗泄之药，而病益甚，是气不化也。启玄子云：无阳则阴无以生，无阴则阳无以化。甘淡气薄皆阳药，独阳无阴欲化得乎！明日以群阴之剂投之，不再服而愈。

滋肾丸 治不渴而小便闭，热在下焦血分也。

知母去皮，锉，酒制　黄柏锉，酒制，焙干，各二两　肉桂一钱

《内经》云：热者寒之。遂用知母、黄柏大苦寒为主治，肉桂辛热与热同体，乃寒因热用也。

上件为细末，煎熟水为丸，如鸡头大，每服百余丸至二百丸，煎百沸汤送下，空心，宿食消尽服之。顿两足，令药易下行故也。如小便利，前阴中如刀刺

痛，有恶物下，为效验。

清肺饮子　治渴而小便不利，邪热在上焦气分也。

茯苓去皮，二钱　猪苓去皮，三钱　泽泻五分　琥珀半钱　灯心一分　木通七分　通草二分　车前子二钱，炒　瞿麦五分　萹蓄七分

上为细末，每服五钱，水一盏半，煎至一盏，稍热服，或《局方》八正散，仲景五苓散亦得用之。

导气除燥汤　治小便闭塞不通，乃血涩，致气不通而窍涩也。

知母细锉，酒制，三钱　黄柏酒制，四分　滑石炒黄色，为末，二钱　泽泻为末，三钱　茯苓去皮，二钱

上件和匀，每服秤半两，水三大盏，煎至一盏，去滓，稍热服，空心。如急闭，不计时候。

肾疸汤　治肾疸目黄，甚至浑身黄，小便赤涩。

升麻半钱　羌活　防风　藁本　独活　柴胡以上各半钱

以上治肾疸目黄，浑身黄。

白术半钱　苍术一钱　猪苓四分　泽泻三分　茯苓二分

以上治小便赤涩。

葛根半钱　甘草三分　黄柏二分　人参三分　曲六分

上件锉，如麻豆大，分作二服，每服水三盏，煎至一盏，去滓，稍热服，食前。

阴痿阴汗及臊臭门

阴痿阴汗及臊臭论

一富者，前阴臊臭，又因连日饮酒，腹中不和，求先师治之。曰：前阴者，足厥阴肝之脉，络阴器，出其挺末。夫臭者，心之所主，散入五方为五臭，入肝为臊臭，此其一也。当于肝经中泻行间，是治其本；后于心经中泻少冲，乃治其标。如恶针，当用药除之。夫酒者，气味俱厚，能生里之湿热，是风湿热合于下焦为邪，故《经》云下焦如渎，又云在下者引而竭之。酒是湿热之水，亦宜决前阴以去之，是合下焦二法之治。

龙胆泻肝汤　治阴部时复湿痒及臊臭。

柴胡　泽泻各一钱　车前子　木通各半钱　生地黄　当归尾　草龙胆各三分

柴胡入肝为引用；泽泻、车前子、木通淡渗之味利小便以降臊臭，是名在下者引而竭之；生地黄、草龙胆苦寒泻酒湿热，更兼车前子之类，以撤肝中邪气；肝生血，以当归尾滋肝中血不足。

上件㕮咀，如麻豆大，都作一服，水三大盏，煎至一盏，去滓，稍热，空心，宿食消尽服之，更以美膳压之。

清震汤　治溺黄臊臭淋漓，两丸如冰，阴汗浸及两股，阴头亦冷，正值十二月天寒凛冽，霜雪交集，寒之极矣。

升麻半钱　甘草炙，二分　柴胡五分　酒黄柏一钱　苍术半钱　藁本二分　防风三分　当归身二分　红花一分　猪苓三分　羌活一钱　麻黄根三分　黄芩半钱　泽泻四分

上件㕮咀，如麻豆大，都作一服，水二大盏，煎至一盏，去滓，临卧服，大忌酒湿面。

正元汤　治两丸冷，前阴痿弱，阴汗如水，小便后有余滴，尻臀并前阴冷，恶

寒而喜热，膝亦冷。

升麻一钱　羌活一钱　柴胡一钱　炙甘草一钱半　草龙胆二钱　黄柏二钱　泽泻一钱半　知母二钱

上件锉，如麻豆大，都作一服，水三盏，煎至一盏，去滓，稍热服，空心服之，以早饭压之。

柴胡胜湿汤　治两外肾冷，两髀枢阴汗，前阴痿，阴囊湿痒臊气。

生甘草二钱　柴胡一钱　酒黄柏二钱　当归尾一钱　红花少许　草龙胆　麻黄根　羌活　汉防己各一钱　五味子三个　升麻一钱半　泽泻一钱半　茯苓一钱

上件锉，如麻豆大，都作一服，水三大盏，煎至一盏，去渣，温服，食前，忌酒湿面、房事。

椒粉丸　治前阴两丸湿痒痛，秋冬甚，夏月减。

麻黄一钱　黑狗脊半钱　斑蝥二个　肉桂二分　当归身三分　轻粉少许　小椒三分　蛇床子半钱　猪苓三分　红花少许

上件为细末，干掺上，避风寒、湿冷处坐卧。

补肝汤　治前阴如冰冷并阴汗，两脚痿软无力。

黄芪七分　人参三分　葛根三分　升

麻四分　柴胡　羌活　当归身　连翘　炒黄柏　泽泻　苍术　曲末　知母　防风各二分　炙甘草半钱　陈皮二分　白茯苓三分　猪苓四分

上件锉，如麻豆大，都作一服，水二盏，煎至一盏，去滓，稍热，空心，食前，忌酒湿面。

温肾汤　治面色萎黄，脚萎弱无力，阴汗，阴茎有夭色。

麻黄六分　防风一钱半　白术一钱　泽泻二钱　猪苓一钱　白茯苓一钱　升麻一钱　柴胡六分　酒黄柏一钱　苍术一钱半

上件分作二服，水二大盏，煎至一盏，去滓，稍热服，食前，天晴明服之，候一时辰方食。

丁香疝气丸　治脐下撮急疼痛，并脐以下周身皆急痛，小便频清，其五脉急，独肾按之不急，皆虚无力，名曰肾疝。

当归　茴香各一钱　甘草　木香各半钱　全蝎三十个　羌活三钱　防己三分　麻黄根节　玄胡各一钱　丁香半钱　肉桂一钱　川乌头半钱

上件为细末，酒煮面糊为丸，如鸡头仁大，每服五十丸，温酒送下，淡盐汤亦得，空心。

卷 九

杂 方 门

时毒治验

泰和二年，先师以进纳监济源税，时四月，民多疫疠，初觉憎寒体重，次传头面肿盛，目不能开，上喘，咽喉不利，舌干口燥，俗云大头天行，亲戚不相访问，如染之，多不救。张县承侄亦得此病，至五六日，医以承气加蓝根下之，稍缓。翌日，其病如故，下之又缓，终莫能愈，渐至危笃。或曰李明之存心于医，可请治之。遂命诊视，具说其由。先师曰：夫身半以上，天之气也，身半以下，地之气也。此邪热客于心肺之间，上攻头目而为肿盛，以承气下之，泻胃中之实热，是诛罚无过，殊不知适其所至为故。遂处方，用黄芩、黄连苦寒，泻心肺间热以为君；橘红苦平，玄参苦寒，生甘草甘寒，泻火补气以为臣；连翘、黍粘子、薄荷叶苦辛平，板蓝根味苦寒，马勃、白僵蚕味苦平，散肿消毒、定喘以为佐；新升麻、柴胡苦平，行少阳、阳明二经不得伸；桔梗味辛温为舟楫，不令下行。共为细末，半用汤调，时时服之；半蜜为丸，嚼化之，服尽良愈。因叹曰：往者不可追，来者犹可及。凡他所有病者，皆书方以贴之，全活甚众，时人皆曰，此方天下所制，遂刊于石，以传永久。

普济消毒饮子

黄芩君　黄连各半两，君　人参三钱　橘红去白，臣　玄参臣　生甘草各二钱，臣　连翘　黍粘子　板蓝根　马勃各一钱　白僵蚕炒，七分　升麻七分　柴胡二钱　桔梗二钱

上件为细末，服饵如前法，或加防风、薄荷、川芎、当归身，㕮咀，如麻豆大，每服秤五钱，水二盏，煎至一盏，去滓，稍热，时时服之。食后如大便硬，加酒煨大黄一钱或二钱以利之，肿势甚者，宜砭刺之。

燃香病热

戊申春，节使赵君，年几七旬，病身体热麻，股膝无力，饮食有汗，妄喜笑，善饥，痰涎不利，舌强难言，声嘎不鸣，求治于先师。诊得左寸脉洪大而有力，是邪热客于经络之中也。两臂外有数瘢，遂问其故，对以燃香所致。先师曰：君之病皆由此也。夫人之十二经，灌溉通身，终而复始。盖手之三阳，从手表上行于头，加之以火邪，阳并于阳，势甚炽焉。故邪热妄行，流散于周身，而为热麻。《黄帝针经》四卷口问第一：胃热则虫动，虫动则廉泉开，故涎下。热伤元气，而为沉重无力；饮食入胃，慓悍之气不循常度，故多汗；心火盛，则妄喜笑；脾胃热，则消谷善饥；肺金衰，则声嘎不鸣。仲景云，微数之脉，慎不可灸，焦骨伤筋，血难复也。君奉养以膏粱之味，无故而加之以火

炳之毒，热伤经络而为此病明矣。《内经》云：热淫所胜，治以苦寒，佐以苦甘，以甘泻之，以酸收之。当以黄柏、知母之苦寒为君，以泻火邪，壮筋骨，乃肾欲坚，急食苦以坚之；黄芪、生甘草之甘寒，泻热实表；五味子酸止汗，补肺气之不足以为臣；炙甘草、当归之甘辛，和血润燥；升麻、柴胡之苦平，行少阳、阳明二经，自地升天，以苦发之者也，以为臣佐。㕮咀，同煎，取清汁服之，更缪刺四肢，以泻诸阳之本，使十二经相接而泻火邪，不旬日良愈。遂名其方清神补气汤。

清神补气汤

苍术四钱　藁本二钱　升麻六钱　柴胡三钱　五味子一钱半　黄柏三钱　酒知母二钱　陈皮一钱半　黄芪三钱　生甘草二钱　当归二钱

上件锉，如麻豆大，每服秤五钱，水五盏，煎至一盏，去滓，空心，候大小便，觉饥时服之，待少食，以美膳压之。

人之汗以天地之雨名之

《阴阳应象论》曰，人之汗，以天地之雨名之。又云，湿盛则霖霪骤注。盖以真气已亏，胃中火热，汗出不休，胃中真气已竭；若阴火亦衰，无汗皮燥，乃阴中之阳、阳中之阳俱衰。四时无汗，其形不久，湿衰燥旺，理之常也。其形不久者，秋气主杀。生气者，胃之谷气也，乃春少阳生化之气也。张耘夫，己酉闰二月尽，天寒阴雨，寒湿相杂，因官事饮食失节，劳役所伤，病解之后，汗出不止，沾濡数日，恶寒重，添厚衣，心胸间时烦热，头目昏愦上壅，食少减。此乃胃中阴火炽盛，与外天雨之湿气、峻热两气相合，令湿热大作，汗出不休，兼见风邪以助东方甲乙。风药去其湿，以甘寒泻其热，羌活胜湿汤主之。

羌活胜湿汤

炙甘草三分　黄芪七分　生甘草五分　生黄芩　酒黄芩各三分　人参　羌活　防风　藁本　独活　细辛　蔓荆子　川芎各三分　升麻　柴胡各半钱　薄荷一分

上件都作一服，水二大盏，煎一盏半，细辛以下入轻清四味，再上火，煎至一盏，去滓，热服之，一服而止，诸证悉去。

偏枯二指

陕帅郭巨济，病偏枯二指，着足底不能伸，迎先师于京治之。至，则以长针刺委中，深至骨而不知痛，出血一二升，其色如墨，又且缪刺之。如是者六七次，服药三月，病良愈。

阴盛格阳

冯内翰叔献之侄拯童，年十六，病伤寒，目赤而烦渴，脉七八至。医以承气汤下，已煮药，而先师适从外来，冯告之，当用承气。先师切脉，大骇曰：几杀此儿，彼以诸数为热，诸迟为寒，今脉七八至是热极也，殊不知《至真要大论》云：病有脉从而病反者何也？岐伯曰：脉至而从按之不鼓，诸阳皆然。此阴盛格阳于外，非热也。速持姜附来，吾以热因寒用之法处治。药味就，而病者爪甲变青，顿服八两，汗寻出而愈，朝贤多为作诗纪之，泽人王子正云：

天地生万物，惟人最为贵。

摄养忽有亏，能无触邪气？

卢扁不出世，夭枉迹相继。

世道交相丧，适于此凋敝。

医学不师授，迷津罔攸济。

《难》《素》何等物，纵有徒充笥。
字画尚未知，矧肯究其义。
顷年客京华，知医仅一二。
镇阳陇西公，翘然出其类。
折节易水张，提耳发其秘。
窃尝侍谈尘，穷理到幽遂。
吾友叔献兄，有侄破苊戍。
头痛肌复热，呻吟声震地。
目赤苦烦渴，脉息八九至。
众以为可下，公独以为未。
众皆以为难，公独以为易。
姜附投半斤，骇汗夹人背。
须臾烦渴止，百骸泰其否。
健羡活人手，所见一何异。
脉理造精微，起死特游戏。
公难恶其名，名焉岂能避。
喜为知者言，善诱不求利。
我愿趋几筵，执经请从事。
齐沐作此诗，聊以伸鄙意。

误服白虎汤变证

西台掾肖君瑞，二月中，病伤寒发热，以白虎投之，病者面黑如墨，本证遂不复见，脉沉细，小便不禁。先师初不知也。及诊之曰：此立夏以前，误服白虎，白虎大寒，非行经之药，止能寒脏腑，不善用之，则伤寒。本病隐曲于经络之间，或更投以大热之药，求以去阴邪，则他证必起，非所以救白虎也。可用温药之升阳行经者。难者云，白虎大寒，非大热何以救，君之治奈何？先师曰：病隐于经络间，阳不升则经不行，经行而本证见矣。本证见又何难焉？果如其言。

脉风成厉

戊申岁正月，段库，病厉风，满面连

须极痒，眉毛已脱落，须用热水沃之稍缓，每昼夜须数次，或砭刺亦缓。先师曰：《风论》中，夫厉者，荣卫热附，其气不清，故使其鼻柱坏而色败，皮肤疡溃。风寒客于脉而不去，名曰厉风。治之者，当刺其肿上，已刺以锐针，刺其处按出其恶气，肿尽乃止。常食如常食，勿食他食。如以药治之，当破血去热，升阳去痒泻荣逆，辛温散之，甘温升之，行阳明经，泻心火，补肺气，乃治之正也。

补气泻荣汤

升麻六分　连翘六分　苏木三分　当归　全蝎　黄连　地黄　黄芪以上各三分　生黄芩四分　甘草一钱半　人参二分　生地黄四分　桃仁三个　桔梗半钱　麝香少许　梧桐泪①一分　虻虫去翅足，微炒，二个　水蛭炒令烟尽，两个

上件锉，如麻豆大，除连翘另锉，梧桐泪研、白豆蔻二分为细末，二味另放，麝香、虻虫、水蛭三味为细末另放外，都作一服，水二大盏、酒一匙，入连翘，煎至一盏六分，再入白豆蔻二味并麝香等三味，再上火煎一二沸，去渣，稍热，早饭后、午饭前服，忌酒湿面、生冷硬物。

生子不病胎瘤

李和叔一日问先师曰：中年以来，得一子，至一岁之后，身生红系瘤不救，后三四子，至一二岁，皆病瘤而死，何缘至此疾？师曰：予试思之。翌日，见和叔曰：吾得之，汝乃肾中伏火，精气中多有红系，以气相传生子，子故有此疾，遇触而动，发于肌肉之间，俗名胎瘤者是也。汝试观之，果如其言。遂以滋肾丸数服，以泻肾中火邪，补真阴之不足，忌酒辛热

---

① 梧桐泪：即胡桐泪，为胡杨分泌的树汁。

之物。其妻与六味地黄丸，以养阴血，受胎五月之后，以黄芩、白术二味作散，啖五七服，后生子，至三岁，前证不复作矣。李心中诚服曰：先生乃神医也。遂从而学之。其子今已年壮。

风寒伤形

灵寿县董临军，癸卯年冬十二月间，大雪初霁，因事至真定。忽觉有风气暴至，又二日，脑项麻，候六脉俱弦甚，按之洪实有力，其证手挛急，大便秘涩，面赤热，此风寒始至加于身也。四肢者脾也，风寒之邪伤之，则搐急而挛痹，乃风淫末疾，而寒在外也。《内经》曰，寒则挛急，谓此也。本人素饮酒，内有实热，乘于肠胃之间，故大便秘涩而面赤热，内则手阳明经受邪，外则足太阴脾经又受风寒之邪，用桂枝、甘草炙以却其寒邪而缓其急搐；用黄柏之苦寒滑以泻实而润燥，急救肾水；用升麻、葛根以升阳气，行手足阳明之经，不令遏绝；更以桂枝辛热入手阳明之经为引用润燥；复以芍药、甘草专补脾气，退木邪，专益肺气也；加人参以补元气为之辅，名活血通经汤。

活血通经汤

升麻 葛根各一钱 桂枝二钱 当归身一钱 人参一钱 芍药半钱 炙甘草一钱 黄柏酒制，二钱

上件㕮咀，都作一服，水二大盏，煎至一盏，去滓，稍热服，令暖房中近火摩搓其手，一服而愈。

暑热伤气

商人杜彦达，五月间，两手指麻木，四肢困倦，怠惰嗜卧，乃热伤元气也，以人参益气汤主之。

人参益气汤

黄芪八钱 生甘草半钱 甘草炙，二钱 人参半两 升麻二钱 白芍药三钱 五味子一百四十个 柴胡二钱半

上件㕮咀，分作四服，每服水二盏，煎至一盏，去滓，稍热服，食远，神效。

芍药补气汤 治皮肤间麻木，此肺气不行也洁古老人立此方神效。

黄芪一两 白芍药一两半 橘皮不去白，一两 泽泻半两 甘草炙，一两

上件㕮咀，每服秤半两，水二盏，煎至一盏，去滓，温服。如肌肉麻木，必待泻营而愈；如湿热相合，肢体沉重，当泻湿热。

导气汤 治两腿麻木沉重。

黄芪八钱 甘草六钱 五味子一百二十个 升麻二钱 柴胡二钱 当归尾 泽泻各二钱 红花半钱 陈皮一钱 青皮四钱

上件㕮咀，分作四服，每服水三大盏，煎至一盏，去滓、热服，食前。

茯苓燥湿汤 治六七月间，湿令大行，湿令行，子能令母实，热旺也。湿热大胜，必刑庚大肠，以天令言之，则清燥之气绝矣。古人之法，夏月热以救热，伤天真元气，燥金若受湿热之邪，是绝寒水生化之源，源绝则肾亏，痿厥之病大作，腰以下痿软，瘫痪不能动矣，何止行步不正，两足欹侧，更宿有湿热之证，当急救之。

黄芪一钱半 苍术一钱 白术半钱 橘皮半钱 人参三分 五味子九个 麦门冬 当归身 生地黄 曲末各二分 泽泻半钱 白茯苓三分 猪苓二分 酒黄柏二分 柴胡一分 升麻三分 黄连一分 炙甘草一分

上件㕮咀，每服半两，水二盏半，煎至一盏，去滓，空心服。

阳盛拒阴

中书粘合公，年三十三岁，病脚膝痿弱，脐下、尻臀皆冷，阴汗臊臭，精滑不固，省医黄道宁主以鹿茸丸，十旬不减，至戊申春具录前证，始求于先师。先师遂诊其脉，沉数而有力，乃曰：公饮醇酒以膏粱，滋火于内，逼阴于外，医见其证，盖不知阳强阴不能密，以致肤革冷而溢泄，以为内实有寒，投以热剂，欲泻其阴而补真阳，真所谓实实虚虚也。其不增剧者为幸矣，复何获效欤？即处以滋肾丸，大苦寒之剂制之以急。寒因热用，引入下焦，适其病所，泻命门相火之胜，再服而愈。公以厚礼，更求前药，先师固辞，竟以不受。或问曰，物不受义也，药既大验不复与何也？曰：夫大寒、大热之药，非久服者，唯从权可也。今公之疾，相火炽盛以乘阴位，故用此大寒之剂，以泻相火而助真阴，阴既复其位，皮表之寒自消矣。《内经》云：阴平阳秘，精神乃治。如过用之，则故病未已，新病复起矣，此予之意也。

身体麻木

丁未年九月间，李正臣夫人病，诊得六脉俱中得弦洪缓相合，按之无力。弦在其上是风热下陷入阴中，阳道不行。是证合目则浑身麻木，昼减而夜甚；开目则麻木渐退，久则绝止，常开其目此证不作。惧其麻木，不敢合眼，致不得眠，身体皆重，有时痰嗽，觉胸中常似有痰而不利，时有躁作，气短促而时喘，肌肤充盛，饮食、大小便如常。唯畏其麻木不敢合眼为最苦。观其色脉，形病相应而不逆。《黄帝针经》寒热病第三：阳盛瞋目而动轻，阴盛闭目而静重。又云：诸脉皆属于目。《针经》又云：开目，则阳道行，阳气遍布周身；闭目，则阳道闭而不行，如昼夜之分，知阳衰而阴旺也。且麻木为风，三尺之童皆以为然。细校之有区别耳。久坐而起亦有麻木，谓如绳缚之人，释之觉麻木而不敢动，良久则自已。以此验之，非有风邪，乃气不行也。何可治风，惟补其肺中之气，则麻自去矣。知经脉中阴火乘其阳分，火动于中为麻木也，当兼去其阴火。时痰嗽者，秋凉在外，在上而作也，当以温剂实其皮毛。身重脉缓者，湿气伏匿而作也，时见躁作，当升阳助气益血，微泻阴火与湿，通行经脉，调其阴阳则已矣。非五脏六腑之本有邪也。补气升阳和中汤主之。

补气升阳和中汤

黄芪五钱　人参三钱　炙甘草四钱　陈皮　白术各二钱　白芍药三钱　生甘草一钱，去肾热　草豆蔻一钱半，益阳道，退外寒　升麻一钱　酒制黄柏一钱，泻火除湿　佛耳草①四钱　当归身二钱　白茯苓　泽泻　柴胡各一钱　苍术一钱半

上件吹咀，每服秤三钱，水二大盏，煎至一大盏，热服，早饭后、午饭前分服而愈。

十月二十日，严霜作时，有一妇人，病四肢无力痿厥，湿热在下焦也；醋心者，浊气不降，欲为满也；合目麻木作者，阳道不行也；恶风寒者，上焦之分，皮肤中气不行也；开目不麻者，助阳道行，故阴寒之气少退也；头目眩运，风气下陷于血分，不得伸越而作也，近火则有之。

冲和补气汤

羌活七分　独活三分　柴胡二分　人

---

① 佛耳草：即菊科植物鼠曲草。

参一钱 甘草炙，半钱 白芍药三钱 黄芪二钱 白术一钱 苍术二钱 橘皮二钱 黄柏三分 黄连一分 泽泻一钱 猪苓一钱 曲二分 木香 草豆蔻各二分 麻黄不去节，二分 升麻半钱 当归身三分

上件分作二服，每服水二盏，煎至一盏，去滓，稍热服，食远，神效。

暴挛痫眩

《黄帝针经》三卷寒热第三云：暴挛痫眩，足不任身，取天柱穴天柱穴足太阳也。又云：癫痫瘛疭，不知所苦，两跻之下，男阳女阴。洁古老云，昼发灸阳跻，夜发灸阴跻各二七壮。阳跻起于跟中，循外踝上行，入风池申脉穴是也；阴跻亦起于跟中，循内踝上行，至咽喉，交贯冲脉照海穴是也。

升阳汤 治阳跻痫疾，足太阳寒，恐则气下行，宜升阳气。

羌活一两半 防风八钱 炙甘草半两 麻黄不去根节，八钱

上件锉，如麻豆大，每服秤三钱，水五盏，煎至一盏，空心，热服。

疝瘕同法治验

丁香楝实丸 治男子七疝，痛不可忍，妇人瘕聚带下，皆任脉所主，阴经也，乃肝肾受病，治法同归于一。

当归去芦，锉碎 附子炮裂，去皮脐，锉碎 川楝子锉 茴香炒

上件四味各一两，锉碎，以好酒三升同煎，酒尽为度，焙干作细末，每秤药末一两，再入下项药：

丁香五分 木香五分 全蝎十三个 玄胡五钱

上四味同为细末，入在前项，当归等药末秤，和匀，酒糊为丸，如桐子大，每服三十丸至百丸，温汤送下，空心。

凡疝气带下，皆属于风，全蝎治风之圣药；茴香、川楝子皆入小肠经；当归、玄胡和血止血痛；疝气、带下，皆积寒于小肠之间，故以附子佐之，以丁香、木香引导也。韩提控病疝气，每发痛甚不可忍，则于榻两末分置其枕，往来伏之以受，如是者三年不已，服此药三剂，良愈。

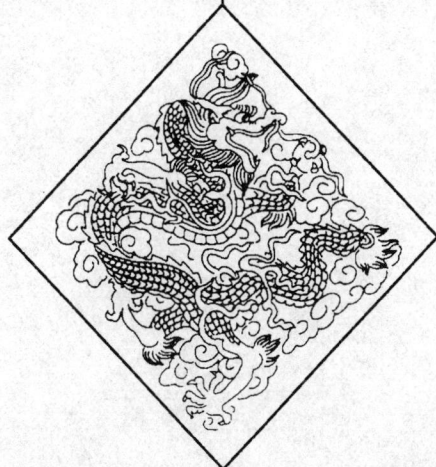

脉诀指掌

金·李东垣 著

脉诀指掌目录

右手足六经脉

尺：手少阳三焦脉洪散而急，手厥阴包络脉沉弦而散。关：足阳明胃脉浮长而滑，足太阴脾脉沉软而滑。寸：手阳明大肠脉浮短而滑，手太阴肺脉涩短而滑。

左手足六经脉

尺：足太阳膀胱脉洪滑而长，足少阴肾脉浮濡而滑一作沉濡。关：足少阳胆脉弦大而浮，足厥阴肝脉弦细而长。寸：手太阳小肠脉洪大而紧，手少阴心脉洪而微实。

此阴阳六经脉之常体。及其消息盈虚则变化不测，运动密稀与天地参同。彼春之暖为夏之暑，彼秋之燥为冬之怒。四变之动，脉与之应者，乃气候之至脉也。

辨五脏内伤七情于气口说

右手关前一分为气口者，以候人之脏气郁发与气兼并，过与不及。乘克传变，必见于脉者，以食气入胃，淫精于脉，脉皆自胃气出，故候于气口。《经》曰：五脏皆禀气于胃。胃者五脏之本，脏气不能自至于手太阴，必因胃气而至。邪气胜胃气衰则病甚；胃气绝，真脏脉独见者则死。

辨七情郁发五脏变病法

春，肝，弦，肝病弦。
夏，心，洪，心病洪。
假如长夏脾脉濡，濡多胃少曰脾病，但濡无胃气者死。
秋，肺，涩，肺病涩。

冬，肾，沉，肾病沉。
天地草木，无土气不生，人无胃气则死。胃气脉者，和缓不迫之状也。
春涩，秋涩，夏沉，冬沉。
若其乘克相胜虽有胃气，而长夏有弦脉，微见者春必病，弦甚者为令病。
秋洪，长夏洪，冬濡，夏濡。

辨五脏过不及之为病

观夫太过不及之脉之大要，迫近而散，不可失机，审而调之，为上工矣，学者不可不察也。

春，肝脉合浮弦而长，太过则实强，令人善怒，心忽眩冒癫疾；不及则微而虚，令人胸痛引背胁肤满。

夏，心脉合洪而微实，太过则来去皆盛，令人身热肤痛，为浸淫；不及则如鸟之喙，令人九窍不通，名曰重强。

长夏，脾脉合沉而濡长，太过则如水之流，令人四肢不举；不及则来不盛去盛，令人心烦，上咳唾，下泄气。

秋，肺脉合浮而短涩，太过则中坚旁虚，令人通气，背痛愠愠然；不及则毛如微，令人呼吸少气，喘有声。

冬，肾脉合沉实而紧，太过则有如弹石，令人解㑊，背脊痛，少气不能言；不及则来去如数，令人心悬如饥，眇中清，脊痛，少腹满，小便涩。

辨五志脉

人之五脏，以配五行金木水火土，以养魂神意魄志，而生怒喜思忧恐。故因怒则魂门弛张，木气奋激，肺心乘之，脉见弦涩；涩者金也，应于气口左关。喜则神廷融溢，火气赫羲，肾水乘之，脉见沉散；沉者水也，应于气口左寸。思则意舍不宁，土气凝结，肝木乘之，脉见弦弱；弦者木也，应于气口右关。忧则魄户不闭，金气涩紧，心火乘之，脉见洪短；洪者火也，应于气口右寸。恐则志室不遂，水气旋却，脾土乘之，脉见沉缓；缓者土也，或濡，濡亦土也，应于气口左尺。

此盖五情以不正侮所不胜，《经》所谓不恒其德，恃其能乘而侮之，甚则所胜来复侮，反受邪，此之谓也。凡怒则魂门弛张，木气奋激，侮其脾土，甚则土之子金乘其肝之侮土之隙虚，来复母仇，克其肝木，是侮反受邪。肝脉反涩者，金也。是犹吴王夫差之争盟，侮楚空国，而出精锐悉行，越王乘其虚而伐之，遂以破吴，吴本侮楚，反为越破，侮反受邪，即此义也。脉应于气口，左关弦涩。其金木水火土皆仿此解。

凡悲则伤肺，故肺脉自虚。《经》曰：悲则气消。脉虚心火来乘，金气自虚，故悲则泪下。或因风寒饮食之气上逆留于胸中，留而不去，久为寒中；或曰肺金乘肝木而为泪，故悲则右寸脉虚。

凡惊则气乱。惊则肝气散乱，乘其脾土，故小儿惊则泻青，大人惊则面青者，肝血乱而下降，故青。其肝脉亦乱，一曰惊则肝气乘心，故大惊者，心脉易位，向里惊气入心者，多尿也。脉应于气口，左关散乱。

传授胜克流变，又当详而论之。故《经》云：五脏受气于其能生，传之于其所胜，气舍于其所生，死于其所不胜。如：肝受气于心，传之于脾，气舍于肾，至肺而死；心受气于脾，传之于肺，气舍于肝，至肾而死；脾受气于肺，传之于肾，气舍于心，至肝而死；肺受气于肾，传之于肝，气舍于脾，至心而死；肾受气于肝，传之于心，气舍于肺，至脾而死。则知：肝死于肺，候之于秋，庚日笃，辛

日死，舌卷囊缩，申酉时绝；心死于肾，候之于冬，壬日笃，癸日死，面青如黑，子亥时绝；脾死于肝，候之于春，甲日笃，乙日死，肉满唇反，寅卯时绝；肺死于心，候之于夏，丙日笃，丁日死，皮枯毛折，巳午时绝；肾死于脾，候之于四季长夏，戊日笃，己日死，齿长而枯，发无润泽，于辰戌丑未时绝。

凡一日之中，又分五时，以别死时之早晏。如脾病甲乙日寅卯时死，以脾为土，死于属木之时也，木克土也。此内伤病之传次也，暴病不拘于此。或传化不以次入者，乃忧恐悲思喜怒惊七情并伤，于令不得以次传也，所以令人暴病暴卒也。此五脏传变之指要，学者不可不知。

辨六淫外伤六经受病于人迎说

左手关前一分为人迎者，以候天之寒暑燥湿风火中伤于人，其邪自经络而入，以迎纳之，故曰人迎。前人谓感邪皆自太阳始，此说似乎不然。考寻《经》义，皆言风善伤肝，自少阳胆经而入；热善伤心，始自手太阳小肠而入；湿善伤脾，自足阳明胃经而入；燥善伤肺，自手阳明大肠而入；寒善伤肾，自足太阳膀胱而入；暑善伤心包络，自手少阳三焦经入。凡此，皆同气相求、物以类聚之理，先表后里，先腑后脏，由浅及深也。以是知病所从来也。《经》云：修己以俟天，所以立命也。上古之人，调其脏气而淫邪不入；今之人，七情扰其脏气，而六淫乘虚而伤之，故先列七情内伤之脉于前，而列六淫外感于后也。

足太阳伤寒脉，人迎与左尺皆浮紧而盛。浮者，足太阳脉也；紧者，伤寒脉也；盛者，病进也。其症头项腰脊痛强，无汗恶寒。

足阳明伤湿脉，人迎与右关皆涩细而长—作濡缓。涩者，足阳明胃脉也；细者，伤湿脉也，湿伤气也；长者，病实盛也。其症关节疼痛，重痹而弱，小便涩秘而黄，大便飧泄。

足少阳伤风脉，人迎与左关皆弦浮而散。弦者，胆脉；浮者，伤风脉也；散，病至也，风气疏散腑气也。其症身热恶风，自汗，项强胁满。

足少阴伤寒脉，人迎与左尺皆沉紧而数。沉者，肾脉；紧，伤寒脉也；数者，病传也。其症口燥舌干而渴，不恶寒反发热，倦怠。

足太阴伤湿脉，人迎与右关皆濡细而沉。濡者，脾脉；细者，湿伤气化也；沉者，病着也。其症身热足弱，关节酸痛，头痛身倦，四肢不举，冷痹胀满。

足厥阴伤风脉，人迎与左关皆弦弱而急。弦，本肝脉；弱，缓风脉也；急者，病变也。其症自汗恶风而倦，少腹急痛。

手少阳伤暑脉，右尺与人迎皆洪虚而数。洪，三焦相火脉也；虚，暑热伤气也；数，病增也。其症身热恶寒，头痛，状如伤寒，烦渴。

手厥阴伤暑脉，右尺与人迎皆沉弱而濡。沉，心包络脉也；弱者，伤于暑也；濡，病倦也。其症往来寒热，状如疟状，背寒面垢。

此以上分布六经外感六淫之脉也，余邪另叙外，此四气分列于下，以为宗兆，使学者易见了然。若其传变，自当依其六经别论，详究所伤，随经说症，对症用药施治，以平为期。或燥热伤肺，心亦当依经，推明理例调治；如四气兼并，六经交错，亦当随其脉证，审处别白，或先或后，或合或并，在经在络，入表入里，四时之动，脉与之应，气候以时，自与脉期，微妙在脉，不可不察；察之有法，从

阴阳始；脉之有经，从阴阳生，此之谓也。

吾尝观《洛书》，火七在西方，金九在南位者，则西南二方为燥热之气明矣。离为兵戈，兑主杀伐，平治之世，生气流行，雨旸以时，兆民安乐，恶有是气。惟淆乱之世，生气消息，燥热逆行，五谷不登，山川焦旱，灾疫繁兴。予目壬辰首乱以来，民中燥热之气者，多发热，痰结咳嗽。医又不识时变，投半夏、南星等，以益其燥热，遂至咳血，肾涎逆涌，咯吐不已，肌肉干枯而死者多矣。平人则两寸不见，两尺脉长至半臂。予于《内外伤辨》言之详矣。今略具数语，以足成书，为六气全图。

手太阴伤燥者，脉右寸与人迎皆沉涩而数。沉者，即上所谓两寸不见也，岁运使然；涩，燥气伤血脉也；数者，热也；燥热兼甚而灼煎其肾水，故尺长大至半臂也。

手少阴心伤热者，脉左寸与人迎皆沉数而短。沉者，如庚子岁北政少阴司天，阳明在泉，两尺当沉细不见，两寸当浮大易见，反为两寸沉细不见，两尺至半臂浮大而易见也；数，为热也；短，肺脉，燥金之象也，血气为燥热所伤，故短而不及本部也。其症前已详言之。

辨不内外五用乖违病证脉说

察脉必以人迎、气口分内外伤之因者，乃学诊脉之要道也。所以《脉赞》云：关前一分人迎主之。然有三因：有内因、外因、不内不外因，故不可不详考之，于理自备。且如疲极筋力，尽神度量，饥饱失时，叫呼走气，房室劳伤，金枪踒折，虎狼蛇虫、毒蛊、鬼痊、客忤、鬼魇、溺水等症，外非六淫，内非七情，

内外不收，必属不内不外。虽汉儒论曰：人迎紧盛为伤寒，气口紧盛为伤食，殊不知饮食入胃，能助发宿蕴，其所以应于气口者，正由七情郁发，因食助见，本非宿食能应于气口也。且如宿食，阳则脉见浮大而微涩，阴则脉见数而滑实，宿食不化脉则沉紧，成瘕脉则沉重，皆伤胃也。宿食窒塞，则上部有脉，下部无脉，其人当吐，不吐者死，此等名症何曾应于气口！又如疲极筋力，其脉弦数而实，筋痛则脉动，皆伤肝也。凝思则脉滑，神耗则脉散，皆伤心也。吟诵耗气则脉濡而细，叫呼走气脉散而急，皆伤肺也。房劳失精两脉浮散，男子遗精，女子半产，弦大而革，皆伤肾也。言列明文气口何与？况脏寒蛔厥，脉自微浮，及为肾滑胃虚不食，其脉必缓，亦有微濡。五饮停伏，浮细而滑。久蓄沉积，沉细而软。形虚自汗，脉皆微濡。挥霍变乱，脉沉伏僵。僵仆坠下，脉则浮滑；蹉折伤损，瘀血在内，疝瘕癥癖，五内作痛，脉皆弦紧；中寒癥结，脉则迟涩；五精六聚，饮食痰气，留伏不散，隧道积滞，脉则促结。三消热中，尺脉洪大。癫狂神乱，关上洪疾。气实脉浮，血实脉滑，气血相搏脉亦浮实，妇人妊娠脉亦和滑。

邪祟脉说

凡为鬼祟附着之脉，两手皆见乍大、乍小、乍长、乍短、乍密、乍疏、乍沉、乍浮，阳邪未见脉则浮洪，阴邪未见脉则沉紧。鬼疰、客忤，三部皆滑洪大，溺溺沉沉泽泽。但与病症不相应者，皆属五尸、鬼邪遁疰之所为也。又如遁尸、尸疰，脉沉而不至寸，或三部皆紧而急，如诊得此等脉，证虽与人迎气口相应，亦当分数推寻。三因交结，所谓俾内、俾外，不内、不外，亦内、亦外，亦不内、亦不外，脉理微妙，在脉艺虽难精，学然后知所因，此之谓也。然形于脉兆，堕于义数，未有不学而能者，未有学而不成者，宜留心焉。人如忽见异象，惊惑眩乱，脉多失次，急虚卒中，五脏闭绝，脉不往来，譬如堕溺，脉不可察，与夫金枪跌折，顿走气血，脉无准者，学者当看外证，与足三阴之动脉，不必拘于手之脉也。

辨脉形名状

浮者，按之不举，举之有余，与人迎相应，则风寒在经；与气口相应，则营血虚损。沉者，举之不足，按之有余，与人迎相应，则寒伏阴经；与气口相应，则血凝腹脏。迟者，应动极缓，按之尽牢，与人迎相应，则湿寒凝滞；与气口相应，则虚冷沉积。数者，去米促急，一息数至，与人迎相应，则风燥热烦；与气口相应，则阳盛阴虚。虚者，迟大而软，按之豁然，与人迎相应，则经络伤暑；与气口相应，则营卫失本。实者，举按有力，不疾不迟，与人迎相应，则风寒贯经；与气口相应，则气血壅脉。紧者，转动无常，形如索绷，与人迎相应，则经络伤寒；与气口相应，则脏腑作痛。缓者，浮大而软，去来稍迟，与人迎相应，则风热入脏；与气口相应，则怒极伤筋。洪者，来之至大，去之且长，与人迎相应，则塞壅诸相；与气相应，则气攻百脉。细者，指下寻之，往来如线，与人迎相应，则诸经中湿；与气口相应，则五脏凝涩。滑者，往来流利，形如转珠，与人迎相应，则风痰潮溢；与气口相应，则涩饮滞留。涩者，三五不调，如雨沾沙，与人迎相应，则风湿寒痹；与气口相应，则精汗血枯。弦者，端直劲长，如张弓弦，与人迎相应，则风走疰痛；与气口相应，则积饮溢痛。弱者，按之欲绝，轻软无力，与人迎相应，则风湿缓纵；与气口相应，则筋力痿弛。微者，极细而软，若有若无，与人迎相应，则风暑自汗；与气口相应，则阳虚脱泄。芤者，中空旁实，如按葱管，与人迎相应，则邪壅吐衄；与气口相应，则荣虚妄行。动者，在关如豆，厥厥动摇不行，与人迎相应，则寒疼冷痛；与气口相应，则心怯胆寒。伏者，沉匿不出，着骨乃得，与人迎相应，则寒湿痼闭；与气口相应，则凝思凝神。长者，往来流利，出于本位，与人迎相应，微则邪自愈；与气口相应，则脏气治平。短者，举按似数，不及本部，与人迎相应，则邪闭经脉；与气口相应，则积遏脏气。濡者，轻手乃得，如按漂绵，与人迎相应，则寒湿散漫；与气口相应，则飧泄缓弱。革者，芤弦实大，如按鼓皮，与人迎相应，则中风暑湿；与气口相应，则半产脱精—作芤弦虚大，牢脉方实。散者，有阳无阴，按之满指，与人迎相应，则淫邪脱泄；与气口相应，则精血耗败。结者，往来迟缓，时止更来，与人迎相迎，则阴散阳生；与气口相应，则积阻气结。促者，往来悉数，时止复来，与人迎相应，则痰壅阳经；与气口相应，则积留胃腑。代者，脏绝中止，余脏代动，无问所因，见此必死。牢者，沉伏而坚，弦长实大，与人迎相应，则寒结疝瘕；与气口相应，则木水乘脾。

辨七表脉病证

浮为在表，人迎应风，气口为气。浮数主热风热，浮紧为痛风寒，浮迟为胀中风、为喘；寸浮为呕为厥，右寸浮紧为满不食；浮实为内结，浮大为鼻塞，浮缓为痹不化，浮大而长为风眩癫疾，浮滑而疾为宿食、为痰，浮大而涩为宿食滞气，浮短为肺伤短气，浮滑而缓为痰饮嗌痛，浮细而滑为伤饮心悸，浮滑紧疾为百合病，浮数为大便紧、小便数，浮紧为淋、为癃闭，浮而有力表实、无力表虚。浮迟中风，浮数风热，浮虚伤暑，浮芤失血，浮洪虚热，浮散劳极，寸浮风眩、风在胸，关浮土衰木旺，尺浮二便不通。

芤脉主血。寸芤为吐血，微芤为衄血；关芤大便出血，或为肠痈；尺芤小便出血，为下部血虚脱血；芤弦为半产漏下；左寸芤为伤暑热，气血为邪伤；寸芤咯血、咳血，或为积血在胸；尺芤赤淋、赤痢、赤白带下、血崩；三部芤久病生、卒病死。

滑为阳气旺，为痰。滑溢为吐，为喘满；滑数为热，咳嗽；沉滑为伏痰、留饮；上滑为吐，下滑为蓄血；尺滑为血盛，女脉调则为胎，不调则经闭；滑数为经热先期，月行二次，又为渴、痢、癫、淋；关滑肝脾热痰、血热；滑短宿食；沉滑食痰；浮滑风痰；滑数痰火；弦滑痰饮胁痛；滑散湿痿痹，软滑实胃热，数则热结；滑而浮大小腹痛；滑弱阴中小便痛；滑而大小不均必吐，为病进，为泄痢；寸滑痰在膈，吐呕、吞酸、舌强、咳嗽；右寸滑过部则溏泄、滑精、白浊、漏下；三部皆滑为鬼疰，为湿痰流注、内疽。

弦为肝脉。弦数肝热；弦迟为寒；弦为痛，为胁下饮，为疟脉，为水气，为中虚、营虚、土虚，为厥逆，为拘急发搐，为寒癖；弦紧为恶寒，为疝瘕，为带癖，为瘀血；双弦为胁下急痛；弦而钩为胁下刺痛；弦长为积，随左右上下；寸弦头痛，膈多痰；左关弦寒热癥瘕；右关弦胃寒心胸腹痛；尺弦阴疝脚拘挛，弦为木盛之病；浮弦支饮外溢；沉弦悬饮内痛。疟脉自弦，弦数多热，迟主寒；弦大为虚细拘急；阳弦头痛；阴弦腹痛；单弦饮癖；双弦寒痼。若不食者为木盛土衰，水反克土，难治。

实为气塞。寸实为呕吐，为痛，为咳嗽，为喘满大便不禁；实紧为阴不胜阳，为腰痛；实浮为阳火郁结、狂言、频吐、阳毒发癍、伤食便秘、气疼；寸实而热，风火咽痛、舌强、气填胸闷；关实脾热中满；尺实腰痛、肠结，为一切太过之脉。血实、气实则脉实，兼数状为火，兼涩燥屎，兼浮上溢，在寸则为欲吐，兼沉弦则为牢脉，主有寒积，不可误为实脉，作热证治之，实脉当用寒下，牢脉当用温下；关前寸实为邪在上，当探吐，即上实下虚脉，为厥逆，上部有脉，下部无脉，为宿食填胸，其人当吐，不吐者死之类，不可知。

紧为寒脉，为头痛、身痛、筋骨肉痛，为咳，为喘满。浮紧为肺有水；浮紧而滑为蛔动，为宿食，为吐逆，紧急为遁尸；紧数为寒热；浮紧似弦，沉紧似牢，又紧为寒将热缚之脉，故人迎紧伤寒，太阳气郁而发热头痛，气口为伤食，食郁脾阳则手足心发热；浮紧表寒；沉紧里寒；寸紧风寒喘咳、风痫吐痰饮；关紧肝脾气结、心腹冷痛；尺紧少腹痛、阴寒疝瘕、奔豚、腰胁以下诸痛、中恶；浮紧咳嗽；沉紧皆主死。

洪为阳脉，为热，为烦，为气壅胀满、喘急烦渴。洪紧为痈疽；洪实为癫；洪大为祟；洪浮为阳邪来见，洪为阳盛阴虚，泄痢、失血久病者，大忌血亏火旺、胀满胃翻；寸洪心火灼金，喘咳气壅痰凑；关洪肝火胃热，痰涎涌出；尺洪肾水虚相火盛。洪即大脉满指，《经》：形瘦脉大多气死。又曰：脉大则病进。

辨八里脉病证

微为虚甚，为弱症，为衄，为呕，为泄，为大汗亡阳、盗汗、伤液，为拘急血脉不荣，为少气寒中、阳虚自汗、外寒、血虚内热、阳微恶寒、阴微发热虚汗、劳热骨蒸、崩中日久，为白带漏下多时、骨亦枯，为久虚之象。寸微气促心惊；关微胀满，脾虚肝血亏；尺微精血脱、消瘅、虚痛、腰胁以下虚疼喜按、足痿不用。

沉为里，为阴，为寒，为水，为癥瘕。沉而有力为实，为积聚在里；沉弱为寒热；沉细为少气、肩臂不举；沉滑为风水，为实重；沉紧为上热下寒；沉重而直前绝者为瘀血，沉重而中散为寒食成瘕，沉重不至徘徊者为遁尸；沉紧为悬饮；沉迟为痼冷；沉重为伤暑湿发热；又沉数为里热；沉迟为里寒。有力为实，无力为虚；沉则为气，又主水蓄。沉迟痼冷，沉数内热；沉滑食痰，气涩气郁；沉弱寒热；沉缓寒湿；沉紧冷痛；沉牢冷积；沉结寒痰凝痹；寸沉痰水停胸气郁；关沉中寒胸腹痛、胁痛；尺沉遗浊、泄痢、肾虚腰足下元虚冷、湿痹。

缓为在下，为风，为寒，为弱痹，为疼，为不仁，为气不足，为眩晕。缓滑为热中；缓迟为虚寒相搏，食冷则咽。又缓为营衰卫有余，或风湿脾虚；上缓项强，下缓痿痹，分别浮沉大小形状，以断病症。浮缓为风；沉缓为湿；缓大风虚；缓细湿痹；缓涩脾虚；缓弱气虚；寸缓风邪在表，头项背拘急痛；关缓风眩胃虚；尺缓风秘足弱。缓脉主土，在卦为坤缓为卫盛营虚，缓大为慢。缓属脾胃，浮大而软，三部同等，无所偏盛为平，四季之脉，形宜从容和缓，不疾不迟，为缓之平脉，即胃为气，若非其候，即为病脉。

涩主血少气郁，为伤液、亡汗、热郁、气不足，为逆冷，为下痢，为心痛；涩紧为寒湿痹痛；涩细为大寒；涩为伤精、反胃、亡阳，汗雨寒湿入营血痹，女人有孕为胎病，无孕为经闭瘀滞；寸涩心虚胸痛；关涩胃阴伤、胁痞；尺涩精血俱伤，溲淋、肠结下血；涩脉独见尺中，形同代者死。

迟为寒脉，主阴病，为冷痛。迟涩为癥瘕、咽酸；迟滑为胀；迟缓为寒湿；迟脉为阳不胜阴。三至为迟，有力为缓，无力为涩，有止为结，迟甚为败。迟为阴盛阳衰，迟主脏病。有力冷痛，无力虚寒；浮迟表寒；沉迟里寒；迟滑多痰；寸迟上寒；关迟中寒、胸胁腹痛；尺迟肾虚腰痛脚重、溲便不禁、疝瘕迟小而实。

伏为霍乱，为厥逆、呕吐、疝瘕、腹痛，为宿食停滞、老痰蓄饮、水气积聚、气冲、痈疽毒脓、胀痛、一切疼痛甚者。又有单伏、双伏之别。有为火邪内郁而伏者，阳极似阴，阴缚阳，水凌火之象也，寒里热之症也。寸伏食郁胸中，欲吐不吐，兀逆不止；关伏腹痛；尺伏疝瘕泄痢；又有六脉沉伏，阴邪发厥、四肢逆冷者；亦有阳邪发厥，上实下虚者；亦有霍乱转筋、噤口腹痛者；有格阳之伏，格阴之伏。

弱为虚脉，为风热自汗，为阳虚气陷，又为阳陷入阴，为恶寒、内热筋劳、骨痿蒸汗、心惊神怯。寸弱阳衰气馁；关弱肝脾两亏，胃气虚；尺弱阴虚，两肾不足。脉弱兼滑，为有胃气，弱即濡之沉者，弱主筋，沉主骨，阳浮阴弱，血虚筋急，气虚则脉弱，弱而兼涩则久虚。

濡为亡血阴虚，丹田髓海不足，为无根本之脉，为自汗骨蒸、内热外寒、血崩带浊、下重久痢、湿痹脾着、内伤暑湿。寸濡阳微自汗；关濡脾胃湿困，气虚中寒

血少；尺濡精血败耗，下元虚冷久病。濡主血虚、伤湿痹痿。

辨九道脉症

细为气血两亏之脉，又为湿气阴邪伤里，主病在内。为诸虚劳损、七情所伤、忧劳过度神怯，为腹满、伤精、汗泄，为虚寒泄痢，为积。细紧瘕癥、积聚刺痛；细滑为僵仆，为痰热，为呕吐；细数为虚热；细迟虚寒；细而止隧道空虚、痰结走痛；细涩血枯精竭；寸细呕吐反胃、吐衄咯血、肺气虚喘、心虚怔忡；关虚细胃虚腹胀，脾虚中湿，血不荣筋，骨蒸劳热；尺细丹田虚冷脱阴、遗精、泄痢，为久病必虚。有虚证脉细为顺，无虚证之象脉细则为逆，外感暴病皆不宜细，若细者气血已为邪伤也，邪盛正虚亦为逆，温热脉细为阴伤，亦为逆。

数为阳脉，为热。有力实热，无力虚火。或为吐泄，为热痛，为烦渴、烦满，为阴不胜阳，火旺水亏，火热刑金；肺病秋浮，脉不宜数；浮数表热；沉数里热；气口数实为肺痈，虚数为肺痿；滑数痰火；涩数为气郁火结、阴血伤、大便燥结、下血、小便赤浊、淋闭、热痹；寸数君火克金，咳唾吐脓血，吐衄血，口渴，口舌生疮，咽喉痹痛，肺伤；关数肝、脾、胃火；尺数相火不静，肾水阴虚；数极为热入心包，狂热烦躁；实数胃中热，热结燥屎、谵语神糊；有止则为促脉。

动为阴阳相搏。阳动汗出，阴动则发热。阳虚则阳动，阴虚则阴动。动为虚，为形寒畏冷，三焦气伤，欲作战汗，为痛，为惊，为痹，为泄，为恐，为痢，为筋病拘挛，为男子亡精、女子崩漏。妇人手少阴脉动甚者妊子也，阴虚相搏谓之动。

虚为虚为寒、劳热骨蒸、脚弱、筋骨痿，为身热伤暑、自汗、怔忡、惊悸，为阴虚发热、阳虚畏寒，为痿痹。寸虚血不荣心，神怯失眠，健忘失志；关虚脾不统血，血不归肝，脾困食不消化，腹胀不舒；尺虚骨蒸痹痿，伤肾精血耗亡。

促为阳结，数中有止，热中有滞。或为气滞，或血滞，或为饮蓄，或食滞，或为痰滞，或为痈脓阻滞不行，血脉隧道阻滞难行，不能流利，故脉促。促促者，将发癫。

结为阴滞，迟中有止，寒中兼滞，亦为气血、饮食、痰滞、积聚、疝瘕、癥结、阴疽、痰核凝结、湿痰流注、痹痛。浮结外有痛积；沉结内有积聚；结微则积微，结甚则积甚；脉结者，恐阴毒发癫。促结二脉，其因相同，唯促为阳热，结为阴寒。浮沉主病，当参观之。

散为气血皆虚，根本脱离之脉。产妇得之则生易，孕妇得之则死易。诸病脉代散者死，散脉独见则危；肾脉软散则死；心脉浮大而散；肺脉短涩而散为平；若心脉软散则怔忡，肺脉软散则汗脱；肝脉软散为溢饮；脾脉软散为胕肿；尺脉软散为死；久病软散为绝脉；散大而软，按之无有，散而不聚，去来不定，至亦不齐，若散珠之无拘束。

代为绝脉。一脏气绝不至则止，须臾他脏代至，因而又动，止有定数，故为死脉。五十至一止者，又为平脉；五十之内止者为代，平人见之必危，如病腹胁诸痛、泄痢、吐泻霍乱、中宫气塞、下元虚脱、气血暴损、不能自续者，代为病脉。凡脉当代者，或有可救，如伤寒心悸脉代者，复脉汤主之。又孕妇脉代，其胎三月虽代无妨。代脉亦有生死之别，不可不知。

革为虚寒相搏。为亡血、失精，为女子崩漏、半产，男子脱血营虚、梦遗泄、金枪暴损、房劳精脱、产后脱血虚晕发厥，带浊日久，下元虚脱。又三部脉革，久病必危。

牢为寒积里实，为腹胁胀痛，为水气，为木旺乘脾，为癫疝癥瘕，为阴病肠结燥屎，为寒凝血瘀，为伤寒里结，为寒湿痹痛；失血阴虚，脉牢不治。

长主有余，大小均平，迢迢自若为平脉。如引绳、长竿，则病胃经实热、阳毒发癫、癫痫痰气。长则身强木旺，为肝脉，属木，主春令，春木弦长柔细。

短为不足，为阴中伏阳，为三焦气壅，为宿食不消。寸短而滑数为酒伤神；浮短血涩；沉短为痞；寸短头疼；尺短腹疼；关短寸尺不通，为阴阳绝。脉短为肺实，属金，主秋气，秋脉浮短而涩。

以上皆本圣经，学者当熟读，令心开眼明，识取体用，然后交结互究。与夫六淫外感，五脏内伤，参以四时旺相、六气临岁、南政北政，依各部推寻所因，必使了然无疑，方为尽善。其如随病分门，诸脉证尤当参对详审，如是精研，方可为医门本分之一，否则倚傍圣教，欺妄取财，轩岐之贼臣，幸祈勉焉。

七表八里九道脉歌

浮芤滑实弦紧洪，名为七表属阳宫。微沉缓涩迟与伏，细_{一作濡}弱为阴八里同。细_{一作濡}数动虚促结代，散革同归九道中。在经在腑并在脏，识得根源为上工。

关前关后分阴阳诗

掌后高骨号为关，傍骨关脉形宛然。次第推排寸关尺，配合天地人三元。关前为阳名寸口，尺脉为阴在关后。阳弦头痛定无疑，阴弦腹痛何方走。阳数即吐兼头痛，关微即泄腹中吼。阳实应知面赤风，阴微盗汗劳兼有。阳实大滑应舌强，关数脾热并口臭。阳微浮弱定心寒，关滑食注脾家咎。关前关后别阴阳，察得病源为国手。

定息数至分迟数诗

先贤切脉论太素，周行一身五十度。昼则行阳自阴出，夜则行阴自阳入。昼夜各行二十五，上合天度为常则。血荣气卫定息数，一万三千五百息。此是平人脉行度，太过不及皆非吉。一息四至平无他，更加一至身安和。三迟二败冷为甚，六数七极热生痾。八脱九死十归墓，十一十二魂先去。一息一至元气败，两息一至死非怪。我今括取作长歌，嘱汝心通并志解。

六极脉诗 又名六绝脉

雀啄连来四五啄，屋漏半日一点落，弹石来硬寻即散，搭指数满如解索，鱼翔似有一似无，虾游静中忽一跃，寄语医人仔细看，六脉见一休下药。

辨男女左右脉法及脏腑所属

昔炎帝之拯民疾，参天地，究人事，以立脉法。嗟乎！脉者，先天之神也。故其昼夜出入，莫不与天地等。夫神寤则出于心而见于目，故脉昼行阳二十五度；寐则神栖于肾而息于精，故脉夜行阴亦二十五度，其动静栖息，皆与天地昼夜四时相合。且以天道右旋而主施、主化，故男子先生右肾，右属阳为相火，三魂降，真气赤，以镇丹田，故男子命脉在右手尺部；

地道左迁而主受、主乎成物，故女子先生左肾，左属阴，为血、为天癸、为七魄降，真气黑，以镇子宫，故女子命脉在左手尺部。若男子病，右尺命脉好，虽危不死；女子病，左尺命脉好，虽危亦不死。天之阳在南，而阴在北，故男子寸脉盛而尺脉弱，阳在寸阴在尺也；地之阳在北，而阴在南，故女子尺脉盛而寸脉弱，阳在尺阴在寸也。阳盛阴弱天地之道也，非反也，反之者病。男得女脉为不足，女得男脉为有余。左得之病在左，右得之病在右。男左女右，地之定位也，非天也。盖人立形于地，故从地化。楚人尚右者，夷道也，地道也，故男子左脉强而右脉弱，女子则右脉强而左脉弱。天以阴为用，故人之左耳目明于右耳目；地以阳为使，故人之右手足强于左手足，阴阳互用也，非反也。凡男子诊脉必伸左手，女子诊脉必伸右手。男子得阳气多故左脉盛，女子得阴气多故右脉盛。若反者，病脉也。男子以左尺为精腑，女子以右尺为血海，此天地之神化也。所以别男女、决死生者也。苟不知此，则男女莫辨，生死漠然。故曰男子命脉在右尺，而以左尺为精腑；女子命脉在左尺，而右尺胞络为血海。

肝为乙木，胆为甲木，王于春，色青，性暄，主仁，音角，味酸臭臊，其华在目，养筋，液为泣，声呼，气为嘘，不足则悲，有余则怒，平脉弦，贼脉涩，死于庚申辛酉日，绝于秋。《内经》：肝之华在爪。

心为丁火，小肠为丙火，王于夏，色赤，性热，主礼，音征，味苦臭焦，其候于舌，养血，液为汗，声笑，气呵，主言，不足则忧，有余则笑不止，平脉洪，贼脉沉，绝于冬，死于壬子癸亥日。

脾为己土，胃为戊土，王于长夏，四季色黄，性暑湿平和，主信而谦静，音宫，味甘臭香，其华在唇，养肉，液为涎，声为歌，气呵，不足则痢，少气，有余则喘满、咳嗽，平脉缓，贼脉弦，绝于春之甲乙寅卯日。

肺为辛金，大肠为庚金，王于秋，色白，性燥凉，主义，音商，味辛臭腥，候于鼻，养皮毛，液为涕，声哭，气咽，不足则息，有余则涨溢，平脉浮短而涩，贼脉洪数，绝于夏之丙丁午未日。

肾为癸水，膀胱为壬水，王于冬，色黑，性寒，主智，音羽，味咸臭腐，候于口齿，养骨，液为唾，声呻，气吹欠，不足则厥恐，有余则肠泄，平脉沉滑，贼脉缓涩，绝于长夏四季戊己巳午日。

论五脏浮沉迟数应病诗

左手心肝肾，右手肺脾命

心脏脉 浮数沉迟热梦腾，浮迟腹冷胃虚真，沉数狂言兼舌硬，沉迟气短力难成。

肝脏脉 浮数风温筋搐抽，浮迟冷眼泪难收，沉数疾生常怒气，沉迟不睡倦双眸。

肾脏脉 浮数便热兼劳热，浮迟重听浊来侵，沉数腰疼生赤浊，沉迟白带耳虚鸣。

肺脏脉 浮数中风兼热秘，浮迟冷气泻难禁，沉数风痰并气喘，沉迟气弱冷涎停。

脾脏脉 浮数龈宣兼盗汗，浮迟胃冷气虚膨，沉数热多生口臭，沉迟腹满胀坚生。

命脏脉 即心包络 浮数精泄三焦热，浮迟冷气浊阴行，沉数浊多小便数，沉迟虚冷便频频。

诊脉截法断病歌

心脉迢迢却似弦，心疼心热数狂颠，男子腾空女惊跌，肾弦气满小肠疝。心脉频频来得实，其人烦闷并气急，若还止代更加临，壬癸死期是端的。心脉微微嘈似饥，泻心补肾却相宜，若其肝微能左瘓，医人调理不须疑。心脉迟迟须呕吐，沉加怒气痛牵连，斯人偃息虽无恙，医者能调便与宜。

肝实眼翳能生疖，腹痛尤加手足酸，更被醋酸来犯刺，调和补药便能安。肝微内瘴共筋挛，失血吞酸头更旋，洪应大肠能酒痢，肾微足冷定相连。肝经带缓气须疼，食拒心头更刺酸，止代庚申辛酉死，良医调理亦难安。肝脉浮洪偏眼赤，刺酸盗汗定相随，脉数更加潮热至，断然反胃定无疑。

肾微血脉不调匀，脚疼卫气不能升，带下肝阴精不禁，肝微血败小便频。肾缓腰疼尤腹痛，小便白浊色如霜，止代若迟时戊己，其人必定命倾亡。肾洪白浊耳蝉鸣，脚热尤加血不匀，虚热作生虚且肿，沉腰浮主血虚人。肾脉沉弦小便赤，头旋肠痈数兼淋，血气不调浮腹胀，肝微兼应浊带行。

肺缓虚邪闭塞时，失声飒飒好情疑，缓带浮迟能吐泻，沉迟怒气痛难支。肺洪劳倦兼痰热，潮热尤兼吐泻来，大数中风兼鼻塞，丙丁止代已焉哉！肺脉若来弦主嗽，寒痰气急喘呼呼，更加头痛身潮热，此是沉疴大可虞。肺实痰嗽胸中痛，劳伤寒热内痈形，浮数大便能秘结，浮迟冷痢更来侵。

脾脉浮洪水积储，睡魔酣鬼每相如，倦急更加潮热至，其人脾困药能除。脾脉迟弦主冷凝，朝朝食睡睡难醒，浮在脾中应腹胀，沉弦有积腹中疼。脾实胃经应热结，脾伤寒热困相侵，胃翻酸水频频吐，才吃些儿便逼心。脾脉微微胃不生，朝朝饮食拒心疼，微涩脉来因腹胀，甲寅止代定归真。

命门弦大渴来侵，浊带男见即赤淋，实脉转筋兼带浊，脉洪虚汗渴将临。命门微细便频频，缓必膀胱冷气侵，沉缓腰疼浮缓渴，数渴迟微小便频。

诊暴病歌

两动一止或三四，三动一止只八朝，以此推之定无失。暴病者，喜怒惊恐，其气暴逆；致六淫所侵，病生卒暴，损其胃气也。胃气绝则死有日矣。两动一止者，乃胃将绝矣；三动一止，胃气将欲尽矣；犹待数日者，谷气绝尽方死也。

阴阳相乘覆溢脉关格脉辨

《难经》曰：脉有太过不及，有阴阳相乘，有覆有溢，有关格者，何谓也？丹溪曰：阴乘阳则恶寒，阳乘阴则发热。关前为阳分，关后为阴分，阳寸阴尺也。阴上入阳分，尺上至寸部，为阴乘阳，曰溢脉，为外关内格，死；阳下入阴分，寸下至尺部，为阳乘阴，曰覆脉，为内关外格，死。

盖关前为阳，脉当见九分，而浮过者，曰太过，减曰不及。太过不及，皆病脉。遂上逆至寸为溢，为外关内格，此阴乘阳之脉也。《经》曰：阴气太盛，则阳气不得相营于阴，阴遂上出而溢于阳分，为外关内格病。因外闭而不得下，阴从而出，以格拒其阳，此阴乘阳之理也。脉曰溢者，由水之满而溢于外也。关后为阴，脉当一寸而沉，过与不及皆病脉，遂下入

于尺，为覆，为内关外格，此阳乘阴也。《经》曰：阳气太盛则阴气不能相营于阳，阳遂下陷而覆于阴尺之分，为内关外格者，内闭而不上，阳从外入以格拒其阴，此阳乘阴之理也。脉曰覆者，如物之由上而倾于下也。溢主阴邪格阳，覆主阳盛格阴。

真脏脉见，不病而死。

四季人迎寸口脉 寸口即气口

《甲乙经》云：人迎主外，寸口主中，两者相应，俱往俱来若引索，而大小齐等。春夏人迎微大，秋冬气口微大，曰平脉。

《素问》六气主令气至脉
见《至真要大论》

前岁，十二月大寒至二月春分，为初之气，厥阴风木主令至，其脉弦软虚而滑，端直以长，为弦之平脉；实强则病，微亦病，不直长亦病，不当其位亦病，位而非弦亦病。又云沉短而散。

春分至四月小满，为二之气，少阴君火主令至，其脉钩来盛去衰，如偃带钩，为钩之平；来衰去盛则病，去来皆盛亦病，来去皆不盛亦病，不如偃带钩亦病，不当其位、位而不钩皆病。

小满至六月大暑，为三之气，少阳相火主令至，其脉浮大浮，高也；大谓稍大于诸脉也；大浮甚则病，但浮不大、大而不浮皆病，不当其位、位而不浮大皆病；又云乍疏、乍数、乍长、乍短。

大暑至八月白露，为四之气，太阴湿土主令至，其脉沉沉，位小也，按之乃得；沉甚则病，不沉亦病，不当其位、位而不沉皆病。又云紧大而长。

秋分至十月小雪，为五之气，阳明燥金主令至，其脉短涩往来不利为涩，往来不远为短；短涩甚则病，不短涩则亦病，不当其位、位不短涩亦病。又云浮大而长。

小雪至十二月大寒，为六之气，太阳寒水主令至，其脉大而长往来远为长；大甚则病，长甚亦病，长而不大、大而不长亦病，不当其位、位而不大长皆病。

六气交变南政北政脉

甲乙二干为南政，甲己土运也。丙丁乙戊辛壬癸庚为北政。乙庚金运，丙辛水运，丁壬木运，戊癸火运也，皆合化也。

南政：子午岁，少阴司天，厥阴在左，太阴在右，当两寸沉细不见，两尺浮大易见，反者死反谓寸尺相反，浮大者反沉细，沉细者反浮大。

南政：卯酉岁，少阴在泉，太阴在左，厥阴在右，当两尺沉细不见，两寸浮大易见，反者谓寸尺相反，死。

北政：子午岁，少阴司天，厥阴在左，太阴在右，当两尺沉细不见，两寸浮大易见，尺寸相反者死。

北政：卯酉岁，少阴在泉，厥阴在右，当两寸沉细不见，两尺浮大易见，尺寸相反者死。

南北：丑未岁，太阴司天，少阴在左寸、少阳在右尺，沉细不见，右寸、左尺浮大易见，左右交反者死，少阴在左而交于右也。

南北：辰戌岁，太阴在泉，少阴在左，当右尺沉细不见，左尺浮大易见；少阴在右，当左寸沉细不见，右寸浮大易见，左右交反者死，少阴在右而交于左也。

南北：寅申岁，厥阴在泉，少阴在左，当左尺沉细不见，右尺浮大易见；太阳在右，当左寸沉细不见，左寸浮大易见，左右交反者死，少阴在左而交于右也。

南北：巳亥岁，厥阴司天，太阴、太阳在左，当右寸沉细不见，左寸浮大易见；少阴在右，当右寸沉细不见，左寸浮大易见，左右交反者死少阴在右而交于左也。

《内经》以南政三阴在天寸不应，在泉尺沉不应，少阴则皆不应，厥阴则右不应，太阴则左不应皆言司天。以北政三阴在泉寸不应，在天尺沉不应，少阴在泉则左右不应，厥阴在泉则右不应，太阴则左不应。

视少阴间在左则左不应，右则右不应，南政则凡少阴所在皆不应，北政则少阴在下寸不应，在上尺不应，在者应不在者，不应也。又尺之不应，左右同寸之不应，诸不应者，覆手诊之，则见矣。凡三年一差。

五脏脉过宫图说

心经过宫脉图　心属火，故本宫脉洪。

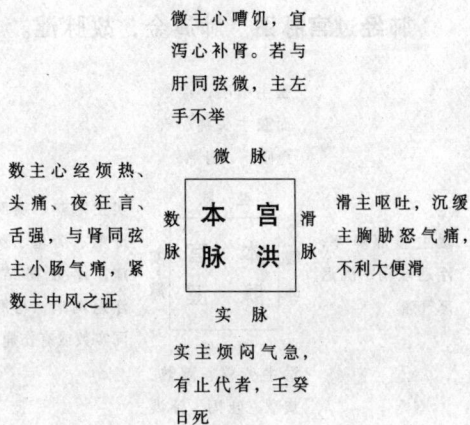

微主心嘈饥，宜泻心补肾。若与肝同弦微，主左手不举

微脉

数主心经烦热、头痛、夜狂言、舌强，与肾同弦主小肠气痛，紧数主中风之证

数脉	本脉 宫洪	滑脉

滑主呕吐，沉缓主胸胁怒气痛，不利大便滑

实脉

实主烦闷气急，有止代者，壬癸日死

肝经过宫脉图　其本脉属木，故本脉弦。

微为内瘴，其筋挛，胆虚，失血，吞酸，头旋，与肾同微主脚微冷

浮洪数目生赤，沉数目赤痛，赤主痛风，刺酸，盗汗潮热，反胃

实主刺酸，数主反胃，窍热眼赤，盗汗，腹痛，手足酸，止代庚辛日死

缓主气疼，食拒，心刺酸，腹痛，止代庚辛申酉日死

微　脉
洪　脉　**本宫脉弦**　实　脉
缓　脉

脾经过宫脉图　脾属土，故脉缓濡。

洪滑女得之，主孕平和，又主倦怠，潮热脾困

实数主胃热口臭、脾困拒、心刺酸、反胃、潮热、潮寒

微胃气不生，饮食不思，气胀不消，微涩腹胀，微止代甲乙死

弦主脾寒好睡，浮弦腹胀，沉弦有积痛，止代甲乙寅卯日时死

洪　脉
实　脉　**本宫脉缓，一作濡**　微　脉
弦　脉

肺经过宫脉图　肺属金，故脉涩。

弦主嗽喘，浮数而弦主头痛、气急喘满、身热

缓主虚邪鼻塞，浮迟吐泻，沉迟怒气痛

实主寒热、痰涎冷嗽、劳倦、胸痛，浮数秘结，浮迟泻痢，与肝同实数或有伤痛

洪主劳倦、潮热、痰嗽、吐泻，浮洪消渴，洪数中风鼻塞

弦　脉
缓　脉　**本脉涩**　实　脉
洪　脉

肾经过宫脉图　肾属水，故脉实一作滑。

缓主腰腹痛，白浊，沉缓主吐，浮缓头痛，止代戊己日死

洪女得之主平和，男孕，洪数赤白浊、耳鸣、脚热、血脉不调，浮洪吐血，沉洪腰疼虚热

弦主小便赤，小肠气痛，头痛，数主热淋，浮数肠胀，与肝同弦微劳浊带下，位长为梦泄

微主血脉不调，血带，阴汗湿，遗精不禁，卫气不升，脚冷痛，小便多，与脾同微败血不止

缓　脉
本宫脉滑实　弦　脉
微　脉

包络过宫脉图　包络为相火，故脉实。

弦主赤浊，带下，弦实数主赤淋，小便不通

缓浮小便多，数主口渴，沉缓腰痛，带下，数赤主渴

虚主转筋，白浊微主小便多，冷气生疼

洪数主渴，虚汗

弦　脉
缓　脉　**本脉实**　虚　脉
洪　脉　　　　　微　脉

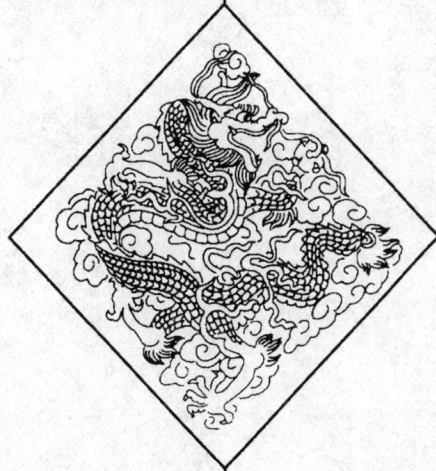

李东垣医学学术思想研究

李东垣，名杲，字明之，晚号东垣（老人），以号行世，真定（今河北正定）人。金元四大著名医学家之一，"补土派"代表人物。

金元时期，是自汉代张仲景之后中医学又一个飞跃性发展阶段，诸多医家务求于伤寒系统之外探索诊治疾病的新途径。李杲正是此时期最著名的金元四大家之一，其所创立的医学理论对中医学发展产生了重大影响，径成东垣学派。

一、时代背景

李杲生活于南宋北金对峙的混战时期。其所居住和流寓的河北、河南、山西、陕西一带，由于汉、满、蒙三大种族的冲突，战乱频仍。李杲的青少年时期，金朝奴隶制性质的"猛安"（意译为千户）、"谋克"（意译为百户）制度正向封建制发展，国家财政经济极不景气，山东、河北一带农民起义，此起彼伏。在金朝南部受起义军打击的时候，蒙古族又勃兴于塞外，于1211年开始的10多年中，大举进攻占统治地位的金朝，直至占领了包括北京在内的河北一带，民众纷纷外逃避难，至1232年攻至当时的京都汴梁（今河南开封）。战乱之后，疾病流行，仅1213年至1362年之间，流行病就出现达15次之多。由精神、饮食、劳役等因素而导致的疾病更不可胜数。李杲历经了上述战乱，在被围困于河南及逃难过程中，悬壶为医，得到了充分的临床实践，为其医学学术观点的提出打下了坚实的临床基础。

在意识形态上，宋代开始出现了"理学"与"新学"不同哲学流派的论争，对医学家的哲学思维产生了一定影响。"理学"以程明道、朱熹等人为代表，形成了一整套理学唯心论体系，称为"程朱理学"；主张"理"是万物之源，"理"之分化而产生了"气"，进一步构成具体的万物。朱子云："天地之间，有理有气，理也者，形而上之道也，生物之本也；气也者，形而下之器也，生物之具也。是以人物之生，必禀此理，然后有性；必禀此气，然后有形。"程朱理学的形成和流传，使运气学说风靡一时，医家运用五运六气，推算该年所主运气、易生病证及治疗方法。宋代甚至每年公布运历。这种依运气而治病之风，至李杲所处之金元时期，仍盛行不衰。运气学说的盛行，在某些方面推动了医学的发展，但另一方面也使某些医家囿于运气体系的局限性，机械套用前人之方和固定治法。因此，在战乱蜂起、疾病丛生之时，面对当时特殊条件下形成的疾病，束手无策。

哲学上的"新学"，以王安石为代表。王氏是北宋著名的政治家、思想家、文学家，他认为天地万物皆由五行的内部阴阳变化所生成，具有客观规律性。在"新学"的哲学思想主导下，王安石提出了变法的主张，宋神宗于1069年终于采纳了他的意见，实行变法。虽然最终变法失败了，但其"新学"及"变法"所体现的革新精神和他对历来被奉为经典的理论所采取的分析态度，对医学界的影响很大，启发了宋代乃至金元医家，以客观的态度、革新的思想去分析中医经典理论的不足，务求于伤寒系统之外搜索诊治疾病的新途径。这也是李杲能针对当时的医学现状，在经典理论上提出诸种新的论点的哲学思想基础。

由以上可以看出，李杲所处之时代的社会政治形势的变迁和哲学思想的论争，是其学术观点形成的不可缺少的历史文化条件。

二、生平

(一) 少年儒生

李杲，字明之，真定（今河北正定以南）竹里人。因真定汉初为东垣国，故晚年自号"东垣老人"。后世之学者，常以李东垣名之。生于金世宗大定二十三年（公元 1182 年），卒于蒙古宪宗元年（公元 1251 年），享年 69 岁。其家庭为富商兼地主，《元史》认为："世为东垣盛族。"但据清·阮葵生《茶余客话》记载："李杲，字明之。其祖贫时，夜坐读书，有一女子从室西地中出，与杲祖坐谈，甚美。祖问：'汝是何鬼神耶？'女取笔书几曰：'许身愧比双南。'复入地。已而阅子美诗，知为金。掘之得一笥，压以石。石面刻云：'金一笥，畀李氏，孙以医，名后世。'后从张元素学医，尽得其术。世称'东垣先生'。"此虽为后人迷信传说，但从中是否可以推测李杲之祖可能原本为贫穷书生，变为富豪是李杲近世的事。

李杲自幼敏达，受儒家思想教育。少年开始先后拜其舅父王内翰从之和冯内翰叔献为师，学习《论语》《孟子》《春秋》等儒家经典著作。其后，又拜范仲淹之后范尊为师，至 22 岁已成为知名儒生，以广交名士而闻名于乡里，"所居竹里，名士日造其门"，并曾建书院。虽广为结交，却又多而不滥，谨慎选择，只以"名士"为友，不与纨袴子弟为伍。据砚坚"东垣老人传"记载：李杲"忠信笃敬，慎交游，与人相接无戏言，衢间众人以为欢洽处，足迹未尝到，盖天性然也。朋侪颇疾之，密议一席，使妓戏狎，或引其衣，即怒骂，解衣焚之。由乡豪接待国史，府尹闻其妙龄有守也，讽妓强之酒，不得辞，稍饮，遂大吐而出。其自爱如此。"

对待长辈，李杲讲究"孝"字。据《医学发明·序》记载：他 20 岁时，"值母王氏遭疾。公侍，色不满容，夜不解衣，遂厚礼求治"。由此可见其"孝"之一斑。

青少年时期的李杲，接受了较为正统的儒家思想教育，以广交名士、廉洁和忠孝而闻名。但从其晚年著作的文字上来看，他的文学与写作水平并非优秀，远在其弟子罗天益之下。而据史料记载，李杲天姿敏达，也不属于愚笨之人，因此，推断李杲青少年时期对文学与写作并无兴趣，仅仅是一个靠家庭富豪而生活的悠闲儒生而已。

(二) 立志学医——学术思想之奠基

李杲少年时期并无学医之志，其青年时代学医，也并非为"活人"，而是为了自身保健。其理由是：第一，金元时期，医生的社会地位低下。而李杲少年时期，正值金朝相对安定阶段，他家境富裕，无行医之需要。正如《元史·李杲传》所云："家既富厚，无事于技。"第二，从历史文献来看，也未见有关于他自幼喜好医学的记载。第三，即使在学医之后，他也并不愿以医为业，而是"操有余以自重，人不敢以医名之"。因此，《医学发明·序》中的"幼有活人之志"之说是不可靠的。其立志学医，是 20 岁以后的事。其友人砚坚先生曾详细记述了其学医之经过：李杲 20 岁时"母王氏寝疾，命里中数医拯之，温凉寒热，其说异同，百药备尝，以水济水，竟莫知为何证而毙。君痛悼不知医而失其亲，有愿曰：'若遇良医，当力学以志吾过。'""尝心口语曰：医之道尚矣，自本草灵素垂世，传习者代不乏人，若和缓，若越人，若淳于，若华，若张，皆活人当世，垂法后来。奈何此辈习经之不精，见证之不明，其误人也多矣。自是始有志于医。"

当时，河北一带名医有河间的刘完素和易水的张元素，刘完素已近晚年，而张元素因治好刘氏之伤寒病而名声大振。于是，李杲"捐金帛"厚礼拜张氏为师。而张元素之学术思想，主要来自《内经》，也受华氏《中藏经》、王冰《素问释文》、钱乙《小儿药证直诀》、刘完素《素问玄机原病式》的影响。因此，在其教授过程中，也是以上述诸书和本人编写的《医学启源》为主要教材。李杲随其"学数年，尽得其方法"，基本掌握了为医之道，而且，医术高于一般医生。但是其学成之后，并未以医生为职业，其原因如前所述，是由于医生的社会地位低下。但也偶有医疗活动，不过仅限于同一阶层人士的病情危重之时，不得已而为之。据《元史·列传》记载："大夫士或病其资性高骞，少所降屈，非危急之疾，不敢谒也。"

至泰和二年（公元 1202 年），经向金政府"进纳得官，监济源税"，也就是捐献谷粟等财物，而换取济源（今河南西北部邻近山西）的监税官。这种学医而不为医的做法，虽不足称道，但在当时的历史条件、社会风气下，也是可以理解的。况且，其虽不愿为医，但遇有危难之时，还是能够挺身而出的。如，李杲就任监税官的当年四月，山东一带波及济源"大头天行"时疫流行，由于当时为医者"遍阅方书，无与对证者，出己见，妄下之，不效；复下之，比比至死，医不以为过，病家不为非"。目睹此状，李杲"独恻然于心，废寝食，循流讨源，察标求本"。终于创制一方，名为普济消毒饮，用之大获良效。由于病者甚多，而症状相同，因此将药方刻印于木牌之上，置于交通要道等人群聚集之处，救人甚多，传之很广。当时之人以为是仙人所传，后雕刻于圆顶石碑之上。李杲此举，不仅当时为挽救济源一带人民生命做出了很大贡献，而且也为后世温病证治理论的出现，提供了具有创新意义的临床经验、治疗方法和有效方剂。至今普济消毒饮仍为医学生所必须掌握的方剂。

应该指出，在本时期李杲从师学习过程中，对《内经》等中医经典著作有了系统的掌握，并受元素主气思想很大影响，这些都为其中老年时期学术思想的建立奠定了理论基础，对李杲其人、其学术思想都起着至关重要的作用。

（三）避难悬壶——学术思想之萌芽

蒙古大军进犯山东时，李杲为避蒙古兵烧杀，由济源逃往汴梁（今河南开封）。为生计所迫，开始悬壶为医，"遂以医游于公卿间"，其临床治疗"明效大验"。金哀宗开兴元年（公元 1232 年），蒙古军围困汴梁达二月之久，是年三月下旬，解围之后，都内之人大多受病。是年五月，患病率达到十有八九的程度，而当时之医者，以中医原有治法治之，屡屡无效。李杲亲眼目睹了整个过程，他认为，这些疾病并非伤寒，"大抵在围城中，饮食不节及劳役所伤，不待言而知。由其朝饥暮饱、起居不时、寒温失所，动经两三月，胃气亏乏矣，一旦饱食大伤，感而伤人，而又调治失宜，其死也无疑矣"。于是，他从内伤脾胃立论，"或丸或散，俾病者饵之，只取其效，一洗世医胶柱鼓瑟，刻舟求剑之弊"。"通医之名雷动一时，其所济活者，不可遍举"。此时，社会特定历史条件下出现的诸多患者，为李杲提供了大量临床实践机会。其内外伤辨惑论的观点，正是在这种时世需要下萌发的。

也是在同一年晚些时候，李杲由河南开封北返，先后寄居于山东聊城的至觉寺和东平的严实家。此时，李杲仍以医为业，其临床效果为时人所称道。据《东垣试效方·砚坚序》所云："凡求治者，以脉证别之，以语言审之。以《内经》断之，对证设方，其应如响。间有不合者，略增损辄效。"在临床治疗的同时，又开始把在开封所萌发的内外伤辨惑的思想落实于文字，着手其第一部著作《内外伤辨惑论》的编写。这是一个将个人体会经验上升于理论的过程。不过本书此时并未彻底完成，李杲之精力的重点，还是在临床诊治疾病上。

此期，李杲与著名文学家、诗人元遗山交往密切。其二人原本均受业于范尊门下，友情甚厚。元遗山曾对李杲及其学术大为赞赏。李杲在山东寓居的 12 年中，有 6 年是与元遗山同处。

此外，在这 12 年之中，李杲也可能到过陕西。其理由是：第一，据《中部县志·卷十九·人物志》记载，李杲为陕西坊州人（今陕西省黄陵县阿党村）。第二，在《元史·列传》中，有李杲治陕帅部巨济偏枯和西台橡肖君瑞伤寒发热的病历。是这些人由陕西至山东，还是李杲曾去陕西虽已不可考证，但后一种可能性还是存在的。第三，在陕西曾有李杲家谱及后人和后人所立之墓，对此，虽医史学家历有争议，但李杲曾寓居陕西的可能性也是存在的。

（四）晚年著述——学术思想之形成

蒙古乃马真后三年（公元 1244 年），政局日渐稳定，李杲返回家乡河北真定，时年 62 岁。由于他素体脾胃虚弱，加之连年流离颠沛，所以身体状况很差。他于次年写道："残躯六十有五，耳目半失于视听，百脉沸腾而烦心，身如众派漂流，瞑目则魂如浪去，神气衰于曩时。"此时，除著书和授徒之外，更注意养生，曾写"远欲"和"省言箴"以自勉，提出："安于淡薄，少思寡欲，省语以养气，不妄作劳以养形，虚心以维神。"

返回家乡之初，李杲"神志既惰，懒于语言，但依蒲团，唤童烫酒，看万里水绡染就"。后在范尊师的鼓励下，将在流寓期间写出的有关内外伤辨惑论的论文进行整理，终于著成第一部著作《内外伤辨惑论》。其论述重点在于内外伤在病因、病机、诊断、治疗等方面的鉴别。其后，恐世医不悟内伤证重在脾胃之理，于是，又以年近七旬、衰病交加之躯，继续著述，先后著成了《脾胃论》《兰室秘藏》和部分论文及临床病例资料，后经其弟子整理为《东垣试效方》等书。

因此，可以认为，李杲晚年，其工作重点已由临床应诊转向理论研究及著书立说。在其研究过程中，是从内外伤辨惑入手，重点阐述内伤证治理论；又从内伤证治理论引发出脾胃论说；进一步，又着力于脾胃论在临床应用的研究。有着从临床到理论，又从理论到临床的规律，这无疑是一条正确认识事物的途径，决定了李杲所创立的学说具有科学性和实用性，对今之中医研究工作者，在科研方法上也具有重要的启发意义。

（五）授徒

李杲一生，授徒很少，除王好古与其同学于元素，后又以李杲为师外，据史料记载，只授罗天益一人。即使其子李执中，也未见有从父学医的记载。

据砚坚"东垣老人传"，李杲晚年返回河北后，"一日，谓友人周都运德父曰：

'吾老，欲遗传后世，其人奈何？'德父曰：'廉台罗天益谦甫，性行敦朴，尝恨所业未精，有志于学。君欲传道，斯人其可也。'"于是，在周氏的引见下，罗天益拜李杲为师。罗氏也是河北真定人，生卒年代不详。其拜师之时曾向东垣上一陈请。文中表达了他对李杲的仰慕之情，以及期待能被收纳为弟子的迫切愿望，情真意挚，措辞恳切。而李杲见到罗天益后，首先就问："汝来学觅钱医乎？学传道医乎？"谦甫答曰："亦传道耳。"于是李杲收其为徒，并供给其饮食。3年之后，李杲"嘉其久而不倦也，予之白金二十两，曰：'吾知汝活计甚难，恐汝动心，半途而止，可以此给妻子。'谦甫力辞不受。君曰：'吾大者不惜，何吝乎细？汝勿复辞。'君所期者可知矣"。正是由于李杲一面精心教授，另一方面在生活上给天益以帮助，使其能随李杲学习10余年，尽得其传。

辛亥年（公元1251年）2月25日，李杲以69岁之龄因病去世。临终前其将平日所著之书稿及论文、病例等整理为"卷帙"，"以类相从，列于几前，嘱谦甫曰：'此书付汝，非为李明之、罗谦甫，盖为天下后世，慎勿湮没，推而行之。'"对于李杲的重托，罗氏谨记于心，据"东垣老人传"记载，"君殁迄今十有七年，谦甫言犹在耳，念之益新"。他在李杲死后30年，仍祠奉如平生，并且在任太医期间，除先后整理出版了《脾胃论》《兰室秘藏》之外，还以《兰室秘藏》为基础，将李杲的部分论文、病例等资料补入，整理为《东垣试效方》。另外，"采摭李氏精确之议，益以诸家之说，而以己意概括之"，著成了本人的著作《卫生宝鉴》，为东垣学说和著作的流传做出了重要贡献。

（六）原籍之争

关于李杲的原籍，公认为河北真定（今正定）人。《元史》称他是"镇人"。但在今陕西省黄陵县阿党乡阿党村，原有其坟墓、墓碑。其村人以李姓为多，自称为李杲之后人。最初于上世纪50年代末有人发现了上述情况，并见有李东垣墓碑。后到70年代初宋大仁先生曾去调查，核实了上述情况。因而，关于李杲之原籍问题，引起了医史学界的争议。

主要有三种看法：其一，认为李杲为河北真定人；其二，认为李杲为陕西黄陵人，青年时在河北学医并在真定安家，又在陕西、山西、河北、开封一带有过医疗活动，死后埋于黄陵祖坟；其三，认为李杲为河北人，曾流寓陕西黄陵。

为了解其真实情况，曾前往陕西省黄陵县阿党乡阿党村实地调查，走访了李氏村民，并查阅了有关县志等材料。

据《中部县志·卷十九·人物志》记载："元……李杲，字东垣，坊州人。举明经不仕，精岐黄，活人甚众，著有《东垣十书》行于世，学者称东垣先生。"

清道光二十年，中部县知事李登蜚发起，重建李氏祖先墓碑，其中包括李元帅安答儿及其四世孙李东垣与七世孙李西垣之墓，并立有墓碑。据《中部县志·卷二十·宗教祠墓志》记载："宋……李元帅明安答儿墓在县东北四十里阿当寨有碑。李明之杲墓，杲字东垣，安答儿孙，附葬阿当寨。"《县志》中并记载有李西垣墓碑之墓志，曰："昔年堂伯廪生景清……及四十八名人等，欲立其碑，固以有年。即前任县主李公讳登璃者，亦欲表扬其功德，特以四祖东垣之碑未树，以故辄止，其谋遂未适如人愿。迄昨冬十月，堂叔景清足瞳煦见武生景阳，念前人之遗意未伸，因家族之公议有素，复慨然一倡，举其事。于是石匠工人弗用支使，直将四十八名捐之遗集钱一十五千文，乃襄其事，而立碑树杆，功以告峻……我后人等如自爱，争自濯磨，则于元帅而思韬略之策，于东垣而慕岐黄之术，且于西垣而知无为自弃，有志者竟成……是为序。时清道光二十年岁次庚子夹钟之月。"

在陕西调查时，据黄陵县志办公室兰草先生和阿党村村民李维民先生（二者均自称为李氏后代）介绍，清代时所立之墓群，至1967年墓碑被砸，1974年墓地被平。其墓地原布局为：面朝南，正中为李氏之祖李明安答儿之墓，右侧为七世李西垣之墓，左侧为四世李东垣之墓，其余则在外围。墓前正中有石香案，石案前左右方各一华表。上联为"建元戎之勋护国保民声名播东西南北"，下联为"精岐黄之业起死回生德泽披士庶君臣"。调查时见有上联之残华表被弃于沟壑，并发现一石碑，上有"四世祖东垣公者"、"东垣碑碣"等字样，疑为墓地祠堂之物。

李姓村民李维平先生曾多方查找资料，认为据资料记载李氏之祖晚年奉命镇守边关（陕西），防西夏入侵。在现今之黄陵县河地屯垦，在高塬上修有寨子，后来人称阿达寨，后改为阿达村，"文革"期间更名为阿党村。据其祖辈相传，其先祖李明安答儿有子六人，二子留在河南，四子随其北上陕北，死后均葬在阿党村西一公里处。清重建陵园时，占地100余亩。不过调查时，村民所云之陵园已踪影全无，只是一片平地。但村中路边，时常可见有残旧墓碑。

另据兰草先生提供，在其进行《县志》整理过程中，发现为李氏祖先重建陵园之人，即清黄陵知县李登蚩，曾认祖为河南人。而李氏家族又可能是蒙汉之混血

儿，其墓碑上有汉、蒙两种文字。

此外，李东垣之墓碑及李氏家谱现存于陕西有关单位。

综合上述材料，认为李杲应为河北人，可能其四世祖曾在陕西为官，并葬于其地，清所建之李东垣墓是为纪念李氏家族中有贡献者而立，但并非李东垣真正墓地。现之阿党村李氏村民与李东垣及后人同为李明安答儿之子孙，但并非李东垣本人之后人。其理由是：第一，据砚坚"东垣老人传"记载，李杲"其先世居真定"。砚坚为元初名士、李杲之友人，其说法有可靠性，并且李杲老师与学生均为河北人，在其本人著作之序中未见有祖籍别处之说。第二，壬辰之变，流亡多年，可能曾到过陕西一带，在其著作中，有为陕帅郭巨济治病之案例，也有对东平、太原、凤翔（即今陕西）等地疾病流行情况的回顾记述。但其在政局稳定之后仍回真定，并未返回陕西，按中国传统的老而返乡、落叶归根习俗，其原籍也应考虑为河北。第三，李杲死于河北，这是无疑的。假如其果真葬于陕西，且不说路途问题无法解决，按中国传统之封建习俗，其妻应随之返回陕西守灵，无继续留在河北之理。而李杲死后其妻王氏实际是由罗天益奉养至八十而寿终，可见她一直在河北。因此，认为李杲之墓并不在陕西。第四，《中部县志》多处都记载李东垣为黄陵李氏族人之祖，阿党村民世代相传家谱中亦有李东垣之名，说明李杲有可能是其李氏家族中人，而世代相传的其祖由河南而来也是可能的。清代重建李氏陵墓时立一东垣之墓，仅是为表彰李氏家族中有功绩的人而已，或许为衣冠冢，或仅为一虚墓也尚未可知。

三、著作简介及评价

现今流传之说法，李杲的著作很多，署李杲之名的书籍有《脉诀指掌》《东垣脉诀》《食物本草》《珍珠囊指掌补遗药性赋》《东垣试效方》《内外伤辨惑论》《脾胃论》《医学发明》《兰室秘藏》《活法机要》及已佚的《伤寒会要》等 10 余种。据现代著名中医学家任应秋先生在《中医各家学说》中考证确为李东垣的著作为《脉诀指掌》《内外伤辨惑论》《脾胃论》《兰室秘藏》《活法机要》《医学发明》和《东垣试效方》。能够集中反映李杲学术思想的有四部，即《内外伤辨惑论》《脾胃论》《兰室秘藏》与《东垣试效方》。四部书中，前二部由李杲亲自完成，后二部则经罗天益整理后成书。《内外伤辨惑论》及《脾胃论》侧重在理论上的阐述，它充实了中医理论上的内容，而《兰室秘藏》与《东垣试效方》则侧重在临床运用上的阐述，它充实了中医临床治疗学的内容。兹将四书分别评介如下：

（一）《内外伤辨惑论》

成书过程：壬辰改元（公元 1232 年），李杲客居京师汴梁（今开封），亲眼所见战乱围困之后，"都人之不受病者万无一二，既病而死者，继踵而不绝"。李杲认为，此时之病者，多由战乱精神刺激、饮食劳役损伤脾胃而致，属内伤之证，当以补中益气为首务。而当时医者，却混然对此无正确认识，默守治疗外感、实证之法，"有以巴豆推之者，有以承气动下之者，俄而变结胸发黄，又以陷胸汤丸及茵陈汤下之，无不死者"。李杲回忆了早年在金贞祐兴定年间（公元 1217 年）东平（今山东）、太原（今山西）、凤翔（今陕西）等战乱后的情况亦是如此，深

感"往者不可追，来者犹可及"，于是"以平生已试之效，著《内外伤辨惑论》一篇，推明前哲之余论，历举近世之变故"。其著书之目的，在于使后之医者，明内外伤证治不同之理，以免调治失宜之误，诚如其本人所云："庶几同志者审其或中，触类而长之，免后人之横夭也。"据《内外伤辨惑论》丁未岁（公元 1247 年）李杲自序记载，曾于 16 年前（即公元 1231 年），撰《内外伤辨惑论》一篇，因此，一般认为，本书成书于 1231 年，即金哀宗正大八年（辛卯年），也就是壬辰改元的前一年。如果要确切地说，应是本书的某些观点和部分内容写成于 1231 年，但最后成书仍应为 1247 年，其理由：一是精神与饮食劳倦内伤脾胃是本书的主要论点，而本论点的提出是以壬辰之变疾病发生及医者误治的情况为基础的，书中亦列举了当时战乱及病死情况，有"向者壬辰改元"、"余在大梁凡所亲见"等语句，有关这部分内容，不可能写于壬辰之变的前 年。二是壬辰之前，李杲为济源的监税官，虽医术高明，但并未以医为业，其大量临床经验的积累，是在壬辰之后的医疗活动中，而没有丰富的临床经验，是不可能著成此书的。三是李杲在自序中说："中年以来，更事颇多，诸所诊治，坦然不惑，曾撰'内外伤辨惑论'一篇……此论束之高阁十六年矣……力疾就成之。"由此可见，李杲 16 年前可能仅仅是就为数不多的医疗体会而写成一篇论文，返回故里后，在范尊师"曲相奖借，屡以活人为言，谓此书果行，使天下之人不致夭折，是亦仁君子济人利物之事"的劝导下，以"就令精力衰耗，书成而死，不愈于无益而生者乎"的精神，完成了此书。

1. 内容简介

本书分上、中、下三卷。上卷有内外

伤十三辨，系统论述了内伤与外感二者证候之殊、治法之异，十三辨中又以"辨阴证阳证"为总纲；中卷有"饮食劳倦论"、"四时用药加减法"、"暑伤胃气论"、"肺之脾胃虚方"、"肾之脾胃虚方"等五篇论文，从不同的角度阐述了内伤脾胃的病因、病机及治疗；下卷有"辨内伤饮食用药所宜所禁"、"饮食自倍，肠胃乃伤，分而治之"、"论酒客病"、"临病制方"、"随时用药"、"吐法宜辨上部有脉下部无脉"、"重明木郁则达之之理"、"说病形有余不足当补当泻之理"等八论，主要论述了内伤脾胃在治疗上的特殊性及所宜所禁。

2．价值及后世影响

《内外伤辨惑论》在中医理论及临床诊断、治疗等方面都具有重要价值，对后世也产生了一定影响。

首先，在中医理论上，提出了在脏腑关系中独重脾胃的观点，为其著名著作《脾胃论》中"内伤脾胃学说"的形成打下了基础，开补土派之先河。

第二，在临床诊断学上，提出了划分内伤与外感这一未得到前人充分注意的问题，为纠正当时医者误以内伤为外感之弊，做出了一定的贡献。虽然对其内外伤具体划分标准，后学中有提出疑义者，但仅其在提示内外伤之鉴别诊断这一点上，至今对临床医者，仍有指导意义。

第三，在治疗学上，创立了"甘温除大热"的治疗方法和以补中益气汤为首的诸多方剂；指出了汗、吐、下三法在内伤证治疗中的特殊性，阐述了"四时用药"、"随时用药"等有关时间治疗学方面的内容。

(二)《脾胃论》

1．成书过程

《内外伤辨惑论》旨在强调内伤有别于外感，为了对内伤证从脾胃的角度予以系统的阐述，李杲在前书完成后，又继续撰写了《脾胃论》，经 2 年时间，至蒙古海迷失后元年乙酉（公元 1249 年）完成，后经罗氏交刘因检校后付刊。

2．内容简介

全书分上、中、下三卷。上卷七论，中卷十二论，下卷十五论，计三十四论。全书以《内经》为理论依据，旁及仲景、孙思邈、钱乙等医家有关论述。共创立方剂 63 首，其中未见于《内外伤辨惑论》的 45 首。后附"脾胃将理法"、"摄养"、"远欲"、"省言箴"四论。

上卷七论，为《脾胃论》的基本部分。每论均首列《内经》原文，而后说明本人观点。全卷比较系统地论述了脾胃的生理功能、表里关系、病理虚实传变、气火关系失调及治疗上升降浮沉补泻方法。卷末复以"内经仲景所说脾胃者"重新申明之。充分反映了脾胃学说的理论内容。

中卷十二论，主要阐述了在"内伤脾胃，百病由生"之后，对各病证的证治原则及方法。如"气运衰旺图说"论将内伤证用图解的方法公式化，归纳了脾胃与其他四脏的病理关系及两补两泻的治疗大法，使人一目了然。"饮食劳倦始为热中论"主要转引了《内外伤辨惑论》的有关内容，并有所补充，较系统地论证了胃气、阴火关系及内伤证的一般用药等问题，进一步明确了甘温补中升阳配甘寒泻火的甘温除大热治疗原则。"脾胃虚弱随时为病随病制方"、"长夏湿热胃困尤甚用清暑益气汤论"、"随时用药加减法"等篇章也主要是围绕内伤脾胃的治疗问题进行了讨论。

卷下诸篇，或对上中二卷的重点部分进一步发挥，或对其论述不足部分进行补充。首先，对内伤脾胃学说的病理理论，从胃与五脏九窍的关系和脾胃与天地阴阳升降规律的关系两个方面进行了发挥。如"胃虚则九窍不通论"、"大肠小肠五脏皆属于胃，胃虚则俱病论"、"阴阳升降论"等等。其次是对内伤脾胃的治疗进行了补充，提出了诸多治法和方剂。如"脾胃损在调饮食适寒温"、"饮食伤脾论"、"论饮酒过伤"等等。

后附四篇，既是病时的饮食调理宜忌，也可作为平人日常调理方法，是李杲数十年行医及养生的经验结晶。

3．价值及后世影响

《脾胃论》是东垣学说中理论最集中的一部分，较系统、深刻地反映了他的学术思想，表明其学有理论渊源，治有独到之处，不愧于金元名家之称。

首先，本书的出现，标志着脾胃学说的创立，为补土派的学术之源，从而丰富了中医学理论和临床内容，开辟了中医认识、治疗疾病的新途径，活跃了金元时期的学术气氛，在促进医学飞跃性发展中，发挥了重要作用。因此，后世有"东垣之医，医之王道也，有志于医者，必尽读东垣之书，而后可以言医"之赞誉。

第二，对《内经》理论予以发挥。《内经》中有不少关于脾胃与机体的关系及生理、病理的论述，但散见于各篇之中。李杲将其系统化，并从脾胃学说的角度予以阐发。值得提出的是，李杲对《内经》有关生理、病理理论进行充分发挥的同时，却对其关于脾胃解剖的部分弃而不用。这反映了他研究脾胃的重点，并不在于其脏腑本身，而在于脾胃之生理、病理与整体的关系。

第三，完善了仲景关于内伤杂病的证治理论。李杲《脾胃论》的出现，补充了仲景对内伤证在论治上的不足。因此，已故现代医家岳美中曾评价说："自仲景之后，医学创造的传依寄托，前不属葛洪、孙思邈，后不属张景岳、喻嘉言，具备体察入微的，舍李东垣又是谁呢？"

（三）《兰室秘藏》

1．成书过程

本书内容出自李杲，经罗天益整理后付刊。

由于《内外伤辨惑论》与《脾胃论》均侧重于理论上的论证，因此，为从临床运用角度进一步阐述，李杲在完成上述二书后，从1249年至病逝的2年之间，以古稀之躯，抱病编写了本书，取《黄帝内经·素问》"藏诸灵兰之室"之义，名之为《兰室秘藏》。书成之后，未及刊行即病逝。25年后，即至元十三年丙子（公元1276年），由其弟子罗天益交付刊行。从本书的条理性、文笔以及书中屡有"先师"之字样来看，是经过罗氏系统整理的。书前并有罗天益序，曰："《兰室秘藏》六卷，吾师李东垣先生所辑也……若吾师殚厥心思以校雠是编，濯瘝煦寒，如'洪范'所谓：身其康强，子孙逢吉，曰寿、曰康宁、曰考终者，是编之效也，吾师弗自私藏，以公诸人。不止一身行之，欲人人行之，又欲天下万世行之，不止一方蒙泽，欲举世蒙泽，又欲千世亿世蒙泽也。"充分表明了李杲著此书之目的所在。

2．内容简介

按罗氏序所云，本书共分六卷，现存版本卷数有异。共二十一门，门之分类以疾病为纲，先论后方，间有治验。本书在理论上与《内外伤辨惑论》《脾胃论》一脉相承，其特点是在内容上偏重于脾胃学说在临床各科的具体运用。

纵观全书，涉及内、外、妇、儿、眼耳鼻、口齿咽喉各科。其中又以内科疾病所占篇幅最大，对饮食劳倦、中满腹胀、心腹痞、胃脘痛、酒客病、消渴、头痛、呕吐、衄血吐血、腰痛、大便结燥、小便淋闭、痔漏、阴痿阴汗、泻痢、自汗等16种常见内科疾病，分别各立一门，对于难以归类之证，列入杂病门。外科有疮疡门。妇科有妇人门，门下有三论，分别阐述了经闭、经漏、半产误用寒凉药之病理和治疗。小儿门则以惊风和瘢疹这两种常见病为重点。五官科疾病则分别列有眼耳鼻门和口齿咽喉门。全书内容既有广泛性，又重点突出，层次分明，为李杲所有著作中最优秀的一部。

3. 价值及后世影响

《兰室秘藏》是与《内外伤辨惑论》《脾胃论》鼎足而三的著作。

首先，本书反映了东垣脾胃学说在临床方面的成就。也可以说，是李杲的一部临床实验录，也是脾胃学说在理论上之所以成立的临床基础。它丰富和补充了《内外伤辨惑论》与《脾胃论》的内容，被认为是"东垣学术成就之集大成"者。

第二，本书集中反映了李杲自制诸方。全书共载280余方，其中绝大部分为自制方。其方剂君臣佐使，相制相用，条理井然。有人认为，东垣用药，如韩信用兵，多多益善。又有人认为，东垣用药只善甘温。这些看法是不符合实际的。从本书来看，李杲不仅立方有法，而且有常有变，非常注意依病情之出入而加减用药。如补中益气汤、升阳散火汤等许多方剂后，都列有加减用药。同时，本书也反映出除甘温补中益气外，李氏对升阳除湿、理气顺气、活血化瘀等治法亦深有见地。

（四）《东垣试效方》

1. 成书过程

《东垣试效方》并非由李杲本人亲自完成，而是其弟子罗天益在《兰室秘藏》的基础上，结合李杲临终前交予他的病案及方剂方面的资料，以方为主要内容汇编而成。《东垣试效方·王博文序》："太医罗君谦夫，从先生有年，其平生之学，亦为当世闻人。今将方分为九卷，授梓以传。"故《藁城县志》有"罗谦甫之试效方"之说，有的版本则直接题为罗天益撰。据《郑堂读书记》云："谦夫为东垣弟子，编录其师之方成帙，故亦可以题其所撰。"原书中，屡有"先师曰"之字样，因此，可以认为本书为天益辑东垣之论而成。

2. 内容简介

全书共九卷，二十四门。除卷第一药象门为药物理论外，其余各门以内、外、妇、儿、五官而分。各门下先论后方。其内容大部分与《兰室秘藏》相同，不过在前书基础上增加了部分方剂和验案，故其书名题为方书。其特点是内容较《兰室秘藏》有所增加，而文字、体裁更严谨。

3. 价值及后世影响

本书虽经罗天益之手汇编而成，但其内容出自李杲，因此，在一定程度上反映了东垣学术思想。第一，"药象门"中的有关药物论述，反映了李杲对用药的某些看法。第二，书中较《兰室秘藏》增加了治疗验案，这些验案都具有典型性，有力地说明了李杲理论及方剂的正确性。总之，本书的出现，为东垣学说的弘扬和流传做出了一定的贡献，在理论和临床上都具有一定价值。

四、主要学术思想及评价

（一）学术思想的产生

任何一种学术思想的产生都有其特定的条件和理论渊源，舍此则为无源之水、无本之木。李杲学术思想之产生，正是在一定的历史条件下，在前代中医学成就的基础上完成的。探讨这些，不仅有助于对其学术思想的理解，而且有利于对医学发展规律的认识。

1. 产生条件

（1）战乱多病与时医误治是东垣学说产生的时代需要

李杲所处之历史时代，正值金元混战，兵祸连绵，尤其是蒙古攻金之时，民众精神忧恐，饮食饥饱失常，劳役过度，致病患病率明显增高。据李杲亲眼所见，大梁（即今河南开封）兵困解围之后，"都人之不受病者，万无一二"。如此之多的患病人数，为李杲提供了临床实践的机会，并得以直接搜集到大量临床资料。

而当时之医者，多不能辨病识证，或以外感风寒处之，套用仲景发表之方，或按实证、热证泛用河间寒凉之药，误治而伤人者甚多，"既病而死者，继踵不绝，都门十有二所，每日各门所送，多者二千，少者不下一千，似此者几三月"。如此严重之情况，迫切需要中医学者从新的角度去探讨疾病的成因，寻找正确的治疗方法。东垣学说正是在这种时代需要下应运而生的。

（2）哲学思想的影响是东垣学说产生的思想基础

自然科学的进步，是在一定哲学思想指导下进行的。李杲之学术思想，也有意无意地受到了当时哲学思潮的影响。

首先，在哲学上，以王安石为首所倡导的"新学"的出现，引起了哲学界的学术论争。"新学"中的唯物思想及其反映出的革新精神，激发了医学界有志之士，在中医经典理论的基础之上，探讨认识和治疗疾病的新途径。李杲之业师张元素，正是在这种历史条件下，提出："运气不齐，古今异轨，古方今病，不相能也。"这种观点无疑对李杲产生了深刻影响，使他能够有意识地从新角度探讨时医束手无策的问题，从而创立了新的学说。值得提出的是，李杲在接受"新学"思想之时，并未采取厚今薄古的态度，而是在肯定旧有中医学说在总体理论上正确的同时，在原有基础上提出了新的观点，将中医理论中晦而未明的东西发扬光大。

其次，思想界运气学说的盛行，也在李杲著作中有所反映。其特点是，在承认"脏气法时"的同时，更强调常中之变，主张因时、因地、因人制宜地采用升降浮沉的用药法则。

第三，前代中医理论及经验的积累，是东垣学说产生的基本条件和理论渊源。

除上述三方面之外，据《脾胃论》记载，李杲本人素体脾胃虚弱，对脾胃亏损在周身的影响有切身体会，这可能也在其学说形成过程中，起了一定的作用。

2. 理论渊源

东垣诸学说之形成，不是孤立的。在理论渊源上，主要有如下几个方面：

（1）《黄帝内经》是东垣学说的主要渊源

李杲学医之始，在张元素所用之教科书中，即以《内经》为首，加之本人的认真钻研，因此对《内经》有较深刻的理解。由李氏所创立的内伤脾胃论及其与之相关的阴火学说、内外伤辨惑论等，都是以《内经》为理论渊源的，在其著作中，每论必引《内经》原文为依据。如《脾胃论·脾胃虚实传变论》中，有脾胃受病的四种原因，每一原因都是从《素问》《灵枢》中引申而来的；再如关于内伤学说的理论，也是以《素问·调经论》"阴虚内热"的论述为依据，进而阐明了脾胃中谷气不盛，以至元气虚亏，阴火得以侵害脾胃而患内伤诸证这一机理。不仅在理论上，在临床诊治过程中，李杲也是在诊察辨证之后，"则又历谓其《难》《素》诸经之旨，以明其证之无差，然后执笔处方"。由此可见，《内经》是李杲诸学说之创立及"诸所诊治，坦然不惑"的理论基础。

（2）仲景学说也是东垣学说的理论渊源之一

虽然仲景以外感伤寒辨证系统而著称，李杲以论治内伤而闻名，但仲景学说与东垣学说却有着内在的渊源关系。在仲景学说中，对于脾胃已经予以了一定的重视，而金元以前医家并未予以注意。正如明·徐春甫所云："汉张仲景著《伤寒论》，专以外感伤寒为法，其中顾盼脾胃元气之秘，世医鲜有知之者。"而李杲独具慧眼，在大量临床经验的基础上，充分理解了仲景关于"四季脾旺不受邪"等有关脾胃的论述，明确了仲景在理中汤、吴茱萸汤、茯苓四逆汤、黄连汤、炙甘草汤等方剂中使用参、术的旨意所在，进一步从脾胃的角度探讨内伤诸证的病因、病机，从而创立了新的学说。这在李杲的著作中亦有一定的体现。如《脾胃论》卷上，在较全面阐述了脾胃生理、病理之后，于卷末专门列有"仲景引内经所说脾胃"一篇，篇中除引《内经》原文，并加以发挥外，又旁引仲景有关论述以资印证。又如东垣重视气机升降，常以升、柴、苓、泽为升降之药，这也是源于对仲景用葛根、柴胡、五苓升降之意的理解。清·周学海对此很有认识，他说："观东垣《脾胃论》升沉补泻图，以卯酉为道路，而归于苍天之气。考其所订诸方，用升、柴、苓、泽等法，实即发源于长沙论中葛根、柴胡、五苓之意，引而伸之，所谓升之九天之上，降之九地之下。虽内伤、外感殊科，而于气之升降出入，则无以异耳。"

（3）钱乙等医家学术观点对东垣学说具有一定启发作用

钱乙为宋代著名儿科专家，其特点之一就是重视脾胃的升降功能，治脾病注重升举清阳，治胃病重视沉降逆气。李杲在从师学医过程中，受元素的影响，对钱氏之学较为推崇，认为在从脾胃角度灵活用药上，"钱仲阳医小儿深得此理"。因此，在其学说的临床运用中，屡以钱乙之方为据。如以钱氏七味白术散治胃中元气虚少、不能食而大渴者，久痢后虚热而渴等证。

除钱乙之外，李杲亦从王叔和、孙思邈等人的著作中，吸取了某些精华，融入本人的学说之中，作为理论依据。如以王叔和《脉经》有关论述为据，说明消中证、妇人血枯证之机理；运用孙思邈五皮散治疗肤革肿、生姜治诸呕等经验于临床；尤其是孙氏关于"夏月常服五味子"的说法，给东垣以很大启发。他说："圣人立法，夏月宜补者，补天真元气，夏食寒是也，故以人参甘补气；麦门冬苦寒泄热，补水之源；五味子之酸，清肃燥金，曰生脉散。孙真人云：五月常服五味子，以补五脏之气，亦此意也。"

（4）师承授受关系在东垣学说形成上具有重要作用

李杲是补土派的创始人，亦是易水学派的重要医家之一。东垣学说实际上是从其师张元素所创立的易水学派中衍生出来的。张元素的革新思想，对《内经》的理解、脏腑辨证说的建立以及临床常用方药，都是东垣学说得以形成的直接源泉。

脏腑辨证说是张元素的主要理论建树之一。它是在《内经》《中藏经》《千金要方》及《小儿药证直诀》的基础上发展而来的。在内容上以脏腑寒热虚实为主，尤其重于对脏腑虚损病机的探讨，其中对脾胃的生理、病理已有一定的注意。如《医学启源》中说："胃者，人之根本，胃气壮，则五脏六腑皆壮……胃气绝，五日死。"值得提出的是，在脏腑寒热虚实辨证中，只提出了"胃气绝，五日死"和"肾气绝，则不尽天命而死矣"的预测，其他脏腑均未论及，由此可见，张氏对胃、肾是很重视的，尤其是对胃，已置于不同于其他脏腑的地位。对脾之病理及诊治，张氏也非常注意，他在脾之寒热虚实辨证之后特别指出："临病之时，切要（明）察脉证，然后投药，此脾脏虚实寒热生死逆顺脉证之法也。"

在方剂方面，张元素也给李杲以很大启悟。尤其是张氏枳术丸，明·赵献可认为："洁古枳术一方，启东垣末年之悟，补中益气，自此始也。"据《内外伤辨惑论》记载："易水张先生尝戒不可用峻利食药，食药下咽，未至药丸施化，其标皮之力始开，便言空快也，所伤之物已去，若更待一两时辰许，药尽化开，其峻利药必有情性，病去之后，脾胃安得不损乎？脾胃既损，是真气元气败坏，促人之寿。枳实一两，麸炒黄色为度，白术二两，只此二味，荷叶裹饭为丸……当是之时，未悟用荷叶烧饭为丸之理。老年味之，始得可谓神奇矣……荷叶一物……人感之生足少阳胆也……胃气、谷气、元气、甲胆上升之气一也，异名虽多，止是胃气上升者也……其主意用此一味为引用，可谓远识深虑，合于道者也。"正是在这种启发下，李杲才选升麻、柴胡等入少阳经之品为升举中气之引经药，进而创立了以补中益气汤为典型方剂的补中益气法。

关于用药方面，元素善用白术，认为白术是调理脾胃及治疗与脾胃有关的多种疾病的有效药物。他说："白术，气温味甘，能除湿益燥，和中益气，利腰脐间血，除胃中热……其用有九：温中一也；去脾胃中湿二也；除脾胃热三也；强脾

胃、进饮食四也；和脾胃、生津液五也；去肌热六也；治四肢困倦、目不欲开、怠惰嗜卧、不思饮食七也；止渴八也；安胎九也。"这里就已经提出了白术甘温而能除胃中热的问题，李杲之甘温除热法的提出，无疑是在其基础上的进一步发展。

（5）河间学派对东垣学说的渗透作用

河间学派与补土学派同出于河北，而前者较后者早数十年。在东垣学说产生之时，火热论已盛行多时。虽然由于庸医盲从而造成泛用寒凉之弊，而李杲力图纠正之，但受元素影响，他对火热论的内容，并未采取全面否定的态度。东垣学说中，也渗入了火热论的思想。如河间主张六气皆能化火，而李杲认为内伤脾胃则化生阴火。前者主要指外感实火，而后者主要指内伤之虚火。再如河间善用凉剂，意在降心火以滋肾水，常用苦寒之药；而李杲甘温泻火的同时，也配以甘寒泻火之品。至于黄芩、黄连、黄柏等药，李杲也是当用则用，在其全部处方中占极大比例，达100余方之多。因此，从这一角度，也可以认为，东垣学说在创立过程中，无意之间却完善了火热论的内容，同时，火热论的内容也明显地渗入到了东垣学说之中。这是相辅相成的两个方面。

其次，河间学派中对运气学说的倡导，也对李杲产生了一定影响。

除上述诸方面之外，李杲所读之书，尚有《外台秘要》《和剂局方》《本草经集注》《脉诀》等等，在其著作中也偶有引用。此外，《周礼》《易经》的某些论述，也为李杲所吸收。如以《周礼》中"金木水火土，谷惟降以奉养五脏者也"为依据，提出"谷者，人身之大柄也"。再如以八卦之理说明荷叶"象震卦之体"，"震者动也，人感之生足少阳甲胆也，甲胆者风也，生化万物之根蒂也"。又如以八卦

阴阳天地互根之理，说明脏腑之间阴泽阳泻的相互转化关系；以阳气生于地，说明人身六腑之气根于胃土之中等等。

总之，李杲学术思想的历史渊源，以《内经》为源头，吸取了仲景辨证体系之精髓和钱乙等医家的经验，受张元素之启蒙和河间学派的渗透。追溯东垣学说的历史渊源，正是从《内经》、仲景学说、钱乙及张元素医家至李杲的一个医学流传过程。

（二）学术理论及评价

众所周知，李杲在学术理论上颇多创见，其所创立的"补土派"为金元四大学派之一。他在中医理论方面提出的创造性论点主要有：内外伤辨惑论、内伤脾胃论及与之相关的阴火学说等等。这些论点的提出都对中医学发展产生了较大影响，在中医理论中占据一定的位置。

1. 内外伤辨惑论

内外伤辨惑论是李杲最早提出的理论，也是其他诸论点的基础。

（1）内外伤辨惑论的提出

内外伤辨惑论以内伤与外感之鉴别为研究内容。这一研究论题，是李杲在其特定的历史条件下首先提出并予以论述的。

中医学自秦汉时期《内经》奠定了理论基础之后，东汉·张仲景撰《伤寒杂病论》，其中对外感病的论述，使中医外感病证治形成了系统理论。其后直至唐代，孙思邈将许多杂证概括于脏腑虚实寒热之中，并搜集了大量方剂，为中医临床做出一定贡献，但终属临证经验的积累，在理论和实践上没有达到飞跃性突破。医学发展到金元时期，刘完素、张元素等医家，致力于对《内经》的研究，在理论上提出一系列新的见解，但也均未注意到内伤与外感鉴别的问题，尤其对内伤的临床治疗

方法及理论阐述均未见有实质性突破，而由于金元时期战乱等因素，内伤病骤然增多，医者又每每误治伤人。因此李杲在深研《内经》《伤寒论》的基础上，注意到了在中医学中，对内伤证研究的不足，以及在内外伤鉴别上的忽视，从而提出了内外伤辨惑论。

（2）内外伤辨惑论的主要内容

内外伤辨惑论从病因、病理、临床表现、治疗用药等方面分为十三辨进行了论证，其中以辨阴证阳证为纲，后附十二论为目。

1）辨阴证阳证

此阴证、阳证，在概念上与伤寒之阴证、阳证有着本质的不同。仲景之阴证、阳证，依六经而分。阴证，指三阴证，即病在太阴、少阴、厥阴；阳证，指三阳证，即病在太阳、阳明、少阳。而李杲之阴证，是以《内经》"病生于阳者，得之风雨寒暑，病生于阴者得之饮食居住、阴阳喜怒"为依据，按内伤与外感之不同而划分的。阴证，指内伤诸证，由饮食劳役、内伤七情所致，病生于内，故称之"阴证"；阳证，指外感诸证，由外感六淫所伤，故称"阳证"。因此，辨阴证阳证，就是辨内伤证与外感证。

李杲认为：外感证病因在于六淫之邪，其中主要是风寒二邪，肝主风，肾主寒，故风寒之邪从上受之，系在下焦，又由于肝主筋，肾主骨，故外感风寒之主要症状是筋骨疼痛。他说："按《阴阳应象大论》云：天之邪气，感则害人五脏。风从上受之，风伤筋，寒伤骨，盖有形质之物受病也。系在下焦，肝肾是也。《难经》解云：肝肾之气已绝于内，以其肝主筋，肾主骨，故风邪感则筋骨疼痛。筋骨之绝，则肝肾之本亦绝矣，乃有余之证也。"

而内伤之病因在于饮食劳倦与七情。

其首先伤及脾胃，使脾胃之气不足，一方面脾气不足，反陷于下，湿自下生而阴火逆上；另一方面脾气不足，元气不生，上焦心肺无以滋养，心主血，血养神故心之气血不足则神无所依；肺主卫，卫护周身，故肺气虚则荣卫失守，所以内伤脾胃，湿从下受之，系在上焦。他说："水谷之寒热，感则害人六腑，是七损之病，乃内伤饮食也。《黄帝针经解》云：适饮食不节、劳役所伤，湿从下受之。谓脾胃之气不足而反下行，极则冲脉之火而逆上，是无形质之元气受病也。系在上焦，心肺是也，心肺者，天之气，故《难经》解云：心肺之气已绝于外，以其心主荣，肺主卫，脉者血之府，神之所居也……肺绝则皮毛先绝，神无所依……盖胃气不升，元气不生，无滋养心肺，乃不足之证也。"

在治疗上，外感与内伤有补泻之不同，"概其外伤风寒六淫之邪，皆有余之病，当泻不当补；饮食失节、中气不足之病，当补不当泻"。

李杲辨阴证阳证，是针对当时内伤阴证作为外感阳证施治的错误倾向，辨明内伤不可误作外感。因此，其论述重点在于内伤阴证。

在本辨中，有三点值得注意之处。第一，在对阴证病因、病机的认识上，他认为内伤诸证是由饮食劳倦等外在病因与中气不足内因共同作用的结果。一方面饮食劳役等外在病因，可内伤脾胃，"脾胃有伤，中气不足……诸病生焉"；另一方面，外在病因之所以能够致病，"其中变化，皆由中气不足，乃能生发耳，后有脾胃以受劳役，饮食复失节……病乃大作"。如果没有中气不足之内因存在，则可以不病。这也正是中医传统的"正气存内，邪不可干"的思想。第二，在内伤与外感的

症状鉴别上，李杲提出内伤也可有恶风寒，实即仲景所云之畏风寒，并从脾胃的角度对其症状机理予以了新的阐述。他认为："内伤恶风寒，是荣卫失守，皮肤间无阳以滋养，不能任风寒也"，而荣卫之所以失守，关键在于脾胃内伤，"胃气不升，元气不升，无滋养心肺"。第三，李杲提出鉴别内伤阴证与外感阳证，并从脾胃的角度对内伤的病因、病机予以阐述，这是具有很大学术价值的。但在病机说明上，尚有牵强之处。如关于内伤与外感的内涉脏腑，李杲认为，内伤证内涉脏腑在脾胃，其次是心肺；外感证内涉脏腑在肝肾。其后者，似有不通之处。按中医传统观点，外感证内涉脏腑首先应是肺，肺主卫，肺卫失司，风寒等邪气乘虚而入，又进一步使肺气不利。而李杲"肝肾之气已绝于内，以其肝主筋、肾主骨，故风邪感则筋骨疼痛"之说，并不能解释一般外感风寒之筋骨疼痛症状，临床亦很少见到外感风寒证中有其他内伤肝肾的症状。

2）辨脉

脉象，历来是中医诊断疾病的重要指征之一。古人认为：人迎脉大于气口为外感，反之则为内伤。李杲吸收了古人这一观点，但同时又认为仅依此来诊断是很不够的，因此，他结合自己的临床经验，又从左右手阴阳循行、内涉脏腑、病情轻重等多方面进行了研究。

首先，在部位上，以上下言之，则人迎脉多反映外感证，而气口脉多反映内伤证。以左右言之，则"外感风寒，皆有余之证……必见于左手，左手主表，乃行阳二十五度"。而内伤证"皆不足之病也，必见于右手，右手主里，乃行阴二十五度"。据此，他提出，外感有余之证，人迎脉大于气口，实际为人迎脉大于气口之左寸；内伤不足之证，气口脉大于人迎，

实际为右寸气口脉大于人迎。

其次，在脉之形态上，外感证多为风寒之邪所致，故一般脉显浮紧。又因感邪性质、深浅不同而有不同变化。常见的有："外感寒邪则左寸人迎脉浮紧，按之洪大紧急甚于弦"；伤寒之脉，"按之洪大而有力，中见手少阴心火之脉……内显洪大"；"若外感风邪，则人迎脉缓，而大于气口一倍或二倍、三倍"。内伤不足之证，在右寸气口大于人迎的基础上，又因致病原因不同、病情轻重不同、内伤脏腑不同，而显示不同的病理变化。如单纯由内伤饮食致病，则病情越重，气口脉大于人迎的程度越重。"内伤饮食，则右寸气口脉大于人迎一倍；伤之重者，过在少阴则两倍，太阴则三倍。"若内伤饮食，又加之劳役过甚，则"气口脉急大涩数，时一代而涩也。"其机理在于"饮食不节，劳役过甚，则心脉变见于气口，是心火刑肺，其肝木挟心火之势亦来薄肺"。"涩者，肺之本脉也；代者，元气不相接，脾胃不及之脉洪大而数者，心脉刑肺也；急者，肝木挟心火而反克肺金也"。若内伤饮食而劳役不甚者，"唯右关脾脉大而数，谓独大于五脉，数中显缓，时一代也"。若内伤饮食，又加之寒温失所，"则先右关胃脉损弱，甚则隐而不见，唯内显脾脉之大数、微缓、时一代也"。"宿食不消，则独右关脉沉而滑"。

由以上可以看出，在内外伤鉴别之脉诊上，李杲有所发现和创新，其中尤其是对内伤脉象的看法，有独到之处。总结其观点，大体有如下规律：内伤证气口脉大于人迎，伤之越重，大之越甚；损及其他脏腑则出现其脏腑相应的病理脉象，如伤及心则洪数，伤及肺则涩，伤及肝则急，伤及元气则代等等。

应该指出，李杲所指出的外感、内伤诸脉象，是仅就其体会最深的，也是最典型的病证举例说明的，在某种程度上具有普遍意义，但不能完全照搬、套用于所有外感与内伤证。因为外感证中不仅有外感风寒，内伤证中也不单是内伤饮食劳役。

对于李杲从脉象鉴别内外伤的贡献，后世医家基本持肯定态度，也有进一步发挥或提出异议的。如明·张介宾就提出：脉以大小言，有左右之不同，但同时应注意人体生理上的差异，"夫人生禀赋之常，凡右脉大者十居八九，左脉大者十居一二"。再以脉的迟急而言，景岳认为就没有左右之分，他说："脉息本相应，不可以左右分也。"并且，他还进一步提出了以脉之有力无力、有神无神，辨外感内伤之虚实不同的科学观点。他指出："六脉俱有表里，左右各有阴阳，外感者，两手俱紧数，但当以有力无力分阴证阳证；内伤者，左右俱缓大，又必以有神无神辨虚邪实邪。"这种观点的提出补充了东垣内外伤辨脉之不足，诚如其本人所云："而为东垣之一助也。"

3）辨寒热

外感证以寒热、头痛、筋骨疼痛为典型特异性症状，这是众所公认的。李杲在其大量实践基础上，根据本人所诊治的情况，提出内伤证"与太阳表证微有相似"，"俱有寒热"，而"举世尽将内伤饮食失节、劳役不足之病作外伤寒邪表实有余之证，反泻其表，枉死者岂胜言哉！皆由不别其寒热耳"。因此有鉴别之必要。

李杲对内外伤之寒热的鉴别，大体包括症状鉴别和病因、病机分析两方面。

第一，症状鉴别，可归纳为四个方面，如下表：

	外　感	内　伤
发热时间	寒热齐作，无有间歇	恶风寒常常有之，发热间而有之，二者不齐，交替出现
发热特点	翕翕发热，发于皮毛之上，其发热伴面赤，鼻气壅塞不通，心中烦闷，稍以袒裸，其皮肤能禁其寒	其热蒸蒸，上至头顶，傍彻皮毛，浑身燥热作，须待祖衣露居近寒凉处即已，或热极而汗出解
恶寒特点	其恶寒虽重衣不解，逼近烈火，不能御其寒	但避风寒，及温暖处，或添衣，盖温养其皮肤，所恶风寒便不见矣
有否汗出	无	有

第二，病机分析，对外感寒热，李杲承袭了仲景的观点，"以寒邪乘之，郁遏阳分，阳不得伸，故发热也"。而内伤寒热的病机，是李杲分析的重点。他认为，其关键在于脾胃不足，生理上，"若胃气平常，饮食入胃，其荣气上行，以舒于心肺，以滋养上焦之皮肤腠理之元气也"。在病理上，内伤证恶寒之机理在于：脾胃不足"既下流，其心肺无所禀受，上焦间无阳，失其荣卫之外护，故阳分皮毛之间虚弱"，所以出现恶风寒之表现。虽恶风寒，"但见风见寒，或居阴寒处、无日阳处，便恶之也"。由于此卫阳亏虚是在一定时间内持续存在的，因此这种恶寒的特点也就"常常有之，无间断者也"，只有得衣被温暖以助卫阳固

护皮肤时，才可自然缓解。内伤证发热之机理在于：脾胃不足，其气下流于肾，"肾间受脾胃下流之湿气，闭塞其下，致阴火上冲"。因此这种发热的特点是不在皮表，而是"其燥热发于肾间"，热极时也可能汗出，寒热可因之而暂时缓解，但并非痊愈。

在论述内伤发热病机的过程中，李杲提出了具有特定含义的"阴火"问题。正是由于"阴火"的产生，才出现了内伤发热的症状。在本论之后，李杲的各著作中，都散在地提到了"阴火"，以至于径成"阴火学说"。尽管对"阴火"的实质问题，至今仍有争议，但"阴火"之存在，是众所公认的。

寒热是临床最常见的症状之一，因此上至仲景，下至近代，均以寒热为临床重要诊察内容之一。李杲"辨寒热"一论，系统地将内外伤寒热的症状、病机进行了分析，这在诊断学上是具有一定意义的。不过，李杲所论之内伤发热，是特指由脾胃不足，而化生"阴火"所导致的发热，对属于内伤证中的其他证型发热并未论及。后之学者对此进行了多方面的补充。如朱丹溪对阴虚发热进行了具体而系统的阐发；张景岳将寒热分为在表在里、在上在下、虚实真假之不同，并认为："凡病身热脉紧、头痛、体痛、拘急、无汗，而且得于暂者，必外感也"；"凡内证发热者……必有内证相应，而其来也渐"。

4）辨外感风邪与内伤

在辨脉、辨寒热中，李杲侧重于伤寒表实证与内伤之鉴别。而临床外感风邪与内伤有更多的相似症状，"若不将两证重别分解，犹恐将内伤不足之证误作有余外感风邪"，因此，他特将外感风邪与内伤进行了鉴别，"虽辞理有重复处，但欲病

者易辨，医者易治耳"。

李杲认为：外感风邪与内伤均有恶风、自汗、头痛、鼻流清涕等症状，但由于"外感风邪乃有余证也"，"内伤饮食不节、劳役所伤皆不足之病也"，因此临床是可以辨别的，"细分之，特异耳"。本辨中，李杲对二者之不同点进行了全面分析，归纳如下表：

	外 感	内 伤
恶风自汗鼻流清涕头痛	常常有之，一时一日，增加愈甚，直至传里，作下证乃罢	间而有之，恶隙中贼风，不恶温起之风，温暖无风时，则无恶风症状
语言	语声重浊，声厉有力	语则气短而怯弱
呼吸	鼻息壅塞而不通	鼻中短气，少气不足以息
食欲	能食，口中和，口知谷味	妨食或食不下，或不欲食，或三者互有，口不知谷味
二便	如常	小便频数而不渴，初劳役得病，则小便赤黄，大便常难，或涩，或结，或虚坐只见些小白脓，时有下气，或泄黄如糜，或结而不通

续上表

	外 感	内 伤
筋骨四肢	筋骨疼痛，不能动，便著床枕非扶不起	四肢不收，无气以动而懒倦嗜卧
其他	一般无胸、腹症状	依内伤证之不同，兼有相应的胸、腹不和症状

在本辨的症状分析中，尤其是对恶风一症的特点，李杲进行了至为确切的说明。对内外伤之不同兼症也做了全面阐述。但本辨中李杲所谓内伤证，也包括了内伤兼外感证。其理由是：恶风、自汗，确属内伤虚证之常见症状，但鼻流清涕一症，是单纯内伤证中绝少见到的，一旦内伤患者出现了鼻流清涕，则标志着此人在内伤的基础上又感外邪。而李杲正是将这种病证，也归入了内伤。其所论之外感证，也只是指外感实证，诚如其本人所云："乃有余证也。"

5）辨手心手背

手心手背之辨别，李杲主要是从温凉对比角度进行的。辨手足温凉，以诊断疾病，预测病情，自《内经》《伤寒论》就已有记载。《灵枢·论疾诊尺》中有"大便赤瓣飧泄、脉小者，手足寒，难已；飧泄、脉小者，手足温，泄易已"。《伤寒论·辨少阴病脉并治篇》亦有类似记载："少阴病，恶寒、身踡而利、手足逆冷者，不治"；"少阴病，下利、恶寒而踡卧、手足温者，可治"，都是依据手足温否来辨别阳气之盛衰。李杲则在其基础上主张以手心手背温凉之不同，来诊断外感与内伤，提出"内伤及劳役饮食病，手心热，手背不热；外伤风寒则手背热，手心不热"。

他认为，此辨是辨外感与内伤的最明显而易于掌握的指征。这一辨别方法，得到了后世的公认，至今中医正规教科书《中医诊断学》中，仍将此作为"辨手足"中的重要内容。

6）辨口鼻

李杲认为：内伤饮食劳倦，首先犯于脾胃，脾胃开窍于口，故其病理直接表现于口，而外感风寒首先犯肺，肺开窍于鼻，故其病理最易表现于鼻。他说："鼻者，肺之候，肺气通于天，外感风寒必鼻为之不利。口者，坤也，脾气通于口，饮食失节，劳役所伤，口不知谷味，亦不知五味。"但是，脾胃与肺，虽其外候不同，但在生理功能上密切相关，病理上相互影响，况且口鼻在解剖结构上相通，同为气之门户，故口鼻之病理，又是互相影响的。内伤脾胃表现于口，常稍兼有鼻之病理表现；而外感伤肺表现于鼻，又常兼有口之病理表现，这是内外伤辨别中值得注意的问题之一。虽外感与内伤中，口鼻症状可交互出现，但外感证仍以鼻之症状为主，内伤证则以口症为主。此不难辨别。

7）辨气少气盛

病之虚实，以正气之多少而定。外感有余，其气壅盛；内伤不足，其气必虚。因此气少气盛，可为鉴别外感与内伤之佐证之一。其气少气盛的鉴别，李杲也是从口鼻呼吸和语言的有力无力及音质进行的。

其气少气盛，病机关键在于心肺之气有壅遏和受损之不同。"盖外伤风寒者，心肺元气初无减损，又添邪气助之"，故其气盛；而"内伤饮食劳役者，心肺之气先损，为热所伤，热既伤气"，故其气少。

本辨实际上是从气之多少角度，对"辨口鼻"与"辨筋骨四肢"的补充和强调。单独提出此一辨，其目的在于强调心肺元气在外感与内伤发病中的作用。按照李杲脾胃学说的观点，此心肺元气又依赖于脾胃之气的充养。

8）辨头痛

李杲认为：由于外感风寒之邪，有"犯高之高者"的特点，而内伤发热又有"阴火上冲"，燥热上彻头顶之病理，因此，不论外感与内伤，都常见有头痛，临床应予以鉴别。

其鉴别要点，在于发作的时间上。"内伤头痛有时而作，有时而止；外证头痛常常有之，直须传入里方罢。"

除以时间辨别外，后人对头痛之鉴别进行了充分的发挥和补充。在头痛部位上提出：饮食伤的头痛多在前额，因前额是阳明胃经脉所过；劳倦伤的头痛，多在头侧或头顶，因劳倦过度，易使阴火循少阳、厥阴两经上逆。外感头痛，凡痛在项后，或上连头顶，邪在太阳经；三阴经不上头，故一般无疼痛。但由于厥阴经与督脉会于巅，因此厥阴经可出现"厥阴头痛"。

明·张景岳在"十问歌"之"三问头身"中，将头痛分为火盛头痛、阴虚头痛、阳虚头痛。三者之鉴别在于，"凡火盛于内而为头痛者，必有内应之证，或在喉口，或在耳目，别无身热、恶寒在表等候者，此热盛于上，病在里也，察在何经，宜清宜降，高者抑之，此之谓也，若用轻扬散剂，则火必上升，而痛愈甚矣"。"凡阴虚头痛者，举发无时，是因酒色过度，或遇劳苦，或逢情欲，其发则甚，此为里证，或精或气，非补不可"。"凡头痛属里者，多因于火，此其常也。但亦有阴寒在上，阳虚不能上达而痛甚者，其证则恶寒、呕恶、六脉沉微，或兼弦细，诸治不效，余以桂附参熟之类而愈之，是头痛之有阳虚也"。这就补充了李杲对内伤头痛论述上的不足。

头痛，为内科最常见的症状之一。李杲对头痛之辨占篇幅很少，似乎过于简略，并且其论也仅是就一般规律而言。实际临床上尚有特殊情况存在。如，他认为，外感头痛，一旦病传入里，是头痛自解。而《伤寒论》中，就有"伤寒不大便六七日，头痛有热者，与承气汤"之条文，可见，病传入里，头痛并不一定会消失。

9）辨筋骨四肢

根据《内经》"热伤气，寒伤形，热则骨消筋缓，寒则筋挛疼痛"的理论，李杲结合本人的临床经验，提出了内外伤在筋骨四肢上的不同病理表现。

出现不同表现之机理，外感之筋骨疼痛方面，已见于"辨阴证阳证"；关于内伤诸症之病机，李杲认为，关键在于脾胃内伤。由于生理上，脾胃为生化之源，其化生精气，内养五脏，外主四肢。因此，一旦饮食劳倦内伤脾胃，则出现三方面的病理变化。其一，脾胃不足，四肢无以充养；其二，脾胃不足，心肺之元气无所滋助，致"心肺之气已绝于外"，营卫气血俱亏，不能正常充养四末；其三，"经云：热伤气。又云：热则骨消筋缓。"四肢"既为热所乘，无气以动"，也就是阴火耗伤元气。这三方面，都导致筋骨四肢出现以怠惰无力为特征的病理表现。

10）辨恶食不恶食

内外伤在食欲上的不同表现，在"辨口鼻"中已有涉及。由于李杲之内伤证，主要是指由内伤脾胃而导致的诸种证候，而观察食欲，可直接了解内在脾胃的功能情况，因此，李杲认为此辨至关重要，"只此一辨，是以分内外有余不足之证也"。

食欲之病理表现，历来有能食、多

食、不能食、恶食之分。能食为食欲正常或基本正常；多食为食欲超常，食量过多；不能食为不欲进食，但亦无明显厌恶之感；恶食则是在不能食的基础之上，又有恶闻食臭，口失五味等等。

11）辨渴与不渴

口渴与否，主要反映体内的津液情况。李杲认为，渴与不渴，不仅有内外伤之分，而且有新病久病之别。

之所以有此不同，其机理在于：风寒为阴寒之邪，外感初起，伤阳不伤阴，津液未损，故不渴，如"三日以外，谷消水去，邪气传里，始有渴也"，盖必有邪郁化热，耗伤气津。而内伤证，"初劳役形质，饮食失节，伤之重者"，必致脾胃内伤，其气下陷，而阴火上冲，至心火旺，"以其心火炽上，克于肺金，故渴也"；而内伤病久，已入血分，则渴之症状得到缓解。他说："内伤饮食失节，劳役久病者，必不渴，是邪气在血脉，中有余故也。"

其次，在本辨中，李杲还提出了渴而饮水的宜忌。他说：内伤证"虽渴欲饮冷水者，当徐徐少与之，不可纵意而饮，恐水多峻下，则胃气愈弱。轻则为胀，重则传变诸疾，必反覆闷乱，百脉不安，夜加增剧，不得安卧，不可不予度也。"其立此宜忌之旨，在于提醒后人，在渴而饮水时，应当注意胃气，这也是与其一贯的重脾胃观点相吻合的。

李杲对渴症之辨，概括性很强。张介宾在其基础上，进一步提出：口渴情况能反映里证之寒、热、虚、实。他说："渴与不渴，可以察里证之寒热，而虚实之辨亦从以见。"并且他还将口渴分为大渴喜冷水不绝、渴而喜冷、口虽渴而喜热不喜冷者、渴而不欲饮四种类型，并进行了分析。他认为："大渴喜冷水不绝，而腹坚便结，脉实气壮者，此阳证也"，为"内热之甚"。另有一种情况，与内热之渴相似，也是渴而喜冷饮，但其证属阳盛阴虚。张介宾说："凡阳邪虽盛，而真阴又虚者，不可因其火盛喜冷便云实热。盖其内水不足，欲得外水以济。水涸精亏，真阴枯也，必兼脉证细察之，此而略差，死生立判。"如此复杂情况，非一般治法所能及。张介宾介绍了本人治疗此证之经验，即寒热并用，补清兼施。他说："余尝治垂危最重伤寒有如此者，每以峻补之剂浸冷而服，或以冰水参熟等剂相间迭进，活人多矣。常人见之，或以为奇，不知理当如是，何奇之有？然必其干渴燥结之甚者，乃可以参附凉水并进，若无实结，不可予水。"张氏这种对渴症以水治之的方法，颇具特色。不仅李杲未曾论及，后世医著中，也绝少见。"凡口虽渴而喜热不喜冷者，此非火证，中寒可知"。至于"既非火证，何以作渴"的机理，张氏认为"水亏故耳"。现代亦有人认为此类型口渴为内有湿邪。湿邪内阻，津液不得上承，故口渴。喜热饮之原因在于欲以热祛其寒湿之气。但内有湿邪之渴欲热饮，必饮量较少。口干而不欲饮水，张介宾认为是"阳邪虽盛，而真阴又虚"。其机理在于："盖其内水不足，欲得外水以济，水涸津亏，真阴枯也"，"真阴内亏，所以口无津液"，"内无邪火，所以不欲汤水"。同时，他提出，此非一般口渴，应称为口干。

口渴为常见之症，除张介宾外，其他医家也多有发挥，至现代，口渴的诊察内容已相当完善。

12）辨表虚表实

李杲此处表虚证，指劳役所伤，皮表无阳以卫，而外感风寒之证。因其由劳役之后感邪，所以与外感风寒表实之证有性质的不同。但由于"表虚之人为风寒所遏。亦是虚邪犯表，始病一二日之间特与外中贼邪有余之证颇相似处，故致疑惑"。"自认外感风寒，求医解表，以重绝元气，取祸如反掌"。因此，以"劳役受病表虚不作表实治之"专为一辨。他对劳役受病表虚证的病因、病理及诊断要点进行了全面论述。

首先，其病因、病理为"或因劳役动作，肾间阴火沸腾，事闲之际，或于阴凉处解脱衣裳，更有沐浴，于背阴处坐卧，其阴火下行，还归肾间，皮肤腠理，极虚无阳，但风来为寒凉所遏，表虚不任风寒"。

其次，在表虚与表实的诊断要点上，李杲提出："请医者只于气少气盛上辨之。"具体气少气盛之观察项目，不外语音、呼吸等。已见于其他辨，故不多赘述。张介宾则对辨气少气盛之虚实的诊断要点，提出了不同的看法。他认为："虚实之要，莫外乎脉。如脉之真有力、真有神者，方是真实证；脉之似有力、似有神者，便是假实证。"

值得注意的是论中将劳役之后外感风寒之虚人外感证，归入了内伤范围。按一般看法，就虚实而言，"有表证之虚实，有气血之虚实，有脏腑之虚实，有阴阳之虚实"。而李杲本辨中的虚实之证，实际为今之所说表证中的虚实。他根据虚人外感，有虚在先，而外感在后，故将其归入内伤，这是由于独特的个人分类方法造成的。

13）辨劳役内热与阳明中热

本辨中的劳役内热证，指"乘天气大热之时，在于路途中劳役得之；或在田野劳形得之；更或有身体薄弱，食少劳役过甚；劳有修善常斋之人，胃气久虚，而因劳役得之者"。由于其"皆与阳明中热白虎汤证相似……若误与白虎汤，旬日必死"，故立此一辨。

李杲认为，劳役内热始受病时，与阳明中热有相似症状。"必肌体扪摸之壮热，必躁热闷乱，大恶热，渴而饮水，以劳役过甚之故，亦身疼痛。"其鉴别主要在气多气少与日晡时发热变化。

之所以有不同的兼症及病情变化，其机理在于：劳役发热由劳役伤脾，元气不足，阴火上冲而致，故日晡之时，阳明主令，时气助胃气，使体内元气与阴火的矛盾得到暂时缓解，故发热等症状应时而减。而阳明中热证为阳明热盛所致，日晡之时，时气助热，故发热等症状因之而加重。

分析本辨原文，李杲所说之劳役内热证，实际就是暑热证。细分之，又包括了暑热实证与虚证。暑热实证是指"乘天气大热之时，在于路途中劳役得之，或在田野劳役得之"，由暑伤胃气而致；暑热虚证是指"乘天气大热之时……更或有身体薄弱，食少劳役过甚；又修善常斋之人，胃气久虚，而因劳役得之者"。由于均由暑时劳役得之，不论素体虚实，暑邪都最易损伤胃气，因此，李杲均列入劳役内热范围之内。更由于暑热得之于夏季，而阳明中热也可见于夏季，二者初起难以分辨，尤其是暑热之偏实者，初起与阳明中热非常相似，故李杲才立此一辨。

此外，本辨之末，李杲提到："若有难决疑似之证，必当待一二日，求医治疗，必不至错误矣。"这是由于二证相似症状极多，初起难以分辨，且有"若误与白虎汤，旬日必死"的严重后果，所采取的保守措施，是有一定科学道理的。

总之，内外伤十三辨，以首辨"辨阴证阳证"为总纲，下列十二方面全面论述了内外伤之病因、病机、症状之不同，为中医学理论之完善做出了重要贡献。

（3）内外伤辨惑论的历史意义

1）澄清了内外伤之鉴别问题

李杲内外伤辨惑论提出之后，对纠正当时医者泛用仲景外感之法与刘完素、张从正祛火攻邪之时弊起到了重要作用。使医者明了内外伤不同之理，患者对自己的病情有所了解，"山野之间，卒无医者"，不至于束手无策。

2）提出了内伤病辨证论治体系

如前所述，自仲景创立外感病辨证论治体系之后，虽有历代医家对内伤病诊治的临床经验积累，但均未提出系统而完整的理论。李杲在内外伤辨别的同时，重点论述的是内伤的病因、病机及治则、制方用药等等，从而提出了系统的内伤病辨证体系，形成了中医完整的内外伤证治系统。诚如谢观先生所云："唐以前之医家所重者术而已，虽亦言理，理实非所重也，宋以后医家乃以术不可恃，而必推求其理。"李杲正是宋以后医家之杰出者。

3）为脾胃学说的形成奠定了基础

内外伤辨惑论中，由于外感之证治理论有仲景已述于前，故其重点在于内伤。而内伤之病因、病机，李杲认为，关键在于脾胃，由脾胃不足而导致了各种复杂的内伤疾病。正是在这种观点的基础之上，他才进一步提出了内伤脾胃学说。

（4）内外伤辨惑论之评价

对于李杲内外伤辨惑论，历代医家绝大多数持肯定态度，唯现代医史学者范行准先生在《中国医学史》中认为：李杲之内伤，就是当时医家所称之"新病"，即"鼠疫"，是"把鼠疫这一外感（传染病）误作内伤"。

针对这一不同看法，对当时历史书籍所记载的史实和李杲原著进行分析，可以认为：李杲内外伤辨惑论中的外感与内伤，在概念上与现代外感有原则的不同。

现代所云之外感证，指感受六淫、疫疠之气等外邪所致之疾病，其中包括了虚人外感。而李杲所云之外感是指仲景外感伤寒辨证系统内的病证，主要是外感风寒表实证；内伤则泛指以脾胃虚损为前提条件或主要病机的一切疾病，其中也包括在现代概念中属外感证的虚人外感等虚实、表里夹杂证。这一结论，是以李杲原著为依据的，主要有：

1）从症状上分析

第一，李杲所论内伤之恶寒虽有得暖缓解这一阳气虚的典型症状，但另一方面，又有寒热交替出现，其热得汗缓解的特点，按现代汗症之辨证标准，此多见于外感，而绝少见于内伤。其中的恶寒之所以缓解，说明了其外感中有阳气内损的因素。而在李杲所处之时代，无疑饮食劳役内伤脾胃是造成阳气亏虚的直接原因。因此，可以认为，这种外感不是单纯的，而是在脾胃内伤的前提下，又感外邪所致。

第二，李杲之内伤证，有恶风、自汗、头痛、鼻流清涕等症状。假如前三症可以脾胃亏虚、阳气不足解释，那么，鼻流清涕则是外感的特异性症状，无法以内伤来解释。

第三，在"辨劳役受病表虚不作表实治之"一论中，李杲更是直接将表虚与表实列为内伤与外感的辨证体系之中。

第四，在劳倦证与中热证的辨别中，其所论述的劳倦发热证，在形成原因上，是脾胃内虚、劳役过度，与暑邪外侵相互作用的结果，实属现代之外感暑邪范畴。其所述之临床表现壮热闷乱、渴欲饮水等也可为证。

从上述内伤证的症状分析可以看出，李杲所指之内伤证，实际包括了以脾胃虚损为前提的外感证。因此，在临床表现上，既有脾胃虚损、生化不足而导致的少气短气、四肢乏力、恶食、恶风等症状，又有外感邪气而导致的鼻流清涕、发热得汗可缓解及壮热、渴欲饮水等表现。

2）从典型方剂的运用上分析

李杲在《内外伤辨惑论》中，除内外伤辨之十三辨外，卷中、卷下还论述了关于内伤证的病因、病机及治疗法则、方剂等等。其治疗内伤证的典型方剂有补中益气汤、清暑益气汤等等。

首先，补中益气汤为治疗内伤发热的代表方剂，在其"四时用药加减法"中的某些治证，显然属于目前所说的外感证。例如："以手扪之而肌表热者，表证也，只服补中益气汤一二服，得微汗则已"。虽李杲认为，此发汗"非正发汗，乃阴阳气和，自然汗出也"，但终属发汗之法。而中医理论认为，汗法之适应证为表证。如果补中益气汤证兼有"咽痛，颔肿，脉洪大面赤者，加黄芩、桔梗"。上述症状，亦很难从内伤解释，明显为内伤兼感外邪。由于其有内伤脾胃在先，故李杲亦归入内伤证治之中。对内伤而兼有痹证者，李杲也将其归入补中益气汤加减治疗范围之内。其所述之痹证包括了风热痹、寒湿痹和着痹。其一，风热痹，临床表现有"肩背痛，汗出，小便数而少，风热乘肺，肺气郁甚也，当泻风热则愈，通气防风汤主之"。此证明显为风热犯肺而以肩背痛为主的痹证，按现代观点，也属于外感证之范畴，而李杲以补中益气汤加减变化为通气防风汤治之。其二，寒湿痹，临床表现有"肩背痛不可以回顾者，此手太阳气郁而不行，以风药散之，脊痛项强，腰似折，项似拔，是手太阳经不通行，以羌活胜湿汤主之"。此证由感受寒湿致，李杲亦将列入"四时用药加减法"中，以羌活胜湿汤治之。其三，着痹证，临床表现有"身重，腰沉沉然，经中有寒湿也，加酒洗汉防己（五钱），轻者附子（五钱），重者川芎（五钱）"。此为寒湿均重之证，李杲也归入"四时用药加减法"中。其次，清暑益气汤，是治疗"气虚身热，得之伤暑"，暑伤胃气证之方。其临床表现，以脾胃气虚和暑邪外伤之症状为主。其病因、病机为，"此病皆因饮食失节，劳倦所伤，日渐因循，损其脾胃，乘天暑而作也"。由此可知，本证中暑邪是必不可少的致病因素，无暑邪外袭，其暑伤胃气之说就无从立足。按今之观点，无疑也属于外感证范畴。

3）从发病率分析

据李杲原著记载：京师解围之后，"都人之不受病者，万无一二，既病而死，继踵而不绝，都门十有二所，每日各门所送，多者二千，少者不下一千，似此者几三月，此百万人岂俱感风寒外伤者耶？"按此计算，在近3个月期间，约有160万人左右于解围之后病死，平均每天18万，这是李杲和他的朋友元好问二人所目击之事。《金史·哀宗本纪》也有类似的记载，因此是接近当时实际情况的。如此高的患病率，以一般外感无法解释，以一般内伤亦无法解释。

因此，可以认为，李杲所云之内伤证，除一般内伤证外，还包括了在内伤的前提下感受外邪之病证，甚至流行病在内。

2．内伤脾胃论

内伤脾胃论，是李杲诸论的核心。本论主要见于《脾胃论》，书中从脾胃的角度在生理、病理及治则用药等方面进行了系统的阐述。其所提出的内伤脾胃观点至今在中医基础理论及临床上仍占据重要地位。

（1）脾胃功能及与整体的关系

1）脾胃为生化之源

脾胃为生化之源的生理功能，早在《内经》中就有较为详细的论述。因此，李杲在《脾胃论》中开篇就引用了《素问》"五脏别论"、"阴阳应象大论"、"通评虚实论"、"经脉别论"、"平人气象论"和《灵枢》"五癃津液"、"海论"、"玉版"、"邪客"、"营卫生会"等篇章中的有关内容予以说明。将《内经》原本散在的有关脾胃功能的内容进行了系统的归纳，并在此基础上，以脾与胃在共为后天之本中的不同作用和相互依赖关系为重点进行了阐发。

他认为，脾与胃在生化水谷精微的过程中，有胃纳脾运之不同作用。这种不同，是由脏腑的阴阳性质所决定的。"胃者阳土也，主动而不息"，正是由于胃的不断运动，才使水谷得以入纳，并加以腐熟，"脾者阴土也，至阴之气主静而不动"，因此，脾不是依靠机械运动，而是依靠脾气的气化功能，来完成对已经腐熟的"五谷"的"熏蒸"，使之化为精微，从而完成生化之源的生理功能。这里，虽然脾与胃各自发挥的作用不同，但又是相互依赖、不可分割的，一方面"阳气在于地下，乃能生化万物"，"其胃不能独行津液"，"脾为胃行其津液，磨胃中之谷，主五味也"。另一方面，"脾为至阴，受胃之阳气能上升水谷之气于肺，上充皮毛，散于四脏"，"脾受胃禀，乃能熏蒸腐熟五谷者也"，"脾禀气于胃而浇灌四旁，营养气血者也"。

在脾与胃的相互依赖关系中，李杲将胃置于主导位置，而脾居于辅助地位。他反复指出："脾禀命于胃。"这种观点，是《内经》及金元以前各医著中所未见的，也是李杲深入研究脾胃之所得。由以上可以看出，李杲对脾胃为生化之源方面功能的论述，有引文多而本人论述少的特点。

在为数不多的论说中，又重点在于脾与胃的不同作用和相互依赖关系。究其原因在于，对于脾胃为生化之源的功能，《内经》已有详细的论述，因此，直接引用加以系统化即可；而历代医家对脾与胃的作用异同及依赖关系很少论及，因此，李杲详为论之。这种详人所略的研究方法，是值得借鉴的。

2）脾胃为元气之本

元气又称为"原气"、"真气"，起源于哲学元气论，经古代医学家加以吸收和发挥，视元气为产生于先天并推动人体生命活动的原动力。《内经》认为："真气者，所受于天，与谷气并而充身者也。"说明了先后天精气结合而产生的真气（即元气），分布全身，有"正气存内，邪不可干"等生理功能。关于脾胃对人体的重要意义也多有论述，如《灵枢·玉版》："人之所受气者谷也，谷之所注者胃也。胃者水谷之海也。"《灵枢·五味》："五脏六腑皆禀气于胃。"通过这些原文，可以体会出五脏六腑、周身气血均禀受于脾胃，其中自然也包括元气，但对脾胃与元气之间的关系没有明确阐述。《难经》对《内经》有所发挥，也不过是认为真气（即元气）系于命门，乃肾间动气而已。李杲在继承《内经》《难经》观点的基础上，在研究脾胃学说的过程中，把脾胃功能与元气直接联系起来，认为人体周身之气均靠胃气以滋养，赖胃气以化生。元气产生起源于先天父母，而滋养和补充在于后天脾胃。只有脾胃功能强健，元气才得以充足。他说："真气，又名元气，乃身之精气，非胃气不能滋之。胃气者，谷气也，营气也，运气也，生气也，清气也，卫气也，阳气也，又天气、人气、地气，乃三焦之气。分而言之则异，其实一也。"又说："脾胃之气无所伤，而后能滋养元

气。"在元气所居位置上，李杲在肯定《难经》元气系于命门、为肾间动气的基础上认为元气一经产生，即在胃气的滋养补充下，运行于周身脏腑经络，发挥其生理功能。他说："胃之一腑病，则十二经元气皆不足也。"此语虽是对胃与元气病理状态的论述，但也可反证李杲在生理上关于胃气充养元气，而元气居于十二经的观点。李杲对脾胃与元气关系的论述，是对元气学说的一个发展。这些观点不仅是李杲本人"火与元气不两立"的理论基础，而且对后世中医临床"以后天补先天"的治疗思想，产生了重大影响。

3）脾胃为升降之枢

自然界的一切事物都是运动变化着的。古代哲学认为，这种变化以气的运动变化为根本。中医学吸收了这些哲学观点，认为人体之所以有生命力存在，气的运动变化起着关键作用。气运行于人体各部分，不同的气有不同的具体运动形式，但其有一个基本运动形式，即升降出入。《素问·六微旨大论》指出："非出入，则无以生长壮老已；非升降，则无以生长化收藏。"李杲肯定了前人的这些观点。对气的升降出入运动予以特别重视。他在《脾胃论》中，列"天地阴阳生杀之理在升降浮沉之间论"和"阴阳升降论"，专门论述天人相应的气机运动规律及脾胃在其中的重要作用。在本书的其他篇章及其他著作中，对此也有散在论述。

李杲以自然界气的运动变化来说明人体，他继承了元素学说，以春升、夏浮、秋降、冬沉和阴阳体用关系为理论依据，提出一年四时之中，以春为岁首，正月建寅，天地由寒转温，少阳升发之气始生，地气升浮，阳升阴长，草木破土而出，万物由萌芽而枝叶盛茂，"乃阳之用，阴之体，此所谓'天以阳生阴长'。经言'岁

半以前天气主之'，在乎升浮也"。至秋冬之时，则天气沉降，阳杀阴藏，草木凋落，水冰地坼，万物周密敛藏，为"阴之用，阳之体也，此所谓'地以阳杀阴藏'。经言'岁半以后地气主之'，在乎降沉也"。自然界四季"运化万物，其实一气也"，气的升降运动规律是"升已而降，降已而升，如环无端"。联系到人体，则认为"万物之中，人一也"，因而也遵从气机升降和阴阳体用的规律。而脾胃在人体精气升降运动中起着关键作用，李杲在具体阐述时说："盖胃为水谷之海，饮食入胃，而精气先输脾归肺，上行春夏之令，以滋养周身，乃清气为天者也。升已而下输膀胱，行秋冬之令，为传化糟粕转味而出，乃浊阴为地者也。"在《阴阳升降论》中，李杲又进一步根据天人相应的观点，以易卦为依据，阐述了人体由脾胃所化生的营养精微在人体的升降出入运动。他说：自然界两仪生四象。"在人则清浊之气皆从脾胃出。营气营养周身，乃水谷之气味化生也。清阳为天，清中清者，清肺以助天真，清阳出上窍。清中浊者，荣华腠理，清阳发腠理，清阳实四肢。浊阴为地，浊中清者营养于神，浊阴出下窍。浊中浊者，坚骨强髓，浊阴走五脏，浊阴归六腑"。并且，以"地气上为云"比喻人之脾胃化生精微上奉心肺，以"天气下为雨"比喻心肺继之将精微如雾露滋养周身的生理功能。

在脾胃为周身气机升降之枢的同时，脾胃本身也存在着升降运动，其基本形式是脾升胃降。由于各种原因，历代医家有重脾升者，有重胃降者，也有脾升胃降并重者。李杲则在气机升降运动上，重视升发的方面，进而在脾胃的升降运动中，也是重视其升的一面。总结他在这方面的阐述，有如下三方面的特点：

第一，在强调人体气机升降运动关键在于脾胃的同时，在升与降之间，更重视升发，认为只有脾胃之气上升，谷气上升，元气才能充沛，生命力才得以旺盛。

李杲之所以更重视气机之升，源于他所处之时，民众由战乱、劳役、精神紧张等因素，多病脾气下流，而时医泛用攻下。这是李杲重视气机上升的临床基础。根据这一观点，李杲在治疗上也是重视补脾升阳，创制了一系列有效方剂，有些至今为医家所习用。实践证明了李杲观点的科学性。但同时也应该看到，李杲所提之观点及方剂，是针对其本人所处时代的民众体质、疾病状况的，离开了那一特定时代条件，他的观点就未免有顾此失彼之嫌。正由于他对脾之升阳的过分强调而对胃之降浊的论述不足，致使后世学之不透者，泛用升阳之品。直到叶天士养胃阴理论出现，才补充了李杲脾胃论在理论上的不足。

第二，在对脾升胃降的功能阐述上，李杲认为不仅脾有上升之升清作用，而且胃气在降浊的同时，也有上升之功能。其上升功能的发挥，赖于少阳之气的引动。据八卦理论，足少阳甲胆，主风，主春，为"生化万物之根蒂也"。胃气感少阳之气而上升，他在解释枳术丸以荷叶裹饭为丸时说：荷叶"象风木者也。食药感此气之化，胃气何由不上升乎，其主意用此药为引用"。正是根据上述机理，李杲提出了"胃气、谷气、元气，甲胆上升之气也，异名虽多，止是胃气上升者也"的观点。

在关于胃气上升的观点中，对于胃气与少阳之气相互关系的特殊认识，是其理论基础。李杲提出：胃气与少阳之气在功能上有相互依赖的关系。一方面，胃气资少阳之气升发。他说："胃气者，荣气也，卫气也，谷气也，清气也，资少阳生发之气也。"另一方面，少阳之气有引发胃气上行之功能。他说："谷气者，升腾之气也，乃足少阳胆手少阳之气始发。"

李杲关于胃气感少阳之气而上升的观点，是对前人脾升胃降理论的突破，很有创见性。在气机升降的矛盾运动中，以升为主要方面，这主要是脾气的作用；而降为次要方面，其主要靠胃气的作用。在脾升胃降的对立统一运动中，脾与胃各自内部也有着矛盾统一的两个方面，胃以降为主，其间也包含着升的作用，但这种升的作用不是自然发挥的，必须依赖少阳之气的引发。其所论未免有疏漏和偏颇之处。例如，对于脾气，出于他重视气之上升的观点，他只强调其升的一面，对于脾是否在功能上也有降的一面，未见李杲有任何论述。而且，历代医家和中医理论研究人员均未对此给予应有的重视。

4) 脾胃与整体的生理关系

李杲之脾胃论，以脾胃而名之，但其讨论的内容，并不是脾胃病本身，更重要的是论述了脾胃对于周身的生理、病理作用及诊治方法。这是脾胃论的主线。它不仅贯穿于《脾胃论》一书的始终，而且也是李杲所有著作及论点根基所在。因而，简单地认为《脾胃论》一书及脾胃学说是为脾胃病而设，无疑是错误的。

全面学习了李杲诸著作之后，就可以看出，李杲反复详细论述了脾胃与脏腑、五官九窍、气血等整个机体的密切关系。他认为，胃为十二经之原、水谷之海，脾受胃禀，运化精微输于心肺，化生气血津液，充养周身。因此，九窍受气于五脏，五脏禀受于六腑，而六腑禀受于胃。

第一，脾胃为气血生化之源

李杲认为：气血津液之根源在于脾胃。饮食水谷靠胃的受纳和脾的运化功能，转输于心肺，化而为气血，以营养周身。他说："夫饮食入胃，阳气上行，津液与气，入于心，贯于肺，充实皮毛，散于百脉。脾禀气于胃，而浇灌四旁，营养气血者也。"他在《兰室秘藏》中更明确地指出："脾为血气阴阳之根蒂。"

首先，关于脾胃对气的生化作用，除前已述之元气非胃气不能滋之外，其他诸气，如谷气、营气、清气、卫气、少阳生发之气等等也都依赖脾胃之气转化而成，因此，从广义角度上讲，上述诸气，均可直接称为胃气，为"胃气之异名，其实一也"。此外，李杲还认为，气之生化与小肠亦有关，但小肠也有赖于胃气之功能。他说："丙小肠，热也，主长养周身之阳气，亦皆禀气于胃。"

其次，对于脾胃与血液，进而与七神、百脉的关系，李杲也有论及。他在《脾胃论》中指出："津液至中宫变化为血也。脉者血之府也。血亡则七神何依？百脉皆从此中变来也。"此外，在血之化生中，胆气之温升也起了一定作用，但同样，胆气也有赖于脾胃之气。他说："甲胆，风也，温也，主生化周身之血气……亦皆禀气于胃，则能升散也，升发也。"

至于津液，则除由脾胃直接吸收外，更主要的是通过脾胃充养大小肠，而使大小肠进一步发挥吸收津液的作用，即所谓"大肠者，庚也，燥气也，主津；小肠者，丙也，热气也，主液。此皆属于胃。"

第二，五脏六腑十二经络皆禀气于脾胃

李杲认为，五脏的生理特点是"五脏外有所主，内无所受，谓无所受盛，而外主皮毛、血脉、肌肉、筋骨及各空窍是也"。在五脏的相互关系上，他以五行学说为依据，提出了五脏相关理论，认为五脏之中，是以脾胃为中心的，只有脾胃与其他四脏之间保持生克制化的生理关系，气当至则至，才能维持整个五脏系统机能的正常运行。否则，不论至而不至，还是所胜妄行、所生受病，均可使五脏功能处于病态。在五脏的营养上，李杲认为五脏禀受于六腑，而六腑营养之源仍在于脾胃。

在六腑与脾胃的关系中，李杲在强调六腑禀受于胃的前提下，尤其重视胆、大小肠与胃之间的关系。肠与胃之间的关系，前已论及，不再赘述。大小肠与脾之间，是从属的关系，他在《脾胃论》中专列"大肠小肠皆属于胃，胃虚则俱病论"，论中除说明五脏与胃之间的关系外，还着重论述了"《黄帝针经》云'手阳明大肠、手太阳小肠皆属于足阳明胃'"的机理。主要有两个方面，其一，"小肠之穴在巨虚上廉，大肠之穴在巨虚下廉，此二穴皆在足阳明胃三里穴之下也"；其二，"大肠主津，小肠主液，大肠小肠受胃之营气，乃能行津液于上焦，灌溉皮毛，充实腠理，若饮食不节，胃气不及，大肠小肠无所禀受，故津液涸竭焉"。

第三，脾胃充养九窍

九窍，是人体内脏相通于体表的孔窍。《内经》根据天人相应的观点，提出"地有九州，人有九窍"的说法。但对九窍的具体所指，历代医家看法不一。多数人认为指眼耳鼻及前后阴，也有人认为九窍就是指五官，系鼻口舌喉耳眼等头面诸窍。具体到李杲所说之九窍，在概念上，后人也有争议，有人认为是指前者，有人认为是指后者，查阅李杲的全部著作，从其对九窍的论述及所涉及的内容上来看，李杲所云之九窍，是指面部五官及附属器官而言；其本人也曾明确指出"五脏之气，上通九窍"，从此句中"上"字，可体会出其九窍所指，足以为证。

李杲对九窍的生理，也是以脾胃为中心进行论述的。他引用《阴阳应象大论》"谷气通于脾，六经为川，肠胃为海，九窍为水注之气"的观点为理论依据。在这段引文中，李杲省去原文"谷气通于脾"之后的"雨气通于肾"一句，将"六经为川"直接接于脾之下，虽有断章取义之嫌，但由此也可体会出他对脾胃的重视。李杲认为，"九窍者，五脏主之，五脏皆得胃气乃能通利"，"空窍者，胃之清气能通也"。因而九窍的功能正常与否有赖于脾胃的充养。他在《脾胃论》中曾明确指出："饮食入胃，先行阳道，而阳气升浮。浮者，阳气散满皮毛；升者，充盈头项，则九窍通利。"

在脾胃充养九窍的过程中，脾与胃又有着功能上侧重点的不同。胃之阳气，"夫阳气走空窍者也"，是九窍功能的动力之源；脾之阴精，"阴气附形质者也"，是九窍形体的营养所在，只有"阴气附于上，阳气升于天"，九窍功能才得以"各安其分"。因此胃之阳气与脾之阴精是九窍功能的物质基础。

在强调脾胃与九窍关系的同时，李杲并未否认其他四脏与九窍之间的开窍关系，而是将这两方面关系融为一体，在强调脾胃充养九窍这一共性关系的同时，结合九窍的相应脏腑，具体阐述了脾胃与九窍关系的个性特点：

脾胃与目窍 李杲在九窍中，对目窍尤为重视，在《兰室秘藏·眼目耳鼻门》中，有"诸脉皆属于目论"、"内障眼论"。罗天益在整理《东垣试效方》时，将眼门列为九窍之首，除引用了上述两论外，在内容上，较《兰室秘藏》更系统和完善，其所用方之多，也远远超出了其他孔窍。

李杲认为，目与五脏六腑均有关，但重在脾胃，其次是心和肝。首先，他根据

《内经》"目者，五脏六腑之精，营卫魂魄之常居也"，"五脏六腑皆上注于目而为之表"的论述，从脾胃的角度进行发挥，提出目主要依靠脾胃的充养，其中又以脾为主。其理由是：其一，"夫五脏六腑之精气，皆禀受于脾，上贯于目"。也就是说，脾胃化生之精气，充养五脏六腑，而五脏六腑之精气，又上贯于目。其二，"脾者，诸阴之首也；目者，血脉之宗也"。由于阴与血之间的相互化生、转化关系，脾所化生之阴精，可转化为血，血进一步上贯而充养于目。

其次，目为心之使。一方面，心藏之血濡养于目，目得血而能视；另一方面，心藏神，而人之神气是否正常，反映于目。因此，李杲提出："心者，君火也，主人之神，宜静而安，主百脉，皆荣于目"；"目者，心之使，心者，神之舍也"。

再者，对于肝与目的开窍关系，李杲也是予以肯定的，但论述简略。究其原因，在于前人论述已详，因此，他采取了详人所略的方法，对前人已有论述，而本人无何新见之处，略而不论或少论。

脾胃与鼻窍 鼻窍与脏腑的关系，前人多以肺而论之，如《素问·五脏别论》云："五气入鼻，藏于心肺。"《难经》云："肺主鼻，鼻和则知香臭。"李杲则在上述观点的基础上，进一步认为，鼻之功能是多方面的，同时也与多个脏腑有关，其中最关键的是脾胃。他在《脾胃论·五脏之气交变论》中提出：其一，"三焦之窍，开于喉，出于鼻"；其二，"鼻乃肺之窍，其体也……其闻香臭者，用也"，"西方白色，入通于肺，开窍于鼻，藏精于肺，夫十二经脉，三百六十五络，其气血皆上于面而走空窍……其宗气上出于鼻而为臭"；其三，"心主五臭而舍于鼻，鼻为心之所用，而闻香臭也。鼻藏气于心肺，故主百

脉而行阳道。"从以上可以看出，李杲从体、用两方面对鼻之功能进行了分析，其体属肺，不仅为呼吸之通道，而且是三焦气机升降出入的通路，并创造性地认为鼻闻香臭的功能是心之所用。而脾胃与鼻之间，不是直接的关系，而是间接的濡养关系。脾胃通过肺、三焦与心，充养于鼻，这是鼻发挥诸功能的物质基础。

脾胃与口齿喉舌 口齿喉舌不仅在解剖结构上相依相连，而且在功能上也是一个协调的整体，共同完成着饮食的纳入（包括味觉）和发声两大任务。

首先，食物的纳入是口、舌、齿的共同作用。口为脾之窍，是食物纳入的门户。舌在食物咀嚼中发挥一定的作用，并具有味觉功能。齿为完成食物咀嚼功能的主要器官，为肾之标，又与胃、大肠密切相关。李杲提出，上下龈之所主脏腑各有不同，上龈属足阳明胃之脉贯络，恶寒饮而喜热；下龈为手阳明大肠之脉所贯络，喜寒饮而恶热。他说："上龈隶于坤土，乃足阳明之脉贯络也，止而不动；下龈嚼物，动而不休，手阳明大肠之脉所贯络也。手阳明恶寒饮而喜热，足阳明喜寒饮而恶热。"在食物纳入的过程中，脾胃发挥着直接的作用，这不仅在于脾胃对口舌等器官的濡养及脾开窍于口、胃主上龈，更重要的在于，脾胃直接影响着食欲。此不言而喻，故李杲未予论述。

其次，声音的发出是一个复杂的过程，需要口喉齿舌的共同作用，又与肺心及三焦等内在脏腑有关。"声与音，在人为喉之窍，在口乃三焦之用。肺与心合而为言，出于口也，此口心之窍，于舌为体，三焦于肺为用。"在这一过程中，脾胃发挥着间接的充养作用。脾胃所生的精气，化为宗气是声音发出的基本动力。

脾胃与耳窍 李杲认为，耳在体属

肾，在用属肺。"耳者，上通天气，肾之窍也。乃肾之体，而为肺之用。盖肺长生于子，子乃肾之舍而肺居其中，而能听声音也"。但肺肾之功能，也赖于脾胃的充养。

总结李杲对脾胃与九窍关系的论述，可以看出如下特点：其一，创立了以脾胃为中心的九窍生理系统，这个系统各个部分之间，是濡养与被濡养的关系。脾胃直接或通过其他脏腑间接地作用于九窍，使其发挥正常的生理功能。

其二，李杲认为，在脾胃与九窍密切相关的基础上，九窍与其他四脏也有不可分割的关系，这种关系不是单一的某一脏主某一窍的开窍关系，而是有着直接的或间接的交互关系。即某一窍可与多个脏腑有关，而某一脏腑也可与多个孔窍有关。如目为肝之窍，又与心有直接关系，与肺、肾有间接关系；鼻为肺之开窍，又与三焦、心直接相关。而肺这一脏则不仅开窍于鼻，而且与目、耳、舌等器官均有直接或间接的关系。这种思想，无疑是符合中医整体观的。

（2）脾胃病因、病理理论

脾胃病因、病理，是脾胃论的主要内容。其中颇多创见，内容也较丰富。但从李杲著作文字上看，缺乏系统性，对其进行整理归纳如下。

1）病因

在内伤病形成原因上，李杲在他所处的历史条件下，提出饮食不节、劳役过度、精神忧恐三个方面。

第一，饮食不节

李杲认为，饮食不节是损伤脾胃最直接的原因，因而将其视为内伤脾胃的首要病因，在诸著作中，都作为重点论述内容。如《脾胃论》中有"饮食劳倦所伤始为热中论"、"饮食伤脾论"、"论饮酒过

伤"、"脾胃损在调饮食适寒温"，《兰室秘藏》中有"饮食所伤论"，《内外伤辨惑论》中有"饮食劳倦论"、"饮食自倍肠胃乃伤分而治之"、"论酒客病"，《东垣试效方》中有"饮食劳倦门"等等，反复强调了饮食不节在内伤病形成中的作用。《素问·阴阳应象大论》"水谷之寒热，感则害人六腑"和《素问·痹论》"饮食自倍，肠胃乃伤"的论点，是后世论饮食内伤的理论基础。李杲肯定了《内经》的上述观点，认为"肠胃为市，无所不受，无物不入"，最易为饮食所伤。饮食首先伤胃，由胃及脾，脾无所禀受，从之而病。他说："夫饮食不节则胃病……胃既病，则脾无所禀受，不主时也，故亦从而病焉。"由于脾胃在机体具有重要的生理功能，并与周身具有密切的关系，因此，脾胃既病，则脏腑经络、五官九窍、四肢百骸均无所充养而俱病。

在饮食不节的病因分析上，李杲认为，《素问·痹论》所云"饮食自倍，肠胃乃伤"是"混言之也"，而《内经》之后的医家也并未予以分析和发展，这是中医病因理论的缺如之处。因此，李杲在临床观察和研究中，提出饮食不节可"分之为二，饮也，食也"，并具体论述了由饮伤与食伤不同而采取的不同治法。他说："饮者，无形之气，伤之则宜发汗利小便。使上下分消其湿，解酲汤、五苓散之类主之"。"食者，有形之物，伤之则宜损其谷，其次莫若消导，丁香烂饭丸、枳术丸之类主之，重则攻化，三棱消积丸、木香见睨丸之类主之，重者则或吐或下，瓜蒂散、备急丸之类主之，以平为期"。这就克服了以往对饮食伤认识的庞统性，是对中医病因学的一个贡献。饮食所伤的致病特点是，内伤脾胃，导致脾胃功能受损，生化不足而周身失于充养。

第二，劳役过度

由于李杲所处的历史环境中战争不断，民众劳役过度比比皆是，因而由劳役过度而致病者甚多。李杲在病因中，将劳役过度列为仅次于饮食不节的重要地位。他认为，与饮食首先伤胃不同，劳倦则首先伤脾，胃失脾之运化，水谷精微不得转输，故亦从之而病。他说："形体劳役则脾病，脾病则怠惰嗜卧，四肢不收，大便泄泻。脾既病，则其胃不能独行其津液，故亦从而病焉。"由此可以看出，不论饮食首先伤胃，还是劳役首先伤脾，最终都导致脾胃俱病，周身失于充养而导致各种病变。因此，他在《兰室秘藏·饮食劳倦门》"饮食劳倦论"中曾明确指出："推百病之源，皆由饮食劳倦，而胃之元气散解，不能滋荣百脉，灌溉脏腑，卫护周身之所致也。"正是从这个角度，李杲提出了"内伤脾胃，百病由生"的观点。

劳役致病的特点是易损伤脾胃，导致脾气下流，阴火上冲，而形成内伤发热之证。

第三，精神忧恐

七情内伤，历来为中医病因学的主要内容之一。李杲在内伤脾胃学说中，对其有进一步的认识。首先，由于李杲所处的特定历史条件，在七情致病因素中，尤其重视忧恐。其次，他认为七情内伤，主要是内伤人体之元气，而资助心火，导致元气与心火之间的关系失调，火胜乘于脾土，从而导致各种病变。他说："凡怒、忿、思、恐、惧皆损元气"；"此因喜、怒、忧、恐损耗元气，资助心火，火与元气不两立，火胜则乘其土位，此所以病也"。再有，李杲认为，内伤七情在致病过程中，往往成为其他致病因素的先导，"皆先由喜、怒、悲、忧、恐，为五贼所伤，而后胃气不行，劳役饮食继之"。之

所以七情内伤成为致病之先导的原因，就在于它损伤人体元气，使人体正气衰减、抗病能力降低，因而其他致病因素得以乘虚而入。

第四，外感六淫

李杲内伤脾胃学说提出之后，一般公认其致病因素有饮食、劳役、内伤七情三个方面，除此以外，李杲实际上将外感六淫也作为内伤脾胃的原因之一。

他在《脾胃论·脾胃损在调饮食适寒温》中对《内经》"感于寒之为病，微则为咳，甚则为痛为泻"的说法进行了分析，认为"或饮食失节，寒温不适所生之病，或溏泄无度，或心下痞闷，腹胁䐜胀，口失滋味，四肢困倦，皆伤于脾胃所致而然也"。除《内经》所提到的寒邪之外，李杲认为六淫中不论何种邪气，均可损伤脾胃，即"若风、寒、暑、湿、燥一气偏胜，亦能损脾伤胃"。并且，他还具体论述了以脉象为诊断依据，对六淫伤及脾胃的诊断与治疗。

另外，在《内外伤辨惑论·暑伤胃气论》中，李杲根据《内经》"气虚身热，得之伤暑"的说法，直接提出了暑伤胃气的观点，并作为内伤脾胃论的重要内容，在诸著作中予以反复阐述，确立了系统的诊治方法及以清暑益气汤为首的有效方剂。

六淫为外感病之主要成因，这是自仲景以来世代相传的病因理论之一。李杲以临床实践为基础，以《内经》为依据，打破了旧有之成规，创造性地阐发了六淫作为致病因素在内伤证形成中的作用，为中医病因学的发展做出了一定的贡献。

在内伤病形成之病因理论上，李杲认为，内伤证可由某一种病因而形成，也可由多种病因相互作用而形成。虽然各病因都可造成内伤病，但致病原因不同，其传

变规律及常见症状亦因之而不同，其间有一定的规律性。饮食内伤，首先伤胃，脾继之而病，其病多造成水谷精微转运不足，周身失于生化之源。劳倦内伤首先伤脾，胃继之而病，其病多致脾气下流，阴火上冲，而形成内伤发热，七情内伤，则主要在于助火乘脾，使元气与阴火关系失调，而导致脾胃功能受损。六淫邪气则通过由外及内的途径，主要损伤脾胃之气。诸种病因虽不同，但在病机上有一个共同点，就是均内伤脾胃。当诸病因中两种以上同时作用于人体时，又具有常以七情内伤为先导的特点，在七情内伤、正气虚弱的情况下，不仅饮食不节、劳役过度和外感六淫可成为致病因素，而且正常范围内的饮食、劳动和六气也可以在机体内在功能已失调的前提下成为致病因素。反之，如果机体正气充足，脾胃强健，则也有可能抵御诸种致病因素的侵袭，"则能食而不伤，过食而不饥"。

2）病理

脾胃论病理理论的核心论点是"内伤脾胃，百病由生"。具体表现在生化不足、气火关系失调、气机升降失常及脾胃与脏腑经络九窍关系失常等方面。

第一，生化不足

基于脾胃为后天之本、生化之源的生理功能，不论何种病因导致脾胃功能失调时，都会使人体生化不足。李杲认为，病因不同，伤脾伤胃的侧重点不同，导致的临床表现也有差异，但最终都会脾病及胃或胃病及脾，从而出现相同症状。如形体劳役易伤脾，脾伤则一方面表现脾气下陷、阴火上冲而出现内伤发热；另一方面则表现为气虚而运化失司，出现"怠惰嗜卧、四肢不收"、"大便泄泻"等症状，脾虚则不能为胃运化水谷精微，从而导致胃气因之而不足，进一步由于脾胃虚损，后天失养，最终导致周身生化不足。而饮食不节易伤胃，胃伤则受纳失职，水谷不得腐熟，出现"饮食不化，口不知味……兀兀欲吐而恶食"等表现。胃病脾无以运化，故继之出现"四肢困倦、心腹痞满"等症状，最终亦导致周身的生化不足。

第二，气火关系失调

脾胃为元气之本，所以"脾胃虚衰，元气不足"。李杲认为元气不足会产生两方面的病理表现。其一，由于元气为人身之根本，赖脾胃充养，而营运于周身脏腑经络，因此，如果元气不足，则会随之出现各种虚损的表现，甚至影响人的寿命。他说："脾胃之气既伤，而元气亦不能充，而诸病之所由生也"；"脾胃既损，是真气元气败坏，促人之寿"。其二，由于元气不足而导致气火关系失调，这也是李杲有创见性的一个论点。

第三，气机升降失常

气机升降失常多表现为气机之郁滞、下陷、逆上。其在病理学说中占重要位置，历代医家多有论及。如刘完素以"闭"论之，张子和以"邪"论之，朱丹溪以"气"论之，而李杲之特点则在于以"虚"论之。从他的论著中可以看出，内伤脾胃是导致气机升降失常的主要原因。他认为："脾胃虚，湿土之气溜于脐下，肾与膀胱受邪"，以致阴火上冲，"脾胃既为阴火所乘，谷气闭塞而下流，清气不升，九窍为之不利"，"阳气虚弱，不得舒伸，伏匿于阴中"，从而导致"胃气下溜，五脏气皆乱，其为病互相出见"的病理结果。由于在生理上李杲更重视气机上升的功能，因此在病理上则重在对气之下陷的阐述。但对气之逆上也有论及，如《内外伤辨惑论·重明木郁达之之理》中，他指出，饮食积滞于上焦，可导致土壅木郁，使肝气失于疏达。治疗之法，则以吐法调理气机，使食积去则肝气得舒。

第四，脾胃与整体关系失调

由于脾胃损伤直接影响了体内营养物质的生化，气火关系失调，气机升降失常，因此，其导致的病理结果，不仅仅是脾胃本身的病理变化，而且更重要的是使脾胃与周身脏腑、经络、四肢百骸、五官九窍的关系也处于病理状态，从而出现复杂多样的临床表现，即"内伤脾胃，百病由生"。

虽然由内伤脾胃而导致的周身病变错综复杂，但其中也有一定的规律可循。李杲认为，其病变规律是：脾胃变损，首先使气血津液和六腑失于充养，继之五脏无以禀受，进一步则由五脏所主的五官九窍、四肢百骸出现病理表现。分述如下：

脾胃与气血津液之病理 脾胃在功能上失于为"血气阴阳之根蒂"的作用，就会使气血津液的生成与代谢处于病理状态。在导致气血津液病理的先后次序上，李杲认为，是由气虚致津亏，进一步致血少。他说："胃之一腑病，则十二经元气皆不足，气少则津液不行，津液不行则血亏，故筋、骨、皮、肉、血脉皆弱，是气血俱羸弱矣。"

首先，内伤脾胃，元气亏虚。李杲在《脾胃论·三焦元气衰旺论》中指出：元气为人身之根本，运行于上、中、下三焦，而脾胃虚损是元气亏虚的根源，"此三元真气衰惫，皆由脾胃先虚，而气不上行所致也，加之以喜、怒、悲、忧、恐，危速矣"。

其次，内伤脾胃，津液代谢失常。李杲认为，脾主五液，津液均由气而化生，赖气以运行。脾胃不足，则气不足以运化，就会出现两方面的病理表现。其一，脾胃气虚则正常之津液不得吸收，造成体内津亏；水液下流于大肠，脾胃虚则大肠吸收功能障碍，出现腹泻。其二，"气少则津液不行"，运行阻滞，化而为湿邪。对于脾胃与湿，尤其是胃与湿的生理、病理关系，李杲的看法很有辩证的特点。他认为，在生理状态下，湿与胃之间有着同性互化的关系。"人禀天之湿化而生胃也，胃之与湿，其名虽二，其实一也"，"湿能滋养于胃"。此之"湿"即生理上的津液。在病理状态下，湿气太过则损耗胃气，胃气又常为湿邪所阻。"湿能助火，火旺，郁而不通，主大热，主病大旺"。此病理之内湿的形成当然是多方面的，但津液运行不利无疑是其形成的主要原因。

再有，内伤脾胃，必致血病。从李杲的论述来看，由内伤脾胃而导致的血液亏损主要涉及三方面的病理。其一，脾胃虚直接使血液化源不足；其二，脾胃内伤，导致阳气不足，进一步也可导致血病。这不仅由于"阳无阴无以长，阴无阳无以生"的生理依赖和病理影响关系，而且更由于"阳气根于阴血中"，阳气虚则下陷阴中，使阴火炽盛，进一步也可能伤阴血。其三，脾胃内伤则津液不足，"津液不行则血亏"。正是基于对脾胃内伤可由多种渠道导致血病的观点，李杲在治疗血证中，倡用张仲景益气生血之当归补血汤以治血虚发热，并有所发挥，如在治血虚兼胃有冷物壅遏之发热证时，以柴胡升麻汤，方中以黄芪一两，而当归仅一钱，不是直补其血，而是通过益气升阳疏风，以恢复脾胃功能，其血液自然得到充养。又如治"气血俱不足"的参归汤中，也是以黄芪、人参、甘草等品益气为主。这些都是他对脾胃与血液病理关系认识在治疗上的体现。

另外，从李杲方中善佐以当归、红花来看，说明或多或少的血瘀病理也是很容易出现在脾胃内伤的状态下的。

脾胃与六腑之病理 "六腑受气于胃"，在病理状态下，"胃既受病不能滋养，故六腑之气先绝"。在脾胃与六腑之病理关系中，李杲尤其重视与胆的关系，其次是大小肠、三焦，而对于脾胃与膀胱之病理则很少论及。

首先，脾胃与胆之间，由于生理上的相互依赖关系，致使病理上也是互相影响的。一方面，脾胃内伤，则少阳胆气充养不足，出现气机失于升达的病理表现；另一方面，少阳甲胆春升之气不足，胃气无以引发，不得上行，就可能出现脾胃之气上升不足，甚至反陷于下。因而这两方面是互相影响，并可互为因果的。因此，李杲在治疗脾气下陷等病证时，每以柴胡等入少阳经之药加入方中，其道理就在于通过引发少阳而达补中益气之目的。

其次，脾胃与大小肠之间，在病理上，是大小肠从属于脾胃的关系。脾胃之功能失常，必然影响大小肠之功能，从而出现腹泻以及津亏液燥等病理表现，对此，李杲在《脾胃论》中专门列有"大肠小肠五脏皆属于胃，胃虚则俱病论"，予以系统的阐述。

脾胃与五脏之病理 李杲对脾胃与五脏之病理关系非常重视，其内容在其论著中占据了重要位置，归纳他对脾胃与五脏病理的论述，大致有三个方面。其一，脾胃的功能失常，通过六腑，影响到五脏。这是由于"五脏之气各受一腑之化，故言五脏之气已绝于外，是六腑之气先绝，五脏无所禀受而后气绝矣"。其二，李杲提出了脾胃与其他四脏相关理论。他在《脾胃论·脾胃盛衰论》中，以五行学说为依据，概括了脾胃与其他四脏之间"至而不至"、"所生受病"、"所胜妄行"、"所不胜乘之"这四种病理关系。至而不至，心火衰微不生脾土，心火亢盛反克脾土均可产

生心之脾胃病；所生受病，脾土累及肺金而产生肺之脾胃病；所胜妄行，肝木克伐脾土，产生肝之脾胃病；所不胜乘之，肾水反侮脾土，产生肾之脾胃病。四种病理关系中有一个共同的病机要点，即脾胃内伤。其三，以五乱理论阐述脾胃与其他诸脏的病理。五乱，即五脏之气交乱。由《灵枢·五乱》首先提出。李杲在《脾胃论·胃气下溜，五脏气皆乱，其为病互相出见论》中，把《灵枢·五乱》的全文基本引用，并在经文之后加以补充说明，从内伤脾胃百病由生的角度进行了发挥。他认为，脾胃元气不足，谷气下流，致气机升降失调，清浊相干，阳气不升反陷下焦，浊阴不降反逆上焦，从而出现肠胃及头、心、肺、臂、足的"五乱"病理表现。

综合脾胃与五脏之病理三方面的内容，虽病理机制上各有特点，但都是以脾胃内伤为基本病机，正是由于有了脾胃内伤的前提，才导致了虚损、乘侮和五乱的病理结果，而这些病理结果又反过来加重了脾胃内伤。这是脾胃与其他四脏病理关系的共性特点。具体到脾胃与心、肝、肺、肾之间，又有其个性特点。

脾胃与心之病理，可以归纳为"至而不至""气乱于心"的母子相及关系。在脾胃内伤的前提下，影响心之功能正常，又反过来使脾胃功能更受损害。主要有虚、实两种病理表现。虚者，由脾胃虚损，心失所养，心火衰微，更不得温生脾土，使脾胃机能更加紊乱，而化生阴火。他说："脾胃不足，是火不能生土，而反抗拒，此至而不至，是为不及也。"实者，是相对而言之实，由各种致病因素导致"心火亢盛，而乘其土位"。他说："心火亢盛，乘于脾土之位，亦至而不至，是为不及也。"此为相对"火不生土"而言之

实，并非纯属实证。其形成必有脾胃虚弱在先，李杲认为：此证由"饮食不节，劳役所伤，以至脾胃虚弱，乃血所生病也"。

由于脾胃与心之病理关系有虚、实等不同，因此，其临床表现的侧重点不同，因而可以出现多种病证。李杲重点提出并加以论证的有：①气乱于心证，是兼加火不生土与心火乘土虚实二证于一身，其临床表现以"烦心密嘿，俯首静伏"为典型症状。②热中证，由于心火亢盛，乘其脾土，使脾胃功能紊乱而形成。他说："以五脏论之，心火亢盛，乘其脾土，曰热中，脉洪大而烦。"③暑热证，在病机上为心火乘脾，为一般暑热之变证。他在清暑益气汤证"变证加减法"中提出："心火乘脾，乃血受火邪而不能升发阳气复于地中，地者，人之脾也。"这就说明了其病理机制在于：暑湿季节，心火侵侮脾土，脾受火侵，阳气壅遏而为热证。他唯恐后之学者不解其意，于论后又重申，"脾虚缘心火亢甚而乘其土也"。④气泻心乱证，即补中益气汤证兼心神被扰的变证。李杲认为，此证病机在于脾胃虚弱，心火乘虚侵袭。⑤火扰心神证，在脾胃与心之病理关系上，侧重于心神被扰，而兼有脾胃虚损，具体又可分安神丸证、朱砂安神丸证、火郁汤证等等。安神丸证临床表现为心神烦乱怔忡，兀兀欲吐，胸中气乱而热，有似懊侬症状，其病机在于膈上血中伏火，阴火上浮。朱砂安神丸证临床表现为"心烦懊侬，心乱怔忡，心下痞闷，食入反出"，其病机为"上热胸中气乱"。火郁汤证其临床表现以"五心烦热"为主，病机为"心火下陷于脾土之中，郁而不得伸"，"是火郁于地中"。

脾胃与肺之病理关系，可以归纳为"所生受病"，"肺之脾胃虚"，"湿热成痿，肺金受邪"和"气乱于肺"等母子相及关系。其中也有偏虚者，或偏实者，或虚实夹杂之不同。其中"所生受病"与"肺之脾胃虚"均属虚，其间又有差异，"湿热成痿，肺金受邪"属虚实夹杂，而气乱于肺则属于偏实者。

其一，"所生受病"，是脾胃与肺相失于母子相生关系，脾胃虚弱不足以生肺，清阳之气不得上升于肺，饮食水谷不得化生精微，故阳不足而阴有余，体有余而用不足，肺失所养，清肃不行，所以出现一系列呼吸、卫外及精神方面的病理表现。他说："所生受病者，是肺受土火木之邪，而清肃之气伤"，"肺金受邪，由脾胃虚弱不能生肺，乃所生受病也"。

其二，"肺之脾胃虚"，李杲主要指发于秋燥季节的脾虚及肺证。他认为，在素有脾胃虚弱、怠惰嗜卧、四肢不收等情况下，值秋燥之季，湿热稍退，当清而未清，湿热有余，郁阻脾胃，使阳气不得舒伸，脾胃借时令之邪伤及肺，使肺气亦因之而虚损，故称为"肺之脾胃虚"，即"母病及子"之意。其病本在脾胃，病标在肺。在临床表现上，由于"肺主诸气，肺气有伤，则五脏之气皆不足，而阳道不行也"，故有"胸满、少气、短气"，肺之卫外失职，则"皮毛不能御寒"；五脏之气不足，神无所护，故"精神少而渴，情惨惨不乐"；若兼感外邪，"咳嗽寒热者，湿热乘肺也"；湿热蕴阻，故"体重节痛，口苦舌干，食无味，大便不调，小便频数，不嗜食，食不消"；肺金受病，当旺不旺，故"兼见肺病，洒淅恶寒，惨惨不乐，面色恶而不知"。李杲明确指出，之所以有上述肺之脾胃虚的临床表现，其病机关键在于"乃阳气不伸故也"。脾虚及肺，并不只限于上述"所生受病"和"肺之脾胃虚"两证型，李杲在著作中提到的还有：①补中益气汤变证，兼肺之虚损者，李杲在补中益气汤"立方本旨"中指出："脾胃一虚，肺气先绝，故用黄芪以益皮毛，而闭腠理，不令自汗损其元气，上喘气短，人参补之。"②重强证，一般认为本证由脾强胃弱，气不和顺而致，以腹胀、飧泄为主要临床表现。李杲则认为，重强证不仅与脾胃有关，而且肺之气虚、清气下流在其中也有重要作用，肺脾重虚，其气不升，反重叠降于下焦而为病。他说："肺本收下，又主五气，气绝则下流，与脾土叠于下焦，故曰重强。"③厥证，李杲所论之厥证，并非伤寒之寒厥、热厥，而是由脾虚及肺所产生的内伤虚证，二者有原则之区别。他认为，脾胃虚弱，必上焦之气不足，加之遇夏热盛损伤元气之外因，使热乘肺金，气血阴阳俱不足，营卫失职，故为厥证。并且，此证随一天时间不同而变化。早晚之时，阴气尚盛，阳气衰于上，则寒厥而气虚，日高之后，阳气将旺，而阴气衰于下，则热厥而阴虚。此即"随时为病"，治疗也应随之而有所区别，即"随病制方"。因此，李杲立"脾胃虚弱随时为病随病制方"一篇论之。

其三，湿热成痿，肺金受邪。痿证多属虚，但也有虚实夹杂者。李杲所论之痿证属后者。他认为，此种痿证的形成，既有脾肺虚损之内因，又有湿热郁阻之外因，其发生"必借时气"。夏秋之交，湿热溽蒸，如素体脾胃虚损，时气乘虚损及肺金。肺金受损，失于宣发肃降以养周身之功，绝肾水之上源，胃失所养，则有可能导致以两足或腰以下痿软为特征的痿证发生。他在《脾胃论·脾胃虚弱随时为病随时制方》和《脾胃论·湿热成痿肺金受邪论》中分别阐述了足痿和腰以下痿。首先，关于足痿，他认为是由于"夫脾胃虚弱，遇六七月河涨霖雨，诸物皆润，人汗

沾衣……汗泄甚则亡津液，亡津液则七神无所依。经云：津液相成，神乃自生。津者，庚大肠所主，三伏之交，为庚金受囚也，若亡津液，汗大泄，湿令亢甚，则清肃之气甚，燥金受困，风木无制"。临床以"身重短气，甚则四肢痿软，行步不正，脚敧，眼黑欲倒"为典型表现。其次，李杲在《脾胃论·湿热成痿肺金受邪论》中，对腰以下痿证进行了更系统的论述。他说："六七月间，湿令大行，子令母实而热旺，湿热相合而刑庚大肠，故寒凉以救之，燥金受湿热之邪，绝寒水生化之源，源绝则肾亏，痿厥之病大作"；其临床典型表现为"腰以下痿软瘫痪不能动，行走不正，两足敧侧"。综合上二论李杲对痿证的论述，可以看出，足痿其病机重在津液耗损，肺与大肠受损，而风木无制；腰以下痿之病机则偏肺金湿热之邪郁阻，失于清肃。但二者有两个共同的特点：其一是痿证有多发生于夏秋之交的时间性特点；其二是痿证发生在肺，其根源在脾胃。这两点都是具有创见性的认识。

其四，气乱于肺。这是脾病及肺之病理中，属于偏实者，气乱于肺，是五乱理论的重要内容之一。在总的病机上，与气乱于心相同，均由脾胃功能失常，气机升降乖乱，清气不升反降于下，浊气不降反升于上而形成。但在病理部位上，以肺为主，表现于肺失清肃下行，出现"俯仰喘鸣，按手以呼"等临床表现。由此可以看出，气乱于肺，属喘病范畴。喘病有在肾在肺之虚实不同。李杲引《内经》所言之气乱于肺，喘应属脾病及肺、痰火气结之偏实之证。

脾胃与肝之病理，主要有"所胜妄行"之肝木乘脾和土壅木郁两个方面。首先，李杲在《脾胃论·脾胃盛衰论》中，说明了脾胃与肝之间肝木乘脾、所胜妄行

的病理关系，认为其形成缘于心火旺，子令母实，使肝木旺，肝木挟火之势妄行，脾胃首先受累。他说："所胜妄行者，言心火旺，能令母实。母者肝也，肝木旺，则挟火势，无所畏惧而妄行也。故脾胃先受之。"所胜妄行病理临床表现为，"肝火妄行，胸胁痛、口苦、舌干、往来寒热而呕、多怒、四肢满闷、淋溲、便难、转筋、腹中急痛，此所不胜乘之也"。在上述典型症状的基础上，由于内在体质及兼感邪气之不同，临床又可有不同的兼症：如肝火郁而不伸，克制脾土，则使脾胃运化失职，津液不能正常运行，化而为湿，就会出现"身体沉重，起则疼痛，盖湿热相搏，风热郁而不得伸，附着于形也"。又由于"脾裹血，胃主血，心主脉，脉者，血之府也，或云心主血，又云肝主血，肝开窍于目也"，因此，肝风心火与脾湿相搏之时，易于"或目病而生内障"；如血分受风火之邪，扰乱神志，则"或见妄闻，起妄心，夜梦亡人，四肢满闷转筋，皆肝木太盛而为邪也"。其他还可出现"或生痿，或生厥，或中风，或生恶疮，或作肾痿，或为上热下寒"等等。

虽上述复杂或然症的出现与"为邪不一"有关，但在病理机制上均为木火壅遏脾土所致。对此，李杲归纳说："皆风热不得生长，而木火遏于有形也。"

其次，关于土壅木郁，李杲在《内外伤辨惑论》中有"重明木郁达之之理"一论。论中以八卦为依据，说明了万物之中阴阳上下相交，"阳本于阴，阴根于阳"的气机升降浮沉规律，联系到人体，他认为，人身乃天地中一物也，也应与天地规律相吻合，五脏之气处于升降浮沉的运动变化中。其中肺主气，居于上，其气应肃降下行。胸中为肺之分野，如果太阴脾土有形食积，食物壅塞胸中，就会使肺失肃

降，进一步就会抑遏肝木之气不得升达，故形成木郁。对此种木郁，李杲主张以吐法去其有形之食积。对于肺金来说，气不得降而反用上吐之法，属塞因塞用。通过吐，使积食得出，气机因之而复于疏达，使木郁得解，这是吐以去食积，泻肺金，以助肝木。他说："以人身是五脏之气收降藏沉之源出于肺气之上……太阳者肺金收降之气，当居下体，今反在于上，抑遏厥阴风木，反居于下，是不得升也，曰木郁。故令吐出窒塞有形土化之物，使太阴肺收于下体，复其本以衰之，始上升手足厥阴之木，元气以伸其舒畅上达之志，得其所矣。况金能克木，以吐伐之，则金衰矣。金者，其道当降，是塞因塞用，归其本矣，居以上遏其木，故以吐伸之，乃泻金以助木也。"这种从脾肺肝对土壅木郁机理的解释，打破了前人单纯以五行学说进行解释的局限，不仅提出了脾肺肝土壅木郁以吐达之的系统理论，更重要的是其间引入了肺之病理，也融入了气机升降理论，这是对中医基础理论的完善和补充，也对临床治疗所用之吐法的功用予以了新的阐述。

脾胃与肾之病理，李杲主要是从肾之脾胃虚及脾胃与其他四脏相关理论的角度进行论述的。首先，关于肾之脾胃虚，李杲《内外伤辨惑论》有"肾之脾胃虚方"一论，后又引入《脾胃论·肾之脾胃论》之中。所谓肾之脾胃虚，即脾胃虚损影响及肾。由于生理上脾胃升降之机下行及肾，因而在病理上脾胃虚损到一定程度就可累及于肾。李杲之肾之脾胃虚，侧重于阳虚，由脾胃积寒，下迫于肾，使肾阳衰困，阳虚四起。他说："凡脾胃之证，调治差误，或妄下之，末传寒中，复遏时寒，则四肢厥逆，而心胃绞痛、冷汗出"；"饮食不美，气不调和，脏腑积冷，心腹

疼痛，大便滑泄，腹中雷鸣，霍乱吐泻，手足厥逆，便利无度"。在肾之脾胃虚中，除脾病及肾之外，也可由肾反侮脾土。李杲"肾之脾胃虚方"中，有神圣复气汤证就体现了这一点。他认为，足少阴肾水，乘冬季时令之旺气，"子能令母实，手太阴肺实，反来侮土"。由于本证元气受损，先后天皆受累，因此临床有错综复杂的表现，如腰背胸膈闭塞疼痛，善嚏，口中涎，目中泣，鼻流浊涕等五官九窍、四肢骨脉病症等达50余种之多。

其次，在脾胃与四脏相关理论中，李杲提到了所胜妄行、肾水侮土和土盛克水两种病理。所胜妄行，肾水侮土在形成原因上，李杲认为与肝木妄行有关。肝木妄行，子病累母，"水乘木之妄行而反来侮土"。而土盛克水之病机在于：脾胃内伤，水谷之气不得运化，反陷于下，出现脾气下流，引动肾间阴火，即所谓"下元土盛克水，致督、任、冲三脉盛，火旺煎熬，令水沸腾"，使肾之水液代谢失常，肾水随督、任、冲三脉上行，反过来又侵及肺脾。侵于脾，涎唾出于口；侵于肺，痰嗽出于喉，下行又可自入于肾之本脏，出现"下行为阴汗，为外肾冷，为足不任身，为脚下隐痛"等等。由上之所论可以看出，在脾胃与其他四脏病理关系中，肾之脾胃虚是比较严重的复杂病证，李杲对其论述也至为详细。

综上所述，李杲对脾胃与其他四脏间的病理关系是非常重视的。他以五行学说、气机升降理论及《内经》"五乱"理论为依据，又依每一脏的功能特点，分别进行了分析。其理论的内容，以内伤脾胃为中心，虚证为主。虽其中也涉及实证，但也是相对之实，多属于虚中挟实。这里，有两点是值得注意的：其一，李杲重视五脏在病理状态下的互相影响，不论是其所论之脾胃与某脏的病理关系，还是某一病证的形成机理，往往不是单纯由某一个或两个脏腑功能失调而形成，而常常是五脏的交互影响和相兼为病，即"胃气下溜，五脏气皆乱，其为病互相出见"。如肾水侮土中有肝木妄行的作用，土壅木郁中有肺失肃降的作用等等。其二，关于李杲对五脏病理是否同等重视，历有争议，一般认为，他重点放在脾胃与肺、肾间病理关系上，而对脾胃与肝心的病理关系略而不详；也有人认为，这种略而不详是由于脾胃之气机的升降，上极于肺，下极于肾，而肝心包括在肺肾之内。之所以给人以重肺肾的表面印象，是由于李杲在《内外伤辨惑论》中有"肺之脾胃虚方"和"肾之脾胃虚方"，在《脾胃论》中又重申了上二论，前者转载入"肺之脾胃虚论"，后者的主要内容被附于"脾胃损在调饮食适寒温"之末。二书中都没有"心之脾胃虚"与"肝之脾胃虚"之论。但在系统地阅读《内外伤辨惑论》《脾胃论》《兰室秘藏》三部著作后，可以发现李杲虽然没有明确提出肝之脾胃虚和心之脾胃虚，但对脾胃与心、肝之病理的论述内容却很丰富，并非忽视。对脾胃与心之病理关系，李杲进行重点论述之处，就有六处之多。其一，在《脾胃论·脾胃虚衰论》中论述了至而不至之"火不生土"与"心火乘脾"两种病理变化；其二，在其代表方剂补中益气汤的"立方本旨"中，论述了心火乘土及脾虚阴火伏于血中，致心无所养之悗病的证治，提出以仲景之法补水救火或朱砂安神丸治之。其三，在"长夏暑热困胃尤甚用清暑益气汤"论中，讨论了心火乘脾，脾受火侵，致伤阴血，不能升发下陷之阳气的证治。其四，在《脾胃论》中，虽无心之脾胃虚论，但有"调养心神安治脾胃论"，指出对"神无所养，津液不行"，"心生凝滞，七神离形"之证，"善治斯疾者，惟在调和脾胃……则慧然如无病矣，盖胃中元气得以舒伸故也"。其五，在《兰室秘藏·杂病门》中，也对脾胃不足、心火上扰而致心神不安证进行了阐述，论下有安神丸、朱砂安神丸、火郁汤等方剂。其六，大"五乱"理论中，"气乱于心"也是其重要内容之一。对于脾胃与肝之病理关系，除在脾胃与其他四脏相关理论中有论述外，在《内外伤辨惑论》中有"重明木郁达之之理"一论，以相对较长的篇幅，系统论述了食积与肝郁的辩证关系。因此，可以认为，李杲对心肝也是比较重视的，很具有个人特色。之所以未提心之脾胃虚与肝之脾胃虚，其原因在于，脾胃虚损及心者，常兼有心火内伏。脾胃虚损及肝者，又多有气郁在里，因而笼统地以虚概括之，似有牵强之嫌。所以李杲根据心肝二脏的特点分别以调养心神和疏理木郁为主要内容而立论。从其立论的文字篇幅来看，与肺肾比较，无明显差别，某些方面甚至详于肺肾。而查李杲对肺肾的论述，也无特别重视之意。他在《内外伤辨惑论·肺之脾胃虚方》下，仅有数句论说，其后也只附有升阳益胃汤三方，在吸收转载于《脾胃论》时，也未增加内容，为全书最短的论文之一。对于肾的论述，虽在《内外伤辨惑论》中有"肾之脾胃虚方"，但并无论述，只列有沉香温胃丸及神圣复气汤二方及方后注解，在《脾胃论》中也只是吸收了上二方附于书末，未列专论。当然，并不是说李杲不重视肺肾，只是借上述资料以说明他对脾胃与四脏关系并无偏重。

脾胃与九窍之病理 李杲对脾胃与九窍的病理认识，是在《内经》基础上发展而来的。他在著作中，引用了《内经》多条经文作为理论依据。如《素问·通评虚实论》："头痛，耳鸣，九窍不利，肠胃之所生也。"《素问·生气通天论》："阳不胜其阴，则五脏气争，九窍不通。"《难经·三十七难》："五脏不和，九窍不通。"他在《脾胃论》中，辟有"脾胃虚则九窍不通论"，在《兰室秘藏》与《东垣试效方》中都有"眼耳鼻门"，系统论述了脾胃在九窍病发生发展中的作用及诊治方法。

他认为，由于生理上"五脏之气上通九窍，五脏禀受气于六腑，六腑受气于胃"，因而在病理上，脾胃内伤则元气不足，阴火上乘，六腑失养，使五脏无所禀受。清阳之气不得上升，阴精不得上奉，其与之相关的孔窍必然因之产生病理变化，从而总结出由脾胃内伤、六腑失养、五脏无所禀受、九窍不通的病变规律。他反复指出："胃既受病不能滋养，故六腑之气已绝，致阳道不行，阴火上行……故言五脏之气已绝于外"；"脾胃既为阴火所乘，谷气闭塞下流，即清气不升，九窍为之不利"；"夫脾胃不足则血病，是阳气不足，阴气有余，故九窍不通"；"胃气一虚，耳目口鼻俱为之病"。强调了脾胃在九窍病理中的作用，同时，由于各孔窍与内在脏腑的联系不同，因而具体到某一孔窍的病理，又往往是脾胃与其相关脏腑的共同作用。

其一，目之病理，常与脾胃及心肝有关。首先，脾胃内伤是目疾发生的基本原因，"心事烦冗，饮食失节，劳役过度，致脾胃虚弱，心火上盛，则百脉沸腾，血脉逆行，邪害孔窍，天明则日月不明矣"。"脾者，诸阴之首也。目者，血脉之宗也，故脾虚则五脏之精气皆失所司，不能归明于目矣"。因而在治疗上，提倡调理脾胃，养血安神，他说："凡医者不理脾胃及养血安神，治标不治本，是不明正理也。"如对内障眼病，李杲认为："内障眼得之脾胃之气衰弱，心火与三焦俱盛，饮食失节，劳役形体，心不得休息，故上为此疾"，治疗则以冲和养胃汤，实即补中益气汤之加减方。又如对视物昏花，李杲指出"饮食不节，劳役形体，脾胃不足，得内障耳鸣或多年昏暗，视物不能"，其治疗也是以健脾益气为主，制益气聪明汤等。

其次，目之病理，往往是脾胃与心肝等脏腑功能失调共同作用的结果。从李杲的论述来看，主要有两种证型，即木火乘土上犯型和木火乘土血热型。木火乘土上犯型由心火旺，令肝木实，肝木挟火乘于脾胃，上行于目，从而产生目疾。他说："少阴心之脉挟目系，厥阴肝之脉连目系，心主火，肝主木，此木火之热盛也"；"心火旺能令母实……肝木旺，无所畏惧而妄行也，故脾胃先受之"。针对其肝木挟火乘于脾胃之病机，李杲提出，在治疗用药上"其味宜苦、宜酸、宜凉"，"诸酸主收心气，泻木火也；诸苦泻火热，则益水也，乃加黄芩、黄连泻中焦之火"。同时，大忌食用大热大寒之物，"大寒之物，此则能损胃气不行，则元气不生，胃气下流，胸中三焦之火乘于肺，上入脑灼髓"；"大热之物又助火邪，此盖不可食"。至于木火乘土兼血热型，可以认为是上一证型的进一步发展。由于生理上目赖血以养，而心肝脾共同完成血运之功能，因此，在肝木挟火乘于脾土之时，此内生风热之邪极易伤及血分，造成血热血亏，"木火遏于有形之中"。除上述两种证型之外，其他内生火热的病理状态下，也可影响目之功能。如瞳子散大。李杲认为，由食辛热太甚而致内生火热，壮火内伤脾胃，食气耗血，故精散而视物不清。

李杲这种在目之病理上以脾胃与心肝为主，在病性上以虚、火为重点的认识，改变了以往医家唯以调肝治目疾的倾向，充实了中医眼科病理学和治疗学的内容。

其二，鼻之病理，常与脾胃及心肺有关。鼻为肺所主，为心所用，但脾胃不仅对鼻有濡养功能，而且心肺之功能正常与否，在很大程度上也取决于脾胃。故鼻之为病，虽有在肺、在心之不同，但都以脾胃内伤为其基本病机。首先，胃虚则营运不利，宗气不升，鼻失所养而为病。他说："夫阳气、宗气者，皆胃中生发之气也，其名虽异，其理则一。若因饥饱劳役，损伤脾胃，生发之气既弱，其营运之气不能上升，邪害空窍，故不利而不闻香臭也，宜养胃气，使营运阳气、宗气上升，鼻则通矣。"其次，胃气不足，抗病能力降低，外感之邪侵袭，鼻首当受邪，邪气犯鼻，呼吸不通，清气不得正常入于心肺之脉，进一步影响了心肺功能。他说："因胃气失守，寒邪客于面，鼻亦受之，心不能为用而不闻香臭，故经曰：心肺有病，鼻为之不利。洁古老人云：视听明而清凉，香臭辨而温暖者是也，治法宜先散寒邪，后补卫气，使心肺之气交通，则鼻利而香臭嗅矣。"很明显，此种鼻疾属外感证，由于其有脾胃不足在先，又以鼻息不利为主症，因此，李杲在内伤证鼻病中亦予以论述。

其三，口齿喉舌之病理，往往与脾胃及心肾有关。李杲在《兰室秘藏》中，有"口齿咽喉门"，门下有"口齿论"，后罗天益整理《东垣试效方》时，将其内容引入"牙齿门"中。首先，口齿之病理，主要与脾胃有关，旁涉手阳明大肠和足少阴肾，其中，脾胃既可以直接单纯致病，又可以通过影响肾与大肠功能而间接致病。其直接致病，常出现在胃经有风邪或热邪的状态下，脾胃中有风邪，可"致使上下牙疼痛不可忍，牵引头胸，满面发热大痛"；间接致病则由于肾主水，大肠主津，而水津运化全赖脾胃，脾胃内伤，可导致水液代谢失常，或津亏液燥或水液内停化为湿热，而致口齿疾患。因此，在治疗上，不论虚实，均应顾及脾胃的情况，或清或补，以平为期。如《东垣试效方》中有李杲"治风热牙痛治验"，其病案如下："刘经历之内，年三十余，病齿痛不可忍，须骑马外行，吸凉风则痛止，至家其痛复作。"李杲问明病情后认为："此病乃湿热为邪也。"其病因、病理为，足阳明本为多气多血之经，加之膏粱厚味，有伤脾胃，内蕴湿热之邪，而为牙痛。治疗则"以黄连、胡桐泪之苦寒，新薄荷叶、荆芥穗之辛凉，四味相合而作风寒之气，治其风热为主，以新升麻之苦平，行阳明经为使……又以调胃承气汤去硝加黄连以治其本"。由上案可以看出，即使对于湿热实证之牙痛，李杲也是立足于祛脾胃之湿热以取釜底抽薪之功，其治疗结果是，"服之下三两行，其痛良愈，遂不复作"。其次，舌之病理，主要与脾胃及心有关。李杲对其所论不多。再有，咽喉、廉泉在病理上与脾胃直接有关。由于生理上二者为气津之通路，此气由脾胃升降功能所主，此津由脾胃生化功能所化，因此病理上如果脾胃内伤，则气不能升降，津不能上承，就会致成咽喉与廉泉的病变。其治疗，李杲强调宜补不宜泻。

其四，耳之病理，李杲论述较少，只在《兰室秘藏·眼耳鼻门》中有"柴胡聪耳汤"，治疗"耳中干结，耳鸣耳聋"，但从方中用人参、炙甘草来看，仍可体会出脾胃气虚在其中的病理作用。

此外，由于脾胃与其他脏腑及五官九窍的病理关系均很密切，因此，一方面脾胃常与其他脏腑一起，同时作用于某一孔窍，使其产生病理变化；另一方面脾胃内伤时，也常常不是使某一孔窍单独致病，而是同时影响几个孔窍的功能失常。如神圣复气汤证，为寒水复火土之仇，上盛下虚而中气不足之证，其临床表现中多为九窍症状，有"口中涎"，"不知味，食少"，"目中泣"，"目中流火"，"鼻中流浊涕不止"，"或如息肉，不闻香臭"，"耳鸣耳聋"，"牙齿动摇不能嚼物"及二阴功能失常等等。

李杲对脾胃与九窍之病理认识是在生理关系的基础上，结合致病因素而进行论述的。脾胃与九窍在病理上密切相关的观点，应该说不是发明于李杲，而是在《内经》中早已屡见不鲜，但是并未引起后之学者注意。在这种情况下，李杲将《内经》《难经》的有关论述进行汇集，并充实发展为系统的脾胃与九窍病理理论，确有承前启后之功。

总之，由于脾胃与气血津液、五脏六腑及五官九窍有着上述密切的病理关系，因此，李杲提出了著名的"内伤脾胃，百病由生"的学术见解，作为其内伤脾胃论的核心。他在《脾胃论》之首篇"脾胃虚实传变论"中对其进行了系统的阐述。他首先列举了《素问·五脏别论》等篇章中关于脾胃与气血津液、五脏六腑等生理病理关系的原文八条，从而得出结论："历观诸篇而参考之，则元气之充足，皆由脾胃元气无所伤，而后能滋养元气。若胃气之本弱，饮食自倍，则脾胃之气既伤，而元气亦不能充，而诸病之所由生也。"为具体说明病从脾胃生的机理，他又从四个方面以《内经》为依据，进行了分析。

其一，内伤脾胃易损阳气，阳气被扰，诸病由生。他说："《生气通天论》云：苍天之气，清静则志意治，顺之则阳气至，虽有贼邪，弗能害也，此因时之序，传精神，服天气。失之，内闭九窍，外壅肌肉，卫气散解，此谓自伤，气之削也……故苍天之气贵清净，阳气恶烦劳，病从脾胃生者一也。"

其二，内伤脾胃，阳精所降，故其人夭。李杲从生理、病理角度对《五常政大论》"阴精所奉其人寿，阳精所降其人夭"进行了解释，提出："阴精所奉，谓脾胃既和，谷气上升，春夏令行，使其人寿；阳精所降，谓脾胃不和，谷气下流，收藏令行，故其人夭，病从脾胃生者二也。"这种以脾胃功能正常与否来解释"阴精所奉"及"阳精所降"的说法，是其从脾胃论出发对《内经》的发挥，颇具个人特色。

其三，内伤脾胃，易损少阳春升之气。《六节藏象论》云："脾胃、大肠、小肠、三焦、膀胱者，仓廪之本……凡十一脏取决于胆。"李杲据上一经文进一步认为，"胆者，少阳春升之气，春气升则万化安，故胆气春生，则余脏从之"，又由于少阳之气与脾胃之功能有协调作用，胃气之上行有赖少阳胆气的引发，少阳之气赖胃气充养，故内伤脾胃，必使少阳春升之气不足，胆气不升，则胃气不得上行，故"胆气不升，则飧泄、肠澼不一而起矣，病从脾胃生者三也"。

其四，内伤脾胃，气或乖错，津液血神皆不足。"经云：天食人以五气，地食人以五味。五气入鼻，藏于心肺，上使五色修明，音声能彰；五味入口，藏于肠胃，味有所藏，以养五气，气和而生，津液相成，神乃自生。"这就说明了脾胃化生水谷精微以充养诸气，进一步化生津血及养神的生理功能。李杲进而认为，如果脾胃内伤，则气之充养不足，气之运行乖乱，津血无以化，七神无以养，则会产生各种病变，即所谓"气或乖错，人何以生？病从脾胃生者四也"。在阐述了上述

四个方面病从脾胃生的机理之后，李杲特意指出，不仅内伤病多由脾胃而生，而且在外感病的发生过程中，脾胃内伤也起了一定的作用，如果脾胃功能正常，形气得以充养，则可以抵御邪气而不病。他说："至于经论天地之气，感则害人。五脏六腑及形气俱虚，乃受外邪，不因虚邪，贼邪不能独伤人，诸病从脾胃而生明矣。"

3．阴火学说

阴火学说为病理学说，是由李杲内伤脾胃论衍生而来。关于阴火，李杲本人未列专论，也并未作为一种学说单独阐述，其内容散在于内外伤辨惑论与内伤脾胃论之中，经后人对其总结归纳，而为阴火学说。

由于对阴火的概念和病因、病机，李杲论之较含混，致使后人对其理解不一，引起了关于阴火的争议，至今未有统一意见。在研究李杲其人、其学说的过程中，力图对阴火之概念、病因、病机及治法做出尽量符合李杲原著精神的归纳与评述。

（1）阴火概念之争及评述

1）关于阴火概念之争议

对于阴火概念，由于李杲本人论之未清，以致众说纷纭。

首先，关于阴火之名词，有人认为，并非首创于李杲，而是自宋·庞安时就有之，金·张元素亦有论及，但查《伤寒总病论》，虽有"阴"与"火"二字连用，但其原文为"湿温取足少阴水、手少阴火"，显然，将此"阴"与"火"作为单独名词来理解是错误的。而张元素之《医学启源》中，只言"相火"、"火"，而并未言"阴火"。因此，关于阴火之名词，属李杲所创无疑，诚如《医经溯回集》所云："名为阴火者，其东垣始欤。"

对于阴火，李杲屡有论述，仅《内外伤辨惑论》与《脾胃论》二书中，除内容

重复者外，就有 18 次之多。在其论述中，不仅阴火所涉及脏腑不同，而且病理表现亦多种多样，致后世医家虽肯定阴火的存在，但对阴火概念的内涵争论不休。

最早对东垣阴火及火与元气不两立说进行评论的是元·朱丹溪。一般认为，朱丹溪对阴火是持否定态度的，他反对东垣火为元气之贼的说法，但查丹溪原著，并非如此，恰恰相反，是在肯定东垣之说的前提下，认为相火有生理、病理之分，而病理状态下的相火即为阴火。他说："或曰相火，天人所同，何以东垣以元气之贼？又曰火与元气不两立，一胜则一负？曰：……相火易起，五性厥阳之火相扇，则妄动矣，火起于妄，变化莫测，无时不有，煎熬真阴，阴虚则病，阴绝则死……相火之气，经以火言之。盖表其暴悍酷烈，有甚于君火者也，故曰相火元气之贼。"因此，可以认为，朱丹溪是将阴火理解为病理相火。其学生戴元礼更进一步阐明了朱氏的观点，他说："捍卫冲和不息之谓气，扰乱妄动变常之谓火。"朱、戴之观点，实际是与东垣以元气为生理、以阴火为病理的观点基本吻合的，但在内涵上略有不同，朱、戴所云之火倾向于刘河间"五志过极则化火"的观点。

明·张景岳则误解了丹溪之原意，以丹溪否认东垣阴火为由，提出了反驳之词。他认为李杲所云之阴火与相火不可混为一谈。"君相之火，正气也，蓄为元气"，"凡火之贼伤人火，非君相之真火。无论在内在外，皆邪火耳。邪火可以言贼，相火不可言贼也"。

明·李时珍对阴火却独有所见，他将"阴火"与"阳火"相对，认为"火者五行之一……五行皆一，惟火有二，二者阴火、阳火也。其纲凡三，其目凡十有二"。其纲三分别为天地人三火，其中天火又有

四，地火有五，人火有三，共十二。人火中，阳火有一，即"丙丁君火也"，阴火有二，"命门相火（起于北海，坎火也，游行三焦，寄位肝胆），三昧之火也（纯阳，乾火也）"。实际就是以心君之火为"阳火"，以命门相火为"阴火"。这种对火的分类和看法，是将"阴火"、"阳火"均作为生理之火的两部位。其"阴火"之概念与东垣"阴火"有本质的不同。

现代医家更重视对阴火概念及实质的探讨，从不同角度提出了各自的看法。有从病位角度认识的，有从病性上认识的，更有从治疗方法上反证的。概述如下：

①从病位上划分阴火

关于阴火的病位，众说纷纭，或云在心、在脾胃、在肾，或云在上焦、在中焦、在下焦等等。

认为阴火在上焦之心者，其依据是，李杲有"心火者，阴火也"之语；认为阴火在中焦脾胃者，或以阴火为中焦虚阳外越，或以阴火为脾胃气虚而兼见之虚火；认为阴火在下焦者，或以阴火为肝肾之相火，或以阴火为下焦各有关之火（包括包络之火、肾火、肝火、小肠火、胆火等等），或单纯强调肾火为阴火。又有人在上述基础上，进一步认为，阴火部位，并不专指某一焦，而是常常相兼为病。主张上下二焦相兼而为阴火者认为，阴火指心火、相火和下焦包络之火；或认为阴火指心火与肝火、肾火及阴血不足所致之虚火；主张中下二焦相兼为病者认为阴火系脾胃功能失调而引起的火；主张上中二焦相兼为病者则认为，阴火既非专指心肾之火，亦非专指肝肾之相火，而实质上是一种以心脾为中心的五脏之火，其主在上而不在下，重君而不重相，本源于脾气虚不化和心阴血失养。更有人进而认为阴火囊括了君相之火。

②从病性上分阴火

对阴火病性的争议，归纳起来，主要是围绕两方面进行的，即虚、郁。而在虚性之中，又有阴、阳、气、血虚损的不同。

持阴火病性为阴虚观点者认为，阴火是阴虚火动，即阴虚内热之火。持阴火病性为阳虚观点者认为，阴火之"阴"指本质虚寒，"火"指反映于体表的热象，因为这种热象的本质是虚寒的，故称为阴火。另有一种观点则认为阴火为中焦虚阳外越，可由多种原因引起。持阴火病性为气虚观点者认为，阴火即"气虚有火"，是脾胃气虚而兼见的虚火。也有人认为阴火之形成与阴血不养有关。更有人笼统地认为阴火就是虚火。

持阴火病性为郁火观点者认为，阴火是由脾胃内虚或七情内伤而形成的郁火。也有人综合了各种观点，认为阴火并非专指某一种性质的火，而是泛指虚火、郁火、五志之火，或认为阴火包括了心火、气郁化火、营血亏虚之虚火及脾胃虚损加之劳役过度而产生之火等等。

除从病位、病性上划分外，也有从治疗方法上反证的。如依据东垣用黄芩、黄连、黄柏泻火，用羌活、防风、柴胡、葛根散火而提出，阴火主要指实火。又如依据补中益气汤等方剂中以参芪等甘温补中益气，而认为阴火就是气虚之火等等。

2）关于阴火概念之我见

李杲"阴火"之"阴"，是指内伤，是相对外感属阳而言的；其"火"则指内伤中以发热为主要临床表现的病证。因此，"阴火"就是指内伤发热证，而"阴火学说"则是系统讨论内伤发热之病因、病机及诊治预后的理论。这种看法，是以李杲原著中对阴阳的认识、运用以及有关阴火的论述为依据的。

①李杲对阴阳的认识及运用

阴阳是事物内部矛盾双方的代名词。从李杲原著记述来看，李杲也并未以阴阳局限于某种事物，而是灵活运用于生理、病理及用药等方面。

第一，在生理上以阴阳代表五脏六腑。他说："六腑属阳为标，五脏属阴为本。"

第二，在病理上以阴阳代表内伤与外感。

第三，在用药理论上，承元素之说，倡药物升降浮沉理论，他说："天有阴阳……温凉寒热四气也。温热者天之阳也，凉寒者天之阴也"。"地有阴阳，辛甘淡酸苦咸五味是也……辛甘淡者地之阳也，酸苦咸者地之阴也"。进一步对阴中之阴阳、阳中之阴阳进行划分，并创制了"药象阴阳补泻图"。

从上述三个方面李杲对阴阳的认识分析，以阴阳代表五脏六腑为生理，以阴阳代表药物性味为用药，而阴火学说是病理学说，李杲在病理上多以阴阳代表内伤与外感。因此，可以认为，其阴即指内伤。

其依据是：李杲在他最早的著作《内外伤辨惑论》十三辨中，其首辨即为"辨阴证阳证"，以阴阳为总纲，分别代表内伤与外感，概括论述了二者在总的病因、病机及治疗上的不同。他说："概其外伤风寒六淫客邪，皆有余之病，当泻不当补；饮食失节、中气不足之病，当补不当泻。"并且在"辨阴证阳证"开篇即论述了内伤形成的病因、病机，显然是将内伤作为阴证论述的。他说："既脾胃有伤，则中气不足，中气不足则六腑阳气皆绝于外……唯阴火独旺，上乘阳分，故荣卫失守，诸病生焉。"也正是在这一论述内伤形成病因、病机过程中，他第一次提到了阴火这一名词。这是认为李杲阴火之

"阴"是指内伤证，阴火即指内伤发热的原因之一。

②李杲原著中对阴火的论述及分析

据统计，李杲的主要著作《脾胃论》《内外伤辨惑论》《兰室秘藏》《医学发明》四书中，除内容相同、诸书互见者外，使用"阴火"一词共43处，其中明确指阴火为心火者2处，为肾火者5处，为脾火者3处，为胃火者1处，为肝火者1处，为肺火者1处，为经脉之火者6处，为五志化火者2处，为实火者1处，为虚火者6处。对《内外伤辨惑论》和《脾胃论》二书中有关内容进一步分析，在共17条言"阴火"的论述中，明确指为肾火者5处，指为心火者3处，指为脾火者1处，其他尚有9处虽未明确指何脏腑，但均见于内伤证的论述之中，无一涉及外感者。并且，从中又可看出，这些阴火论述以涉及五脏者为多，绝少言六腑阴火；而在五脏阴火中，肺肾肝心四脏之阴火又均与脾胃密切相关。因此，可以认为，阴火为内伤之火，常见于五脏病理，又以脾胃为中心。

首先，对于肾之阴火，李杲论之最多。其典型论述有：

《内外伤辨惑论·辨寒热》论内伤发热时说："是热也，非表伤寒邪皮毛间发热也，乃肾间受脾胃下流的湿气，闭塞其下，致阴火上冲，作蒸蒸而躁热，上彻头顶，傍彻皮毛，浑身躁热作，须待祖衣露居近寒凉处即已，或热极而汗出亦解。"

《内外伤辨惑论·辨劳役受病表虚不作表实治之》中说："或因劳役动作，肾间阴火沸腾，事闲之际，或于阴凉处解脱衣裳，更有新沐浴，于背阴处坐卧，其阴火下行，还归肾间，皮肤腠理极虚为阳，但风来为寒凉所遏，表虚不任风寒。"

《脾胃论·脾胃虚弱随时为病随病制方》中有："如时显热躁，是下元阴火蒸蒸发也。"

《脾胃论·胃虚脏腑经络皆无所受气而俱病论》说："膀胱主寒，肾为阴火，二者俱弱，润泽之气不行。"

其次是对心之阴火的论述，典型的有：

《内外伤辨惑论·饮食劳倦论》："既脾胃虚衰，元气不足而心火独盛。心火者，阴火也，起于下焦，系于心，心不主令，相火代之，相火，下焦包络之火，元气之贼也，火与元气不能两立，一胜则一负。脾胃气虚则下流于肾肝，阴火得以乘其土位。"

《脾胃论·安养心神调治脾胃论》："《灵兰秘典论》云：'心者，君主之官，神明出焉。'凡怒、忿、悲、思、恐惧，皆损元气，大阴火炽盛，由心生凝滞，七情不安故也。心脉者，神之舍，心君不宁，化而为火，火者，七神之贼也。故曰，阴火太盛，经营之气不能颐养于神，乃脉病也……善治斯疾者，惟在调和脾胃，使心无凝滞。"

关于脾之阴火，李杲不仅认为脾本身有阴火存在，而且血虚发热之证，也是由脾胃气虚更伤元气所致，"荣气不营，阴火炽盛，是血中伏火，日渐煎熬，血气日减"。他认为，这也正是仲景以当归补血汤治疗血虚发热的机理所在。

关于肝之阴火，虽未直接言明其名词，但也有确属肝之阴火的论述。例如《脾胃论·君臣佐使法》："如脉弦而数，此阴气也，风药升阳以发火郁，则脉数峻退也。"

其他如参术调中汤治疗肺火证，升阳散火汤治疗"热伏地中"，朱砂凉膈丸治"上焦虚热"，黄连清膈丸治"心肺间有热"等等，均是对肺与上焦之阴火的论述。

由以上李杲之论可以看出，阴火并非专指某一脏腑病证，而可以见于内伤多种病证之中。

③李杲"阴火"的理论渊源

李杲阴火的提出，是以《内经》为依据的。他在《脾胃论》中引《素问·调经论》"病生于阴者，得之饮食居处，阴阳喜怒"，说明了内伤饮食劳倦之内伤之证，与"病生于阳者，得之风雨寒暑"相对应，而为阴证。他在《脾胃论·引仲景内经所说脾胃》中重申了这一观点。他说："《太阴阳明论》云：太阳、阳明为表里……岐伯曰：阳者天气也，主外；阴者地气也，主内。故阳道实，阴道虚，故犯贼风虚邪者，阳受之；饮食不节，起居不时者，阴受之。"进一步，又由于"阳受之则入六腑，阴受之则入五脏"。因此，在内伤阴火中，又以五脏病变为中心。

④阴火与内伤发热

如前所云，阴火即内伤发热。但应该指出的是，李杲所云之内伤发热的范畴与现代中医之内伤发热有原则的不同。现代划分内外伤的原则是，凡有外感邪气因素为病者，均归入外感，其余为内伤，而李杲是将所有具备内伤因素为病者，均归入内伤，余为外感。因此，李杲之内伤发热证（即阴火）不仅包括了现在所云之内伤发热诸证，而且还包括了有内伤因素兼受外邪而导致的发热证，如暑伤元气之发热，劳役表虚而感外邪之发热等病证。

⑤阴火与阴气

阴气本为与阳气相对应的生理名词，但李杲在运用时，却也常将阴火称作阴气。也就是将阴气作为病理名词，如"脉弦而数，阴气也"等等。

（2）阴火之病因

阴火为内伤证中一种，因此在致病原因上，凡可引起内伤证发生的原因，均可直接成为阴火的病因。历代诸家对阴火病因的看法也趋于一致，即以饮食失节、劳役过度及内伤七情三方面为主，其有所分歧，也只是侧重点不同，有强调饮食失节者，有强调劳役过度者，也有强调精神因素者。根据李杲"饮食失节及劳役形质，阴火乘于坤土之中"，"夫阴火炽盛，由心生凝滞，七情不安故也"等语句，三方面在阴火产生过程中有同等重要的作用，并且既可以一种因素单独致病，也可以两种以上因素交互或先后致病。而多种因素共同作用时，又常是"先由喜怒悲忧恐，为五贼所伤，而后胃气不行，劳役饮食不节继之"。

还应注意到，阴火之产生，除上述三方面外，外感因素在其中也具有一定的作用。如暑伤元气并化为火热，风寒乘劳役过度之虚而侵袭人体进而化为火热等等。之所以外感病因在阴火之发生中也占据一定地位，源于李杲之阴火（即内伤发热）在概念上就包含了内伤而兼感外邪之发热证。

（3）阴火病机之争议及探讨

1）关于阴火病机之争议

由于诸医家对阴火在概念上理解不一，因此对病机的看法也各有所异，归纳起来，可分为从虚实和阴阳气血角度认识的两大类。

①从虚实角度对病机的认识

在从虚与实的角度探讨病机者之中，以从虚而论者占绝大多数。其中又进一步可分为几种不同的看法：其一，认为阴火之病机在于饮食劳倦，损伤脾胃，谷气不得升浮，中焦之阳因而下陷，阳陷于下，中焦虚寒，虚阳外越而产生阴火。其二，认为阴火之病机在于脾胃气虚与心肝火旺之间的矛盾造成元气更虚、心肝火动的现象。其三，认为阴火是由于饮食劳倦，损伤脾胃，脾胃中元气下陷，导致肝肾相火离位而上乘脾胃，干扰心包而产生。其四，认为东垣所云之"心火"、"相火"、"下焦包络之火"都是由脾气下陷、阴火上乘而引致的"离位相火"。其五，认为阴是由脾胃损伤，元气虚弱，脏腑失控，功能紊乱，阴阳不相维系而产生。其六，认为阴火是脾肾功能失调的产物。其七，认为阴火由谷气下溜，无以上奉，上焦宣发之气无所充养，致下焦之相火失于制约，而呈如燎如焚之阴火诸证。其病本在中焦，变见于上焦。其八，认为阴火之产生在于脾气虚而致血虚，使气无所附而虚阳亢奋，即脾虚发热。其九，认为阴火是由元气亏虚而致。其十，认为阴火是由阴血不足而产生等等。

综合上述观点，虽有侧重于气虚、阳虚、血虚之不同，但均以脾胃虚为中心。

从实之角度探讨阴火病机者较少，且均是虚实夹杂，而未见有从纯实认识的。主要有：其一，认为阴火之病机在于内伤脾胃，阴虚火盛，阴盛逼阳，肝气抑郁。其二，认为阴火是由于脾气下陷，阳气下流，肝肾之气的升腾致脉气之外发受制，当升不升则气叠于下焦，当发不发则气遏于血中，相对过盛的阳气郁于下焦和百脉之中，郁久而化热，故阴火即为邪火。其三，阴火是由于脾虚失运，湿郁而化火。其四，阴火由内伤七情，情志化火而上冲。从以上可以看出，阴火之病机从实的角度探讨者，不外三方面，即肝气抑郁、湿邪蕴火及情志化火。

②从阴阳气血上对病机的认识

从阴阳角度认识者认为，阴火是由阳虚阴盛，阴盛迫阳而产生的特殊假热现象，或认为阴火即为阴虚内热之虚热证。从气血角度认识者则提出，阴火之病机在于气虚，气虚反陷于下，化而为火；或认

为是在于气机升降失常；或认为阴火是由脾胃虚损，血无所养而致之血虚发热等等。

除上述从虚实和阴阳气血角度对阴火病机进行阐述者之外，也有人从外感的角度认识阴火病机，提出阴火是正邪相搏的结果，即阳道实，阴道虚，以外感六淫乘虚侵入人体，邪正相搏而发热为阴火之病机。

③关于阴火病机之我见

在诸家对阴火病机认识的基础上，根据李杲本人对阴火的论述，认为阴火并非专指某一病证，它存在于内伤发热诸证之中。虽内伤发热之具体证型繁多，但其基本病机是脾胃内伤，中气不足而导致的气火关系失调。李杲著名的火与元气不两立之说，实际上就是对阴火，亦即内伤发热病机的高度概括。他说："火之与气势不两立，故《内经》曰：壮火食气，气食少火，少火生气，壮火散气。"又进一步指出："经曰热伤气，又曰壮火食气，故脾胃虚邪火胜，则必少气，不能卫护皮毛，通贯上焦而短少也"；"火与元气不两立，火胜则乘其土位，此所以病也"。

在中气不足而气火关系失调这一基本病机的基础上，由于阴火可表现于各脏腑经络，而又以五脏为重点，因此又依阴火之部位不同而有不同的具体病机。兹仍以五脏为纲归纳，说明如下：

第一，关于肾之阴火的病机

根据李杲对肾之阴火的论述，肾之阴火的病机主要有脾气下流、湿蕴化火与劳役感寒、阴火沸腾两个方面。

首先，脾生理上有运化水湿之功能，内伤脾胃、中气不足则水谷不化精微而水湿不运，"乃肾间受脾胃下流之湿气，闭塞其下，致阴火上冲"。

其次，劳役过度，内伤元气，并扰动

"肾间阴火沸腾",此时又由解脱衣裳或沐浴感受外来寒邪,虽阴火得以降敛而皮表又为风寒所遏。因而,本证型以阴火而兼表虚不任风寒为特点。

第二,关于心之阴火的病机

心之阴火的病机,主要表现于心之阴火与脾胃之气的相互作用。脾胃气虚可导致心之阴火产生,而心之阴火也可进一步耗伤脾胃之气。

首先,心君不宁,伤气化火。心之阴火产生的特点就在于内伤七情可直接"损耗元气,资助心火"。又由于心为君火不主令,其系在下焦,因此,一旦心君不宁,则"相火代之,相火,下焦包络之火"。本证型病机特点在于内伤七情使心君不宁,引动下焦相火上乘,共同作用于脾胃,使脾胃元气更伤。

其次,脾胃气虚,荣血大亏,化为阴火。血由心所主,而赖脾胃之气以化生,脾胃内伤则"荣血大亏,荣气不营,阴火炽盛,是血中伏火,日渐煎熬,血气日减","心包与心主血,血减则心无所养,致使心乱而烦,病名曰悗"。

第三,关于脾之阴火的病机

脾胃与阴火的直接关系,除在其他脏腑阴火化生中的病理作用之外,其本脏病理亦可直接化为阴火。现仅举二例如下:

其一,脾气不升,阳伏化火。脾胃为气机升降之枢,"脾以阴土而升于阳,胃以阳土而降于阴"。脾胃虚则阳气不升,积蕴化为病理之阴火,即所谓"热伏地中"。

其二,脾虚津亏,内燥化火。脾胃为津血化生之源。脾胃对津液有着吸收与输布的双重作用。"况阳明胃土右燥左热",手阳明大肠与手太阳小肠皆属于胃,胃气虚则小肠左热,大肠右燥。"故化燥火而津液不能停"。津少则不足以制火,"阴火乘土位,清气不生,阳道不行,乃阴血伏火"。

第四,关于肝之阴火的病机

肝之阴火的病机,主要在于郁,表现在两个方面,一为阳郁,一为土壅木郁。

首先,肝气以疏达为顺,不论何种原因导致阳气郁而不升,均有可能化为阴火,从而出现"脉弦而数"的典型症状。李杲主张以"风药升阳以发火郁"正是针对此证型而言。

其次,土壅木郁,亦有可能化为阴火。李杲之土壅木郁,主要指内伤饮食积滞,壅于膈上,阻碍肝气之疏达,引起木郁。因此,李杲主张以吐法引而发之。

关于肺之阴火,有朱砂凉膈丸证、黄连凉膈丸证等。但在病机上,李杲未予明确阐述。

除上述五脏之阴火病机之外,尚有涉及气血津液失调之阴火及内外合邪耗气化火等等。前者已在五脏阴火中参互论述,后者则为李杲论阴火的特色之处,故在此姑且论之如下:

如前所言,由于李杲对内外伤划分有独特的原则,因此在内伤发热,亦即阴火中也包括了脾胃内伤而外感邪气所导致的内外伤挟杂之证,主要有暑伤元气和气虚外感两证型。首先暑为火热之邪,火与元气不两立,暑伤元气则一方面表现为发热,另一方面表现为元气不足。即《内经》所谓"气虚身热,得之伤暑"。其次气虚外感,以"劳役所伤"为前提因素,劳役所伤,元气耗损,风寒等外邪乘虚侵入人体,蕴而化热,亦可出现阴火的病理。

综合上述病机诸方面,虽各有不同,但终不离元气不足而阴火炽盛,即气火关系失调,这也是李杲火与元气不两立论的立论基础。

(4) 阴火临床表现的分歧及我见

1) 关于阴火临床表现的分歧

由于对阴火概念、病机认识上的不同，导致了诸多医家在阴火症状认识上的分歧。归纳起来有：其一，认为阴火必具脾虚气陷和阴火上扰两方面的症状。脾虚气陷则纳减，少气懒言，怠惰嗜卧，脘腹坠胀，久泄脱肛；阴火上扰则头痛身热，口苦咽干等等。其二，认为阴火是由脾虚气陷与心火上炽两方面症状组成，其气虚下陷症状同上，而心火上炽则表现为身热、烦渴、头痛、面热、胃中灼热及脉洪大等虚热症状。其三，认为阴火由脾胃虚弱和脏腑阴阳气血不足症状所构成。其四，认为阴火是以一种特殊性质的发热为主症，其表现为久热、低热、燥热间歇发作等等。其他对阴火之症状描述的还有很多，但综合所有观点，都是在其各自对病机认识的基础上进行论述的。

2）关于阴火临床表现之我见

将李杲有关阴火临床表现的论述进行全面分析，可以看出，阴火的表现并不是单一的，而是错综复杂的。但其中又有一定的规律可循，即所有阴火证都围绕着气火失调这一病机关键，必备两方面的表现。其一，以中气不足为中心的内伤虚损表现。其二，火热表现。由于病变部位与性质之不同，其内伤虚损以及火热的具体表现形式又有很大的差异。其中特征性的有：肾之阴火为脾气下流、湿蕴化火型者，表现为"作蒸蒸而躁热，上彻头顶，傍彻皮毛，浑身躁热作，须待袒衣露居，近寒凉处即已，或热极而汗出而亦解"。其发热特点是浑身躁热作。

心之阴火属脾胃虚衰，元气不足而心火独盛者，其临床表现为："故脾胃之证始得之，则气高而喘，身热而烦，其脉洪大而头痛，或渴不止，皮肤不任风寒而生寒热。盖阴火上冲，则气高而喘，身烦热，为头痛，为渴，而脉洪大；脾胃之气

下流，使谷气不得升浮，是生长之令不行，则无阳以护其荣卫，不任风寒乃生寒热，皆脾胃之气不足所致也"。这里，不仅说明了本证之发热和中气不足的表现特点，而且进行了症状分析。

肝之阴火的症状特点，李杲只提到了"脉弦而数"。此"弦"说明了内有肝郁，此"数"说明了内有阴火。

肺之阴火则表现为"上焦虚热，肺脘咽膈有气如烟抢上"，"心肺间有热及经中热"等等。

应该指出的是，由于阴火所包括的病证很广，因此，其症状也是因证而异、多种多样的，上述所论之五脏阴火症状特点仅是就李杲所云归纳而来，临床则随证而异。

（5）阴火之治疗

李杲对阴火的治疗颇有创造性，历代医家也对其进行了归纳，虽着眼点不同，但总不离甘温除热、苦寒泄热、益气升阳等等。由于阴火为内伤发热之证，而内伤发热包括的证型及疾病甚多，因此凡根据辨证施治原则而确立的治内伤病而有发热的治法及方剂，均可归入阴火治疗范畴。李杲在阴火治疗方面的创造性在于提出了前所未有的或未予以充分注意的治疗方法，并创制了一系列行之有效的方剂。

1）甘温除热法——补中益气汤

甘温除热是治疗内伤发热的重要方法之一，由李杲首创。探其理论渊源，早在《素问·至真要大论》中就有"劳者温之，损者益之"之法。李杲在引用这一原文时，将"损者益之"改为"损者温之"，以此强调内伤之证，以"温"为首要之法。另外，《金匮要略·血痹虚劳篇》中小建中汤、黄芪建中汤等等，也渗透着甘温除热的成分。李杲正是在上述基础上，针对脾气虚而下流，阴火上冲之内伤发热

证，提出了著名的甘温除热法。

他在《脾胃论·饮食劳倦所伤始为热中论》中指出："内伤不足之病，苟误认作外感有余之病而反泻之，则虚其虚也。实实虚虚，如此死者，医杀之耳。然则奈何？惟当以辛甘温之剂补其中而升其阳，甘寒以泻其火则愈矣。经曰：'劳者温之，损者温之。'又云：'温能除大热。'大忌苦寒之药损其脾胃。"根据这一观点，他创制了补中益气汤。

补中益气汤首列黄芪、人参、甘草三味，他认为"以上三味，除湿热烦热之圣药也"。其机理在于，湿热烦热由脾气下流、阴火上冲所致，而此三味药为甘温益气之上品，故能"益元气而泻其火邪"。另有当归身"以和血脉"；橘皮"以导气，又能益气"；升麻"引胃气上腾而复其本位，便是行春升之令"；柴胡"引清气行少阳之气上升"；白术"除胃中热，利腰脊间血"。

分析本方有四方面特点：第一，提出以参芪草甘温益气以祛其阴火；其二，益气之同时，辅以升麻引胃气上行，以改变其胃气下陷的病理状态，这是单纯益气之品所不能达到的效果；第三，基于李杲本人关于少阳胆气可引发胃气上行的观点，加入少阳经之引经药柴胡；第四，辅以当归和血，反映了李杲治疗上的特点，即治气虚之证佐以活血之品。

正由于补中益气汤有上述特点，才使本方具有甘温除热之效。所以，甘温除热绝非简单地运用甘温之品，其甘温之品之所以能除热，其他方法的配合有着至关重要的作用。

对于甘温除热之法，清·叶天士用之深有体会，他在《临证指南医案·肿胀门》中说："东垣云：胃为卫之本，脾乃营之源，脏腑受病，营卫二气，昼夜循环失

度，为寒为热，原非疟邪半表半里之证，斯时若有明眼，必投建中而愈。经言劳者温之，损者益之。建中甘温，令脾胃清阳自立，中原砥定，无事更迁。"汪机也认为，参芪等甘温之品，不仅可以补阳，尚可补阴。薛己则在其甘温补中的基础上，加以六味、八味补肾之品，以脾肾并重而著称。张景岳更是在前代基础上，主张阴阳并补，补阴配阳，补阳配阴，化裁左归丸、右归丸、左归饮、右归饮等，从而完善了温补学说。

2）升阳散火法——升阳散火汤

本法是李杲根据《素问·六元正纪大论》"火郁发之"的原理提出的，是针对多种原因引起的阳气郁于中焦，化为阴火，耗伤津血之证而设。其代表方剂为升阳散火汤。他在《脾胃论·调理脾胃治验》中指出："升阳散火汤，治男子妇人四肢发热、肌热、筋痹热、骨髓中热，发困，热如燎、扪之烙手。此病多因血虚得之，或胃虚过食冷物，抑遏阳气于脾土，火郁则发之。"方中以升麻、柴胡、羌活、防风、葛根、独活等大量升散之品升阳散火，以人参、炙甘草甘温益气，以生甘草、白芍酸甘以收耗散之津血。

本方之特点在于，针对其阳郁发热的病机，以升阳散火为主，配以甘温益气之品。这样，阴火得以外散，脾胃之气得以恢复。

考刘河间创双解散，也是根据"火郁发之"的原理而来，但与东垣对"火郁发之"的运用有原则的不同。刘氏之双解散在于发火郁而清里热；着眼于外感风寒郁而化热入里；而李杲之升阳散火汤在于发火郁而补中气，着眼于内伤邪气抑遏中焦而脾胃之气有所损伤。二者一实一虚，一外感一内伤，各有所治，不可误用。

3）益气驱邪法——麻黄人参芍药汤

益气驱邪法之治证，为虚人外感。按现代观点，应归入外感，而李杲据其本人的内外伤分类方法，将此归入内伤证。本证而兼有内热者，亦属阴火范畴，故将其列为阴火之治法之一。

仲景麻黄汤发汗以治太阳伤寒，为医之常法。但对脾胃久虚而内热，又兼感外邪者，则不适用。李杲根据仲景麻黄汤发汗之理，结合本人对脾胃内伤及阴火的认识，提出以麻黄人参芍药汤主之。

方中麻黄桂枝同用以散外寒；人参、黄芪、炙甘草同用以补中益气；麦冬、五味子、白芍等同用以清内火而养阴；又佐以当归和血。

本方之特点在于内外标本兼治，健脾益气以固其本，发表散寒以治其标。益气驱邪法及麻黄人参芍药汤的提出，为后世治疗内外合邪之虚人外感证，提供了典型范例。于今看来，也是对仲景外感证治理论的完善。

关于阴火治疗，值得说明的是：

第一，上述三种治疗方法，仅是就李杲治阴火的特色之处举例而说明之。由于阴火包括了内伤证中有火热病理的多种病证，其中有寒、热、虚、实的不同，因此其治法也是多种多样的。如甘寒泻火、苦寒泄热、补水制火等等。

第二，甘温除热等方法为李杲治疗内伤阴火的特色之处，但并非只用甘温，对于泻火攻邪等方法，李杲也多有应用。如以三黄丸治脏腑积热；以麦冬、生地、知母、黄柏等甘寒以滋水降火；以黄芩、黄连、黄柏清在内之实火；以吐法治疗食积土壅木郁之火等等。

结　语

生活在战乱频仍年代的李东垣，与刘河间、朱丹溪、张子和一起，创立了中医发展史上辉煌的"金元时期"，丰富了中医药基本理论与临床治疗，开中医学术争鸣之先河。

本文从其时代背景、生活环境探讨了其学术思想形成的客观因素，并对其原籍问题进行了深入的研究。

关于东垣先生的著作，历来争议颇多。能集中反映其学术思想的著作有四部，即《内外伤辨惑论》《脾胃论》《兰室秘藏》和《东垣试效方》。前两部侧重对内外伤辨惑论及内伤脾胃论在理论上的阐述，它充实了中医理论的内容。而后者则侧重于内外伤辨惑论与内伤脾胃论在临床运用上的阐述，它充实了中医临床治疗学的内容。

对李杲的学术思想进行总结本来就是非常难办的工作，历代众说不一，而对其进行中肯公允的评价则更难。

本文删繁就简，对其学术思想从"内外伤辨惑论"、"内伤脾胃论"及"阴火学说"三个大的方面进行了阐述，力图从宏观上把握一代宗师李东垣先生的学术主张，而不做过于繁琐的分解，这一点符合对重要历史人物学术主张的研究方法。

本文对李东垣先生的生平、著作及学术思想进行了较为深入的整理、探讨，旨在进一步理清李东垣的学术来源，探讨其对中医学术发展的影响，为后人的研究工作奠定基础。

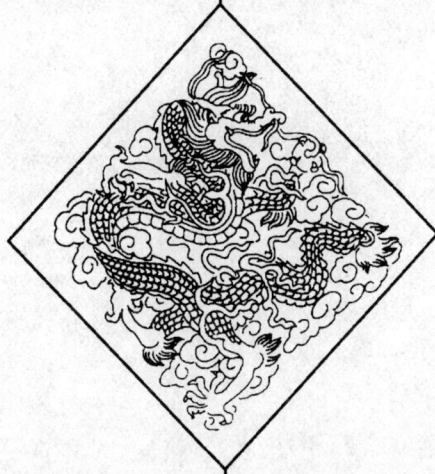

李东垣医学研究论文题录

1．王常普．李氏清暑益气汤运用举隅．河南中医，2002；22（1）：71

2．颜新，邢斌．东垣升阳学说现代运用举隅．北京中医，2001；20（6）：11

3．洪俐．李东垣运用升麻、柴胡的经验浅析．光明中医，2001；16（6）：10

4．游向前，李雄英，李文炜．试论李东垣的升降失常与补中升阳理论．中华医学研究杂志，2001；1（2）：172

5．徐辑明．李东垣胃病方治验．山东中医杂志，2001；20（12）：755

6．杨生贵．李东垣论妇人病证治特点浅探．广西中医药，2001；24（5）：48

7．王茂松．李东垣"升清阳，散阴火"法浅谈．山西中医，2001；17（5）：60

8．王东坡，谭学林．李东垣饮伤证治理论初探．中医杂志，2001；42（8）：453

9．何永明，高原．李东垣论治心下痞之学术思想．中国中医基础医学杂志，2001；7（7）：72

10．蔡三金，杨松柏．李东垣针灸补脾法应用举隅．中医药学刊，2001；19（4）：389

11．郑红斌．李东垣阴火解析．河南中医药学刊，2001；16（3）：4

12．张俐敏．李东垣风药应用特点．中医研究，2001；14（2）：3

13．魏富有．东垣升阳散火法临床应用．河南中医，2001；21（3）：59

14．曹红洲．李东垣升阳泻火法则用药规律探讨．河南医药信息，2001；9（5）：55

15．夏永良，周建豪，夏永宏等．论《脾胃论》补益脾胃方剂的用药特点．辽宁中医杂志，2001；28（1）：7

16．周跃华．李东垣补中升阳方组方配伍法则的探讨．泸州医学院学报，1994；17（3）：209

17．李越兰．李东垣"升阳除湿法"浅探．浙江中医学院学报，1994；18（6）：9

18．辛效毅，姜国峰，周铭心．浅淡李东垣"阴火"理论．新疆中医药，1994；（3）：11

19．齐玲玲．"导气同精"与"同精导气"：李东垣针法探析．中国医药学报，1994；9（4）：15

20．王进虎．李东垣论肺之脾胃病学术思想探讨．陕西中医，1994；15（7）：309

21．栾光禹．李东垣治胃方讨论．四川中医，1994；12（5）：5

22．陈宁．李东垣升阳除湿法探微．四川中医，1994；12（4）：5

23．王维新，夏宝泉．李东垣"阴火"学说刍议．浙江中医学院学报，1994；18（1）：1

24．杨淑萍．李东垣学术思想研究．河北中医，1993；（6）：49

25．尹新中．李东垣运用升麻初探．国医论坛，1993；（1）：20

26．李国平．李东垣"阴火"论浅析．黑龙江中医药，1993；（2）：5

27．唐学游．从《脾胃论》看李东垣的药物煎服法．浙江中医杂志，1992；（6）：272

28．李自朋．李东垣阴火理论探析．河北中医，1992；（3）：28

29．俞军．李东垣耳鼻喉科学术思想初探．辽宁中医杂志，1992；（1）：21

30．肖家翔．李东垣从清阳论治眼病浅析．安徽中医学院学报，1991；（2）：5

31．王长荣．李东垣阴火理论探源．中国医药学报，1991；（3）：7

32．郭会卿．李东垣在伤科方面的成就．河南中医，1991；（1）：20

33．李富汉．试谈李东垣的脾胃调护思想．中医文献杂志，1991；（1）：6

34．夏军权．李东垣运用升麻浅探．中医药信息，1990；（6）：13

35．张福珍．李东垣升散法运用初探．中医药信息，1990；（6）：47

36．赵峪．李东垣眼科学术思想初探．山东中医杂志，1990；（2）：6

37．朱祥麟．李东垣运用柴胡的探讨．新中医，1989；（11）：52

38．吴华强．李东垣的元气论．安徽中医学院学报，1989；（3）：6

39．高春媛．论李东垣遣方用药特点．山东中医杂志，1988；（4）：10

40．赵经梅．李东垣论治目翳经验探讨．浙江中医杂志，1988；（8）：355

41．金乃时．李东垣温胃汤化裁治疗萎缩性胃炎的远期效果观察．安徽中医学院学报，1987；（2）：25

42．周祯祥．论学习运用李东垣"阴火"学说．江苏中医杂志，1986；（12）：24

43．朱祥麟．论李东垣风药运用心法．四川中医，1986；（8）：6

44．谭德福．李东垣用苦寒泻火药的探讨．浙江中医杂志，1986；（4）：148

45．孟景春．浅释李东垣论著中"阴火"及其病机．安徽中医学院学报，1986；（1）：14

46．杜天植．李东垣制方用药特点初探．吉林中医药，1986；（1）：1

47．丁文．试论李东垣学术思想特点．河北中医，1985；（4）：3

48．王晓萌．论李东垣学术思想中的益气解郁观点．陕西中医，1985；（4）：183

49．许建平．试论李东垣泻土攻邪的治法特点．湖南中医学院学报，1985；（1）：11

50．张年顺．试论李东垣对时间节律的运用．云南中医杂志，1984；（3）：1

51．陶御风．论李东垣医案的特色．中医杂志，1984；（4）：4

52．沈仲理．试析李东垣的《脾胃虚则九窍不通论》对五官科临床的指导意义．上海中医药杂志，1983；（11）：7

53．谭德福．李东垣活血化瘀治法探讨．中医杂志，1983；（7）：7

54．王明杰．李东垣眼科学术思想探讨．中医杂志，1982；（11）：4

55．丁光迪．李东垣活血化瘀法初探．辽宁中医杂志，1982；（9）：5

56．丁光迪．剖析李东垣的"阴火"论：兼论甘温除大热．南京中医学院学报，1982；（2）：1

57．袁立人．李东垣益气升阳法浅谈．湖北中医杂志，1982；（5）：16

58．高汉森．李东垣之用升麻．辽宁中医杂志，1982；（5）：38

59．洪梦浒．李东垣对临床运用风药的贡献．成都中医学院学报，1981；（4）：31

60．刘美文．李东垣的"阴火"与朱丹溪"相火"．浙江中医杂志，1981；（8）：343

61．丁光迪．略论李东垣的补中升阳．中医杂志，1981；（3）：9

62．洪梦浒．对李东垣脾胃内伤学几个基本论点的认识．成都中医学院学报，1978；（2）：18

63．冯文才．李东垣"阴火"学说临床运用体会．广州中医药大学学报，1997；14（4）：233

64．程如海．古医家李东垣的养生之

道．大众中医药，1996；（6）：17

65．张有方．小议李东垣内伤热中证．国医论坛，1997；12（5）：47

66．郭宇鹏．李东垣运用祛风药寓意探析．中医研究，1997；10（4）：5

67．赵峻岭，魏连海．李东垣对针灸学的贡献．针灸临床杂志，1997；13（10）：9

68．祝永峰．试论李东垣与王孟英清暑益气汤之异同．中医文献杂志，1997；（2）：14

69．陆泛．李东垣针灸学术思想浅探．针灸临床杂志，1997；13（6）：6

70．郭永洁．李东垣针灸疗法拾遗．针灸临床杂志，1997；13（4、5）：9

71．王锐，吴富东．略论东垣针法的特点．山东中医杂志，1997；16（2）：51

72．柯文彬．试论李东垣补脾法．光明中医，1996；11（1）：1

73．何公达．试对东垣内伤脾胃阴火论的探讨．浙江中医学院学报，1996；20（6）：7

74．何建平，严婉英．李东垣“补脾胃泻阴火升阳汤”治疗胃癌术后吻合口炎52例．上海中医药杂志，1996；（3）：22

75．任建华．李东垣脾胃学说述评．江苏中医，1996；17（5）：36

76．张世英．李东垣脾胃学说的核心重视元气．中医药信息，1996；13（1）：3

77．李庆升，马洪海，王义文等．李东垣方运用举隅．河北中医，1996；18（1）：29

78．葛淑芬．李东垣升阳泻火法临床应用．山东中医学院学报，1995；19（2）：123

79．任浩瑞．李东垣学术思想浅析．河北中医，1995；17（2）：3

80．蔡胜彬，王敬琪．李东垣用风药机理初探．吉林中医药，1995；（2）：1

81．邓铁涛．李东垣学说的临证体会．新中医，1999；31（7）：9

82．唐卫华．李东垣治疗麻木探析．中医药学报，1999；27（6）：7

83．贾宗方．李东垣生平年鉴初考．陕西中医学院学报，1999；22（5）：42

84．郑舜华，崔儒涛．李东垣学术成就述评．国医论坛，1999；14（6）：14

85．周国琪，崔一丽．浅析李东垣之“升降浮沉论”．上海中医药杂志，1999；（10）：25

86．严善余，东垣制方用药法度．中医药研究，1999；15（3）：2

87．邓铁涛．李东垣的科研成果、方法与启示．新中医，1999；31（6）：8

88．刘语高．李东垣学术思想探讨．甘肃中医学院学报，1999；16（1）：6

89．吴光炯．试论李东垣脾胃学说中的温热病学思想：东垣仲景学说之比较．中医杂志，1999；40（2）：72

90．郝丽莉，李欣育．李东垣脾胃学说浅识．中医药学报，1999；27（1）：3

91．赵士斌，潘健，李会敏等．李东垣著述考．河北中医药学报，1998；13（4）：21

92．魏全德．《脾胃论》学术思想浅识．中医药研究，1998；14（6）：7

93．刘宜云，郭新华．浅论李东垣补气升阳法的临床应用．中医研究，1998；11（6）：29

94．汪自源，徐重明，涂象毅．李东垣预防脾胃疾病的理论、方法和经验探讨．中国中西医结合脾胃杂志，1998；6（4）：237

95．肖家翔．耳窍聪敏，脾胃为基：李东垣从脾胃论治耳鸣耳聋浅析．上海中

医药杂志，1998；（11）：34

96．胡克武．东垣阴火之"阴"浅析．国医论坛，1998；13（5）：42

97．鲍正飞．略析李东垣升阳风燥药的运用．四川中医，1998；16（8）：3

98．杜天植．李东垣普济消毒饮有关问题探讨．四川中医，1998；16（7）：55

99．刘杰，张志立，张玉红．李东垣"内伤脾胃"学说管窥．河南中医药学刊，1998；13（3）：4

100．张安玲．李东垣调理脾胃浅谈．河南中医，1998；18（3）：147

101．刘宜云，郭新华．李东垣补气升阳法的临床应用．河南中医药学刊，1998；13（2）：32

102．周晓波，徐景藩．李东垣气虚血瘀的学术思想浅探．南京中医药大学学报，1998；14（2）：72

103．孙运河，成德方，马克亚．试析东垣"阴火"论偏颇．河南中医，2000；20（2）：5

104．唐卫华．李东垣治疗头痛探析．光明中医，2000；15（4）：20

105．尹冬．李东垣运用风药治疗脾胃病琐谈．辽宁中医学院学报，2000；2（2）：96

106．王炜，戴永生．李东垣升阳十七方用药配伍初探．湖北中医杂志，2000；22（5）：38

107．朱鹰，侯俊玲．试析李东垣对枳术丸的发挥．山西中医，2000；16（2）：48

108．李戎．李东垣针灸理法举要．上海中医药杂志，2000；34（3）：11

109．易杰，梁秋，姜春梅．李东垣论内伤与外感探要．中医函授通讯，2000；19（2）：19

110．吴耀南，涂福音．李东垣对"脾主运化"理论的贡献．甘肃中医，2000；13（1）：4

111．戴永生．论东垣"升阳十七方"用药配伍特色．辽宁中医杂志，2000；27（1）：15

112．王宁．李东垣阴火论浅析．江西中医药，2002；33（5）：8

113．孟国栋，孟彦荣．东垣补土法辨治慢性胃炎 399 例体会．内蒙古中医药，2002；21（5）：30

114．张奇，丁建国．李东垣"阴火论"探微．内蒙古中医药，2002；21（5）：30

115．潘国凤．再释东垣之"阴火"．浙江中医学院学报，2002；26（4）：11

116．严仲庆．李东垣方活用治肿瘤．浙江中医杂志，2002；37（9）：398

117．张年顺．释"阴火"．河南中医，1983，3（2）：18

118．张年顺．补中益气汤组成规范探讨．黑龙江中医药，1984，（5）：21

119．张年顺．补中益气汤临床应用规律探讨．北京中医学院学报，1995，（4）：16

120．张年顺．李东垣"内伤病"学说对 SARS 治疗的启示。中国民间疗法．2003，11（8）：4

121．张年顺．SARS 与李东垣内伤病的比较学研究．中国医药学报，2003，18（10）：590

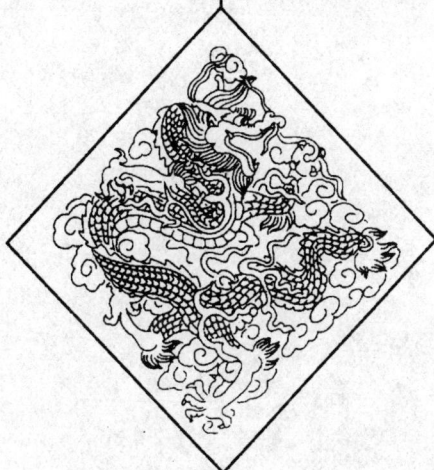

李东垣方剂索引

七　画